"十二五"普通高等教育本科国家级规划教材

国家卫生和计划生育委员会"十三五"规划教材
全国高等学校教材
供医学影像学专业用

U0722829

肿瘤放射治疗学

Radiation Oncology

第3版

主　编　徐向英　曲雅勤
副主编　伍　钢　李国文

编　者（以姓氏笔画为序）

田　野（苏州大学）　　　　刘珊珊（哈尔滨医科大学）

白彦灵（哈尔滨医科大学）　李国文（郑州大学）

曲雅勤（吉林大学）　　　　张福泉（北京协和医学院）

朱　莉（天津医科大学）　　陈立新（中山大学）

伍　钢（华中科技大学）　　徐向英（哈尔滨医科大学）

刘　明（河北医科大学）　　韩　非（中山大学）

人民卫生出版社

图书在版编目（CIP）数据

肿瘤放射治疗学/徐向英,曲雅勤主编. —3 版.
—北京:人民卫生出版社,2017

本科医学影像学专业第四轮规划教材

ISBN 978-7-117-24189-2

Ⅰ.①肿…　Ⅱ.①徐…②曲…　Ⅲ.①肿瘤-放射治
疗学-医学院校-教材　Ⅳ.①R730.55

中国版本图书馆 CIP 数据核字(2017)第 034998 号

人卫智网　**www. ipmph. com**	医学教育、学术、考试、健康,	
	购书智慧智能综合服务平台	
人卫官网　**www. pmph. com**	人卫官方资讯发布平台	

肿瘤放射治疗学
第 3 版

主　　编:徐向英　曲雅勤

出版发行:人民卫生出版社(中继线 010-59780011)

地　　址:北京市朝阳区潘家园南里 19 号

邮　　编:100021

E - mail:pmph @ pmph. com

购书热线:010-59787592　010-59787584　010-65264830

印　　刷:人卫印务(北京)有限公司

经　　销:新华书店

开　　本:850×1168　　1/16　　印张:23　　插页:12

字　　数:680 千字

版　　次:2005 年 8 月第 1 版　　2017 年 4 月第 3 版
　　　　　2022 年 1 月第 3 版第 9 次印刷(总第 21 次印刷)

标准书号:ISBN 978-7-117-24189-2/R · 24190

定　　价:67. 00 元

打击盗版举报电话:010-59787491　E-mail:WQ @ pmph. com
　　(凡属印装质量问题请与本社市场营销中心联系退换)

全国高等学校医学影像学专业第四轮规划教材修订说明

　　医学影像学专业本科教育始于 1984 年，32 年来我国的医学影像学高等教育进行了以教学内容和课程体系改革为重点的教学改革，并取得了阶段性成果。 教材是教学内容的载体，不仅要反映学科的最新进展，而且还要生动地体现教育思想和观念的更新。 教育教学改革的成果最终要体现在教材中并通过教材加以推广，这就要求教材建设应与教育教学改革相一致。 落实学校教育要把提高素质、传授知识、培养能力融为一体，推动教学方法改革，确立在教师主导下学生在教学过程中的主体地位，努力提高教育教学质量。 因此，在当前教育教学改革不断深入的形势下，努力抓好教材建设势在必行。

一、我国高等医学影像学教育教材建设历史回顾

　　1. **自编教材**　1984 年，在医学影像学专业建立之初，教材多根据各学校教学需要编写，其中《放射学》《X 线物理》《X 线解剖学》在国内影响甚广，成为当时教材的基础版本。 由于当时办医学影像学（原为放射学）专业的学校较少，年招生人数不足 200 人，因此教材多为学校自编，油印，印刷质量不高，但也基本满足当时教学的需要。

　　2. **协编教材**　1989 年，随着创办医学影像学专业的学校增加，由当时办医学影像学专业最早的天津医科大学发起，哈尔滨医科大学、中国医科大学、川北医学院、泰山医学院、牡丹江医学院等学校联合举办了第一次全国医学影像学专业（放射学专业）校际会议。 经协商，由以上几所院校联合国内著名的放射学家共同编写本专业和专业基础课的部分教材。 教材编写过程中，在介绍学科的基础知识、基本理论、基本技能的基础上，注重了授课与学习的特点和内容的更新，较自编教材有了很大进步，基本满足了当时的教学需要。

　　3. **规划教材**　1999 年，全国高等医学教育学会医学影像学分会成立后，由学会组织国内相关院校进行了关于教材问题的专题会议，在当年成立了高等医药院校医学影像学专业教材评审委员会，组织编写面向 21 世纪医学影像学专业规划教材。

　　2000 年，由人民卫生出版社组织编写并出版了国内首套 7 部供医学影像学专业使用的统编教材，包括《人体断面解剖学》《医学影像物理学》《医学电子学基础》《医学影像设备学》《医学影像检查技术学》《医学影像诊断学》《介入放射学》。

　　2005 年，第二轮修订教材出版，增加了《影像核医学》《肿瘤放射治疗学》，使整套教材增加到 9 部。 同时期，我国设立医学影像学专业的学校也由 20 所增加到 40 所，学生人数不断增长。

　　2010 年，第三轮修订教材完成编写和出版，增加了《医学超声影像学》，使该套教材达到 10 部。 此外，根据实际教学需要，将《人体断面解剖学》进行了系统性的修改，更新为《人体断面与影像解剖学》。 这 10 年间，全球医学影像学发展极为迅猛，学科内容进一步扩增，我国设立医学影像学专业的学校也增加到 80 所，年招生人数超过 1 万人。

　　前三轮规划教材凝结了众多医学教育者的经验和心血，为我国的高等医学影像学教育作出了重要贡献。 第三轮教材中的《医学影像检查技术学》《医学影像诊断学》《介入放射学》《影像核医学》

《肿瘤放射治疗学》还被评为了普通高等教育"十二五"国家级规划教材，充分肯定了本套教材的编写质量。

二、第四轮医学影像学专业规划教材编写特色

面对社会的进步和科学技术的发展，医学影像学高等教育的教学呈现出四个方面的特点，即现代科学技术和医学教学融合、出现跨学科教学、学生参与教学过程的主动学习以及重视教育结果和质量。教材的编写应密切结合我国目前医学教学改革的总体要求，密切结合医学影像学的发展对人才培养的要求，因此，全国高等学校医学影像学专业第三届教材评审委员会和人民卫生出版社在充分调研论证的基础上，决定从2015年开始启动医学影像学专业规划教材第四轮的修订工作。

第四轮规划教材的编写特色如下：

第一，立足人才培养，促进教材整体发展 教材建设不仅要符合现代化的教育理念，更要注重体现对学生素质教育、实践能力和创新意识的培养，要与医学影像学学科建设和课程建设紧密结合，服务于教学改革，充分反映教学改革和学科发展的最新成果。坚持以本专业人才培养目标为教材编写的基础，打造成"教师好教""学生好学"的经典教材。

第二，加强顶层设计，创新教材建设机制 教材编写坚持遵循整套教材顶层设计、科学整合课程、实现整体优化的编写要求；鼓励实践教材建设，满足实践教学需要。在理论教材方面，《人体断面与影像解剖学》书名再次论证，进一步优化为《人体断层影像解剖学》；在实验教材方面，根据教学实际需要，增加《医学电子学基础实验》；在学习指导与习题集方面，将全部理论教材品种配齐相应的《学习指导与习题集》；在数字出版方面，全部理论教材品种都配套编写了相应的网络增值服务，并与理论教材同步出版发行。

第三，坚持编写原则，确保教材编写质量 坚持贯彻落实人民卫生出版社在规划教材编写中通过实践传承的"三基、五性、三特定"的编写原则："三基"即基本知识、基本理论、基本技能；"五性"即思想性、科学性、创新性、启发性、先进性；"三特定"即特定对象、特定要求、特定限制。精练文字，控制字数，同一教材和相关教材的内容不重复，相关知识点具有连续性，内容的深度和广度严格控制在教学大纲要求的范畴，力求更适合广大学校的教学要求，减轻学生负担。

本套规划教材将于2016年11月陆续出版发行。希望全国广大院校在使用过程中，能够多提宝贵意见，反馈使用信息，为下一轮教材的修订工作建言献策。

全国高等学校医学影像学专业第三届教材评审委员会

主任委员

张云亭 （天津医科大学）

副主任委员

郭启勇 （中国医科大学）

黄　钢 （上海健康医学院）

申宝忠 （哈尔滨医科大学）

滕皋军 （东南大学医学院）

委员（以姓氏笔画为序）

于春水 （天津医科大学）

王志刚 （重庆医科大学）

王振常 （首都医科大学）

刘林祥 （泰山医学院）

杜　勇 （川北医学院）

杨建勇 （中山大学）

吴恩福 （温州医科大学）

张　辉 （山西医科大学）

金龙云 （牡丹江医学院）

徐文坚 （青岛大学医学院）

韩　萍 （华中科技大学同济医学院）

秘书

张雪君 （天津医科大学）

全国高等学校医学影像学专业第四轮规划教材目录

规划教材

序号	书名	主编	副主编
1	人体断层影像解剖学（第4版）	王振宇　徐文坚	张雪君　付升旗　徐海波
2	医学影像物理学（第4版）	吉强　洪洋	周志尊　童家明　谢晋东
3	医学电子学基础（第4版）	鲁雯　郭明霞	王晨光　周英君
4	医学影像设备学（第4版）	韩丰谈	李彪　李林枫　李晓原
5	医学影像检查技术学（第4版）	于兹喜　郑可国	余建明　于铁链　张修石
6	医学影像诊断学（第4版）	韩萍　于春水	余永强　王振常　刘林祥　高剑波
7	介入放射学（第4版）	郭启勇	滕皋军　杨建勇　郑传胜
8	影像核医学与分子影像（第3版）	黄钢　申宝忠	陈跃　李亚明　王全师　兰晓莉
9	肿瘤放射治疗学（第3版）	徐向英　曲雅勤	伍钢　李国文
10	医学超声影像学（第2版）	姜玉新　冉海涛	田家玮　胡兵　周晓东

配套教材

序号	书名	主编
1	人体断层影像解剖学实验指导（第2版）	徐飞　徐文坚
2	医学影像物理学实验（第4版）	仇惠　张瑞兰
3	医用放射防护学（第2版）	洪洋　谢晋东
4	医学电子学基础实验	王晨光　周英君
5	影像核医学与分子影像图谱（第2版）	王全师　黄钢

学习指导与习题集

序号	书名	主编
1	人体断层影像解剖学学习指导与习题集（第2版）	付升旗　王振宇
2	医学影像物理学学习指导与习题集（第3版）	童家明　吉强
3	医学电子学基础学习指导与习题集（第2版）	郭明霞　鲁雯
4	医学影像设备学学习指导与习题集（第2版）	韩丰谈
5	医学影像检查技术学学习指导与习题集（第2版）	郑可国　于兹喜
6	医学影像诊断学学习指导与习题集（第2版）	于春水　韩萍
7	介入放射学学习指导与习题集	郭启勇
8	影像核医学与分子影像学习指导与习题集（第2版）	陈跃　黄钢
9	肿瘤放射治疗学学习指导与习题集（第2版）	徐向英
10	医学超声影像学学习指导与习题集	冉海涛

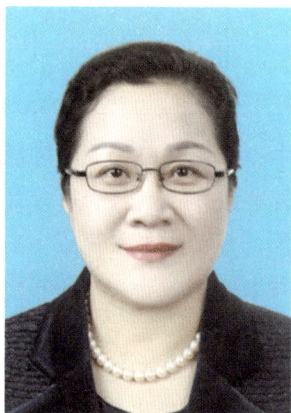

徐向英

　　女，1961年12月生于哈尔滨市。哈医大肿瘤医院胸部放疗科主任，教授、主任医师、博士生导师。黑龙江省肿瘤研究所副所长，黑龙江省放疗质控中心主任，黑龙江省住院医师规培放射肿瘤科主任。国家科技进步奖、国家自然科学基金评审专家，教育部优秀博士论文评审专家，国家《质子/重离子治疗规范》起草专家，世界华人肿瘤医师协会肿瘤放疗协作组副主委，中日医学交流学会、吴阶平医学基金会及中国医师协会放疗分会常委，中华医学会及抗癌协会放疗专委会委员，黑龙江省医学会及抗癌协会放疗专委会主任委员，中国侨联特聘专家，中国妇女十一大代表，省侨联常委，省妇联执委。曾赴日本留学近八年获放射医学博士学位。归国后承担各类科研课题20项，发表论文80余篇。

　　从事临床、教学工作33年，立德树人，桃李满园。培养博士、硕士生近50名。主讲《肿瘤放射治疗学》被评为哈医大首批"精品课程"。多次被评为省级"三育人"标兵及校院级优秀教师。主编原卫生部"十一五"规划教材《肿瘤放射治疗学》第2版及《肿瘤放射治疗学习题集》获黑龙江省高等教育学会优秀高教成果一等奖。教育部"十二五"临床本科国家级规划教材《肿瘤学概论》第1版副主编。参与编写及翻译中、英、日文著作8部，发表教学、科研论文10余篇。中国侨界贡献奖获得者。

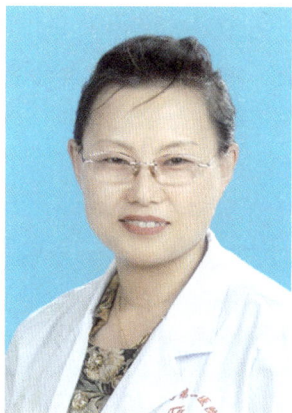

曲雅勤

　　女，1952年4月生于长春市。1977年毕业于原白求恩医科大学。现任吉林大学白求恩第一医院主任医师、教授、博士生导师。中华医学会吉林省肿瘤放疗分会前任主委，中华医学会肿瘤放疗分会全国委员，中国抗癌协会放疗分会委员，吉林省抗癌协会放射损伤分会副主委，美国女放射学会委员，中华医学会老年学会放疗分会副主委，吉林省预防医学会放射防护分会常委，吉林省核学会常务理事。全国大型设备上岗证命题专家，吉林省医学会医疗事故技术鉴定专家，吉林省医疗器械药品集中招标评审专家。

　　从事教学、科研工作30余年，主讲肿瘤放射治疗学本科、硕士、博士生20余年。指导培养硕士、博士生30余名。主要专业方向为恶性肿瘤精确放射治疗与增敏、放射损伤与防护等研究。尤其对晚期恶性肿瘤的综合治疗更具优势。主编国家级规划教材、原卫生部"十一五"规划教材《肿瘤放射治疗学》《肿瘤放射治疗学实习指导》及《肿瘤放射治疗学习题集》。参编《临床肿瘤学》《肿瘤防治与康复》《临床医师三级训练丛书》等著作。获国家自然科学基金面上项目及青年项目。设计指导科研课题50余项。发表文章近百篇。

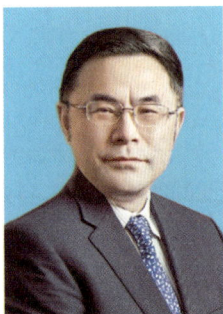

伍　钢

　　男，1960年2月生于湖北咸宁，医学博士。 现任华中科技大学协和医院肿瘤中心主任，肿瘤学教研室主任，博士生导师。 兼任中华医学会肿瘤放射治疗分会常委，中国医师协会肿瘤医师分会常委，中国抗癌协会淋巴瘤专业委员会常委，中国医促会胸部肿瘤专业委员会常委，湖北省抗癌协会放疗专业委员会主委，湖北省医学会肿瘤放射治疗分会候任主委。

　　从事临床、科研、教学工作30多年，国家科技部研发专项重点课题负责人，另主持国家自然科学基金课题4项，省部级课题8项，发表论文130余篇，SCI收录60余篇；主编专著2部，参编5部，获湖北省科技进步二等奖3项，三等奖1项。 培养博士生30余名，硕士生50余名。

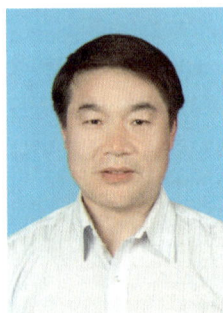

李国文

　　男，1967年5月生于河南省西平县，现任郑州大学第一附属医院放疗二科主任，主任医师、教授、肿瘤学博士、硕士生导师。 中国抗癌协会放疗专业委员会全国委员，中国辐射防护学会放射卫生分会理事，《中华放射医学与防护》第九届通讯编委，国家级核心期刊《中国肿瘤临床》特约编审。 1990年毕业于白求恩医科大学放射医学系，2005—2006年以国家公派访问学者身份赴加拿大渥太华大学肿瘤中心学习。

　　从事肿瘤放射治疗专业医疗、教学26年，发表论文70余篇，出版专著5部。 擅长各类恶性肿瘤的精确放射治疗，对食管癌、直肠癌、乳腺癌、脑胶质瘤的放射治疗和综合治疗有深入研究。

　　随着现代肿瘤放射治疗的相关理论和技术突飞猛进的发展，非常有必要对《肿瘤放射治疗学》第2版相关内容进行更新和补充，以便学生及临床医生们能够及时并准确地了解、熟悉和掌握现代肿瘤放射治疗相关的临床知识和具体应用，跟上精准医学时代发展的步伐。

　　此次第3版教材的编委会由北京协和医学院、中山大学、河北医科大学、吉林大学、天津医科大学、苏州大学、郑州大学、华中科技大学及哈尔滨医科大学9所大学的12位专家组成。这些专家长期从事临床、教学工作，经验丰富，但仍深感时间紧迫、任务的艰巨和责任的重大。在广泛收集对第2版教材反馈意见的基础上，本着坚持"三基"、"五性"及"三特定"的原则，保持了第2版的绪论、肿瘤放射治疗学的物理学基础、肿瘤放射治疗学的生物学基础和临床肿瘤放射治疗学4部分内容，并按照教学大纲的要求，力求做到结构严谨、条理清楚、重点突出、概念明晰、详略适度、实用性强。使用规范的医学名词、术语和法定计量单位，更新肿瘤分期，更新了肿瘤综合治疗原则及现代精准放射治疗如：3DCRT、IMRT、IGRT、VMAT、Rapid Arc、SBRT、TOMO、ART等新技术在肿瘤治疗中的具体应用等内容，重点突出介绍了目前国内已经规范使用的常见恶性肿瘤的放疗靶区的勾画等主要内容，简明易懂，可操作性强。同时适当增加了放化综合治疗中新的化疗及靶向药物、免疫治疗等内容。

　　经过编者们近半年的鼎力合作，顺利地完成了第3版的编写工作。在此衷心感谢各院校编者们的通力合作。感谢哈尔滨医科大学肿瘤医院放疗科的胡松柳、徐建宇、李剑等医生及肖瑶、孙明亮、杜夜生等研究生所作的大量细致的校稿工作。

　　尽管我们做出了不懈的努力，但仍难免存在不足，恳请同道与读者不吝赐教，以便再版时加以修正。

徐向英　曲雅勤

2017 年 3 月

第三章　放射剂量学　22

第四章　放射治疗计划设计　　44

第五章　特定的放射治疗技术　　55

第六章　近距离治疗剂量学　　65

第七章　放射治疗的物理质量保证与质量控制　　70

第三篇　放射治疗的生物学基础　　79

第一章　电离辐射生物效应的理化基础　　80

第二章 头颈部肿瘤   134

第三章　胸部肿瘤 　171

第四章　消化道肿瘤　　　　　　　　　　　　　　200

第六章　女性生殖系统肿瘤　　　　　　　　　　　　　　　**241**

第七章　淋巴系统肿瘤　　　　　　　　　　　　　　　　　**264**

第十三章　肿瘤急症的放射治疗　　328

推荐阅读　　338

中英文名词对照索引　　342

第一篇　绪论

　　放射肿瘤学是使用放射线治疗肿瘤的一门特殊的医学学科。其基础是放射物理学、放射生物学,还涉及肿瘤学、病理学、医学影像学以及其他临床医学,是一门涉及知识面非常广泛的学科。放射治疗是使用放射线及设备治疗恶性肿瘤(偶有良性病)的一种临床治疗手段,是肿瘤治疗的三大手段之一。无论是单独应用还是与其他治疗手段联合应用,在恶性肿瘤的治疗中均占有重要的地位。

一、X 线治疗的发展历史

1895 年 12 月伦琴报告了他所观察到的"X"射线（又称伦琴射线），从此开创了放射线在医学领域中应用的历史，至今已有 100 余年。

1896 年，贝可勒尔发现了能产生放射线的铀。

1897 年，维也纳的利奥波克医生首次将 X 线应用于临床治疗中。

1898 年，居里夫妇成功分离出镭，并首次提出了"放射性"的概念。

1899—1902 年，开始试验性地使用 X 线来治疗皮肤癌病人，并获得了良好的疗效。

1901 年，Danlos 尝试将含镭盐的小棒插进肿瘤内进行治疗。

1903 年，Alexander Graham Bell 建议物理学家将细小的镭颗粒密封入细玻璃管内，然后放置肿瘤旁进行治疗，从此诞生了腔内放射治疗技术。宫颈癌是首先治疗的疾病，且效果非常好。这一技术至今临床上仍在使用。

1906 年，Bergonie 和 Tribondeau 发表了有关放射敏感性的著名法则"B-T 定律"。同期研究对离子辐射的生物学效应有了一定的认识。

1914 年，Stevenson 和 Joly 将镭的硫酸盐放入不锈钢制成的镭针内，直接插入肿瘤内治疗，从此开创了组织间插植放射治疗。

1920 年，巴黎的镭研究所研制了可长期使用且无广泛损伤的用于口腔癌放射治疗的镭针。

1922 年，美国 Coulidg 发明的首台 200KV 级深部 X 线治疗机诞生。

1922 年，巴黎国际肿瘤学会议上，Coutard 和 Hautant 报告了应用 X 线治疗进展期喉癌取得成功，且未发生严重的并发症，从而奠定了放射治疗在肿瘤学中的地位。

1912—1940 年，先后有研究提出了辐射效应对氧的依赖性，并探讨了氧用于肿瘤治疗的可能性。

1920—1930 年，有关实验论证了分次放射治疗的优势，并且 Coutard 于 1934 年提出了延长治疗时间的分次治疗方案，成为目前放射治疗的基础。

1934 年，著名的以 ^{226}Ra 直线源设计的平面插植剂量学系统，即"曼彻斯特"（Manehcster）系统诞生。

1943 年，美国 Kerst 将电子感应加速器应用于放射治疗中。

1944 年，瑞典 Veksler 研制开发了电子回旋加速器。

1946 年，英国 Fry 研制的 MV 级 X 线医用直线加速器问世。

1950 年，发现了其他可利用的放射性核素，例如 ^{137}Cs 代替了镭管、^{192}Ir 丝代替了镭针。

1951 年，加拿大第一台 ^{60}Co 远距离治疗机的问世，使放射治疗学有了新的发展，从此开始了现代外照射治疗，改变了过去 X 线治疗机只能治疗比较表浅肿瘤的状况，进一步扩大了放射治疗适应证，治疗效果也明显提高。

1951 年，瑞典 Leksell 首先提出了立体定向放射外科（SRS）的概念。

1952 年，英国 Hammer Smith 医院安装了第一台 8MV 固定型射频微波直线加速器，并于 1953 年治疗了第一位病人。

1959 年，日本 Takahashi 首先提出了原体照射的概念，开创了用多叶准直器实现适形放射治疗的技术，即 3D-CRT，实现了照射野的形状与病变一致。

20 世纪 60 年代，在离体细胞培养技术的基础上，发现了细胞死亡与放射剂量之间的关系，提出了细胞存活曲线的概念，为放射生物学研究提供了有力的方法。

1960 年以来，美国、比利时等国家陆续开始研制的粒子（中子、质子和重离子）加速器问世。

1961 年，Hvnschkes 设计了使用塑料管和 ^{192}Ir 丝后装方法插植人体任何部位的局部肿块进行放射治疗的新方法，尤其是乳腺癌的插植放射治疗。

1964 年，Pietguin 和 Dutreix 确定并命名了使用 ^{192}Ir 微型线源的组织间治疗剂量学系统，即"巴黎系统"。

1967年,瑞典Leksell的第一代立体定向放射外科治疗系统(γ-刀)问世。

1968年,美国利用直线加速器实现了非共面多弧度等中心旋转治疗,即用多个小照射野从三维方向照射病变,现在亦称为X-刀(X-knife)。

1968年,美国成功地制造了加速管可直立安装于机头内的驻波型电子直线加速器。从此,放射治疗进入了超高压射线治疗的新阶段。

20世纪60～70年代,科学家们开展了肿瘤细胞动力学方面的放射生物学相关研究,建立了4个"R"的概念。

英国以Fowler为代表的放射学家建立了著名的"L-Q数学模型",为不同分割方式的放射治疗提供了理论依据,推动了非常规放射治疗技术的开展。

1976年,CT开始应用于临床放射治疗中,与治疗计划系统相连接共同构成了一个快速、精确的放射治疗计划与优化系统,放射治疗进入了崭新的历史时期。

1977年,美国Bjarngard等提出调强适形放射治疗(IMRT)。IMRT不仅要求照射野的形状与病变完全一致,还要求病变内各点的剂量分布均匀,这是在3D-CRT基础上的又一发展。

1977—1978年,我国开始成立了医用直线加速器的研发基地。

1980—1990年,开发出了国产γ-刀系统。

1986年,研制出了微型多功能后装机,它是一台由计算机控制的高剂量率(micro-electron HDR)后装治疗机,包括程控步进马达驱动的微型^{192}Ir源和个体优化处理的治疗系统,不仅使近距离治疗的适应证进一步扩大,还提高了治疗精度,改善了剂量分布和正常组织的防护,并保证了工作人员的安全。进入21世纪,又新开发了三维治疗计划系统,使高剂量区的剂量分布更均匀,个体化的治疗更精确和安全。

1987年John R. Adler教授进行射波刀的研发获得成功。

1999年射波刀获FDA批准治疗头颈部肿瘤。

20世纪90年代,随着放疗技术的发展,体部立体定向放射治疗(stereotactic body radiation therapy,SBRT)开始应用于临床,在肺癌、肝癌、胰腺癌等体部肿瘤中优势凸显。在不可手术的早期非小细胞肺癌的治疗中获得了根治性的疗效。

2000年以来,放射物理学、剂量学、计算机技术以及医学影像技术的发展,图像引导放射治疗(image-guided radiation therapy,IGRT)作为一种四维的放射治疗技术逐渐被人们所认识,实现了真正意义上的精确放射治疗。

2001年射波刀获FDA批准适应证扩大至身体任何部位肿瘤的治疗。2010年Accuray公司推出第五代射波刀,cyberknife VSI(简称多功能智能化射波刀)。2012年研发出第六代射波刀,cyberknife M6。

2004年,由美国Mactie领导研发出的螺旋断层放射治疗系统(tomotherapy,TOMO),是在CT的基础上融合了直线加速器技术,利用CT螺旋扫描的同时配合治疗床的移动,可以实施多角度的螺旋调强适形放疗治疗技术(helical intensity modulated radiation therapy)。该系统已被证实既能实现优异的IMRT,又能做出优越的IGRT,甚至完成剂量引导下的放射治疗技术。

2008年后,在IGRT基础上又研发出了快速回转调强放射治疗技术(Rapid-Arc)、容积旋转调强放疗技术(volumetric-modulated arc therapy,VMAT)。这几种新型的放射治疗技术不但可对肿瘤进行精确定位,还可大幅缩短放射治疗时间,更重要的是减少了治疗时的各种误差,降低正常组织并发症的概率,开创了调强放射治疗计划、治疗实施和验证为一体的精确放射治疗新时代。

在将剂量计划、重建和验证等剂量计算方法引入放射治疗的过程中,又出现了剂量引导放射治疗(dose guided radiation therapy,DGRT)的概念。根据剂量计算的结果,进一步对剂量进行修订并将结果引入到放射治疗的过程中,形成了摆位、计划、治疗、验证的全程动态调节系统,称之为自适应放射治疗

(adaptive radiation therapy,ART)。

近年来,功能影像(functional imaging)技术的飞速发展将放射治疗引入了一个新的、生物引导的阶段。首先,靶区从解剖学概念上升为生物靶区(biological targeting)这一生物学概念,更加关注肿瘤的生物学效应,更好地了解靶区内包括肿瘤细胞、正常组织在内的敏感性差异,并以此为依据进行个体化治疗方案的确定,配合先进的放射治疗手段,达到提高靶区剂量,减少正常组织损伤,提高局部控制率的目的。

二、质子治疗的发展历史

1946 年由 Wilson 首先提出应用质子束进行放射治疗。

1954 年 Tobias 等人在美国加州大学 LawrenceBerkeley 实验室(LBL)进行了世界上第一例质子束的治疗。此后,瑞典、前苏联也先后开展了质子放疗的临床研究;美国麻省总医院(MGH)的放射肿瘤学家和肿瘤放射物理学家在推动质子放疗的临床应用起到了非常重要的作用。

1961 年开始利用哈佛回旋加速器实验室(HCL)治疗与脑垂体有关疾病,如肢端肥大症、库欣综合征、糖尿病引起的视网膜病、动静脉畸形等。

1975 年 MGH 和 HCL 联手开始用质子放疗眼球脉络膜黑色素瘤、颅底软骨瘤、脊索瘤、前列腺癌。

20 世纪 80 年代后期,随质子设备的改进,三维影像和立体放疗技术的进步,质子放射治疗的应用范围得到进一步扩展,日本筑波大学质子医学研究中心(PMRC)根据东方人的特点,将肿瘤治疗研究的重点放在肝癌、食管癌、肺癌和头颈部肿瘤等。同时,非肿瘤疾病也开始尝试使用质子放疗,主要有脑血管畸形和老年的黄斑退行性变。

1985 年成立了国际性的质子放疗合作组(Proton Therapy Cooperative Oncology Group,PTCOG),进行世界范围内的质子课题合作研究。

1992 年,美国 LomaLinda 大学医学中心(LLUMC)启用了世界上第一台医学专用质子放疗装置,这在质子放疗的历史上具有划时代意义。

截至 2014 年年底,全球有 49 家临床质子治疗中心以及 24 家质子科研中心。

随着质子治疗的不断改进与发展,其独特的剂量学特点——布拉格峰,为临床治疗提供了新的方法。希望能够更好地减少对周围组织的伤害,从而降低副作用发生几率,让那些抗拒 X(γ)线的肿瘤以及接受传统放疗后局部复发的病例能够获得治愈的机会。

放射肿瘤学的历史就是放射物理学与放射生物学发展的历史,随着肿瘤治疗观念的更新及新理论、新技术的不断出现,放射肿瘤学将继续不断地完善和发展,在肿瘤的治疗中继续发挥其巨大的作用。

（徐向英）

恶性肿瘤的发病率和死亡率无论是在国内、国外均呈明显的上升趋势,癌症已成为城市居民死亡的首位原因。恶性肿瘤病人中约70%在其治疗的不同阶段需要接受放射治疗。WHO公布:有55%的恶性肿瘤可以治愈。其中外科治疗占49%,放射治疗占40%,化学治疗占11%。因此,放射治疗在恶性肿瘤的治疗中占有极其重要的地位,对某些癌症,如鼻咽癌、鼻腔NK/T细胞淋巴瘤、早期喉癌、早期宫颈癌等能收到其他疗法达不到的既保存功能又提高生存率,甚至达到治愈的效果。在恶性肿瘤的辅助治疗中,放射治疗更是发挥了不良反应小、疗效显著的特点,为改善病人的生存质量发挥着重要作用。

目前,恶性肿瘤治疗的三大手段仍是手术、放射治疗和化学治疗。这三种治疗方法各有特点,根据病人的具体状况、恶性肿瘤的分子生物学特点、临床分期,将以上三大治疗手段合理地结合、并用于临床治疗恶性肿瘤,产生了任何一种单独疗法所达不到的治疗效果。这种综合治疗方法已被国内、外广泛地应用于恶性肿瘤的临床治疗中。

下面简要介绍放射治疗在综合治疗中所发挥的作用。

一、放射治疗与手术

1. 术前放射治疗　术前放射治疗可以缩小肿瘤、降低肿瘤的期别,达到缩小手术的切除范围、减少术中种植和播散、提高手术切除率,还能够保存正常组织器官的功能,在头颈部、腹部及盆腔等部位的肿瘤治疗中均发挥了积极的作用。下咽癌采用术前放射治疗加手术,既可提高生存率又能提高喉功能保留率;宫颈癌术前放射治疗可使治愈率提高到90%以上;胃癌术前放射治疗可使手术切除率提高5.3%~14%,5年生存率提高7%~14%;直肠癌术前放射治疗可使5年生存率达到64.8%,比单纯手术提高17%左右。

2. 术中放射治疗　对手术不能切除或切除不彻底者,术中应用适宜能量的电子束给予单次大剂量的照射,可以最大限度地减少正常组织的受照剂量,取得了较好的疗效。常用于胰腺癌、胃癌及乳腺癌等的治疗,Ⅲ期胃癌单纯手术的5年生存率为28.4%,行术中放射治疗则可提高到64.5%;胰腺癌完全切除加术中放射治疗的3年生存率达25%。

3. 术后放射治疗　对手术切除不彻底、淋巴结有转移或淋巴引流区需预防治疗的病人,采用术后放射治疗均可显著的提高局部控制率,降低局部复发率,提高生存率。对术后肺门或纵隔淋巴结有残存的肺癌,不做术后放射治疗的5年生存率为0,实施术后放射治疗的5年生存率可达19.5%;Ⅲ、Ⅳ级脑星形细胞瘤如单纯手术2年内100%死亡,行术后放射治疗的5年生存率Ⅲ级为26%,Ⅳ级为6.9%;乳腺癌根治手术后,如腋窝淋巴结转移或对同侧锁骨上、下区行预防性放射治疗,可预防肿瘤的复发和转移;直肠癌经术后放射治疗复发率可从35%~50%降到10%~20%;Ⅰ期睾丸精原细胞瘤手术加放射治疗,5年生存率可达90%~98.9%。软组织肉瘤总的5年生存率仅为20%~30%,其术后实施放射治疗后的5年生存率已达60%~70%,明显提高了局控率和生存率。

4. 放射治疗在保全肢体完整和维持功能方面的重要作用　在头颈部肿瘤、早期乳腺癌的保乳治疗、直肠癌的保肛治疗、软组织肉瘤的保留肢体功能治疗中,放射治疗均起到了关键作用。在获得与根治性手术疗效相似的同时,又保存了器官的完整和功能的正常,这一治疗方式已经被临床广为接受。最新研究结果表明,鉴于SBRT技术治疗早期不能手术非小细胞肺癌的生存率可以和手术相媲美,可作为不可手术的非小细胞肺癌病人的又一选择。

二、放射治疗与化学治疗

放射治疗的优势在于对局部病变及病变周围亚临床病灶的控制,因而,控制局部肿瘤是减少远处转移的一种行之有效的方法。化学治疗多为全身用药,优势在于控制全身多发转移灶及亚临床病灶,但是治疗后常出现原发肿瘤部位的复发。两者的优势互补在理论和实践中均证明可以取得更好的疗效。

小细胞肺癌单纯化学治疗有效率虽可达50%,但80%以上的病人常出现局部复发,3年生存率仅为 5% ~ 10%。对于小细胞肺癌的病人,加上原发病灶的放射治疗能使局控率提高 25% ~ 30%,3 年生存率提高 5%。非小细胞肺癌单纯放射治疗与放化综合治疗联合使用相比较,中位生存时间由 9.6 个月提高到 13.7 个月,而同步放化疗进一步将中位生存期提高到 16.5 ~ 17 个月。

局部晚期喉癌放化综合治疗的生存率与全喉切除术加术后放射治疗的疗效相似,但可保留 64% 病人的喉功能。鼻咽癌放化综合治疗可使 5 年生存率绝对值增加 4%,其中同步放化疗可增加 7%。

Ⅰ ~ Ⅱ期淋巴瘤放化综合治疗的 5 年生存率达 90% 以上,对病理属中、低度恶性的Ⅲ、Ⅳ期及高度恶性的Ⅱ期以上者,放化疗综合治疗的 5 年生存率仍可达 70%。

放射治疗与化学治疗联合应用的方法很多,有新辅助治疗、同步放化疗及辅助治疗等方法。其中,同步放化疗在局部晚期非小细胞肺癌、头颈部肿瘤等均已显示出更好的疗效。但需注意两者并用会加重病人的血液相关毒性及放射治疗反应,对放化综合治疗方式和剂量需慎重选择。

三、放射治疗、手术、化学治疗相结合的综合治疗

综合治疗与否是影响肿瘤病人是否能获得长期生存的重要因素。放射治疗联合化学治疗不仅降低了肿瘤的临床分期,提高了手术的切除率、减少局部复发率,重要的是还可保全某些重要器官及其功能的完整性,提高了生存质量。目前,Ⅰ、Ⅱ期乳腺癌在功能保全手术和放射治疗后,5 年局部复发率为 4.6% ~ 6.1%,5 年生存率为 78.8% ~ 100%,美容效果满意度达 92% 左右;局部进展期乳腺癌单纯手术 5 年生存率仅 10% ~ 20%,而经过综合治疗可达 30% ~ 50%;局部晚期直肠癌辅助放化疗后的 5 年局部控制率为 71% ~ 94%,生存率为 58% ~ 76%;Ⅱ期睾丸精原细胞瘤术后放化综合治疗,5 年生存率可达 83.3% ~ 93%;软组织肉瘤手术局部复发率高达 70% ~ 95%,即使采用截肢等根治性手术,局部复发率仍有 10% ~ 30%,且这种根治切除的方法很难被病人所接受,如果局部肿瘤扩大切除后行放射治疗和化学治疗,其 5 年生存率可提高到 61.3%。

除上述治疗外,放射治疗还可以结合免疫疗法、配合中医中药扶正治疗,提高机体抗病能力,使综合治疗能够顺利完成。

目前,恶性肿瘤已经成为一种常见的慢性疾病,尽管肿瘤的综合治疗方法很多,放射治疗仍然是恶性肿瘤治疗不可替代的主要手段之一。临床上应根据病人的机体状况、肿瘤的分子病理类型、临床分期及其生物学特性,有计划、合理地整合现有的治疗手段,最大限度地提高肿瘤的局部控制率,减少对正常组织的副损伤,以期较大幅度地提高远期生存率和改善病人的生活质量。

（徐向英）

第二篇 肿瘤放射治疗学的物理学基础

肿瘤放射治疗物理学作为放射治疗学的基础,以研究放射治疗的辐射剂量学、放射治疗技术、放射治疗流程管理、质量控制与验证技术为宗旨的一门课程,是核物理与核技术的应用分支。

第一节 放射物理基础知识

一、原子结构

原子是反映自然界物质的化学性质的基本微粒,是构成物质的不可再分的最小单位,即元素。到目前为止,天然的和人工合成的元素有 109 种。原子非常小,它的物理尺寸仅约在 10^{-10}m 的量级水平,它的质量约在 10^{-27}kg 的量级水平,在物理学中通常采用相对原子质量描述原子的质量,即以碳 12 质量的十二分之一为度量标准度量出的原子的质量,称为原子量。我们知道,碳 12 含有 6 个质子和 6 个中子,共有六个核子,它的静止质量的十二分之一仅为 $1.6606×10^{-27}$kg,这是一个非常小的量值,在讨论问题和数学计算时非常不便,因此,在物理学上采取相对质量比用原子的绝对质量要方便得多,如氧原子的原子量 16,碳的原子量 12。

原子是由致密的带正电荷的原子核以及围绕在原子核周围带负电的电子组成;原子核则由质子或质子和中子组成,统称为核子,它集中了原子 99.96% 以上的质量,质子和中子的质量近似相等。然而,原子核极小,它的直径在 $10^{-15} \sim 10^{-14}$m 之间,仅为原子尺寸的几千分之一,这个数字说明原子内部是非常空旷的。

质子带正电荷,电子带负电荷,中子不带电,每个电子或质子所带的电荷量为 $e = 1.60219×10^{-19}$C。正常情况下的原子内的正负电荷量相等,原子对外呈电中性。

原子用符号 $^A_Z X$ 表示,其中 X 为原子种类符号;Z 为原子序数,即核内质子数;A 为原子的质量数,即核内的质子数和中子数的总和。原子序数相同而质量数不同的核素,它们在元素周期表中处于同一个位置,互称为同位素,有着相同的化学性质。

围绕原子核运动的核外电子运动是有序的、有层级结构的,这种有序的层级结构体现在电子特有的能级排布结构,电子总是从低能级到高能级的顺序填充。核外电子的能级态代表了原子的能级态,不同元素的原子具有不同的能级结构。当激发态原子向低能态或基态原子退激时,跃迁能量将以光子形式向外释放,称之为特征 X 辐射;当然,这种多余能量也可能传递给更外层电子,如果这个更外层电子获得的能量足以摆脱原子束缚成为自由电子,这个电子就叫俄歇电子。所有由原子核之外的电子的能量转换形成的光子辐射都称之为 X 射线。

如同原子一样,原子核内部也存在壳层结构和能级结构,只不过这种壳层结构和能级结构远比原子复杂,它的能级比原子的能级更烈。当原子核的能级处于基态或稳态时,原子核是一个稳定核素;当原子核的核子能级处于不稳定的激发态时,它将以某种固定概率由高激发态跃迁到低激发态或基态,对外释放出 γ(伽马)光子,γ 光子的能量等于核子能量跃迁的能级差。核物理中,处于激发态的原子核表示为 X^m,所有由原子核内核子的能量转换来的光子辐射都称之为 γ 射线。

能量的国际单位制(SI)单位用焦耳(J)表示,但是,对于原子或原子核这样的微观粒子而言,焦耳(J)的单位太大,使用不便,因此,原子物理或原子核物理中的能量单位通常采用电子伏特(eV)或千电子伏特(keV)或兆电子伏特(MeV)描述。1 个电子伏特就是真空中的一个电子通过 1 伏特电位差所获得的动能,即:

$$1eV = 1.60219×10^{-19}J \qquad (2-1-1)$$

二、电磁辐射种类

γ 射线、X 射线、紫外线、可见光、红外线、无线电波、微波等都属于电磁波,在真空中都以光速传播,即 $c=\lambda\upsilon$;其中 λ 是波长,单位是米(m);υ 是频率,单位是赫兹(Hz),c 为光速。这些电磁波的区别在于它们的波长或频率不同,能量不同,根据电磁理论,电磁波的能量与频率关系为:$E=h\upsilon$,其中,能量 E 的单位是焦耳(J);频率 υ 的单位是赫兹(Hz);h 是普朗克常数,$h=6.626196\times10^{-34} J\cdot S$。

放射治疗所用的 X 射线、γ 射线是致电离辐射射线,波长在 $10^{-14}\sim10^{-9}$ m 间,或波长更短。从量子力学角度看,这些高能 X 射线、γ 射线具有波粒二象性,它们既有所有波的特性,如频率、波长,有波的干涉与衍射物理现象;也有粒子特性,如在和其他粒子作用过程中,具有粒子性,即光子。由于光子的能量很高,当它和原子作用发生能量转移交换时,如果原子的核外某个轨道电子获得能量足够脱离原子束缚而成为自由电子后,原子被电离。光子本身不带电荷,致物质的电离过程不是依赖于粒子间的电磁力,所以这类电离过程称之为间接电离过程。

三、微观粒子的质量盈亏与能量的关系

质量和能量都是物质的基本属性,根据爱因斯坦的相对论原理,质量和能量是可以相互转变的,即物质的质量发生盈亏将转换成能量的亏盈,当然这里的质量盈亏不是我们现实生活中物体切分。

这种质量和能量的盈亏关系是:

$$E=mc^2 \tag{2-1-2}$$

式中 E 为物体的能量,单位为焦耳;m 为物体的质量,单位为千克;c 为光速。

四、核衰变

目前已知自然界中存在 109 种元素,同时每种元素还存在众多同位素或同质异能态核素。每种元素和它的同位素或同质异能态核素都有相同的化学性,但是,它们可以有不同的物理特点。同位素中有很多核素不稳定,如富中子核素,它们会发生自然衰变转变为另一种核素,同时发射出高能射线,这个过程称为放射性核衰变,这些核素称为放射性核素;而同质异能态核素是原子核处于激发态的元素,这些激发态核素的核子在由激发态向低能级态或基态或亚稳态跃迁的过程中,也会向外部释放高能 γ 射线。

(一)放射性核素衰变方式
根据衰变过程中释放的射线种类,可以将衰变过程分为以下三类。

1. α 衰变 这是不稳定的原子核在衰变过程中自发地放射出 α 粒子(实际上就是氦原子核)的过程。这一过程用核素符号表示:

$$_Z^A X \rightarrow _{Z-2}^{A-4} Y + _2^4 H + Q$$

式中,我们习惯用 X 表示母核,Y 表示子核;A 和 A-4 表示为衰变前后的质量数;Z 和 Z-2 表示衰变前后的核电荷数;Q 表示衰变能,它体现了 α 的动能。

2. β 衰变 这是不稳定的原子核在衰变过程中自发地放射出电子、正电子或原子核俘获一个轨道电子的转变过程。原子核在衰变过程中放出负电子的称为 β⁻ 衰变,放射出正电子的称为 β⁺ 衰变,俘获轨道电子的称为轨道电子俘获。三种类型 β 衰变的过程也可以用核素符号表示:

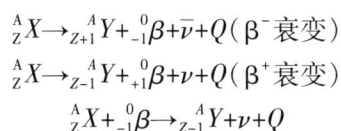

$$_Z^A X \rightarrow _{Z+1}^A Y + _{-1}^0 \beta + \bar{\nu} + Q (\beta^- 衰变)$$
$$_Z^A X \rightarrow _{Z-1}^A Y + _{+1}^0 \beta + \nu + Q (\beta^+ 衰变)$$
$$_Z^A X + _{-1}^0 \beta \rightarrow _{Z-1}^A Y + \nu + Q$$

式中 ν 和 ν̄ 表示中微子和反中微子,中微子或反中微子是自然界中最基本的粒子之一,质量仅为电子的百万分之一,个头小,不带电,与其他物质的相互作用极其微弱,可以自由穿过地球。

从 α 衰变过程和 β 衰变过程可以知道,它们电荷守恒、质量数守恒,如果从相对论角度看,衰变过程中整个体系的质量、能量也守恒。

3. γ 跃迁和内转换 处于激发态的核素(同质异能态),或者那些发生 α 衰变和 β 衰变后处于激发态的原子核的核子从高能态向低能态跃迁时,伴有高能 γ 射线释放,该过程称为 γ 跃迁。若核子跃迁过程中释放的能量直接转移给一个轨道电子并使其脱离该原子,这种现象称为内转换,发射出的电子称为内转换电子。

(二)放射性核衰变规律

任何一个放射性原子核在单位时间内发生衰变的概率是一个常数,这个常数我们称之为衰变常数 λ,即:

$$\lambda = -\frac{dN/N}{dt} \tag{2-1-3}$$

一定量(N)的放射性核素在单位时间内放生核衰变的数目,就是放射源的活度,用 A 表示,单位为秒$^{-1}$(或 s^{-1}),即:

$$A = -dN/dt = \lambda N = A_0 e^{-\lambda t} \tag{2-1-4}$$

放射性活度的国际单位定义为:1 秒$^{-1}$(或 s^{-1})= 贝可勒尔(Bq),依旧在使用的放射性活度的单位还有居里(Ci),居里与贝可勒尔的关系是:

$$1Ci = 3.7 \times 10^{10} Bq$$

从衰变常数 λ 的物理意义容易得出:

$$N = N_0 \cdot e^{-\lambda \cdot t} \tag{2-1-5}$$

式中 N_0 为衰变前的原子数;N 为衰变到 t 时刻的原子数;t 为由原子数 N_0 衰减到原子数 N 的时间长度;λ 为衰变常数。从这里可以直观看到,放射性核衰变服从指数衰减规律,这是它的自然属性,不受外界因素影响。

在放射物理中,我们还关心另外一个定义量,即半衰期 $T_{1/2}$,它定义为放射性核素数目衰减到初始时数目一半所需的时间,它与衰变常数 λ 存在下面关系:

$$T_{1/2} = \ln 2/\lambda = 0.693/\lambda \tag{2-1-6}$$

半衰期的单位是秒,也可用分钟、天、年等时间单位来表示。不同放射性核素的半衰期相差极大,短的可以是秒,长的可以是千年。

第二节 射线与物质的相互作用

在放射治疗领域,我们使用的高能射线分为带电粒子射线和不带电粒子射线,最常用的带电粒子射线是电子线,最常用的不带电粒子射线是高能 X 射线和 γ 射线。

一、电子与物质的相互作用

高能的入射电子在物质中与物质的原子轨道电子或原子核发生库伦力作用,如果每次作用损失的自身部分能量交换给原子核外轨道电子使物质电离,即发生直接电离,这个过程也称为非弹性碰撞。当然,如果入射电子仅与原子发生弹性碰撞没有能量损失,但根据动量守恒理论,入射电子的运动方向改变。由于电子质量远远小于原子质量,且原子核外的轨道电子被原子核紧紧束缚在周围,当入射电子与原子核外轨道电子作用时,实际上是同整个原子作用,因此入射电子与原子发生库仑力碰撞后,很容易发生散射而改变它原有的运动轨迹。

二、X(γ)射线与物质的作用

我们知道,高 X(或 γ)射线与物质作用的过程中,表现了它的粒子性,即光子。光子不带电,不能通过库仑力直接引起物质原子的电离或激发,而是直接与原子核外轨道电子作用后发生能量转换,光子的全部能量或部分能量传递给核外电子引发物质电离属于间接电离辐射,这个过程光子的频率、投射方向发生改变。

由于原子的内部空旷,所以不带电的光子进入到原子内与原子核或核外轨道电子发生作用的机会是一个概率问题,即一个高能光子在经过单位厚度的物质后,能够与物质发生作用的概率为 μ,这个是一个常数,我们称之为物质线性衰减系数,它和物质的原子序数和光子能量相关。光子的能量不同,其线性衰减系数值也不同;物质的原子序数不同,其线性衰减系数值也不同。我们可以用数学方法描述更为清晰,即:

$$\mu = -\frac{dI/I}{dx} \tag{2-1-7}$$

积分后即为:

$$I_x = I_0 e^{-\mu x} \tag{2-1-8}$$

其中,I_x 为从厚度 x 的吸收体透射的光子束强度;I_0 为射线束未衰减时的强度,μ 为线性衰减系数,它与光子能量和衰减材料的原子系数有关,单位为/m 或/cm。

由于光子在物质的穿透衰减是以指数衰减规律呈现,为了简便直观描述高能光子在物质中衰减能力,我们定义了一个半价层(HVL)概念,即使 X(γ)射线束的强度衰减到一半时所需某种物质的厚度。HVL 是 X(γ)光子能量和衰减物质材料的函数,当指明衰减材料后,HVL 表示该种物质对 X(γ)光子的衰减能力。

X(γ)光子与物质的相互作用的主要过程有光电效应、康普顿效应和电子对效应等。

(一)光电效应

X(γ)射线的光子与靶原子中的一个轨道电子发生相互作用时,如果 X(或 γ)光子的全部能量转移给这个轨道电子,使之克服原子核的束缚并以一定的能量发射出来,而原来的 X(或 γ)光子消失,这个过程称为光电效应(photon electron effect),发射出的电子叫光电子,如图 2-1-1 所示。

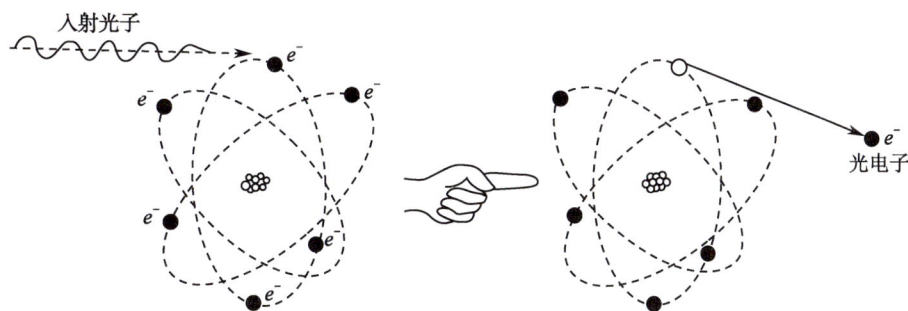

图 2-1-1 光电效应图

在这个过程中,轨道电子获得的能量一部分用来克服轨道电子的束缚能,另一部分为光电子的动能,还有很少一部分能量被靶原子核带走形成反冲核,但这部分反冲能量比 X(γ)射线的能量和光电子的动能小得多,可以忽略不计。可见 X(γ)光子的能量必须大于壳层电子的结合能时才能发生光电效应。电子在原子中束缚得越紧,发生光电效应的概率就越大,所以与 K 壳层电子发生光电效应的概率最大,L 层次之,M 层更小,以此类推。

（二）康普顿效应

X(γ)射线的光子与靶原子内一个轨道电子发生互相作用时,光子损失一部分能量后,频率、波长、运动方向发生改变,如果电子从入射光子那里获得了足够能量而脱离了原子,这个过程称为康普顿效应(compton effect),如图 2-1-2 所示。改变了频率、波长、运动方向的光子称为散射光子,获得能量的电子称为反冲电子。根据物理学的能量守恒、动量守恒,可以知道散射光子的能量、反冲电子动能与散射光子的散射角相关。散射角越大,散射光能量越小。

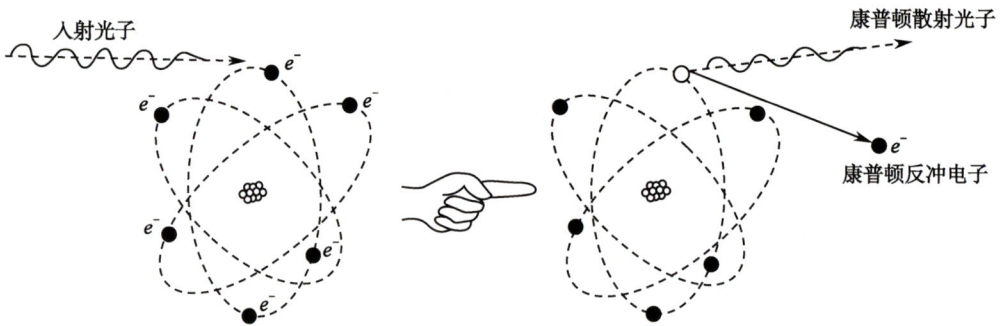

图 2-1-2　康普顿效应图

（三）电子对效应

当然,X(γ)光子也可能进入原子核近旁,此时光子在原子核强大的作用下灭失并生成一对正负电子对,这个过程称为电子对效应(pair production),如图 2-1-3 所示。在这个过程,光子的能量一部分转变为正负电子的静止质量 $2m_ec^2$,另一部分作为正负电子的动能 E_+ 和 E_-,即:

$$h\nu = E_+ + E_- + 2m_ec^2 \qquad (2\text{-}1\text{-}9)$$

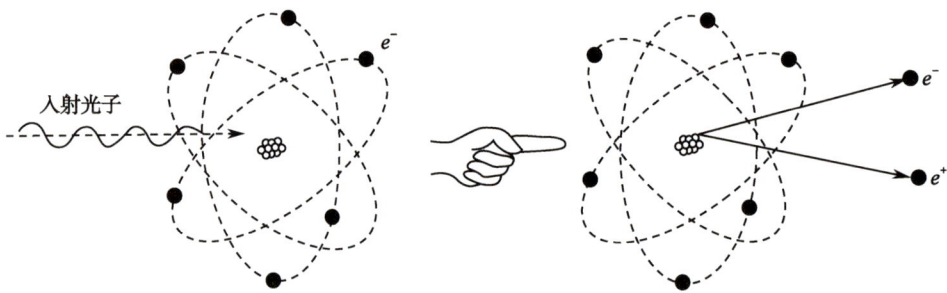

图 2-1-3　电子对效应图

这也表明,只有当入射 X(γ)光子能量大于 $2m_6c^2 = 1.02\text{Mev}$ 时,才有可能发生电子对效应。

（四）各种相互作用的相对重要性

入射 X(γ)光子与物质的相互作用过程同时有光电效应、康普顿效应、电子对效应等各种作用过程相伴发生,只不过因为光子能量不同、物质的原子序数不同,发生各种相互作用的概率不同。图 2-1-4 为 X(γ)光子与物质相互作用的三种主要形式和入射光子能量、吸收物质原子序数的关系。

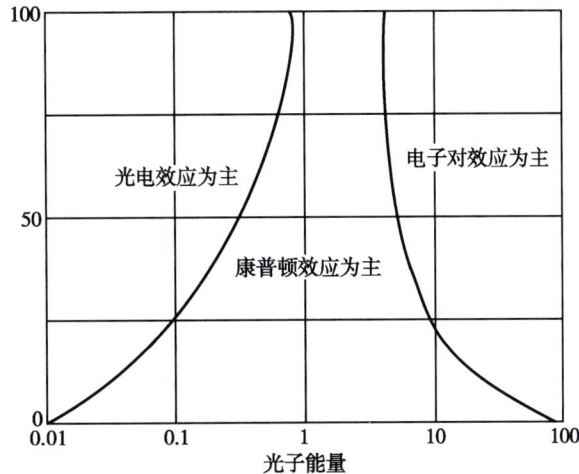

图 2-1-4　X（γ）光子三种主要作用发生区域

第三节　射线源的种类及照射方式

放射治疗所使用的射线源按产生方式分类，可有如下几类：①放射性核素，可以放出 α、β 或 γ 射线；②人工放射源装置，可以产生不同能量的 X 射线、电子束、质子束、中子束、负 π 介子束及其他重粒子束等。

按照射线源的使用方式分为：①远距离照射（external radiation therapy）：射线源置于人体外，对准人体某一部位进行照射，简称外照射；②近距离照射（brachytherapy）：将放射源密封放入被治疗的组织内或人体的天然腔内，如舌、鼻、咽、食管、宫颈等部位进行直接照射，简称内照射。

一、临床应用的放射性核素

表 2-1-1 给出了临床上曾经应用以及现在仍在应用的一些放射性核素物理特性。

表 2-1-1　临床常用放射性核素的物理特性

放射性核素	半衰期	治疗用的射线类型	能量	照射量率常数 R. cm²/（mCi. hr）	半价层（Pb）
镭 226	1590 年	γ	平均 0.83MeV	8.25	HVL=1.3cm
铯 137	33.0 年	γ	0.662MeV	3.32	HVL=0.6cm
钴 60	5.26 年	γ	1.17～1.33MeV	13.1	HVL=1.2cm
铱 192	74.0 天	γ	平均 0.38MeV	4.69	HVL=0.3cm
碘 125	59.6 天	γ	27～32KeV	1.45	HV=0.002cm
金 198	2.7 天	γ	0.412MeV	2.32	HVL=0.3cm
锎 252	2.65 年	中子	2.35MeV	/	HVL=5cm

（一）^{226}Ra（镭 226）

^{226}Ra 系的衰变过程、衰变能谱复杂，经过一系列漫长时间的衰变，它最终变为稳定核素^{206}Pb（铅 206）。需要注意的是，在^{226}Ra 的衰变过程中会产生的一个中间衰变子体-放射性核素^{222}Rn（氡 222）。所以，早期临床上使用的^{226}Ra 源通常有一个 0.5mm 厚的铂外壳，铂金外壳既可以屏蔽^{226}Ra 衰变

过程中产生的 α、β 射线又可以防止放射性氦气外漏到环境中。

^{226}Ra 是最早应用于放射治疗的放射性核素,1898 年由居里夫人发现放射性核素镭后,1908 年开始应用于临床治疗宫颈癌。由于其治疗时间长,获取成本高,易污染环境等缺点,目前在临床上已经被其他优秀的放射源替代。现代近距离放疗的剂量学方法、基本思想源于早期的镭疗剂量学。

（二）^{60}Co（钴 60）

放射治疗使用的 ^{60}Co 是一个人工放射性核素,通过在核反应堆中用强中子流轰击稳定 ^{59}Co 核素的方式产生。放射性 ^{60}Co 经过 β 衰变后成为激发态镍,处于激发态的核素镍在其核子退激过程中放出两种很高能量的 γ 射线,最终变成稳定的镍。由于半衰期比较短,可以制成高剂量率辐照源。在 20 世纪末,^{60}Co 还是我国开展放射治疗外照射或远距离照射的主力治疗源,但是目前难觅身影,已经被更为先进的医用直线加速器替代;当然,它目前用作高剂量率近距离放射治疗源还是比较多见。

（三）^{137}Cs（铯 137）

^{137}Cs 是从原子反应堆的裂变物中提取的,其中混有 ^{134}Cs,通常由不锈钢外壳屏蔽,衰变过程中的 β 射线及其与外壳作用产生的特征 X 射线全部由外壳吸收。^{137}Cs 的半衰期比较长,所以单位质量的放射性活度不可能做得太高,适用于做中、低剂量率的放射源,主要应用于近距离治疗领域。

（四）^{192}Ir（铱 192）

^{192}Ir 是人工制成的放射性核素,在原子反应堆中用热中子轰击 ^{191}Ir 方式生成,^{192}Ir 能谱比较复杂,射线能量不高。在这个能量范围内的 γ 射线在水中的衰减率恰好被散射光子所补偿,在距离源 5cm 范围内任意点的剂量率与距离平方的乘积近似不变。由于半衰期很短,很小粒状源可以做到很高剂量率,是一个很好的高剂量率的近距离放射治疗的放射源。

（五）^{198}Au（金 198）

^{198}Au 在使用时通常包裹 0.1mm 厚的铂外壳,其衰变释放出的 β 射线基本由外壳全部吸收。通常金源制成 2.5mm 长,直径 0.8mm 的粒状源。由于其射线能量低,易于屏蔽,^{198}Au 曾作为 ^{222}Rn 的替代源广泛用于肿瘤的种植放射治疗。

（六）^{125}I（碘 125）

^{125}I 通过电子俘获衰变为激发态 ^{125}Te,^{125}Te 退激释放出 33.5keV 的 γ 射线,在此过程中由于电子俘获及内转换效应的发生,会同时产生能量为 27~35keV 的特征 X 射线。在临床使用 ^{125}I 时,通常使用钛作为源的屏蔽外壳,β 射线及低于 5keV 的 X 射线全部为屏蔽外壳所吸收。^{125}I 与 ^{198}Au 及 ^{222}Rn 相比,具有更长的半衰期,更低的 γ 射线能量并更易于存储,广泛用于永久性种植及插植放射治疗。

（七）^{252}Cf（锎 252）

^{252}Cf 目前成功应用于腔内治疗的中子源,同时也发射 γ 射线,剂量计算和测量相对复杂。

近些年来,相继产生了若干种可用于临床的新型放射源:如钯 103、镅 241、钐 145、镱 169 和锶 90 等。

二、常规远距离照射

（一）固定源皮距（SSD）技术

固定源皮距放射治疗方法是选定治疗射线源到皮肤的距离（通常将机架的旋转中心放在皮肤上,此时的源皮距为机架旋转半径）,肿瘤或靶区中心落在源和皮肤入射点两点连线的延长线上,照射野的大小和形状则根据医生参照透视 X 线片在皮肤表面勾画出的照射范围,直接对准进行照射的方式。使用该方法时可以在加速器托架影子盘上放置铅挡块,对周边正常组织进行简单的遮挡。此种照射方法用于单野垂直照射时,简便易行,易掌握,但是由于现代放射治疗已经很少采用一个垂直单野照射完成病人治疗,而是更多采用多角度照射,所以现在固定源皮距照射技术已经很少用到,基本淘汰。

（二）等中心（SAD）技术

为了每日治疗的靶区处方剂量均匀,降低射线路径上的正常组织剂量,现代放射治疗广泛采用多个角度野照射,此时需要将加速器的等中心(射线源或 X 靶焦点随机架旋转的中心)置于病人体内治疗靶区中心,不论哪一个角度的照射野中心轴都经过靶区中心,该方法就是等中心技术。治疗时需要在病人治疗靶区所在横断面的体表用"前""左""右"三个十字线标记出靶区中心位置,借助治疗室内的激光灯系统将加速器的等中心所在坐标系与靶区中心所在的坐标系重合完成坐标传递。现代放射治疗的适形放疗、静态野调强放疗、容积调强放疗都是采用等中心式定位、摆位技术。

三、近距离照射

（一）腔内、管内放射治疗

对人体自身的体腔内生长的肿瘤(如在鼻腔、鼻咽、食管、气管、阴道、子宫、直肠等处生长的肿瘤),可以借助施源器将放射源推送到肿瘤部位进行放射治疗,如人体腔道内、管道内的肿瘤。医生可按一般临床检查的方法直接放入施源器,也可通过内镜(如食管镜、支气管镜等)将施源器放入治疗部位。

（二）组织间插植放射治疗

对有些部位的实体大肿瘤,可以将钢针状的施源器直接插入瘤体内,放射源通过植入的施源器进入瘤体内从内部向外进行放射治疗,即组织间插植放射治疗。医生一般根据肿瘤靶区的大小确定植针排布方式、根数、深度、针距等,治疗源的停留位置不能靠近皮肤或正常组织内,治疗结束后将施源器取下。

（三）粒子植入

有一部分不能再使用外照射治疗的局部复发的病人,临床医生可以根据治疗方案或计划,用 CT 立体定向系统将放射性粒子源放置到预定位置处形成永久性植入的方法对肿瘤进行持续性的、低剂量率的治疗。粒子植入治疗的粒子源选用那些能量低、半衰期短的放射性核素,目前多采用^{125}I 源作为放射性粒子。

（四）敷贴治疗

这是一种将施源器直接敷贴在肿瘤表面进行放射治疗的一种方法。主要适用于解剖结构复杂部位的非常表浅的肿瘤,如皮肤癌等。

（五）术中置管术后放射治疗

这是一种外科手术与放射治疗联合治疗的手段,术时在瘤床范围埋置数根软管施源器,术后再行近距离放射治疗的方法。

四、重粒子治疗

放射治疗利用了射线在组织内沉积的能量引发的一系列放射生物效应治疗肿瘤。为了描述射线的能量传递能力,辐射剂量学定义了传能线密度(linear energy transmission,LET)的概念,即带电粒子在组织内的输运过程中经历的单位径迹长度上消耗的平均能量,单位为 KeV/μm。X 射线、γ 射线通过次级电子给组织传递能量,电子线通过电离给组织传递能量,它们的 LET 值一般小于 10KeV/μm,统统被归于低 LET 射线;质子束、中子束、重粒子束、负 π 介子等粒子束的 LET 值一般大于 100KeV/μm,被归于高 LET 射线。

质子、重粒子的传能线密度的大小与它们的动能有关,当它们的动能很小时(粒子在接近停滞时,如到达射程末端附近),释放给组织的能量会突然暴增,在组织内形成吸收剂量的布拉格峰。质子、重粒子和光子线、电子线相比,由于布拉格峰的出现使得质子束、重粒子束在放射治疗中有着光明的未来。质子束、重离子束等高 LET 射线不仅仅有着非常好的剂量学特性,它们的放射生物学特性同样也远好于光子束、电子束等低 LET 射线,尤其在治疗对放疗不敏感的抗拒性肿瘤时的生物学表现尤其明显。

（白彦灵）

在 20 世纪七八十年代之前,由于社会经济发展水平低、核工业技术落后,中低能 X 射线(指 400Kv 的 X 射线)深部治疗机和 ^{60}Co 治疗机曾经在相当长的历史时期内是国内放射治疗的主要设备。由于中低能 X 射线在组织中的穿透能力弱、皮肤剂量高,不适合放射治疗;^{60}Co 治疗机的 γ 射线能量高、剂量率高,使用成本低,维护方便,曾经是我们国家上个世纪最大的主力放疗设备,由于 ^{60}Co 治疗机的功能简单,环保压力大,随着我国社会经济发展和世界上核工业技术、计算机技术的巨大进步,这类放疗设备已经被医用加速器所替代,^{60}Co 治疗机在我国逐渐退出了历史舞台,但是,直到今天 ^{60}Co 治疗机在广大发展中国家中仍有很大的使用量。

第一节　医用电子直线加速器

一、医用电子直线加速器的工作原理

20 世纪 50 年代后,医用直线加速器出现并逐渐在西方发达国家广泛应用。医用电子直线加速器的工作原理是利用微波的电场分量将来源于热灯丝的电子在真空的加速管中加速到较高能量,通过散射箔展宽形成治疗用电子束或让高能电子束流打靶获得高能 X 射线。根据加速管中微波传播形式,分为行波加速器和驻波加速器。

行波类似水波纹,波峰波谷随着时间轴而变化并向远方传播。行波加速器的加速管很长,可以将电子加速到很高能量,目前能将电子束流加速到 8Mev 及以上的加速器都是行波加速器。

驻波与行波的表现方式完全不同,驻波的节点位置不随时间轴变化,波腹(波峰波谷)位置也不随着时间轴变化,但波腹震荡幅度(波峰波谷振幅)上下随时间变化,波节并不移动。驻波是由入射波与反射波在波导管中(加速管)相互干扰形成的,形成驻波的条件与入射波波长、波导管长度密切相关。驻波加速器的微波能量利用率高于行波加速器,加速管比较短,目前电子束流加速能量在 6Mev 以下的加速器基本上是驻波加速器。

由于微波的电场是正弦波,因此,进入加速管中的电子,只有当电子速度与电场波的相位同步才能不断被加速器。

驻波加速器的制造成本比行波加速器低。

二、医用电子直线加速器的基本结构

无论行波电子直线加速器还是驻波电子直线加速器,其结构与组成基本相同,主要由加速管、微波源、微波传输系统、电子枪、束流系统、真空系统、恒温冷却系统、控制系统、辅助治疗系统等组成,如图 2-2-1 所示。

医用电子直线加速器有高能 X 射线及高能电子束两种射线束模式用于临床的放射治疗。

(一)X 射线治疗模式

在加速管中被加速到高能的电子束流被引出后打在 X 线靶上产生 X 射线,此时的 X 射线强度的角分布形式如同抛物线,被初级、次级准直器限束后只允许某个立体角内的 X 射线射出成为治疗线束,其他角度的 X 射线被初级、次级准直器遮挡屏蔽掉;出射的 X 射线再由均整器对其强度角分布进行修整,在等中心平面上形成强度分布均匀的照射野。为了便于直观观察到照射野大小,加速器用一个近似点光源模拟 X 射线靶点,用灯光野虚拟实际照射野。由于近似点光源不可能安装在靶点位置处,只能通过一套反射镜把光源虚拟到靶点位置处,我们所看到的灯光野是由反射镜反射出来的。在线束均整器与次级准直器之间设有射线输出剂量监测电离室,用来监测射线强度及射野内剂量分布的对称性和平坦度,如图 2-2-2 所示。

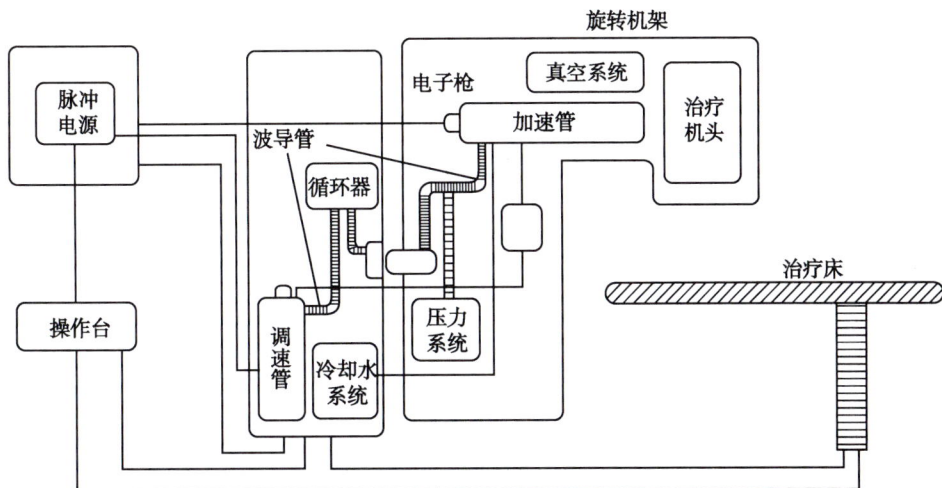

图 2-2-1 直线加速器结构示意图

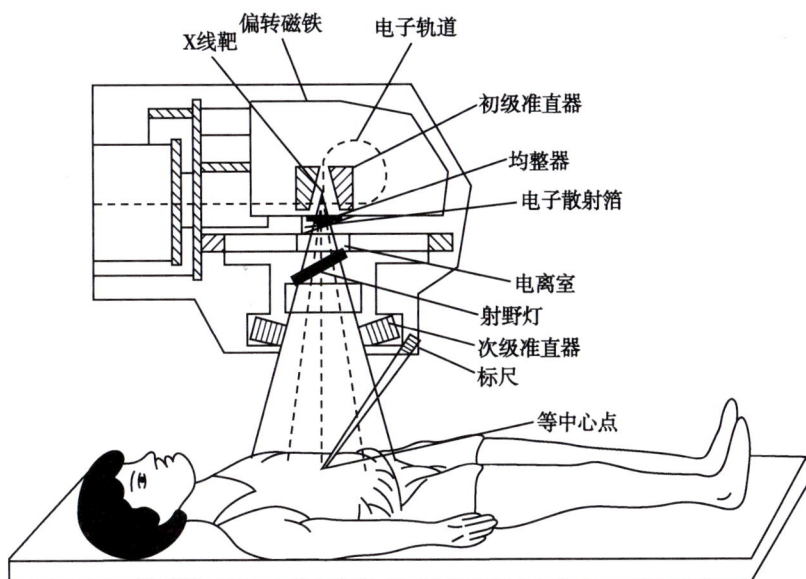

图 2-2-2 直线加速器机头结构示意图

（二）电子束治疗模式

加速管内的高能电子束引出后，经偏转穿过电子窗直接引出，用于临床电子束治疗。因为电子的质量远远小于原子，在和原子发生库仑力作用的时候非常易于被散射，所以采用散射箔技术让非常窄的电子射线束展宽，为临床提供大面积的治疗野。散射箔一般采用金、铅等重原子序数的金属薄片制成，其厚度要达到能够使电子束完全散射。散射箔的介入导致电子线中存在很少量因韧致辐射产生的 X 线污染，同时，引出的治疗用电子束的电子能量出现少许涨落而展宽。散射箔设置与 X 射线均整器的位置相同，放置在同一个轮盘式的机械装置上，当使用者选择电子束治疗模式或 X 线治疗模式时，散射箔与均整器之间会自动切换。

由于电子线从加速器机头经散射箔发出到病人时，射线束中大量电子的运动方向因散射箔散射影响导致它们一致性比较差，另外空气也将进一步加重电子散射，所以应用电子束治疗时必须在加速器机头准直系统外额外加装附加照射野限束器，即使用电子线限光筒形成治疗用照射野。电子束照射野边缘剂量分布受加速器次级准直器的铅门位置影响很大，因此使用不同尺寸的电子线限光筒时，加速器次

17

级准直器会有相应的铅门位置跟随。由于实际治疗时,人体表面是一个曲面,电子线限光筒不可能严密地紧贴体表,往往会有 3～5cm 间隙。

三、医用电子直线加速器临床应用特点

与我们历史上所使用的放射性核素相比(如曾经的主力 ^{60}Co 治疗机),电子直线加速器可以产生能量更高、强度更大的 X 射线和电子线,射线输出剂量率一般可以达到 2～5Gy/min 甚至更高,一台设备可以有不同能量挡的 X 射线、电子线供治疗选择使用;另外,加速器 X 射线靶点非常小,与点源的近似度更高,照射野边界更锐利,照射野边缘区域形成的剂量半影更小。医用电子直线加速器设备结构复杂,日常维护及质量保证技术要求较高。

第二节　模拟定位机

模拟定位机是开展放射治疗基础设备,首先,它必须具有对病人身体解剖图像的采集功能,如透视影像获取、CT 断层影像获取,通过影像确定肿瘤或治疗靶区位置;其次,它必须能够模拟加速器的机械运动能力,既可以是数字化虚拟模拟,也可以是机械结构上的模拟;其三,它必须配有外置三维坐标空间的激光灯系统,通过它把透视影像或 CT 影像与病人体表位置相联系、相对应。

一、常规 X 射线透视模拟定位机

(一) X 射线模拟定位机的工作原理和结构

模拟定位机的成像系统与一般影像诊断使用的 X 线透视机相似,基本结构包括了 X 射线管球、影像增强器、X 射线电视、机架、诊断床及控制台组成。它的机械部分的运动则与加速器一样,管球焦点相当于加速器射线源位置,X 射线穿透诊断床被下面的影像增强器接收并将图像信号传送到 X 射线电视中显像,管球与影像增强器安装在同一个可旋转的机架臂上,可围绕病人做同步旋转运动;它的 X 射线机头配置一对遮线器,用于限定 X 线透视图像的范围大小,在遮线器下方有一个可开合"#"形界定线,用于界定病变和照射野的位置和范围的模拟照射野,以及反映模拟照射野大小的灯光野指示、照射野标尺线;在机头位置有一个光学测距器,用于测量病人体表到 X 线管球焦点的距离。为了适应不同源轴距的加速器,X 射线模拟定位机的机架除能够按等中心旋转外,安装在机架臂上的模拟机机头和影像增强器的高低位置可以上下调节。模拟机诊断床的结构与一般 X 射线透视机检查床不同,它模拟加速器的治疗床做上下、左右、前后运动,床体、床座可以旋转,如图 2-2-3 所示。

(二) X 线透视模拟机的功能

模拟机在放射治疗过程中发挥着重要的作用,它为临床制订治疗计划提供有关肿瘤位置、大小和周边重要器官解剖关系的影像信息,这些信息可以直接为治疗计划设计使用;也用于照射方案的验证,包括确定照射野大小、射野角度、挡块形状是否准确、机架转动、病人体位设计是否合理等。但是,透视影像不能为临床提供在投影方向的前后解剖关系信息。

二、CT 模拟定位机

(一) CT 模拟定位机的结构

放射治疗 CT 模拟机主要由三部分组成:①大孔径的螺旋 CT,以满足在病人治疗体位下获取身体轮廓完整的 CT 图像;②CT 图像三维重建、虚拟模拟加速器治疗机械运动及照射野模拟软件;③激光灯系统,通过失状面、冠状面、横断面三个方向上的激光线建立的坐标关系,使临床将图像坐标系与病人实体坐标系对应起来,这是将数字虚拟对象的坐标系与病人实体坐标系相对应的重要工具。

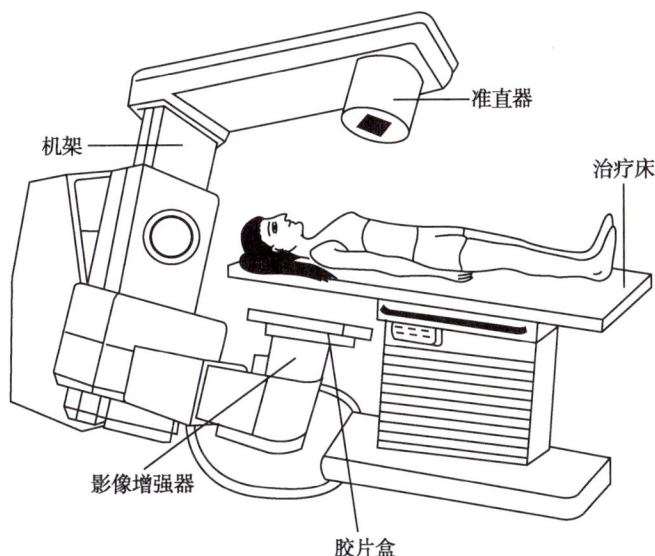

图 2-2-3　模拟定位机结构示意图

（二）CT 模拟定位机功能

它用 CT 三维影像重建技术建立了一个能够完全反映实际病人的电子虚拟病人体,并将这个虚拟病人体放置到用软件虚拟的定位环境中进行定位。它的优势在于它为临床定位提供的影像信息更加丰富,可以逐层在横断图像上确定靶区范围和靶区与周边组织器官的解剖关系,用定位模拟软件确定照射野大小、照射方向、卷入照射野内的正常组织器官体积等,并可以将 CT 图像、靶区、周边正常组织的勾画轮廓信息导入治疗计划系统进行三维剂量计算和计划设计。X 射线透视模拟机无法提供病人的横断图像信息,不能用于三维放疗计划设计和剂量计算。

第三节　近距离后装治疗机

一、近距离后装治疗机结构

现代近距离后装治疗系统一般由四部分组成:①放射源:用于后装治疗机的放射源一般采用^{192}Ir 或^{60}Co;②施源器:用于置入体内的可容纳放射源的尼龙或合金装置,针对不同的治疗部位、治疗方式其形状各有不同;③放射源驱动单元:用于收放放射源的装置,采用程控步进电机进行控制;④治疗计划系统:用于模拟放射源在体内形成的剂量分布,计算出靶区剂量的计算机系统。

二、近距离后装治疗机特点

近距离放射治疗机具有三个特点:

1. 放射源微型化放射源通过施源器可以到达体内需要治疗的各个部位,放射源在体内的驻留位置和驻留时间可以由计算机精确控制,实现理想的剂量分布。

2. 利用高活度铱源可以实现高剂量率治疗,缩短了照射时间。

3. 治疗计划由计算机模拟生成,不同治疗方案可以进行优化比较。

计算机控制的放射源后装治疗技术使近距离放射治疗实现了隔室操作,提高了近距离治疗的安全性、准确性和精确性。

第四节　质子治疗设备介绍

一、质子治疗的发展历史

应用质子束放射治疗的想法是 1946 年由 Wilson 首先提出的,1954 年 Tobias 等人在美国加州大学 LawrenceBerkeley 实验室(LBL)进行了世界上第一例质子束的治疗。此后,瑞典、前苏联也先后开展了质子放疗的临床研究;美国麻省总医院(MGH)的放射肿瘤学家和肿瘤放射物理学家在推动质子放疗的临床应用上起到了非常重要的作用,1961 年开始利用哈佛回旋加速器实验室(HCL)治疗与脑垂体有关疾病,如肢端肥大症、库欣综合征、糖尿病引起的视网膜病、动静脉畸形等。1975 年 MGH 和 HCL 联手开始用质子放疗眼球脉络膜黑色素瘤、颅底软骨瘤、脊索瘤、前列腺癌。20 世纪 80 年代后期,随质子设备的改进,三维影像和立体放疗技术的进步,质子放射治疗的应用范围得到进一步扩展,日本筑波大学质子医学研究中心(PMRC)根据东方人的特点,将肿瘤治疗研究的重点放在肝癌、食管癌、肺癌和头颈部肿瘤等。在同一时期,非肿瘤疾病也开始尝试用质子放疗,主要有脑血管畸形和老年的黄斑退行性变。

1992 年,美国 LomaLinda 大学医学中心(LLUMC)启用了世界上第一台医学专用质子放疗装置,这在质子放疗的历史上具有划时代意义。在这以前,质子放疗只是高能核物理实验室中大型加速器的附属产品之一,而医学研究专用加速器的应用,正式宣告质子放疗进入了医学领域的临床治疗与推广,确定了其在医疗应用中的地位,加快了这一技术的发展与推广应用范围。美国 LLUMC 质子加速器采用的是同步加速器(synchrotron),经过八年的临床实践与研究,他们在前列腺癌、肺癌等肿瘤的治疗取得了良好的效果。

由于质子技术在肿瘤和非肿瘤的治疗中均获得了较好的效果。因此,得到了各国政府的有力支持,1985 年成立了国际性的质子放疗合作组(Proton Therapy Cooperative Oncology Group,PTCOG),进行世界范围内的质子课题合作研究。

截至 2014 年底,全球有 49 家临床质子治疗中心,以及 24 家质子科研中心,并有 38 家在建,已有超过十万人接受了质子治疗。

二、质子治疗设备

质子治疗系统主要由质子束加速器、束流传输系统、治疗室治疗头以及病人定位系统,是目前最复杂、最庞大的医疗设备。质子加速器负责产生高能质子束流,束流传输系统则负责将质子束从质子加速器的引出端引出并导向治疗室的治疗头。

质子加速器

目前加速质子的加速器主要有回旋加速器和同步加速器两大类,其中回旋加速器是目前医用质子加速器的主要形态。放疗质子束能量一般为 230~250Mev。

1. 回旋加速器　回旋加速器的原理可以简单理解为回旋加速器是一个由两个相互分离的半圆盒(pillbox)组成,每个半圆盒的形状像英文字母 D,故常称作 D 形盒;在两个半圆盒之间的间隙中加上一个电场,同时在这两个 D 形盒上下附加一个强磁场。离子源产生的质子入射到 D 盒中心,在强磁场的作用下,质子开始在圆盒内做环形运动,质子束流每穿过电场时就被加速一次。为了确保当束流每次到达间隙时总是被加速,而不是减速,电场的极性是以精确的时间间隔进行切换以便与质子的运动保持一致。由于磁场强度几乎是常数值,束流轨迹的半径会随质子的能量增大而增大,使得束流轨迹如同一个螺旋线,当质子束经过一圈一圈加速后到达回旋加速器的 D 形盒边缘时能量达到最高,随后束流就从回旋加速器的边缘向治疗室的方向引出。放疗质子加速器产生的质子束能量一般为 230~250Mev,束流斑点尺寸 3~4mm,在束流路径上采用一个阶梯状金属吸收器或金属楔形吸收器或两个相对的楔形吸收器调制质子能量以满足不同治疗深度的需要。

回旋加速器的体积与磁场强度有关,对磁场强度 3T 的回旋加速器,重量可达 220 吨左右,直径有 6m;如果采用新型磁材料的超导磁体,磁场强度可达 9T,重量减到不足 30 吨,直径可缩小到 2.5m。

2. 同步加速器　同步加速器是由一个置于高磁场中的狭窄的环形真空管道组成。质子或重离子束流由同步加速器环外的一个 3~7MeV 直线加速器注入,束流持续地被真空管内的电场加速并在环内循环,为了使束流保持在闭合环内,磁铁的磁场强度必须随着束流能量的增加而同步增强,也因此获得了同步加速器之名。同步加速器的束流能量增加时,束流在环内的轨道保持不变,这与回旋加速器的情况相反。同步加速器规模大,难于小型化,操作复杂,不适合作为医用质子治疗设备。

近十年来,由于质子加速器的小型化获得巨大成功,成本大幅度降低、维护趋于简单便利,促进了质子放疗加速器在全球的快速推广。目前,中国中科院兰州近代物理所、中国原子能科学研究院、上海应用物理启动了中国的质子、重离子医用加速器的研究,但在稳定性、可旋转式治疗头技术、成本与维护便利性方面还有很大差距。

（白彦灵）

第一节　剂量学中的基本辐射量

人体组织吸收电离辐射的能量后,细胞会产生一系列的物理、化学和生物学变化,当这种变化达到一定规模后,最终会导致组织的生物学损伤,即生物效应。生物效应的大小与组织吸收电离辐射的能量成正比,因此,度量和描述这种电离辐射能量,成为了放射物理与放射生物的基本。

一、照射量及其单位

间接电离辐射对空气的电离能力用照射量 X(exposure)描述,即 X(γ)电离射线在质量为 dm 的空气中释放的次级电子完全被空气阻止后形成的电离电荷量的绝对值。表示为:

$$X = \frac{dQ}{dm} \tag{2-3-1}$$

照射量 X 的单位为 C/kg,历史上曾用伦琴(R)作为单位,两者的换算关系为:$1R = 2.58 \times 10^{-4}C/kg$。单位时间内照射量的增量,称为照射(量)率,单位为 C/kg·s。

照射量是用来衡量 X(γ)辐射致空气电离程度的物理量,只能用于空气,不能用于其他类型的辐射,也不能用于其他物质。由于电子线在电离空气过程中,我们无法区分哪些电荷是次级电子产生的电离电荷,哪些是原射线的电离电荷,所以,电子线在空气中没有照射量概念。

在实际工作中,我们关心的是所有电离辐射在生物组织沉积的能量大小对生物组织产生放射生物学影响,这注定了"照射量"是一个逐渐被边缘化的物理量。

二、吸收剂量及其单位

在辐射防护和放射治疗的辐射剂量学中,同一类型的电离射线或粒子引起宏观放射生物效应大小总是由组织吸收的能量决定,因此,我们用"吸收剂量"度量组织的吸收能量大小。吸收剂量 D(absorbed dose)描述了电离辐射在单位质量 dm 组织中沉积的平均能量 $d\bar{\varepsilon}$,表示为:

$$D = \frac{d\bar{\varepsilon}}{dm} \tag{2-3-2}$$

从吸收剂量的定义知道,它的单位为 J/kg,在辐射剂量学中给予了它一个专用名"戈瑞(Gray 或 Gy)",$1Gy = 1J/kg$;历史上还曾是用过的"拉德(rad)",$100rad = 1Gy$。单位时间内吸收剂量的增量为吸收剂量率,其单位为 Gy/s。

吸收剂量适用于描述任何类型和能量的电离辐射,适用于受到照射的任何物质。由于引起宏观生物学效应的大小不仅与能量有关,还与射线类型、组织细胞类型有关,因此在使用"吸收剂量"时要注明辐射类型、介质种类和特定位置。

三、比释动能及其单位

X(γ)射线在生物组织的质量元 dm 中产生的次级电子的全部动能不可能全部在电离过程中留在这个组织元中,因为次级电子的动能比较大时,将会有一部分能量被带离这个质量元。"比释动能 K(kerma)"描述了 X(γ)射线在单位质量 dm 的组织中释放的全部能量,即次级带电粒子初始动能之和 dE_{tr},表示为:

$$K = \frac{dE_{tr}}{dm} \tag{2-3-3}$$

比释动能的单位为 J/kg,专用名戈瑞(Gray,Gy)。如图 2-3-1 X(γ)光子进入介质后的能量损失过程示意图。

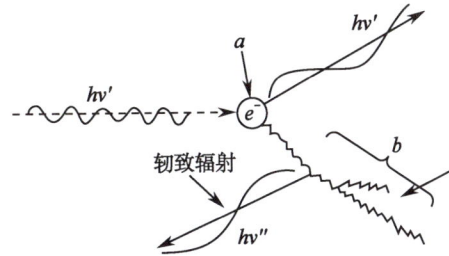

图 2-3-1　X 射线进入介质后能量损失示意图

比释动能和吸收剂量是两个完全不同的物理量,只有满足次级电子平衡条件和轫致辐射可忽略不计时,比释动能才等于吸收剂量。

四、电子平衡

X(γ)光子在被照射的组织体积中各处都会产生大量次级电子,这些电子可能来自于光电子,也可能来自康普顿反冲电子,也可能来自对电子,这些电子都有较大能量和射程。如果我们考察一个小区域体积 Δv,那么在这个小体积 Δv 内产生的次级电子会带走部分能量,而在小体积外产生的次级电子会带一部分能量进来,如果出去的和进来的能量相等,我们可以认为能量平衡,即次级电子平衡。从物理上看,这种次级电子平衡是动态的、近似的、相对的,如图 2-3-2 所示。

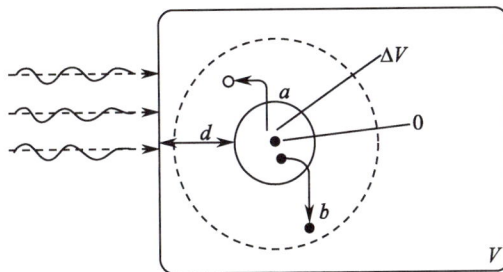

图 2-3-2　电子平衡条件示意图

在电离辐射测量理论中,电子平衡是辐射剂量学中的重要概念。

第二节　放射治疗的 X（γ）射线剂量学

一、名词与定义

（一）射线源
放射源前表面的中心或产生射线的靶面中心;医用加速器电子线源点为出射窗或其散射箔所在的位置。

（二）射线中心轴
加速器射线束经初级准直器和二级准直器准直或限束后成为治疗线束,射线中心轴指对称性准直器开口射出的射线束的中心对称轴线。临床上一般用放射源与最后一个限束准直器系统中心的连线作为射线中心轴。

（三）照射野
临床放射治疗的照射野指剂量学意义的照射野,即在指定平面或约定平面上的射线照射范围内

50%等剂量线包括的区域;为了加速器操作员明示照射野大小、位置,加速器用近似点光源模拟射线源而形成的灯光投影称之为灯光野,灯光野必须与照射野一致。

（四）参考点

为了不同单位、不同规程的讨论加速器的剂量学问题,规定为模体内射线中心轴上的一点,模体表面到参考点的深度为参考深度(d_0),因此,在使用参考点时必须指明参考点位置。

（五）校准点

医用加速器在体模内射线中心轴上的剂量随深度增加而减少,为了便于用剂量仪标定射线输出剂量,需在射线中心轴上指定或约定一个剂量测量点,即校准点。模体表面到校准点的深度为校准深度。

（六）机器等中心点

机架的旋转中心的延长线、准直器的旋转中心延长线及治疗床的旋转中心延长线在空间的交于一点,这点即为机器等中心点。

（七）源皮距

射线源沿射线中心轴到体表面的距离,称为源皮距(source skin distance,SSD)。

（八）源瘤距

射线源沿射线中心轴到肿瘤中心的距离,称为源瘤距(source tumor distance,STD)。

（九）源轴距

射线源到机器等中心点的距离,称为源轴距(source axial distance,SAD)。

（十）几何半影

任何的射线源都具有一定的尺寸大小,并不是理想点源,比如加速器 X 射线是由电子束流打靶产生,束流尺寸与靶的厚度就构成了加速器 X 线源的尺寸。由于射线不是来自一个点,而是来自一个体积,该体积内各个点产生的 X 射线经过准直器后,在照射野边缘各点受到不均等剂量的照射,产生由高到低的剂量渐变分布,即为几何半影。降低射线源尺寸可以有效降低几何半影,但会影响射线源强度;也可以缩短准直器到病人皮肤的距离,但不能低于 15cm,否则次级电子污染将减弱高能 γ 射线保护皮肤的效果(图 2-3-3)。

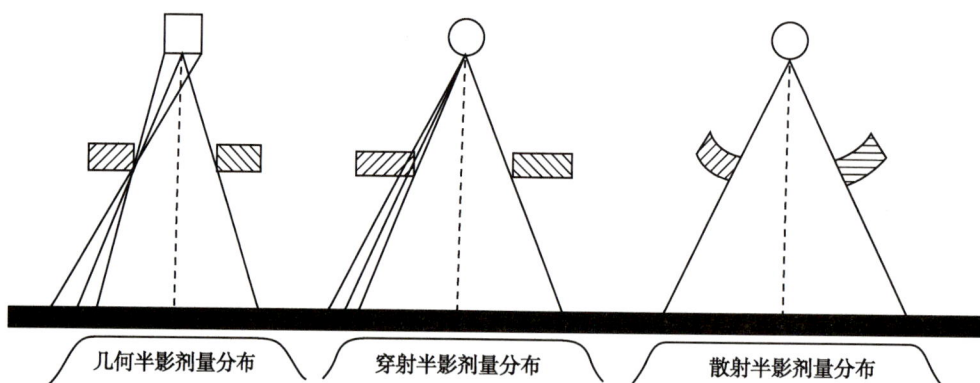

几何半影剂量分布　　穿射半影剂量分布　　散射半影剂量分布

图 2-3-3　^{60}Co 治疗机半影形成示意图

（十一）穿射半影

当准直器开口的端面与射线不平行时,射线穿过的准直器端面厚度不等造成射野边缘的剂量渐变分布,即为穿射半影。减小穿射半影的方法是改进准直器的设计,使用球面准直器,做以射线源中心开合的弧形运动。

（十二）散射半影

射线在组织内与组织作用会出现旁散射线,这种旁散射线在照射野边缘依然可以形成剂量渐变分布,即为散射半影。散射半影随射线能量的增大而减小,但无法完全消除。

上述三种半影的存在造成照射野边缘剂量不均匀,对保证靶区剂量的均匀性及保护周围正常组织不利,临床上应用时要注意其影响。

二、百分深度剂量

(一)百分深度剂量

定义为体模内射线中心轴上某一深度 d 处的吸收剂量 D_d 与参考深度 d_0 处吸收剂量 D_0 的百分比,这是一个以参考点的剂量为度量单位的相对剂量。射线中心轴上所有的点的相对剂量就构成一幅百分深度剂量(percentage depth dose,PDD),如图2-3-4所示。数学表示为:

$$PDD = \frac{D_d}{D_m} \times 100\% \qquad (2\text{-}3\text{-}4)$$

式中:D_d 为射线中心轴上深度为 d 点的吸收剂量,D_m 为射线中心轴上参考深度 d_0 处吸收剂量。对高能 X(γ)射线,其参考点一般取在体模内剂量最大点 D_{max} 处,即:

$$PDD = \frac{D_d}{D_{max}} \times 100\% \qquad (2\text{-}3\text{-}5)$$

(二)剂量建成效应

射线进入体模表面后,百分深度剂量初始会随深度增加而增大;但在某一个深度达到最大值后,开始按照指数规律衰减,这种现象称之为剂量建成效应。这是因为射线在体模表面开始产生次级电子,由于次级电子具有一定的射程,所以次级电子通量因渐次深度产生的次级电子叠加而逐渐增大,直至达到最大值。随着深度的增加,光子衰减影响不可忽略,光子产生的次级电子数量随之减少。入射的 X(γ)射线越高,剂量建成效应越明显,建成深度越大。

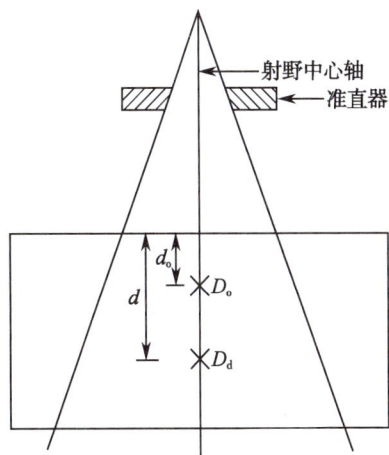
图2-3-4　百分深度剂量示意图

(三)影响百分深度剂量的因素

1. 射线能量的影响　射线能量越高,其穿透能力越大,同一深度处的百分深度剂量值就越大,如图2-3-5所示。

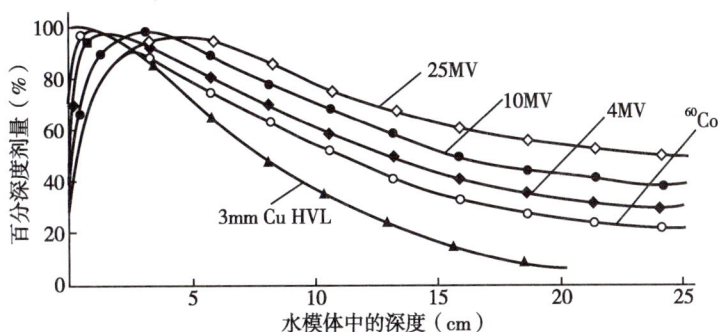
图2-3-5　百分深度剂量随射线能量的变化

2. 照射野大小及形状的影响　照射野内任何一点的剂量都包含了原射线的剂量和周边组织产生的散射线剂量。照射野面积增大时,射线中心轴上散射线量增加,同一深度的百分深度剂量随之加大。但当照射野面积增大到一定范围后,来自远处的散射光子贡献率因组织的衰减越来越弱,散射体积进一步增加对中心轴上的剂量影响降低,并趋于饱和。

临床应用的百分深度剂量表是对应方形照射野进行测量给出的,而放射治疗因肿瘤形状常采用矩形野和不规则野,我们必须把这种不规则照射野换算成等效方野后才能利用已知方野的百分深度剂量表进行计算。等效方野的物理意义是:如果使用的矩形野或不规则野在其照射野中心轴上的百分深度剂量与某一方形野的百分深度剂量相同时,该方形野叫做所使用的矩形或不规则照射野的等效方野。临床上经常使用近似的几何计算方法或者简便的面积/周长比法计算等效方野尺寸。设矩形野的长、宽分别为 a 和 b,等效方形野的边长为 c,则:

$$\frac{c^2}{4c} = \frac{a \times b}{2(a+b)} \tag{2-3-6}$$

即:

$$c = \frac{2 \cdot ab}{(a+b)} \tag{2-3-7}$$

面积、周长比法没有很好的物理基础,只是一个经验的公式。对于半径为 r 的圆形野,只要其面积与某一方形野的面积近似相等,就可以认为等效,公式为:

$$s = 1.8r \tag{2-3-8}$$

3. 源皮距对百分深度剂量的影响　从前面内容知道,百分深度剂量是一个以最大剂量点为参照的相对剂量,通常都是在标称源皮距下通过测量给出的,如 SSD = 80cm 或 SSD = 100cm。在实际治疗时,临床可能会因种种原因不得不改变 SSD,射野中心轴上的点的剂量因距离平方反比关系和散射条件的改变而改变,这种改变是非线性的,原来的百分深度剂量数据不能简单拿来使用,需要进行距离平方反比修正,需要时还要做散射修正。

如果源皮距增大而在同一深度下照射面积不变,散射条件修正可以忽略,只需做距离平方反比修正,此时百分深度剂量也增高。

三、组织空气比

（一）组织空气比

组织空气比(tissue air ratio,TAR)定义为体模内射线中心轴上任一点吸收剂量 D_d 与空间同一位置上自由空气吸收剂量 D_{fs} 之比,如图 2-3-6 所示。表示为:

$$TAR(d, r_d) = \frac{D_d}{D_{fs}} \tag{2-3-9}$$

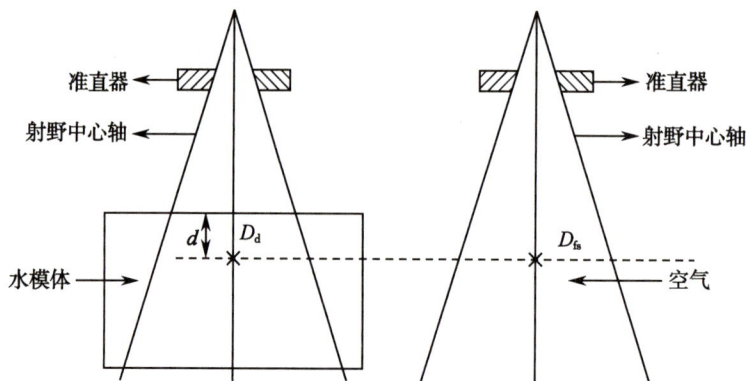

图 2-3-6　组织空气比测量示意图

PDD 讨论的是空间不同位置的两点剂量关系,当源皮距改变时,距离平方反比关系的影响因素不能消除。TAR 讨论的是空间同一位置点在不同散射条件下的剂量关系,当源皮距发生改变而模体散射条件不变(指体表照射大小不变)时,TAR 基本不变。TAR 概念的提出克服了百分深度剂量随源皮距变化的特点,适于等中心照射时的剂量计算。TAR 的一个根本缺点在于它必须测量出空气中计算点处的吸收剂量。随着射线能量的增加,为达到次级电子平衡测量空气吸收剂量的电离室壁厚度增大,这不仅使测量变得困难,而且会增加测量误差。

(二) 影响组织空气比的因素

1. 源皮距对组织空气比的影响 组织空气比描述的是空间同一位置、不同散射条件的剂量之比,数值大小与源皮距无关。

2. 组织深度对组织空气比的影响 在最大剂量深度后,组织空气比近似按照指数规律衰减,其曲线形式与百分深度剂量相似。

3. 射野大小与射线能量对组织空气比的影响 组织空气比随照射野及射线能量的增大而增大,其影响与百分深度剂量类似。

(三) 背散射因子

临床剂量学中将体模内最大剂量点处的组织空气比称为背散射因子(back scatter factor, BSF)表示为:

$$BSF = \frac{D_{\max}}{D_{fs}} \tag{2-3-10}$$

背散射因子代表了体模的散射体积对空间同一点处参考点剂量的影响,BSF 随病人身体厚度而增加,但在 10cm 左右接近最大值,如图 2-3-7 所示。背散射来源于康普顿散射,因此 BSF 的大小与射线能量、照射野面积及形状有关,如图 2-3-8 所示;与源皮距无关。

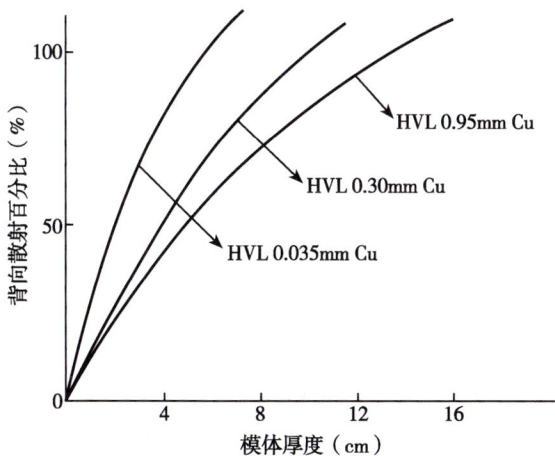

图 2-3-7 体膜厚度对背向散射的影响

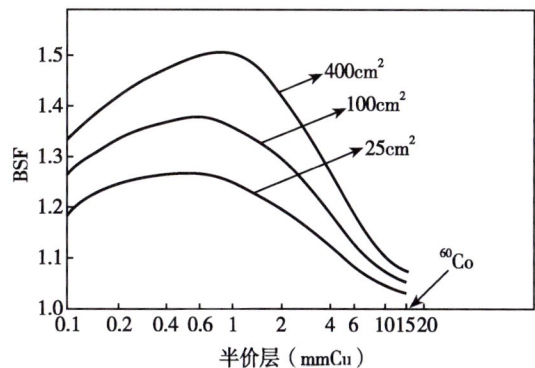

图 2-3-8 照射野面积及射线能量对背向散射的影响

四、散射空气比

体模内或组织中任何一点的剂量来源可以分成原射线贡献和散射线贡献。散射空气比(scatter air ratio, SAR)定义为体模内射线中心轴上任意一点的由散射线贡献的吸收剂量 $D_{d,scat}$ 与空间同一位置上空气吸收剂量 D_{fs} 之比,表示为:

$$SAR(d, r_d) = \frac{D_{d,scat}}{D_{fs}} \tag{2-3-11}$$

研究散射线的剂量贡献规律对于非规则野剂量计算非常重要,由于体模内任意点吸收剂量是原射线剂量与散射线剂量之和,因此:

$$SAR(d,r_d) = \frac{D_{d,scat}}{D_{fs}} = \frac{D(d,r_d)-D(d,0)}{D_{fs}} = TAR(d,r_d)-TAR(d,0) \tag{2-3-12}$$

式中,$TAR(d,0)$代表了零照射野(窄束)条件下组织空气比,即原射线组织空气比。散射空气比与组织空气比的性质类似,散射空气比与源皮距无关,只受射线能量、组织深度和射野大小的影响。

五、组织模体比和组织最大剂量比

随着$X(\gamma)$射线的能量增大,准确测量空气中吸收剂量难度越来越大,组织空气比 TAR 方法不再适合,需要用组织体模比方法替代 TAR 方法。组织模体比(tissue phantom ratio,TPR)定义为在相同准直器开口条件下的模体中射野中心轴上任一点的剂量与空间同一点处模体中射野中心轴上参考深度(t_0)处的剂量之比,表示为:

$$TPR(d,FSZ_d) = D_d/D_{t_0} \tag{2-3-13}$$

本式中 D_d 为模体射野中心轴上深度为 d 处的剂量;D_{t_0} 为空间同一位置的参考深度处的剂量;参考深度 t_0 通常取 5cm 或 10cm。

当参考深度 t_0 取最大剂量点深度,即 $t_0 = d_m$ 时,称为组织最大比(tissue maximum ratio,TMR),表示为:

$$TMR(d,FSZ_d) = D_d/D_m \tag{2-3-14}$$

式中 D_m 为空间同一位置最大剂量点深度处的剂量;FSZ_d 是中心轴模体深度 d 处的射野大小。TMR 受能量、组织深度、源皮距、照射野面积的影响类似于 TAR。

六、射野输出因子和模体散射因子

射野输出因子(OUT)是描述射野输出的空气吸收剂量随面积改变而变化的物理量,定义为射野在空气中的输出剂量与参考射野(一般是 10cm×10cm)在空气中的输出剂量之比,也称为准直器散射因子 S_c,一般用带有剂量建成帽的电离室在空气中直接测量,当射野很小时,可拉长源皮距进行测量。

模体散射因子(S_p)定义为在某一照射野条件下在模体内参考点处(一般在最大剂量点)的剂量与保持准直器开口不变情况下在参考射野(没有特殊说明时为 10cm×10cm)在同一深度处的剂量之比。直接测量 S_p 比较困难,保持准直器开口相同,通过在模体表面附加挡铅构成不同大小的射野的方式进行测量。

总散射校正因子($S_{c,p}$)为准直器和模体的散射共同造成的结果,定义为射野在模体中的输出剂量与参考射野(10cm×10cm)在模体中的输出剂量之比,即:

$$S_{c,p} = S_c \cdot S_p \tag{2-3-15}$$

一般是通过直接测量 S_c 和 $S_{c,p}$ 来计算出 S_p。

七、散射最大剂量比

散射最大剂量比(scatter maximum ratio,SMR)定义为模体中射野中心轴上任一点的散射剂量与空间同一点模体中射野中心轴上最大剂量点处有效原射线剂量之比,并可由下式计算:

$$SMR(d,FSZ_d) = TMR(d,FSZ_d) \cdot S_p(FSZ_d)/S_p(0) - TMR(0) \tag{2-3-16}$$

第三节　X射线束的修整

一、挡块技术

（一）射野挡块

早期的加速器准直器只能形成简单的方形或矩形照射野,为保护射野内重要组织或器官,必须用遮挡块遮挡无意义的射束区域形成不规则射野,比如镂空成与肿瘤形状一致的适形挡块(block)。适形挡块是由高原子序数的物质,如铅或含这些物质的合金材料,铸成具有某一几何形状规格的金属铸件,这种金属铸件固定在治疗机托架有机玻璃板上,形成与靶区投影轮廓相同的照射野形状,铸件镂空内表面的几何倾角与放射源发散角相切。

（二）低熔点铅

纯铅熔点比较高(327℃),不易制作个体化的挡块,临床上通常由50%铋、26.7%铅、10.0%镉、13.3%锡加工制成低熔点铅(low melting-point alloy,LML)合金。该合金的熔点约为70℃,密度约为9.4×10^3kg/m^3,是纯铅密度(11.4×10^3kg/m^3)的80%,用这种低熔点铅制作的挡块厚度是纯铅挡块厚度的1.21倍。表2-3-1列出了用低熔点铅制作挡块时,不同能量X(γ)射线穿射小于5%时所需的厚度。低熔点铅有一定毒性,制作低熔点铅时必须注意环境通风和个人铅金属防护。

表2-3-1　不同能量X（γ）射线穿射5%时所需要的厚度

射线质	铅（mm）	LML（mm）
^{60}Co-γ线	50.0	61.0
4 MV-X 射线	60.0	73.0
6 MV-X 射线	65.0	79.0
10 MV-X 射线	70.0	85.0
25 MV-X 射线	70.0	85.0

二、多叶准直器

（一）多叶准直器的结构

传统加速器的准直器系统是由两对独立运动的钨门组成,分别为一对上钨门,一对下钨门,钨门由电机驱动,开合形成任意方野或矩形野。现代加速器则由数十对可相互独立运动的钨或钨合金叶片组合替代传统的准直器钨门,叶片与叶片之间紧密排列,每一个叶片有独立电机控制其运动,这类准直器系统我们称之为“多叶准直器(multi-leaf collimator,MLC)系统”,即MLC系统。现代加速器的MLC系统一般由20~80对叶片组成,每个叶片在加速器等中心平面上的投影宽度称为叶片宽度,目前的叶片宽度有10mm、5mm、3mm,甚至2.5mm,叶片数量越多,加速器机头越复杂。需要清楚的是,叶片的投影宽度不是叶片的物理宽度。多叶准直器系统的叶片的原射线透射量不高于1%,即需要7~8个半价层的高度,叶片间透射量约不高于1.5%。

（二）多叶准直器的作用

多叶准直器系统的叶片运动由加速器控制柜的计算机控制,它根据放射治疗计划系统的指令形成任意形状射野,譬如实现适形放射治疗、子野式剂量调强放射治疗。多叶准直器系统形成的射野复杂,已经不能用手工在加速器端录入,必须依赖于数据网络由治疗计划系统直接传送给加速器。

（三）MLC 叶片位置的设置与照射野边界

由于 MLC 叶片的端面被设计成弧形，因此叶片在不同位置处，射线与弧形端面的切点是变化的。由于 MLC 叶片弧形端面的射线穿透半影比较大，为了保证 50% 等剂量线确定的射野，MLC 射野的边界并不与灯光野边界重合（图 2-3-9）。对于 MLC 形成的不规则野，射野边缘的剂量分布呈波浪状，其半影区域比较复杂。临床应用常使用"有效半影"概念，定义为 80% 等剂量线波峰与 20% 等剂量线波谷之间的距离（图 2-3-10），有效半影区域为 20% 和 80% 两条等剂量线的切线之间的范围。由于叶片端面的穿透效应，射野边界（50% 穿透线，虚线）与灯光野边界（实线）不重合。

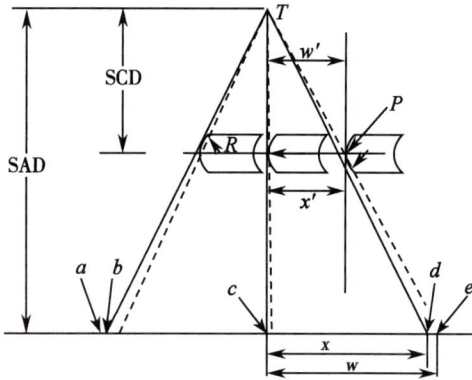

图 2-3-9　弧形端面 MLC 射野的半影

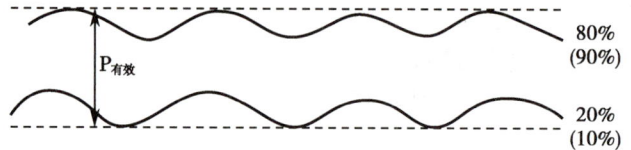

图 2-3-10　MLC 射野的有效半影区域

内交法：相邻两叶片的交点与靶区边缘相交（图 2-3-11A），保证了对靶区周围正常组织的最大遮挡保护，但靶区边界附近存在少量欠剂量区域。这种设置方式多用于靶区与重要危险器官相邻的情形。

外交法：每一叶片最靠近靶区一侧与靶区边界相切（图 2-3-11B），这种设置方法保证了射野包围全部靶区但可能给予周围正常组织过多的照射剂量。这种叶片设置方法多用于靶区边界周围没有紧邻重要器官的情形。

中点法：靶区边界穿过每一叶片端面的中点（图 2-3-11C），这种方法介于外交法和内交法之间，兼顾靶区的覆盖和正常组织的保护，是使用较多的一种叶片设置方式。由于靶区形状总是凸形部分多于凹形部分，采用中点设置法时靶区外受照面积会大于靶区内被遮挡面积。

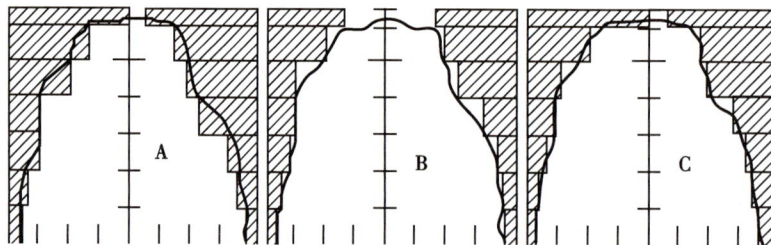

图 2-3-11　MLC 叶片位置的设置方法

（四）MLC 旋转的优化

MLC 的往复运动的方向相对于加速器准直器是固定的，叶片宽度固定，而肿瘤的几何投影形状多变复杂，有时为了获取更好的射野适形度，减少正常组织受照区域，需要对加速器机头角角度进行优化。

三、楔形板

为适应临床治疗的需要，通常在射线束的途径上加楔形板对射线的通量进行楔形调制，获得理想的剂量分布。楔形板（wedge filter）通常是用高密度材料铅、钨等合金制成，如图 2-3-12 所示。δ 为楔形板的顶角，W（即 AB）为楔形板的板宽，L（即 BC）为楔形板的长。由于楔形板上各点厚度不同，对 X 射线吸收不同，射线经过楔形板在体模内形成的等剂量分布曲线呈楔形分布。

（一）楔形角

不同楔形厚度的楔形板的对射线的楔形调制能力不同，为此我们引入了"楔形角"描述不同楔形板对射线的楔形调制能力，它定义为：体模内射线中心轴上，体模 10cm 深度处（楔形）等剂量线与照射野中心轴夹角的余角，见图 2-3-13。当具有一定能量的 X（γ）射线入射人体后，随深度的增加，射线的能量因散射线愈来愈多而减低，因此楔形野的等剂量曲线（例如 90%、80%、60%、50%……）不可能彼此平行，楔形角 α 随深度增加愈来愈小。入射线能量愈低，如深部 X 射线，α 随深度变化愈大；入射线能量愈高，α 随深度变化愈小。

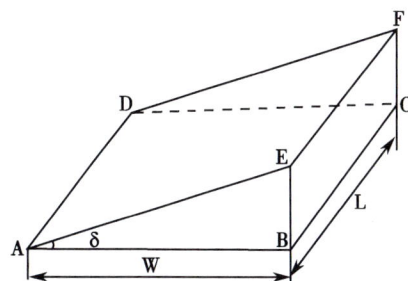

图 2-3-12　楔形板示意图

（二）楔形因子

使用楔形板会降低射线的利用效率，楔形板的射线利用效率用楔形因子（Wedge Factor，F_w）描述。楔形因子定义为：楔形照射野中心轴上某一点吸收剂量 $D_{d,wedge}$ 与平野照射时射线中心轴上同一点吸收剂量 $D_{d,open}$ 之比，表示为：

$$F_w = \frac{D_{d,wedge}}{D_{d,open}} \qquad (2-3-17)$$

楔形因子一般用测量方法求得，测量深度随所使用的射线能量不同而不同，通常取楔形角定义的参考深度，即 d=10cm，在标称 SSD 条件下测量。F_w 与照射野的大小有关，但变化幅度不大，应该对不同大小的射野分别进行测量。

剂量计算时为了方便引入楔形野百分深度剂量，其定义为模体中楔形野中心轴上某一深度处的吸收剂量（D_{dw}）与参考点处吸收剂量 D_m 之比。参考点仍选在无楔形板时，同样大小照射野的最大剂量深度处。根

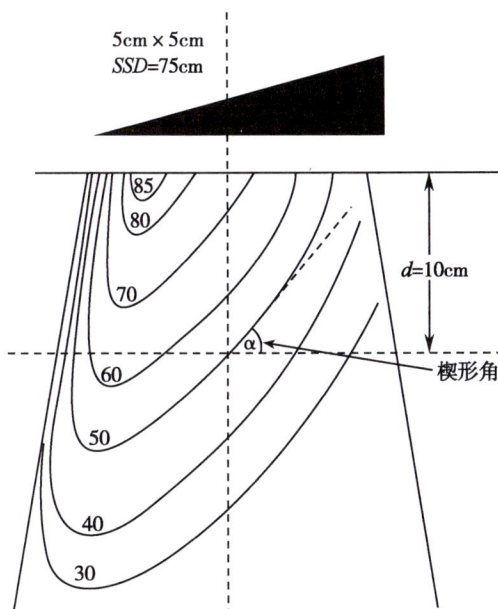

图 2-3-13　楔形角示意图

据定义，楔形野的百分深度剂量 PDD_w 为：

$$PDD_w = \frac{D_{dw}}{D_m} = \frac{D_d \cdot F_w}{D_m} = PDD_{open} \cdot F_w \qquad (2-3-18)$$

（三）楔形板对 X（γ）射线能量参数的影响

楔形板能够滤过部分 X 射线能量中的低能部分，导致 X 射线质硬化，因此，在模体较深的位置，楔形野的百分深度剂量稍高于开野百分深度剂量 1~2 个百分点。而 ^{60}Co 的 γ 射线可以看成是单能光子，对百分深度剂量影响不大。

（四）楔形板的类型

加速器通常配置 15°、30°、45°和 60°四种固定角度的楔形板，治疗时直接放入机头的卡槽内。为使用方便对楔形板进行了改进，多用动态楔形板和电动楔形板来替代固定角度的楔形板。

1. 动态楔形板　利用准直器某一个钨门的运动来实现楔形板的剂量效果。加速器持续出束过程中，准直器的一个钨门由照射野的一侧向另一侧逐渐运动，在射野内形成楔形野剂量分布效果，如图 2-

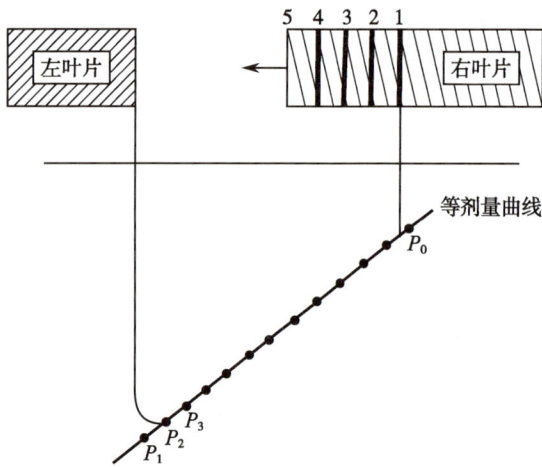

图 2-3-14　使用独立准直器形成的楔形野剂量分布

3-14 所示。该方法从原理上简化了手动放置楔形板的不便,而且不会引起射线质的变化。

2. 电动楔形板　电动楔形板又称为一楔多用楔形板,将固定角度为 60°的楔形板整合到加速器机头内,利用 60°楔形板和开野按一定比例组合进行轮照,形成 0° ~60°任意角度楔形板。

（五）楔形板的应用

1. 利用合适角度的楔形板,对人体曲面和空缺部分进行组织补偿应用,可以取得较好的临床剂量分布。

2. 两野交叉照射偏体位一侧的病变范围时,由于射线重叠剂量导致剂量分布的不均匀,利用合适角度的楔形板可以改善原有的剂量分布,从而得到均匀的剂量分布曲线。两野交角照射时选用楔形板角度的经验公式为:

$$\alpha = 90° - \theta/2 \quad (\theta\ 为两照射中心轴夹角) \tag{2-3-19}$$

3. 多野照射体积较大或较深部位的肿瘤时,利用楔形板来调整等剂量曲线,能够得到适合的剂量分布。

四、体表轮廓及组织非均匀性校正

（一）体表轮廓对深度剂量的影响

由于人体表面轮廓的不规则起伏,使得照射野内的体表不同位置点至放射源距离不同,根据距离平方反比法则,这些位置点的射线强度不一致,近源点射线强度大,远源点低;我们再看照射野内同一空间平面上的剂量情况,由于各点到体表的组织深度不同,造成对射线吸收衰减幅度不同,形成了即便组织内空间同一水平面上的剂量高低起伏。这种偏差主要由组织吸收衰减造成的,但体模散射也有一定的影响。常用体廓剂量修正方法有三种:

1. 有效源皮距法（Effective SSD Method）　如图 2-3-15 所示,SS 表示照射野内不规则的体廓线,Q 是中心线束在体表 SS 上的入射点,A 点为体内不在射束中心线深度为 d 一个剂量考察点,该点与射线源连线在体表的交点为到达该点射线束的入射点,相对射线束中心轴入射点 Q 点所在的入射平面 S″S″有厚度为 h 的组织缺损,设想当射线按照 SSD 入射到以 S′S′为平面的体模表面,则 A 点剂量:

$$D_A = D'_{\max} \cdot P' \tag{2-3-20}$$

式中,P'是 A 点剂量相对于 Q′点（最大剂量点）百分深度剂量。设 P_{corr} 是实际 A 点相对于 Q 点（最大剂量点）百分深度剂量,则:

$$D_A = D_{\max} \cdot P_{corr} \tag{2-3-21}$$

由于

$$\frac{D'_{\max}}{D_{\max}} = \left(\frac{SSD + d_m}{SSD + h + d_m} \right)^2$$

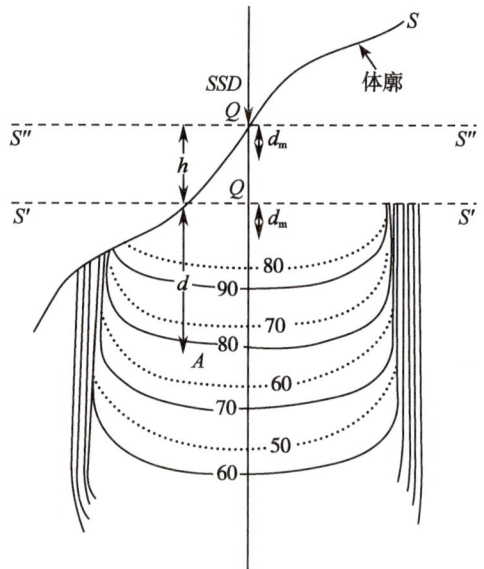

图 2-3-15　体表轮廓的 SSD 修正

因此：

$$P_{corr} = P' \cdot \left(\frac{SSD + d_m}{SSD + h + d_m} \right)^2 \qquad (2\text{-}3\text{-}22)$$

由此可见,由于 A 点位于中心轴左侧,相对于 Q 点,形成组织缺损,等剂量线下移,假设 A 点位于中心轴右侧,则相对于 Q 点组织厚度增加,等剂量线上移,从而在体内形成楔形射野的等剂量分布。

2. 组织空气比或组织最大剂量比法在第二篇第二章的第二节介绍了 TAR、TMR 与 SSD 无关,仅与深度 d 及深度 d 处照射野 r_d 有关,因此,A 点处百分深度剂量校正系数 CF 也可用 TAR 或 TMR 计算,方法为：

$$CF = \frac{TAR(d \cdot r_A)}{TAR(d+h, r_A)} \qquad (2\text{-}3\text{-}23)$$

$$p_{cor} = CF \cdot P'' \qquad (2\text{-}3\text{-}24)$$

上式中,$TAR(d, r_A)$、$TAR(d+h, r_A)$ 分别为在入射平面 S″S″ 和 S′S′ 时组织空气比(或组织最大剂量比),P″ 是入射平面在 S″S″ 处,标准体模未经修正的百分深度剂量。

3. 等剂量曲线平移法组织的缺损或盈余对深度剂量的影响主要体现在射线按照距离平方反比的吸收以及缺损或盈余组织的吸收。体表起伏,使得体内等剂量分布随之起伏,与标准体模等剂量曲线相比会产生平移,平移的距离与方向取决于射线能量、组织缺损或盈余的程度,即体表起伏变化的程度。等剂量曲线在体内的平移 ΔS 可以用如下经验公式计算：

$$\Delta S = k \cdot h \qquad (2\text{-}3\text{-}25)$$

式中 h 为组织缺损或盈余厚度,可以取正(或负)代表平移方向;K 是和射线能量有关的系数,列于表 2-3-2。

表 2-3-2　不同能量射线束等剂量曲线平移系数

射线能量（MV）	K	射线能量（MV）	K
<1	0.8	6 ~ 15	0.6
$^{60}Co\ 0 \sim 5$	0.7	15 ~ 30	0.5

（二）组织补偿

有时临床因治疗需求需要用物理的射线吸收物改变射野内射线的通量分布,譬如楔形板应用,实际在临床上我们还常常碰到另外的射线束修整器材,如等效组织填充物、组织补偿器等。

1. 等效组织填充物（bolus）　由于人体外轮廓的不规则性导致的组织内剂量分布及靶区剂量分布改变,可在皮肤表面及组织欠缺的位置填入组织等效物纠正剂量改变或达到改善剂量分布的效果。等效组织填充物包括石蜡、聚乙烯、薄膜塑料水袋、凡士林、纱布及其他组织等效材料。在使用时可以放置在远离皮肤的位置,利用射线的建成效应,保护皮肤及肿瘤前正常组织的特点;也可以将其直接放置在皮肤表面,用于修正、提高剂量建成区剂量的目的,提高皮肤剂量,如锁骨上淋巴结照射。

2. 组织补偿器为了使用方便,通常组织补偿器的材料不用组织替代材料,而用金属铜、铝、铅等来代替,其形状和大小对射线的作用应与被替代的组织填充物等效。一般置于加速器附件托架上用于修正射线束的倾斜、身体表面的弯曲和组织不均匀性的影响,改善剂量分布。

（三）非均匀组织对深度剂量的影响

X（或 γ）射线与物质相互作用的概率与物质原子密度有关,密度越大,对 X（或 γ）射线而言吸收衰减、散射越大,对电子线而言射程越短;反之,则相反,比如水与水蒸气,虽然是同一物质,但由于密度不同,同样厚度尺寸对射线的吸收能力不同。所以人体组织的密度对 X(或 γ)射线、电子线的剂量影响很大。

如图 2-3-16 所示,P 点为体模内一点,该点位于非均匀组织(图中阴影部分)后方,ρ_e 为非均匀组织相对于水的电子密度。P 点相对于均匀体模时的剂量修正可以由以下几种方法计算。

1. 组织空气比法　沿着射线中心轴上,非均匀组织下各点剂量修正为:

$$CF = \frac{TAR(z', r_d)}{TAR(z, r_d)} \qquad (2\text{-}3\text{-}26)$$

图 2-3-16　组织不均匀性校正示意图

式中,$z' = z_1 + \rho_e \cdot z_2 + z_3$,$z = z_1 + z_2 + z_3$,$z_1$,$z_2$,$z_3$ 分别是组织厚度,见图 2-3-16。公式中组织空气比也可以用组织最大剂量比代替。

2. 组织空气比幂指数法　显然上面所提到的方法没有考虑 P 点在非均匀体下面的位置对剂量修正的影响。当 z 及 z' 不变时,P 点位置的变化(z_3)会影响 P 点剂量,上述方法仅仅是从原射线吸收角度考虑,这样是不够的。Batho 等发展了另外一种方法,即幂指数法。

$$CF = \left[\frac{TAR(z_2 + z_3, r_d)}{TAR(z_3, r_d)} \right]^{\rho_e - 1} \qquad (2\text{-}3\text{-}27)$$

可见,CF 取决于非均匀组织相对于 P 的位置(z_3),但和非均匀组织与体表的距离无关,这一方法也是源于康普顿效应。

除此以外,非均匀组织外一点剂量修正方法还有等剂量曲线推移法及有效减弱系数法,其原理与上述方法类似。

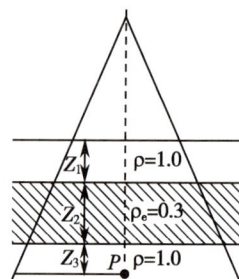

第四节　处方剂量的计算

加速器的射线出束量多少用机器跳数,即 MU(monitor unit)来衡量,但是,MU 本身并没用物理量意义,只有当物理师用经过标定好的剂量仪在射野中心轴上某一参考点处测量出 1MU 对应的物理剂量后,MU 才被赋予了临床意义。早期的 ^{60}Co 治疗机的放射源活度在短时间内(如一周内)可以被认为恒定的,它的输出剂量与照射时间呈线性关系,所以它采用照射时间来控制治疗剂量。加速器 MU 刻度校对通常在 SSD = 100cm、参考射野 10cm×10cm、参考深度(d_0)为最大剂量点深度(d_{max})处刻度,将 1MU 校对成 1cGy。

加速器的输出剂量标定是使用剂量仪在约定参考点上实测获得,如果没有特殊说明,肿瘤放射物理学所说的参考点指 10cm×10cm 照射野的最大剂量点处。由于靶区可能在身体的任意深度处,即便加速器给予同样的 MU 数,肿瘤得到的剂量也不相同,为了便于医生与执行照射的技术员间医嘱沟通,引入了处方剂量定义。处方剂量定义为:当某一个照射野给予靶区剂量 D_T 时所对应的在射野中心轴上最大剂量点处的剂量 D_m,如果标定加速器的机器跳数 1MU = 1cGy,则处方剂量可以用 MU 数表示。

加速器剂量计算实例如下。

一、固定源皮距(SSD)照射技术

根据第二篇第二章第二节的相关知识,知道当深度为 d 的肿瘤获得治疗剂量 D_T 时,所对应的加速器处方剂量应为:

$$MU = \frac{D_T}{PDD \cdot Sc \cdot Sp \cdot f_{SSD} \cdot F_W \cdot F_T} \tag{2-3-28}$$

式中 f_{SSD} 为 SSD 因子，$f_{SSD} = \left(\frac{SCD}{SSD+d_m}\right)^2$；$F_W$ 为楔形因子；F_T 为挡块托架因子；S_c 为准直器散射因子；S_p 为体模散射因子。SCD 为加速器标定 MU 时源到电离室的距离，如果照射野的源皮距 SSD 与加速器标定时的源皮距一样，则平方反比修正 f_{SSD} 等于1；如果治疗时没有使用挡块托架，则托架因子 F_T 等于1。

【例1】 某加速器 8MV-X 射线是在体模内，$d_{max} = 2cm$，SSD = 100cm，照射野 10cm×10cm 条件下校准，试计算在 d = 10cm 处，SSD = 100cm，皮肤射野面积 15cm×15cm 平野照射，达到治疗剂量 $D_T = 200cGy$ 时，求处方剂量。查表可知 $S_c(15×15) = 1.023$，$S_p(15×15) = 1.012$，PDD(10,15×15,100) = 0.695，$F_W = 1$，$F_T = 1$。

$$MU = \frac{D_T}{PDD \cdot Sc \cdot Sp \cdot f_{SSD} \cdot F_W \cdot F_T} = \frac{200}{0.695×1.023×1.012×1.000} = 278$$

二、等中心（SAD）照射技术

等中心治疗时处方剂量的计算通常使用 TAR 或 TMR 作为剂量计算参数。在深度为 d 处的肿瘤剂量是 D_T 时，如果采用了 TAR 或 TMR 方法，所对应的加速器处方剂量应为：

$$MU = \frac{D_T}{TMR \cdot Sc \cdot Sp \cdot f_{SAD} \cdot F_W \cdot F_T} \tag{2-3-29}$$

式中 f_{SAD} 为 SAD 因子，$f_{SAD} = \left(\frac{SCD}{SAD}\right)^2$，SAD 因子用于校正 TAR 或 TMR 的归一参考点与加速器剂量刻度位置不同导致的对输出量的影响。

【例2】 用加速器 6MV-X 射线以等中心方式照射肿瘤，肿瘤深度 d = 8cm，照射野 8cm×10cm，其中 1/4 射野被铅遮挡，当肿瘤量 $D_T = 200cGy$ 时，求处方剂量。查表可知等效方野边长 = 6.5cm；$S_c(6.5×6.5) = 0.993$；$S_p(6.5×6.5) = 0.989$；TMR(8,6.5×6.5) = 0.830；F_T 挡块托架因子 = 0.965；SAD 因子，$f_{SAD} = \left(\frac{SCD}{SAD}\right)^2 = \left(\frac{101.5}{100}\right)^2 = 1.030$。

$$MU = \frac{D_T}{TMR \cdot Sc \cdot Sp \cdot f_{SAD} \cdot F_W \cdot F_T} = \frac{200}{0.830×0.993×0.989×0.965×1.03} = 247$$

第五节 电子线治疗剂量学

应用高能电子线进行肿瘤放射治疗始于 20 世纪 50 年代，现代高能加速器可以提供多挡能量的高能电子线以满足不同深度治疗的需要。电子线主要用于治疗皮肤表面及深度小于5cm的表浅病变，也可用于肿瘤手术中的放射治疗。

一、电子线的能量表述

加速器产生的高能电子线，在电子引出以前能谱较窄，近似可看作是单能。电子线引出后，经过散射箔、监测电离室、空气等一系列介质，到达体模表面时能谱逐渐有所展宽，如图 2-3-17 所示。电子束在组织中的射程依赖于它的入射能量，能量越大射程越大，因此放射治疗采用水中电子射程法确立电子束能量。射程法测量电子束能量采用电离室沿射线中心轴逐点测量或连续扫描测量寻找电子线射程。

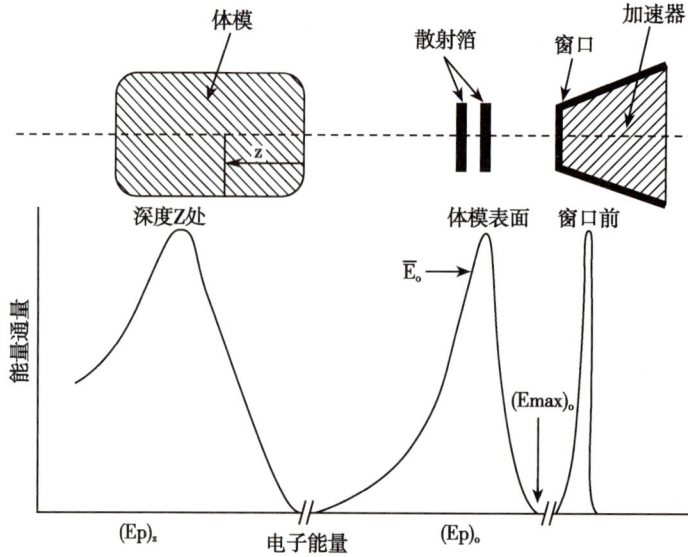

图 2-3-17　电子线能谱分布示意图

（一）最大几率能量

电子束流引出后经历了散射箔、监测电离室、空气等一系列介质,能量出现涨落,但是这种涨落符合高斯分布形式,在体模表面存在最大几率能量(most probable energy)$(E_p)_0$,即照射野内电子能量高斯分布峰值所对应的电子能量,与电子射程 R_p 的关系为:

$$(E_p)_0 = C_1 + C_2 \cdot R_p + C_3 \cdot R_p^2 \tag{2-3-30}$$

式中系数 $C_1 = 0.22\,MeV$, $C_2 = 1.98\,MeV/cm$ 和 $C_3 = 0.0025\,MeV/cm^2$; R_p 为电子射程,定义为深度剂量曲线跌落部分梯度最大点的切线与韧致辐射部分外推延长线交点处的深度(cm),如图 2-3-18 所示。

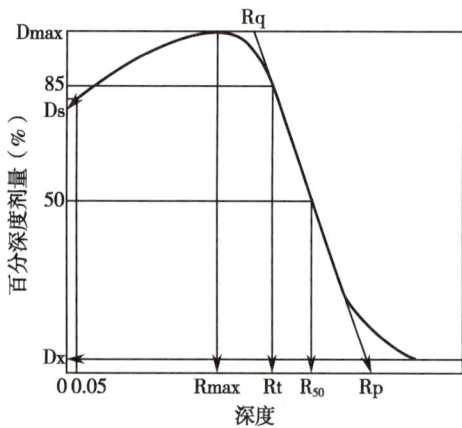

图 2-3-18　电子束深度剂量分布

（二）平均能量

同样道理,我们也可以用电子束入射的平均能量(mean energy)描述电子束能量,体模表面的平均能量 $\overline{E}_0$,表示电子线穿射介质的能力,是确定体模中不同深度处电子线平均能量的重要参数,它与半峰值剂量深度 R_{50} 的关系为:

$$\overline{E}_0 = C_4 \cdot R_{50} \tag{2-3-31}$$

在固定源到电离室距离(SCD = 100cm)条件下测得,式中 $C_4 = 2.33\,MeV/cm$, R_{50} 可根据百分深度剂量曲线得到。为了克服射野大小对 R_{50} 的影响,测量时应采用 15cm ×15cm 射野或更大。

（三）深度能量

电子线进入体模后,平均能量会随深度越来越小。在深度 z 处的电子线平均能量可近似表示:

$$\overline{E}_z = \overline{E}_0 \cdot (1 - z/R_p) \tag{2-3-32}$$

该式仅对能量 $\overline{E}_0$ 小于 10MeV 或高能电子线的表浅深度有效,其他情况需用蒙特卡罗(Monto

Carlo)方法计算。在水中或软组织中,高能电子线的能量基本上按 2MeV/cm 速率递减。

实际上,临床关心的是电子线的治疗深度,即射程,而治疗深度由电子线的能量决定。不论采用何种能量描述方式,最终是要通过能量估算电子线射程和治疗深度。

二、电子线的剂量分布特征

(一)百分深度剂量曲线

1. 射线中心轴深度剂量分布　电子线中心轴百分深度剂量的定义与 X 射线相同。图 2-3-18 给出了体模内电子线中心轴百分深度剂量的分布及相关参数。其中:D_s 为入射或表面剂量,以体模表面下 0.5mm 处的剂量表示;D_{max} 为最大剂量点剂量;R_{max} 为最大剂量点深度;D_x 为电子线中 X 射线剂量;R_t 为有效治疗深度,指治疗剂量规定值 90%(或 85%)处的深度;R_{50} 为半峰值深度(HVD);R_p 为电子线的射程;R_q 为深度剂量曲线上,过剂量跌落最陡处的切线与 D_{max} 水平线交点的深度。

根据高能电子线的百分深度剂量特点,它大致可分为四个部分:

(1)剂量建成区:从表面到 R_{max} 深度为剂量建成区,其宽度随射线能量增加而增大。相比于高能 X (γ)射线,高能电子线的表面剂量高,剂量建成效应不明显。

(2)高剂量坪区:从 R_{max} 深度到 R_{90}(或 R_{85})深度为高剂量坪区,又称之为治疗区。随着深度的增加,百分深度剂量在很短距离达到最大值,形成相对均匀分布的高剂量坪区,剂量变化梯度较小。能量越高,高剂量坪区越宽。

(3)剂量跌落区:R_{90}(或 R_{85})深度以下剂量将急剧下降,称之为剂量跌落区,用剂量梯度 G 来度量剂量跌落,定义为 $G = R_p/(R_p - R_q)$,G 值一般在 2 ~ 2.5 之间。电子线能量越低,剂量跌落越快,G 值越大。

(4)X 射线污染区:电子线在引出过程中经过散射箔、监测电离室、X 射线准直器和电子限光筒时,与之相互作用产生的 X 射线。电子线到达最大射程 R_p 之后,深度剂量曲线上的剂量表达即为 X 射线污染的贡献,显然会增加 R_p 之后正常组织的剂量。医用直线加速器电子线中 X 射线的污染水平与机器的设计和电子线的能量大小有关:6 ~ 12MeV 为 0.5% ~ 1.0%;12 ~ 15MeV 为 1% ~ 2%;15 ~ 20MeV 为 2% ~ 5%。常规电子线治疗中 X 射线剂量可忽略,但在实施电子线全身照射时,由于 X 射线污染的存在,相当于全身接受了低剂量的 X 射线照射,应充分考虑并精确地测定全身的累积剂量。

2. 等剂量曲线　由于电子线易于散射,造成低值等剂量曲线随深度的增加向外侧扩张,而高值等剂量线向内侧收缩;小照射野、能量高时特别明显,如图 2-3-19 所示。这是因为随着深度的增加,电子线能量降低,侧向散射概率增加使得低值等剂量曲线向外侧扩张;另一方面侧向散射电子的射程有限,随着深度增加,它对中间部位的高值等剂量线的剂量贡献减小,使得高值等剂量线向内侧收缩。

(二)影响电子线深度剂量分布的因素

1. 电子线能量的影响　电子线的百分深度剂量随能量变化呈现规律性的改变。当能量增加时,表面剂量增加;高剂量坪区变宽;剂量梯度减小;X 射线污染增加,如图 2-3-20 所示。

2. 照射野的影响　当以电子线的照射野为变量考察它的百分深度剂量特点时,发现随照射野增加,中心轴深度剂量增大。这是因为电子的散射比较厉害,在小照射野时,射野中轴上的剂量来自周边散射电子的贡献远小于大照射野,表现出当照射野增大时,射野周边的散射电子对中心轴的剂量贡献增

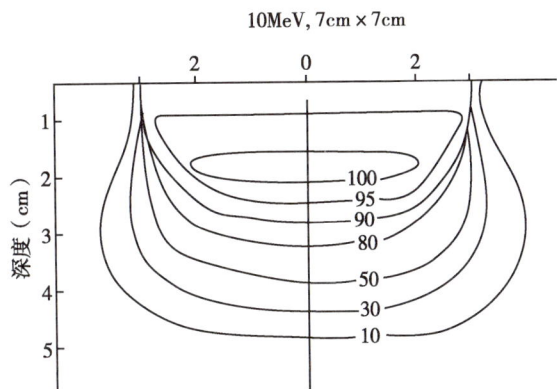

图 2-3-19　10MeV 电子线等剂量曲线

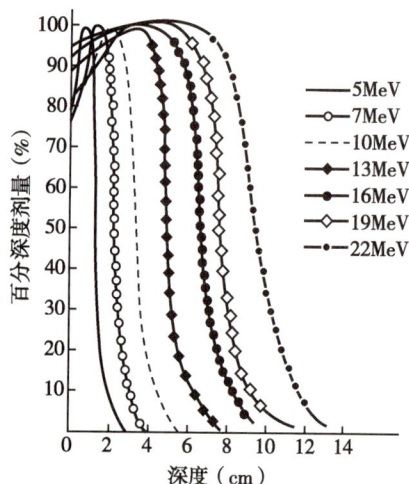

图 2-3-20　不同能量电子线深度剂量曲线

大,深度剂量增大。当侧向散射平衡建立后,中心轴深度剂量不再随射野的增大而变化,当照射野的直径大于电子线射程的 1/2 时,中心轴深度剂量随照射野增大而变化的趋势减弱。

3. 源皮距的影响　根据电子线限光筒的设计,通常建议限光筒端口面与皮肤表面尽可能接近或留有几厘米的间隙。但是,由于人体外轮廓原因,限光筒端口面常常不可能贴近体表面,这样就增大了限光筒至皮肤表面的距离。分析深度剂量曲线的变化规律随 SSD 的变化规律很有意义,源皮距增大,表面剂量降低,最大剂量深度增大;剂量梯度变陡;X 射线污染增加;且高能电子线较低能电子线明显。

（三）电子线的特殊照射技术

1. 旋转照射技术　电子线旋转照射技术（ARC therapy）是利用加速器特殊的电子束限光筒,围绕于特定中心做旋转照射。对于沿体表弯曲分布、面积较大的浅表病变区域,如对乳腺癌术后的胸壁及内乳淋巴引流区的照射,可以形成相对均匀的剂量分布。若采用单野或多个相邻野照射会因斜入射而导致剂量分布不均匀或出现剂量冷、热点;采用了电子线旋转照射技术,可以使剂量分布均匀,并且避免了正常肺组织的过量照射。

电子束旋转照射与 X(γ) 射线的旋转照射相类似,治疗区内某一点的剂量为电子束旋转照射过程中剂量的叠加。电子束旋转照射的准直器一般由三级准直器系统形成,一级准直器仍为 X 射线治疗准直器;二级准直器为电子束旋转照射设计的电子束准直器,由它形成电子束旋转野;三级准直器为铅或铅合金制成的体表照射范围限束器,直接放置于病人体表,用它限定电子束治疗区域范围。为实施旋转二级准直器的端面距离病人体表应留有一定距离,以避免与病人或治疗床碰撞。二级准直器的在旋转方向上长度要略大于靶区,使得半影在靶区之外。宽度上要根据以下因素选择:射野宽,输出剂量大,等中心在射野内时间相对短,则 X 射线污染较小,但体表限束器相对较大;相反,射野窄,输出剂量小,增加照射时间,等中心处 X 射线污染会增加。因此电子束旋转照射时使用射野的宽度在等中心处一般取 5～6cm。

旋转照射时比固定野照射时百分深度剂量提高,最大剂量深度后的剂量梯度变的陡峭;同时皮肤剂量减少。当治疗表浅病变时,应根据实际情况决定是否加入组织补偿提高皮肤剂量。旋转照射时,电子能量的选择仍遵从固定野照射的规则,以靶区后缘深度作为治疗深度选择能量。

2. 全身照射技术　电子线全身照射技术（total skin electron irradiation,TSEI）主要用来治疗浅表病变,如蕈样真菌病等。在标称治疗源皮距条件下,加速器所能提供的最大单一照射野不能满足覆盖病人全身的需要,可以采用延长治疗距离、旋转照射、扫描照射技术来实现。此时,电子线限光筒的使用已失去意义,直接使用二级准直器。

（1）全身照射的实现方法:

1）双机架角多野照射技术:该方法是美国斯坦福大学医学院首先创立的。

技术要点和剂量学参数:治疗距离为 3～4m,机架角沿水平方向上下转动±20°左右,以获得在沿病人纵轴方向（垂直方向）足够大的照射野,如图 2-3-21 所示。病人采用站立位,每一机架角分别给予 2 个前后野及 4 个斜野的照射,每野间隔60°,全身共 12 个照射野。每天照射 3 个照射野,4 天为一个治疗周期。剂量学特点为:病人体表处电子线平均能量为 2.3MeV,合成照射野的几何尺寸为 60cm×200cm,均匀性变化±5%,X 射线污染小于 1%,各部位实际接受剂量的差别小于±11%。

2）双对称旋转照射技术:该方法是美国明尼苏达大学医学院首先采用,改站立位为平躺位,以机架旋转实施照射,如图 2-3-22 所示。该技术的要点和剂量学参数为:①治疗距离为 2m,等中心位置照射野

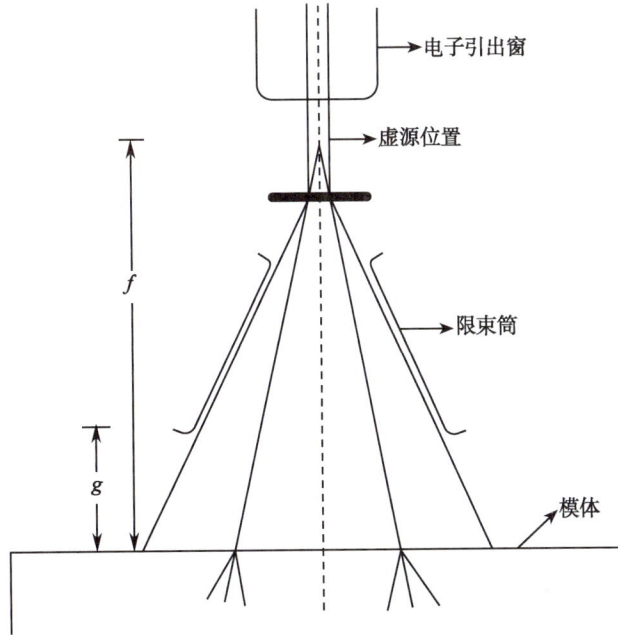

图 2-3-21 电子线有效源皮距确定

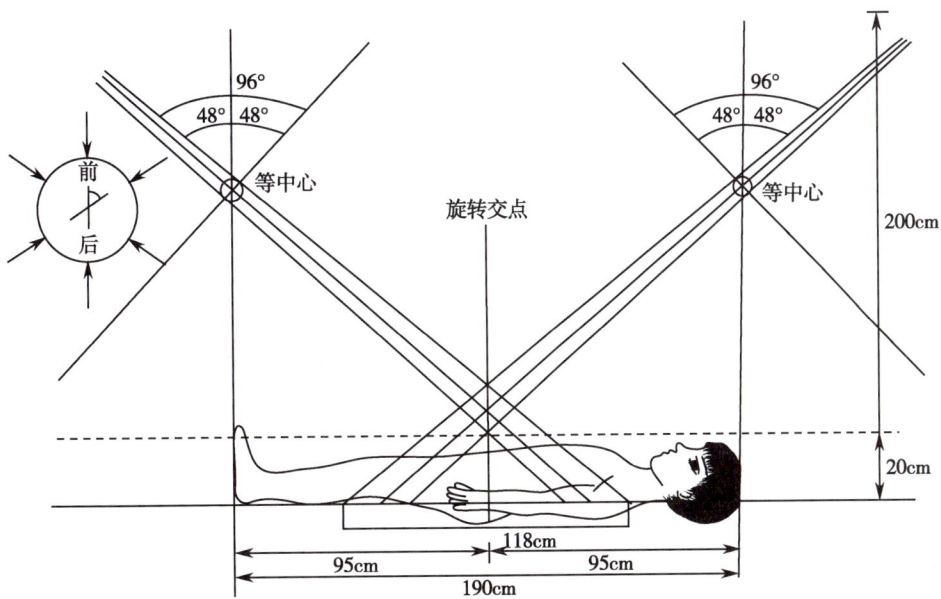

图 2-3-22 双对称旋转电子线全身照射技术

为 9.5cm×40cm。病人采用水平仰卧位,头脚两端分别为两个弧形野的旋转中心,旋转角度为±48°。两弧形野的交点在病人体表中心点的上方,射野重合后的最大范围为 118cm;②每一弧形野分别予 2 个前后野及 4 个斜野的照射,每野间隔 60°,一个治疗周期为 4 天;③剂量学特点为:体表处的电子线平均能量为 4.4MeV,合成照射野的几何尺寸为 45cm×200cm,均匀性变化±2% ~ ±5%,X 射线污染小于 2%,各部位实际接受剂量的差别小于±15%。

(2) 剂量计算与校准:接受电子线全身照射的病人所接受的剂量已不能按照传统的 PDD 计算,必须根据治疗条件下的实际测量为基础计算病人接受的放疗剂量。剂量的模拟测量分两个步骤进行:

1) 按照 TSEI 技术的几何条件,电子线水平照射,使用薄窗型平行电离室,在椭圆形固体体模中,校

准其表面输出剂量(深度为 $0.2 \sim 0.5\text{mm}$)($(D_p)_{ploy}$);

2)同样几何条件,模拟双机架角多野照射技术,旋转体模改变它相对于入射线的方位,每 $60°$ 一个间隔,测定剂量累积因子(multiplication factor,MF),MF 的值为 $2.5 \sim 3.0$。每一治疗周期,病人皮肤接受的平均皮肤剂量($(\overline{D}_s)_{ploy}$)为:

$$(\overline{D}_s)_{ploy} = (D_p)_{ploy} \cdot MF \tag{2-3-33}$$

治疗时要选择适宜的电子线能量;确保具有足够大的照射野;尽量降低 X 射线的污染。为保证电子线全身皮肤照射的准确性和安全性,要具备完善的测量设备,并且使用正确的剂量校准方法。

3. 电子线术中照射技术　术中照射(intra-operative radiotherapy,IORT)是使用 $6 \sim 20\text{MeV}$ 能量的高能电子线,在直视下对病灶进行 $10 \sim 20\text{Gy}$ 单次大剂量照射的技术。照射范围包括经手术切除肿瘤病灶后的瘤床、残存灶,或借助手术暴露但不能切除的肿瘤原发病灶、淋巴引流区等。术中照射的主要目的是减少正常组织的放射并发症和提高肿瘤的局部控制率。

电子线术中照射应用的限光筒主要由适配器、主限束器和治疗限光筒三部分组成。治疗限光筒要有不同的形状和足够的长度,以满足不同肿瘤形状及人体解剖深度的需要。制造治疗限光筒材料,应便于消毒和清洁,并便于更换和选择。

第六节　质子治疗技术

因为高速入射的质子的动能在被物质吸收衰减过程中持续降低,在动能近于停滞前存在一个强烈的比较窄的布拉格吸收峰,布拉格吸收峰处的吸收剂量几乎为入射体表吸收剂量的四倍,即便为了治疗比较大的靶体积将布拉格峰展宽到 15cm,它的峰吸收比仍然大于 1,在布拉格吸收峰后面几乎没有剂量,见图 2-3-23。多年来,放射治疗学家为此着迷,希望能够利用质子治疗获取最小化的靶区区域外剂量,减少对周围组织的伤害,从而降低副作用发生几率,让那些抗拒 X(γ)线的肿瘤以及接受传统放疗后局部复发的失败病例获得治愈的希望。

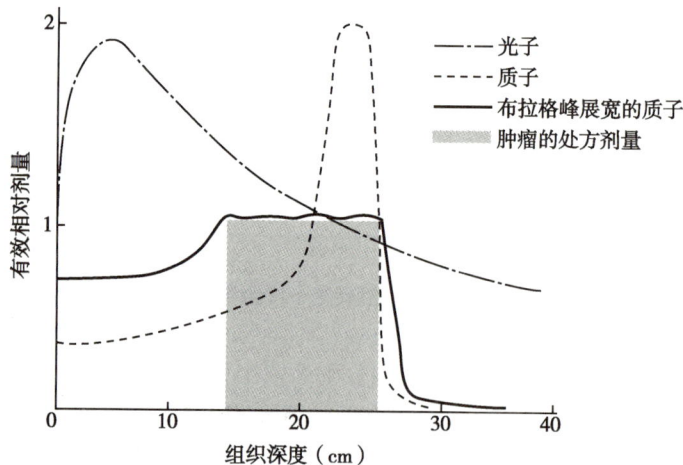

图 2-3-23　质子的布拉格吸收峰示意图

质子在组织中的射程末端,动能趋于零,但由于质子的质量非常大,所以它携带的能量巨大,并在质子停滞前的这样一个短程内释放大量能量给组织形成非常高的吸收峰,吸收峰后面几乎没有剂量(仅有 X 线污染成分);另外,质子的质量远远大于电子,被散射的能力远弱于电子和 X(γ)射线的光子,所以在照射野边界的剂量梯度也远高于 X(γ)射线和电子线野。

质子束在组织中的射程依赖于它的能量,见表 2-3-3。

表 2-3-3　不同能量的质子束的射程

能量(MeV)	射程(cm)	能量(MeV)	射程(cm)
50	2.2	200	26.0
100	7.7	250	38.0
150	15.8		

质子从加速器引出后,束流斑点尺寸在 3～4mm 左右,显然不能直接适应放射治疗大面积照射要求,需要扩展束流。质子放疗的束流扩展方式有两种,即散射方式与笔形束扫描方式,由于质子的散射能力远弱于电子线,所以大多采用双散射获得治疗质子束。目前,最新质子放疗加速器可以形成的 20cm×20cm 照射野或 25cm×25cm 照射野,剂量率可以到 1.9～3Gy/min。

一、质子散射片技术

以双散射为例,质子束通过初次散射片和质子射程调节器(能量调节器)、二次散射片,再通过挡块和补偿器的调整,将剂量射入病人肿瘤内,原理如图 2-3-24 所示。

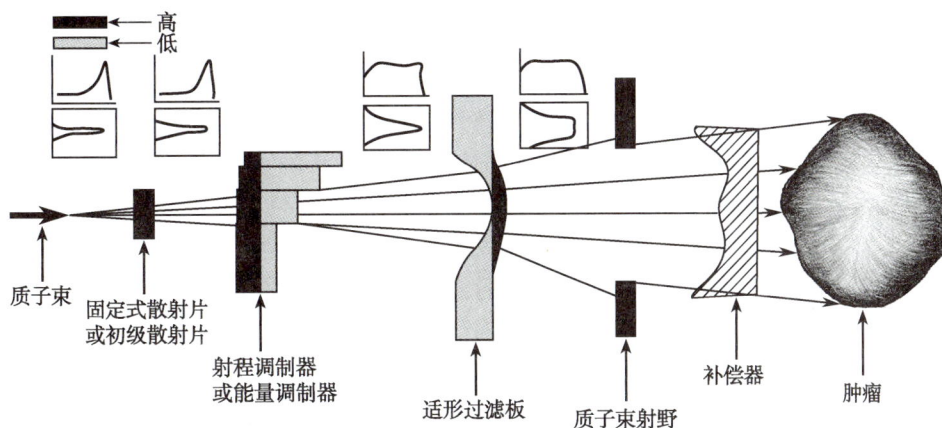

图 2-3-24　双散射原理图

二、笔形束扫描技术

质子笔形束扫描技术现在已经成熟,开始正式进入临床应用,并将会成为未来的发展趋势。笔形束扫描的原理是通过磁铁磁场的高频变换调整质子束的入射角度,让质子束流斑点在肿瘤内逐行逐层扫描形式完成对特定位置的组织剂量赋予,质子斑的行扫描速度约 20ms,每当扫描完一个层厚的组织后变换质子能量扫描下一个层厚。相对于散射方式可以非常完美的实现适形治疗,原理如图 2-3-25 所示。

三、笔形束扫描治疗模式与散射治疗模式比较

肿瘤的几何形状复杂多变,在照射野平面内肿瘤不同位置点有不同的厚度,厚度的起始位置深度不同,这就需要在照射野平面内不同位置的入射质子束的能量展宽范围不同,否则质子剂量不可能做到高度适形。而质子散射技术虽然可以通过补偿器控制质子精准到达肿瘤后界,但是不能精准控制到达肿

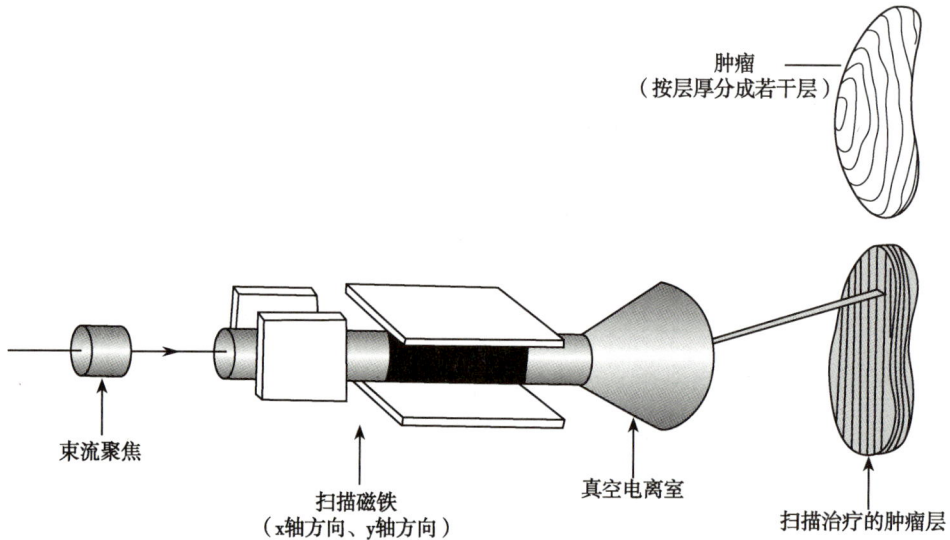

肿瘤
（按层厚分成若干层）

束流聚焦

扫描磁铁
（x轴方向、y轴方向）

真空电离室

扫描治疗的肿瘤层

图 2-3-25 笔形束扫描原理图

瘤前界各点深度所需要的质子能量,见图 2-3-26,这两图为使用散射和笔形束扫描照射相同区域,通过对正常组织接收剂量的对比,可见笔形束扫描可达到对肿瘤区域的适形治疗。笔形束扫描有以下优势:

1. 大幅度减小了正常组织接受剂量和照射体积;

2. 制订治疗计划更简单;

3. 无需制作挡块和补偿器,成本更低。

质子逐行扫描方式显然对治疗运动性靶区存在问题,如肺癌靶区、肝癌靶区,但是它对治疗移动度比较差的靶区有着无比巨大的优势,特别是那些在靶区周边有敏感的重要器官的病例。质子散射方式对治疗可移动靶区,如肝癌、肺癌,可以使靶区后面的正常肺区域、正常肝区域免于照射,极大降低受照体积。

另外,采用质子扫描方式形成的治疗质子束中的低能成分相对比较少,而采用散射方式形成的治疗质子束混有低能成分稍大,致照射野内的皮肤组织剂量比笔形束扫描方式高,见图 2-3-26。

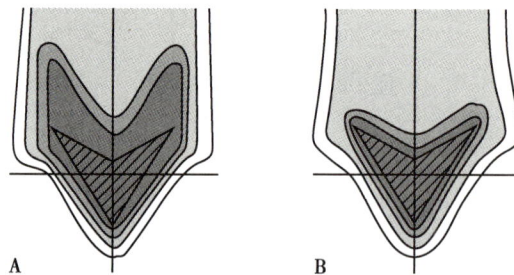

A   B

图 2-3-26 散射剂量分布与笔形束扫描剂量分布的比较
A. 散射剂量分布;B. 笔形束扫描剂量分布

四、质子治疗技术应用的挑战

高能质子束强烈的布拉格吸收峰特性以及它带来的剂量学特性给予我们临床巨大的希望,我们希望应用质子放疗技术能够大幅降低周围正常组织剂量,降低放疗毒性反应,明显提高肿瘤控制率,降低放疗后可长期生存病人的二次癌风险,但是,高能质子束在介质中表现的物理优势需要通过技术转化为临床优势。在光子时代,高能光子的吸收依赖于机体的 CT 值,对 CT 值与阻止本领的比值不敏感,而质子束的吸收对 CT 值与阻止本领的比值敏感,我们在光子放疗时代建立的临床肿瘤放射物理学的许多理论和方法已经不适用于质子放疗,包括治疗靶区的外放理论根据、组织密度的测定的不确定度对剂量的不确定度影响、组织体的密度分布空间不确定度对剂量的不确定度影响等等。因此,质子束放疗的需要建立一套新的临床肿瘤放射物理学方法与理论,这是技术发展对肿瘤临床放射物理提出的挑战。

（白彦灵）

第四章　放射治疗计划设计

第一节　治疗计划临床设计的基本要求

一、治疗计划设计原则

放射治疗计划通常由放射治疗医生、放射治疗物理师和放射治疗技师共同设计。根据病人的临床诊断结果,考虑肿瘤放射治疗的剂量、照射野安排、射线能量的选择以及放射治疗分次等情况,在实施治疗前给出具体计划与安排。一个好的放射治疗计划应满足以下临床剂量学原则:

1. 肿瘤区剂量尽可能准确　放射治疗是局部治疗手段,因此照射位置要准确,同时给予肿瘤足够的剂量,尽可能消灭或杀伤肿瘤组织。

2. 肿瘤区吸收剂量要均匀　一般来说,肿瘤区的剂量梯度变化不超过±5%,高剂量区尽可能包括整个靶区。依据国际辐射单位和测量委员会(International Commission on Radiation Units and Measurements,ICRU)第50号报告的推荐:相对靶区内的处方点,靶区的剂量均匀度应该在+7%～−5%之间。

3. 照射野设计　在提高肿瘤区剂量的同时,尽量降低周围正常组织受照剂量,尽可能保护肿瘤周围的重要器官和正常组织。

二、外照射的射线类型和能量

在设计外照射的治疗计划时,根据肿瘤的部位、深度、大小、分布空间,决定所选射线源的类型和能量大小。由于高能X射线在体模内有剂量建成区,单野照射时要把肿瘤放到最大剂量点之后,其优点是肿瘤前正常组织接受剂量较小。最大剂量建成深度随射线能量的增加而增大,对较深部位的肿瘤应选择较高能量的射线和多个不同角度的照射野照射,使靶区剂量达到90%以上,同时减少靶区周围正常组织的受照射剂量。临床治疗普遍使用的射线包括平均能量为1.25MV的^{60}Co-γ射线和能量范围在4～25MV-X射线。

高能电子束克服了高能X射线单野照射剂量分布的缺点,肿瘤区域的剂量分布比较均匀,肿瘤后的正常组织受量很小,但肿瘤前的组织受照剂量大。另外高能电子束射程较短,其剂量分布只适用于表浅肿瘤。临床治疗的能量选择可以根据肿瘤深度确定,治疗用的射线能量范围通常为4～25MeV的电子线。

第二节　治疗计划设计的几个概念

一、靶区和危及器官的描述

对受照射区域的肿瘤靶区和周围器官体积的定义是评估三维治疗计划和精确报告照射剂量的先决条件。因此ICRU50号和62号报告定义和描述了几种靶区与危及器官的体积,帮助设计治疗计划并为治疗结果的比较提供依据。在图2-4-1/文末彩色插图2-4-1中,左右两幅图显示了ICRU50号和ICRU62号报告定义的各种靶区和体积之间的相互关系。

(一)肿瘤区

肿瘤区(gross tumor volume,GTV)是可以明显触诊或可以肉眼分辨和断定的恶性病变位置和范围。肿瘤区通常是以各种影像学手段、病理学与组织学报告等诊断形式,以及临床检查获得的综合信息为基础来确定。它对应肿瘤细胞最集中的部分,包括原发病灶及转移的淋巴结等。

(二)临床靶区

临床靶区(clinical target volume,CTV)是包括了可以断定的肿瘤区和(或)显微镜下可见的亚临床

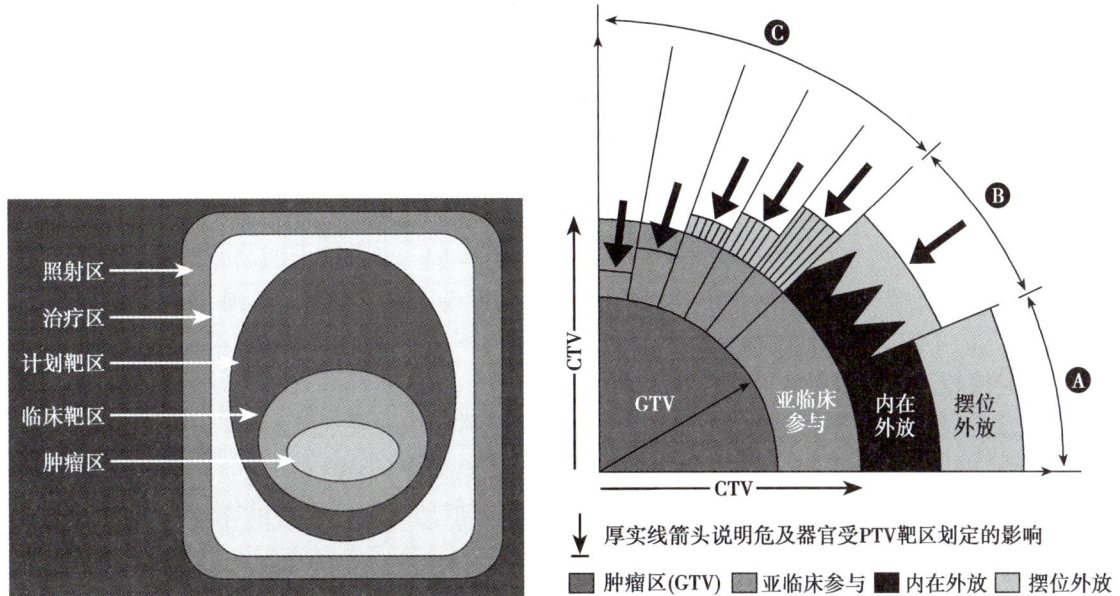

图2-4-1　ICRU50号（左）和ICRU62号（右）报告的定义

恶性病变的组织体积,是必须去除的病变。临床靶区是一个临床解剖学体积,通常可以确定为肿瘤区的范围及其周围再外扩一个固定大小或变宽度的边界区域,有些情况下它和肿瘤区范围一致。临床实践中会出现多个独立的临床靶区,并且这些临床靶区要求的照射剂量也可能各不相同。

（三）内靶区

内靶区(internal target volume,ITV)包括临床靶区加上一个内边界范围构成的体积。内边界的设定考虑的是病人本身的器官运动造成的临床靶区外边界扩大,如由于呼吸、膀胱或者直肠的充盈、临床靶区形态和位置相对于病人参考结构(通常取骨性解剖结构)的改变等来确定。

（四）计划靶区

计划靶区(planning target volume,PTV)是一个几何概念:包括了内靶区边界(ICRU 62号报告)、附加的摆位不确定度边界、机器的容许误差范围和治疗中的变化。定义它的目的是为了合适地设置照射野,考虑所有可能的几何变化引起的合成效果,保证临床靶区的实际吸收剂量达到处方剂量。计划靶区与以治疗机作为参照系的误差相关,与肿瘤的生物学行为等临床因素无关,当靶区范围不明确时,不能靠扩大计划靶区PTV的办法解决临床不明因素。

（五）危及器官

危及器官(organs at risk,OAR)有时也称危急结构(critical structure),是指某些正常组织或器官的放射敏感性或耐受剂量可能对治疗计划的射野设置或处方剂量有直接的影响。危及器官可以分成三类:放射性损伤是致命的或者将导致严重后果;放射性损伤属于中度或轻度;放射性损伤是轻度、暂时的、可恢复的且发生率不明显。

（六）计划危险器官

计划危险器官(planning organs at risk volume,PRV)是一个几何学概念,它类似于计划靶区的定义。即考虑危及器官在放射治疗过程中由于摆位和固定误差引起的病人体位变化,呼吸、蠕动、充盈器官运动等所导致的位置移动或形态改变而增加的区域。计划危险器官区域应大于危及器官所占区域。

二、生物靶区

（一）生物靶区

生物靶区(biological target volume,BTV)指由一系列肿瘤生物学因素决定的靶区内放射敏感性不同的区域,这些因素包括:乏氧及血供、增殖、凋亡及细胞周期调控、癌基因和抑癌基因改变、浸润及转移特性等。它既包括肿瘤区内的敏感性差异,也应考虑正常组织的敏感性差异,而且均可通过分子影像学技术进行显示。

近年发展起来的磁共振波谱分析影像(magnetic resonanc spectroscopy image,MRSI)、单光子发射计算机断层影像(single photon emission computed tomography,SPECT)、正电子发射断层影像(positron emission tomography,PET)等可以提供组织和细胞的代谢与生化改变、肿瘤细胞的增殖、乏氧状态乃至基因表型等生物学信息,被称之为功能影像或生物学影像。由此,解剖学概念上的靶区上升为生物靶区。将功能影像和生物学影像应用于放射治疗计划设计,可以帮助设计界定靶区的范围、确定靶区内癌细胞的密度分布、靶区内不同区域的放射敏感性差异,区分靶区内不同部分的治疗剂量需求等。

(二) 肿瘤控制概率和正常组织并发症概率

放射治疗的目的是对肿瘤实施足够的毁灭性照射而正常组织所受剂量不会产生严重的并发症。通常用两条 S 形曲线来说明原理(图 2-4-2)。一条是肿瘤控制概率(TCP)(曲线 A),另一条是正常组织并发症概率(NTCP)(曲线 B)。对给定肿瘤的治疗而言,放射剂量实施技术最优化的选择是 TCP 最大而 NTCP 最小。

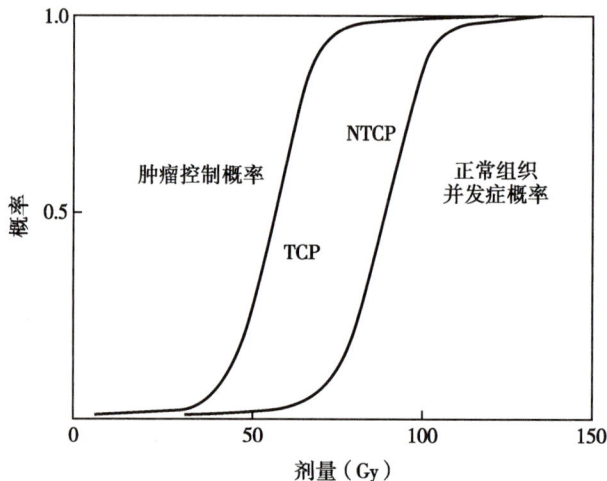

图 2-4-2　肿瘤控制概率和正常组织并发症概率

图 2-4-2 显示了一种理想状况,实际上,TCP 曲线通常比 NTCP 曲线浅平。部分原因是肿瘤的异质性比正常组织大。在现代放射治疗技术中,常使用三维适形或者调强放射治疗技术让正常组织的平均剂量低于肿瘤剂量,从而使得治疗并发症最小并取得优化的治疗结果。

第三节　治疗计划的设计过程

一、体模设计

(一) 治疗模拟

在决定为病人进行放射治疗之后,首先需要精确地确定肿瘤病变的位置、范围、与周围组织及重要器官的相互关系,并据此确定治疗所需的照射野参数。如果靶区的体积和位置定义不准确,将可能导致整个治疗计划的失败。

模拟定位的方式可以采用常规的 X 线模拟定位机或 CT 模拟机进行。常规 X 线模拟定位机是一种几何机构与治疗机器相同诊断级 X 射线机,具备透视和照相系统。现代的治疗模拟设备是基于 CT 或者 MRI 成像仪发展起来的,称之为 CT 模拟机或者 MRI 模拟机。

模拟定位的任务主要包括:

1. 确定病人治疗体位;

2. 辨认和确定治疗靶区和危及器官;

3. 确定和验证治疗计划的射野几何参数;

4. 产生每个照射野的模拟定位片用来和治疗射野验证片相比较;

5. 获取治疗计划所需要的病人数据。

(二)体位固定

体位固定的设备要求包括了摆位辅助装置和体位固定装置。

1. 摆位辅助装置 是实现病人治疗体位要求的定位和承托装置。3D-CRT 治疗要求在三维空间的六个自由度(三个互相垂直的坐标轴的移动自由度和分别绕这三个坐标轴的转动自由度)对病人施加约束。可使用的摆位辅助装置有二维曲面座垫和三维曲面(凹形)座垫,如一些仿真头颅(颈)凹面的泡沫(或塑料)头枕、真空袋固定成型模、液体混合发泡成型模、X 射线立体定向分次照射治疗用可调头托等,部分摆位辅助装置如图 2-4-3/文末彩色插图 2-4-3 所示。

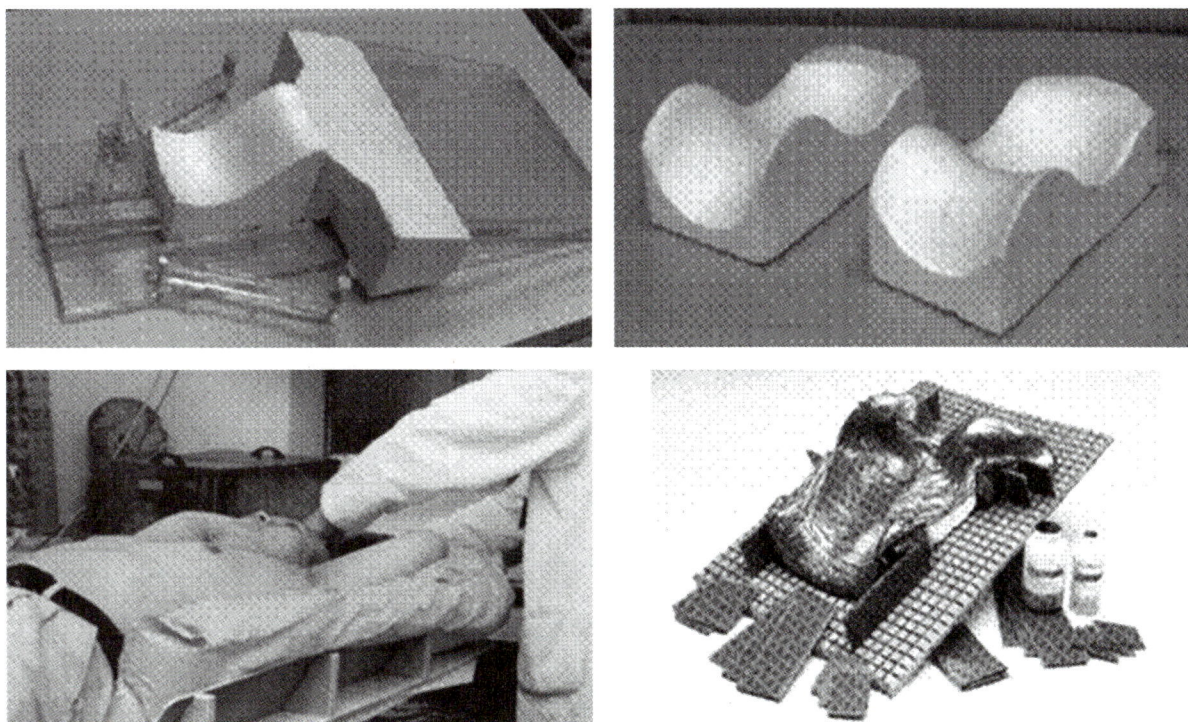

图 2-4-3 常用摆位辅助装置

2. 体位固定器 是起夹紧作用的夹具,其作用是固定病人治疗部位,避免病人受到内在的不确定因素(如无意识的身体变化)影响而出现体位变化。常用的体位固定设施为高分子低温水解塑料固定面膜,将其投入约 75~80℃的水中后会变透明和软化,将软化的固定膜敷贴的在治疗部位的外表面,使其与病人的表面轮廓一致紧密接触,并将其固定端与体位辅助装置连接,冷却后面膜变硬成型。这种固定方式固定效果及重复性较为理想,而且兼具部分形体定位作用。临床放射治疗中常用的体位固定装置低温水解膜见图 2-4-4/文末彩色插图 2-4-4。

3. 体位固定的重复性标记 3D-CRT 采用分次治疗,需要保证每次治疗时的体位固定效果与重复

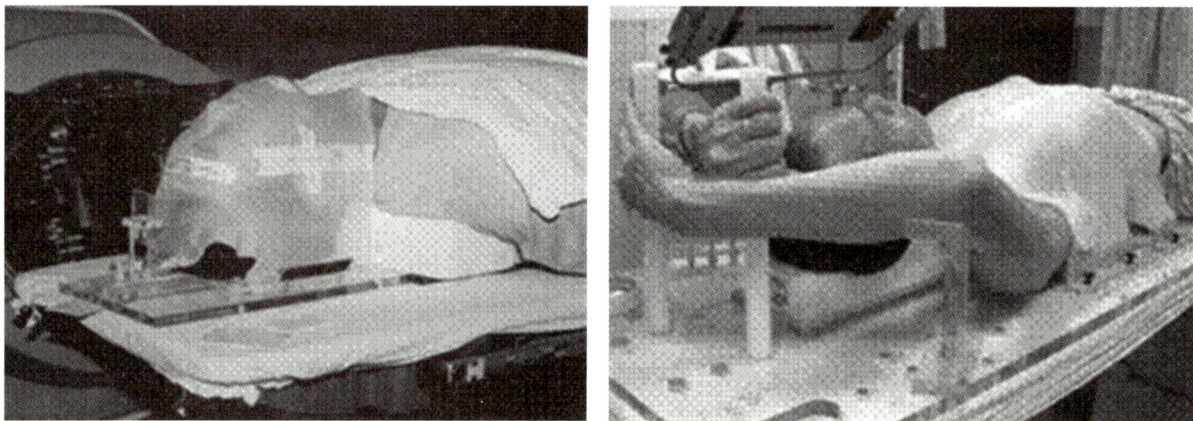

图 2-4-4　低温水解膜用于固定头颈和胸腹位置

性。重复性的检验需要在病人身上和体位固定器上参考标记。通过对固定器和病人体表上相应位置的参考标记之间的偏移量可以判断重复定位的精度。固定器上的参考标记点也可作为将病人坐标系和治疗机（或常规模拟机）射野坐标系联系起来的桥梁，即可确立固定器相对于治疗机等中心的位置。

二、照射野设计

（一）高能 X（γ）射线照射野设计

高能光子射线具有组织穿透特性，设计合理的射野布局可以得到满足各种不同要求的治疗方案和剂量分布。不同的布野和照射方式不仅影响计划的剂量分布能否满足临床要求，同时也会对计划的执行效率和准确性产生影响。

1. 单野照射　若靶区落在剂量建成区，由于剂量建成区内剂量变化梯度较大，剂量测量准确较难，因此单野照射适合的靶区应在最大剂量点之后。但当靶区范围较大时，靶区内剂量分布不均匀，且靶区后的重要器官及正常组织易形成较高剂量，不符合临床剂量学原则。除非靶区较小，且位于表浅部位，临床一般不主张采用单野照射。

2. 两野的交叉照射　对于较深部位或偏离人体中心的肿瘤，往往采用两野的交叉照射，设计时可以根据具体情况加用适当角度的楔形板对线束进行适当修整，使得靶区剂量分布均匀，如上颌窦癌及胸腺肿瘤的治疗。对于体中线部位或稍微偏心部位的肿瘤可采用两野同轴对穿照射，通过调节两照射野剂量比，在靶区获得较均匀剂量分布。

3. 野交角照射　当深部肿瘤剂量分布在现有能量条件下不能获得满意剂量分布时，可以采用三野以上共面或非共面交角照射，如治疗食管癌、肺癌、直肠癌、胃癌等。尽量做到既可以获得较理想的靶区剂量分布，又可以避开或减少正常组织及重要器官的照射。照射野设计时不能单纯考虑靶区剂量分布的均匀性，还必须顾及射野摆位的复杂性和重复摆位的精确性，通过选择合适的能量、射野大小、射野剂量比（权重）和楔形滤过板等，尽量得到较满意的剂量分布（图 2-4-5/文末彩色插图 2-4-5）。

（二）高能电子束照射野设计

电子束深度剂量分布的特点是形成一个剂量相对均匀的高剂量"坪区"。若肿瘤位于某一能量电子线的治疗深度范围，选择该能量的电子射线以单野照射就可以获得比较满意的剂量分布，靶区后的正常组织或重要器官可以得到很好的保护。但随着电子能量的增加，表面剂量增加，同时电子射线深度剂量曲线后缘的下降不再陡峭，靶区后的组织剂量也增加，电子束治疗的优越性逐渐丧失。临床上使用的电子束能量不能太高，一般取 4~25MeV，且单野照射比多野照射优越。

电子束高值等剂量线会随深度的增加而内收，小野尤其明显。表面位置的射野应按靶区最大横径

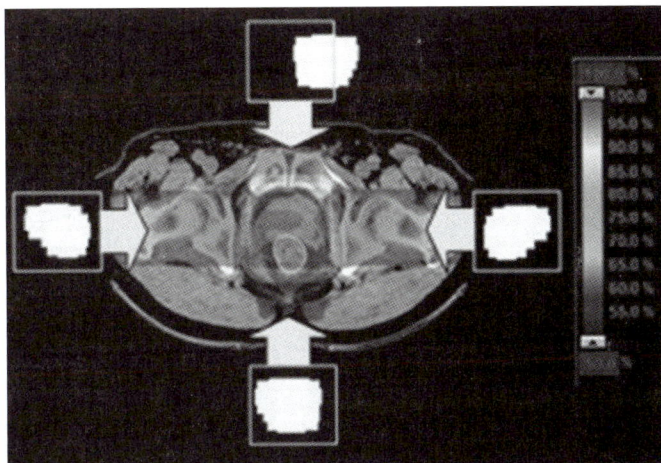

图 2-4-5 四野照射的剂量分布示意图

适当扩大,ICRU 建议以射野边长和对角线方向上 90% 和 50% 等剂量线连长的比值 L90/L50≥0.85(电子射野均匀性指数)为宜,即所选电子线射野应不小于靶区横径的 1.18 倍。并应根据靶区最深部处的宽度再将射野加大 0.5 ~ 1cm。

(三)计划设计参数与剂量计算

病人治疗靶区与周围重要器官的剂量要求与限制等经放射治疗医生确定之后,物理师使用放射治疗计划系统(treatment planning system,TPS)进行射野设计和剂量分布计算。

传统的正向计划设计一般根据医生确定的靶区和周围重要器官的范围与剂量要求,结合物理师的经验,首先设置一组初始照射野的角度、形状、大小、楔形野条件等,并对组织不均匀进行校正及补偿后计算计划的等剂量分布、靶区肿瘤中心剂量、周围重要器官及组织的最大剂量等,根据临床剂量学原则进行计划评估和修改计划参数,反复多次并选择临床上可以接受的"最佳治疗方案"。

近年来随着 IMRT 的广泛应用,正向计划方式对一些复杂的 IMRT 计划难以得到满意的计划结果,必须采用由计算机自动进行优化计算的逆向计划方式。这种方式是在医生确定了靶区与周围重要器官的剂量目标与限制条件之后,物理师不再设定初始照射野条件,而是由 TPS 系统自行以医生所给出的条件和要求为目标,进行逆向的优化计算,获得满足目标重要条件的最佳射野设置和各射野的照射参数。由于理想的剂量分布条件实际上不可能完全满足,逆向计划并不能完全取代人工计划,放射治疗医生和物理师仍然需要对逆向设计的计划进行评估,必要时修改各种目标条件的限制或权重等并重新进行计算。

三、治疗计划评估

初步设计的治疗计划需要由放射治疗医生和物理师根据临床要求进行评估,不能通过评估的计划需要重新修改条件再次进行计算,直至得到完全满足临床要求的计划结果。

常用的计划评估工具和方法主要有:①等剂量曲线和等剂量面;②剂量分布统计;③剂量-体积直方图(dose-volume histogram,DVH)。

(一)等剂量曲线和等剂量面

等剂量曲线是一个平面内剂量相同的点的连线,它可以提供平面的剂量分布情况;而等剂量面则是三维空间内剂量相同的点组成的曲面,它反映了三维剂量分布的信息。

等剂量曲线可以用来评估治疗计划在病人体内单个平面或者多个平面的剂量分布。将包围靶区的等剂量分布与等中心处的等剂量相比较,如果这个比值在期望的范围内(如 95% ~ 100%),并且周围的

49

危及器官没有超过剂量限制值,那么这个计划可以接受。当需要评价的图像层数比较小的情况下,此种方法比较理想。

当计划所计算的横截面比较多的时候(例如 CT 扫描的图像),可以通过原始 CT 数据产生正交平面、甚至任意平面的剂量分布。绝大多数的三维治疗计划系统(three-dimensional treatment planning system,3-DTPS)均可以提供横截面、矢状位和冠状位等平面的等剂量分布,并且也可以显示任意非正交平面的等剂量分布。图 2-4-6/文末彩色插图 2-4-6 为正交平面上显示的计划等剂量分布。

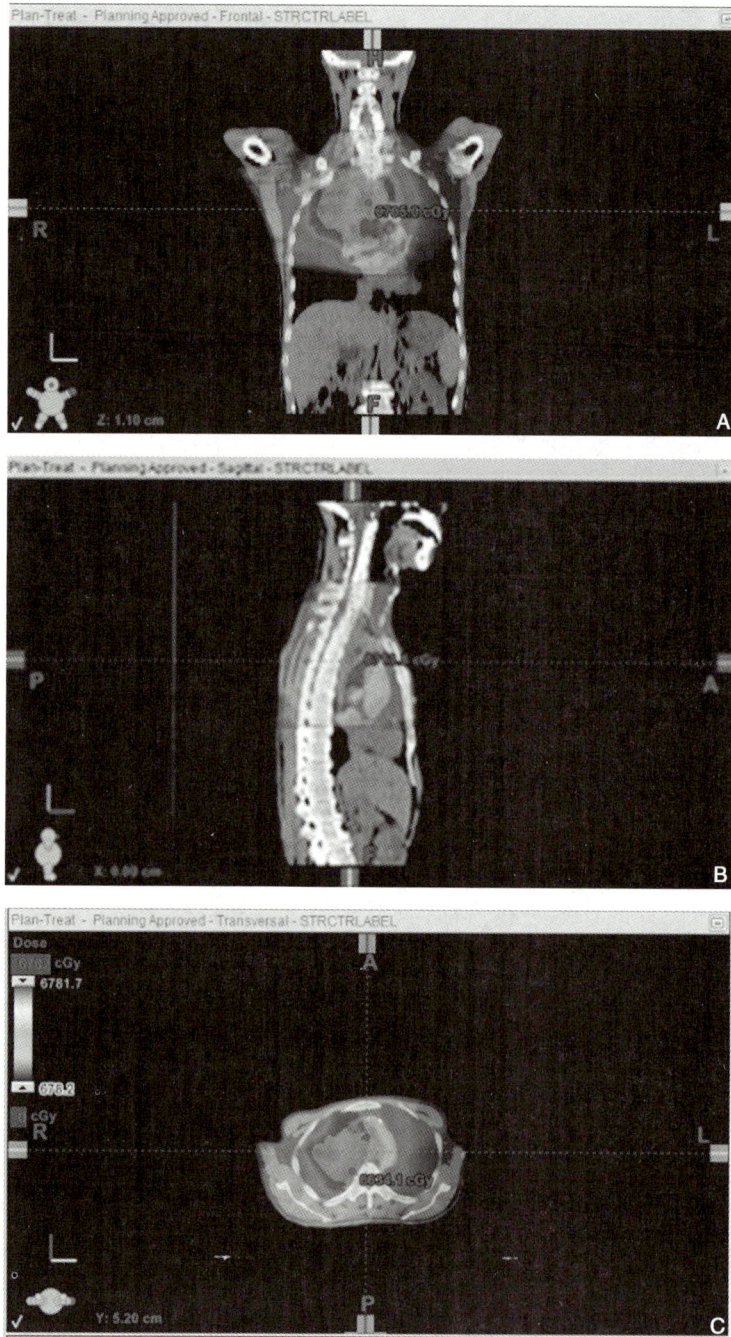

图 2-4-6　正交平面上显示的计划等剂量分布
A. 冠状面;B. 矢状面;C. 横断面

另外一种显示等剂量的方法是三维剂量图显示,将三维等剂量曲面图叠加在靶区和(或)其他器官的重建图上,并可以"漫游透视(rendering)"方式观察等剂量分布与靶区和各器官在各个方向上的相互关系。这种方法可以评价靶区剂量覆盖度,但是不能给出等剂量面和解剖体积之间的具体距离,也没有体积信息。

采用不同的射野方式,得到的剂量分布适形度会有区别。ICRU 第 62 号报告定义了放射治疗的适形指数(conformity index,CI)为治疗体积与计划靶区体积的比,在进行 3D-CRT 计划设计时可用此指数来帮助评估计划。理想的情况下适形指数为 1,即治疗体积完全与计划体积完全相等。

CI = TV/PTV(TV = treated volume,PTV = planningtarget volume)

(二)剂量-体积直方图

三维治疗计划可以得到病人解剖结构的三维矩阵点的剂量分布信息。剂量-体积直方图(dose-volume histogram,DVH),虽然不能表示具体的剂量位置信息,但描述了所包含的三维剂量分布信息,是一个有力的治疗计划系统量化评估的工具。DVH 的形式包括微分 DVH 和积分 DVH。

1. 微分 DVH　也称为直接 DVH。计算机对各个特定剂量对应的所有体积元求和,并以此体积(通常采用某器官内该剂量对应体积的百分比)作为剂量值的函数画成图形。微分 DVH 为单位剂量的体积数(比例),用于了解同一器官内受照体积与剂量间的相对关系。

对于靶区,理想的微分 DVH 应该是一条竖线,代表 100% 的靶区体积都吸收了处方剂量。对于危及器官,DVH 可能有几个峰值,表示器官的不同部分吸收了不同的剂量。

2. 积分 DVH　也称为累积 DVH。它是各器官结构中接受了某一剂量水平以上的体积数(比例),用于同一治疗计划中不同器官间剂量分布的评估。评估计划时如果想要知道被 95% 处方剂量曲线包围的区域占据的体积比例,或者吸收到最少处方剂量的靶区或危及器官体积(体积比例),并不能从微分 DVH 中得到答案,但从积分 DVH 图可以很方便地得到。

积分 DVH 从 100% 体积吸收 0Gy 剂量开始,原因是所有的体积吸收的最少剂量不会少于零。在图 2-4-7 中,给出了四野照射下治疗靶区的积分 DVH 以及理想的积分 DVH 示意图。

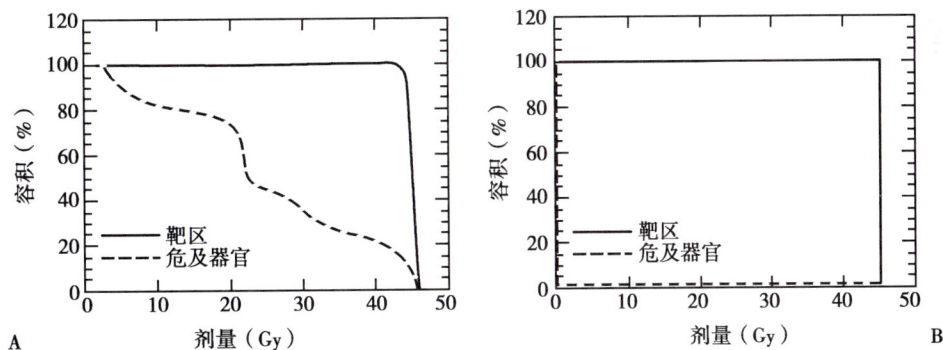

图 2-4-7　靶区剂量的积分 DVH 和理想的积分 DVH 示意图
A. 前列腺肿瘤四野箱形照射计划的积分 DVH;B. 理想的积分 DVH

(三)剂量统计

剂量统计是由 TPS 根据病人的 CT 图像资料和计划设计条件进行剂量计算后,对计算区域内所有的计算点的计算结果,即照射区内器官结构体积元的剂量分布矩阵,按一定的要求进行统计得到的一组关键数据。同前面的工具相比,这些统计数据不能在 CT 图像上显示空间剂量分布,或者是在勾画好的解剖结构上叠加显示剂量分布。但是它们能够为评估受照射的靶区或者危及器官的体积剂量提供量化的数据。这些统计数据通常包括:

1. 体积内部最小的剂量;

2. 体积内部最大的剂量；

3. 体积内平均剂量；

4. 不小于95%的体积接受的剂量；

5. 不小于95%的处方剂量照射的体积。

最后面的两个统计量通常是专门对靶区体积进行统计的。相似器官的剂量统计在剂量报告中也是很有用的,因为相比较后面介绍的剂量-体积直方图,可以更简单地在病人的计划中描述。

第四节　治疗计划的执行与记录

设计好治疗计划,打印并输出计划文件后,需要进行两个方面的确认测试和验证:治疗执行测试与射野验证。以确保计划能够安全和准确执行。

一、治疗执行测试

治疗执行测试一般在治疗机上进行。病人以治疗体位定位于治疗床上,按照治疗计划调节好升床、机架准直器转角等机械参数,观察机架转角过程中是否会与体位固定装置发生碰撞;射线是否穿过床板、床边金属杆或固定装置。因此利用常规 X 线模拟定位机进行治疗计划的复位测试,可以校验治疗计划系统所确定的各照射野的模拟治疗状况,照射角度、机架旋转、治疗床面的升降是否满足治疗机运行要求。通过模拟定位机还可以标定多野等中心照射时体表入射点定位标志,测量靶区中心到体表的深度等参数。

对一些复杂的计划如立体定向治疗和 IMRT 应当直接到加速器上进行运行测试和验证,避免由于模拟机不能完全模拟治疗参数的设置(如 MLC 等)造成测试的遗漏和误差。

二、射野验证

肿瘤放射治疗的疗效受多方面因素的制约,尽管治疗计划是完美的,在模拟定位机上核对也无误,但治疗时需要靠模拟定位时在病人体表所做标记来实现靶区中心与治疗机等中心相重合(等中心照射技术),目前条件下病人治疗时的摆位主要靠手工完成,因此每次治疗时体位摆位误差导致靶区剂量偏差是影响疗效的重要因素。临床放射治疗时可以通过拍摄照射野证实片来校验摆位误差。

(一)胶片法校验

使用感光胶片进行射野验证。病人采取治疗体位,将未曝光的专用胶片置于病人体后,利用治疗机的射线进行照片,冲洗后观察对比校验影像与模拟定位时在相同角度与位置拍摄的 X 射线影像,以确定照射野的偏差。常用的方法是双曝光照片方法。首先通过治疗射野照射胶片,然后打开准直器以开野方式(拿掉挡块)再次曝光。两次曝光的结果在胶片上显示的不仅有射野图像,同时也有周围的解剖结构。通常可以由支持软件在开野照片上自动勾画出射野的轮廓,并可以与计划定位照片比较并分析两者的偏差。

(二)电子射野影像校验

电子射野影像系统(electronic portal imaging device,EPID)是安装在加速器机架的辐射探测器附件。该装置能够将探测器的信息传递给计算机,计算机对信息加工处理转换成图像。这种系统使用了不同类型的探测器,可以产生不同质量的计算机化的图像。EPID 的成像操作简单,影像可即时显示,曝光剂量比胶片方法低,具有数字化影像的所有优点。其验证方法与胶片验证类似。

图 2-4-8 中 A 为 EPID 工作原理示意图,B 是实际拍摄的多叶准直器(muti-leaf collimator,MLC)射野的验证照片例子。

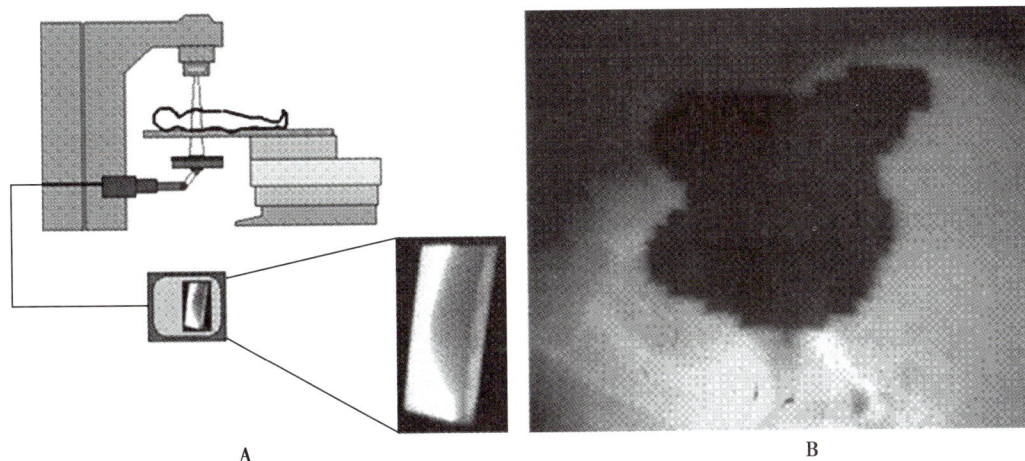

图 2-4-8　EPID 工作示意图

图 B 为使用侧野照射治疗上颌窦肿瘤的射野验证胶片。这种使用双曝光技术的放射照片可以让医生看到射野内和周围的解剖结构

三、治疗计划的描述

放射治疗计划是实施临床治疗操作和开展治疗的质量保证和质量控制的依据,同时,它也是对治疗效果进行评估和随访的基本条件。因此,规范的计划设计与描述是非常必要的。一个良好的计划描述规范应满足以下要求:①剂量计算准确;②准确传递放射治疗计划;③满足今后对放射治疗疗效的评估需要;④支持不同单位及部门的放射治疗方法及疗效比较;⑤方便纠正可能出现的计划错误。

(一) 治疗计划的剂量处方

治疗计划的剂量处方包括了总剂量、分次剂量和总治疗天数等详尽的信息,以帮助正确比较治疗结果。ICRU 23 号和 50 号报告对此有专门的定义。

1. 靶区最小剂量从剂量分布或 DVH 上获取的靶区内的最小剂量。

2. 靶区最大剂量从剂量分布或 DVH 上获取的靶区内最大剂量。

3. 靶区平均剂量靶区内所有计算点的平均剂量(没有使用计算机计算的计划很难获得)。

(二) 剂量参考点

剂量参考点的设置应为能够代表 PTV 照射剂量的临床相关位置,并遵循以下原则:

1. 该点应该位于能够准确计算剂量的区域内(也就是不能在建成区和剂量梯度变化较大的区域);

2. 该点应该选在计划靶区 PTV 的中心部分;

3. 建议以等中心点(或射野交叉点)作为 ICRU 的剂量参考点;

4. 特定射野组合的剂量参考点建议遵循以下原则:

(1) 单野照射:位于靶区中心的射野中心轴上;

(2) 相同权重的两野平行对穿照射位于射野中心轴上两野入射点的中间;

(3) 同权重的两野平行对穿照射位于射野中心轴上靶体积的中心处;

(4) 其他的多野交角照射位于射野中心轴的交点处。

(三) 计划描述的几何与物理参数

治疗计划单的内容应描述治疗机物理与几何参数的设置、治疗摆位时的治疗体位的固定等具体参数。物理参数包括处方剂量、射线种类、射线能量、照射时间、加速器剂量监测器跳数(monitor unit, MU)、楔形板角度与楔形因子等;几何参数包括照射野大小、机架和治疗机头转角、靶区深度、照射技术(等中心或固定源皮距技术)等。

四、治疗执行记录与验证

治疗执行的过程需要完整的执行记录。用于治疗执行记录与验证的系统通常是一个可编程的系统，帮助防止治疗设备使用错误的参数，并且记录所有的治疗阶段的计划执行的必要参数，这些参数还可用于对该治疗计划执行过程的回顾与分析。

在一个完整的执行记录单中，通常包括了病人的信息，治疗计划的基本信息。例如总剂量、总治疗次数和病人的治疗体位状态、治疗次数完成状态的记录等。在现代治疗技术中，通常要求 TPS 与加速器的记录-验证系统连接，可直接或间接连接记录-验证系统。记录-验证系统可以是加速器厂家提供的，也可以是第三方软件提供的。它们要求有加速器不同附件与 TPS 之间的映射图，以便准直器、楔形板等设备能正确地设置。在 TPS 与加速器之间的通讯可避免出现使用纸质打印输出人工传输计划的错误，并方便复杂治疗（不对称准直器和个体化 MLC 射野）的执行。

（陈立新）

第五章　特定的放射治疗技术

第一节　三维适形放射治疗

一、三维适形的基本概念

理想的放射治疗技术应按照肿瘤形状给靶区很高的致死剂量,而靶区周围的正常组织不受到照射。要使治疗剂量分布与靶区的形状相一致,首先必须从三维方向上确定靶区与周围重要器官的形状和相互关系,并在设计计划和实施治疗时对分布在三维空间上的照射剂量进行控制。

要达到在三维空间上使高剂量分布区域与治疗靶区的几何形状相符,必须要满足以下两个条件:①在照射的方向上,每个照射野的形状与靶区体积在该方向的投影(或截面)的形状一致,即采用所谓适形射野照射;②靶区内和表面各点的剂量处处相等或满足临床要求的特定分布。只满足上述第1个条件的称为经典适形治疗或常规三维适形放射治疗(3D-CRT),同时满足上述两个条件的称为广义调强适形放射治疗(intensity modulated radiation therapy,IMRT)。

二、常规三维适形的实现方法

三维适形放射治疗通常需在多个方向上以适形射野对靶区进行照射,3D-CRT计划的射野数目设计应以达到临床要求的三维适形剂量分布目标为原则。虽然多野照射分散减少了周围组织的受照射的剂量,但因此也会增加受到低剂量照射的组织的体积,因而在设计治疗计划时应以整体观点去评价各部分受照射组织的体积剂量效应。

目前应用于临床治疗的三维适形治疗技术方法主要有以下几种:①采用自制的适形挡块多野静态照射;②利用多叶准直器形成适形射野进行多野静态照射;③采用固定形状的立体定向准直器作多弧旋转照射;④以计算机控制多叶准直器(muti-leaf collimator,MLC),使其形成跟随靶区形状、厚度与密度的射野,作多野或动态旋转照射。

第二节　调强适形放射治疗

一、调强放射治疗的常见方式

(一)调强放射治疗的基本设备要求

1. 三维影像设备(CT、MRI、SPECT和PET-CT等)　其中CT设备除了可以提供病人解剖结构图像之外,还可以为治疗计划设计的剂量计算提供必要的电子密度信息,是实现三维计划计算的基础影像。其他三维影像则用于帮助计划者更准确地确定治疗靶区。

2. 逆向治疗计划系统,用于根据设定的靶区和周围器官的剂量处方、治疗设备条件等进行逆向计划设计。

3. 由计算机控制的精确剂量照射系统。

4. 照射剂量验证测量设备。

(二)调强放射治疗实现方法

调强适形的基本原理得益于CT扫描成像的逆向思维,即多个不均匀的射线束照射人体则可以形成均匀的靶区剂量分布。实现三维适形调强放射治疗的主要方式有以下几种:

1. 两维物理补偿器方式　这种技术类似于常规放射治疗中人体曲面和不均匀组织的补偿,通常改变补偿单元的厚度,来调整照射野内照射速度,主要用于静态调强。其特点是调强效果确切、可靠,但制作麻烦。

2. 多叶光栅准直器方式　包括静态调强和动态调强两种方式。在静态方式下,将照射野按照强度分级,然后利用 MLC 形成多个子野,以子野为单位进行分步照射。照射野选定后,先照射高强度子野,后照射低强度子野。其特点是简单方便,不需要模拟制作补偿器。但子野与子野相邻部位容易出现剂量冷点与热点。在动态方式下,射线束在多叶光栅叶片的运动过程中保持输出开启状态,MLC 中相对应的一对叶片可以各自独立运动,控制叶片的运动方向和速度来实现某一区域的照射强度分布。

3. 容积旋转调强放疗技术（volumetric-modulated arc therapy,VMAT）　容积旋转调强放射治疗技术是调强放射治疗中的一种特定的技术。在治疗过程中,加速器臂架一边进行弧形旋转,可以是一个或者多个弧,同时加速器进行持续不断的照射出束。容积旋转调强技术可以有效提高治疗效率,但相对常规的调强治疗技术则更加复杂,会有更多的照射参数在执行过程中改变,主要包括:①多叶光栅的照射形状改变;②照射剂量率改变;③臂架旋转的速度改变;④多叶光栅的方向改变等。

从设计治疗计划来说,容积旋转调强技术是可以达到常规调强技术相同的剂量分布的适形度,但在计划实际执行过程中,则通常需要考虑加速器这些可变参数相互之间的限制。包括:加速器的最大臂架运动速度、多叶光栅叶片的最快运动速度、多叶光栅的方向限制以及照射野的最大和最小剂量率等条件之间的相互制约。

4. 断层治疗（tomotherapy）　该方法因模拟计算机断层扫描技术而得名。它利用特殊设计的 MLC 形成扇形束围绕病人纵轴旋转照射,完成一个层面的适形调强治疗,然后利用床的前进,完成下一个层面的治疗。与 CT 一样,断层治疗也有步进和螺旋两种。

二、调强放射治疗逆向计划

调强治疗的计算机优化的显著特点是逆向优化,有别于过去三维治疗计划系统的交互式的正向计划。在正向计划里,射野的几何包括射野方向、形状、权重和射野修改等都是首先被定义的,然后再进行三维剂量计算。通过计划设计者和肿瘤医师对计划反复进行剂量评估,直到满意为止。对于逆向治疗计划,其焦点在于先取得结果(例如,指定的剂量分布甚至是肿瘤控制率(TCP)和正常组织的损伤率(NTCP)),而不是如何获取想要的结果。计划设计者指定相应的目标,计算机优化系统反复调整射野的参数(主要是射野强度)来获得想要的结果。通过对优化的剂量结果进行检查,对相对重要的点进行调整和修改,最终得到一个满意的计划。为了更好理解逆向优化计划,需要了解以下几个概念。

（一）目标函数和限制

在逆向调强治疗计划中,临床目标以目标函数的数学方式(或价值函数,cost function)来确定。通过计算机优化技术确定射野参数(通常限制射野子野的权重)来获得最接近的想要的解决方案。目标函数的数值被假定为治疗计划的品质因子,因而优化的目标就是最小化或最大化(依赖目标函数的选择)的评价。目前,对于调强放射治疗的优化系统采用剂量和/或剂量-体积为依据。一种常用的方式是通过产生剂量和剂量-体积目标函数,达到最小化靶区的实际剂量贡献与处方剂量的差异,以及正常组织剂量限制之间的差异。如果医师了解相应感兴趣组织的剂量-体积关系,剂量-体积函数可以比单纯的剂量函数产生更多的目标函数。剂量-体积依据存在一些限制,另外,根据剂量和剂量-体积的二次方程的目标函数的缺点是不能够充分表达肿瘤或正常组织的剂量非线性关系。尤其是非均匀剂量贡献。例如,当肿瘤内的一个单个的像素点或少数的像素点接受了很低的剂量,并不会影响调强治疗计划的评分。

肿瘤控制率会由于剂量"冷点"而显著减小,因此可以考虑采用生物剂量响应模型来作为剂量和剂量-体积依据的补充。临床上会考虑采用例如肿瘤控制率和正常组织并发症率,以及等效均匀剂量等因子作为调强治疗优化目标函数的补充。总的来说,目前剂量-体积依据的目标函数成为调强治疗优化的一个可接受的标准。一般情况下可以得到一个比较满意的计划。

（二）计算机优化过程

调强的优化过程可以通过几何数学公式和方程（优化方法）进行。其选择依赖于所使用的目标函数的特性。在大量的优化方法中，主要可分为两大类：梯度方法和随机方法。

以梯度方法的工作法则为例，从放射源开始一直到病人来进行每个子野的追踪。一般来说，只有通过肿瘤靶区的子野需要追踪，此时，其他所有的子野的权重设置为零。但需要考虑包含肿瘤区域之外定义一个小边界，以保证散射线的侧向损失不影响治疗。将病人的三维体积被分成小的体积或像素，每个像素在子野初始化权重设置下进行剂量计算。剂量贡献结果用于计算目标函数的评分。如果子野权重结果的变化提高了评分，其权重变化就被接受，否则就被拒绝。对子野权重反复进行优化计算，直到治疗计划假定的结果有了一个小的提高，这种迭代模式持续到治疗计划没有更多改善为止。梯度技术被认为是当前最快的优化方式。

采用随机技术最常用的是模拟退火技术或者是其变种-快速模拟退火技术。虽然模拟退火技术理论上可以解决梯度方法中局部极值的问题，但需要有大量的配置测试过后才能实现。此外，模拟退火技术相对比较慢。目前仍然有调强治疗优化方法采用该技术。

（三）叶片序列的产生

现在绝大多数的调强治疗计划系统产生一个射野强度模式的描述。这种强度贡献用于产生一个叶片序列，通过它试图定义多叶光栏的叶片形状（包括静态和动态调强），产生一个可交付使用的强度贡献，并且尽可能接近优化系统所提供的强度分布。螺旋扫描式调强叶片序列的生成则相对简单，叶片在对应时刻只存在开和关两种状态。多叶光栏叶片序列的产生需要精确考虑各种影响，包括半影，叶片漏射线，体模散射和叶片的端面效应等。

（四）调强治疗剂量贡献和剂量跳数计算

对每个调强射野，射野强度可以通过进入病人的能量通量的平面图谱进行模拟，这个平面图谱可以分成离散的射野子野（beamlet）。剂量贡献则来源于每个子野的强度或通量的计算。

调强治疗的剂量计算可以用一个经过修正后的笔形束方法。修正模型在一些限定情况下可依赖于经验测量数据，然后考虑现有的射野改变、轮廓修正以及组织不均匀性等情况，根据实际病人在治疗计划中所遇到的情况作剂量修正。这种简单模型有速度优势，但在精确度方面有很大限制。另外一种计算法则是使用预计算的"内核"，采用卷积/迭代法计算病人或者体模的剂量，考虑了射野能量、几何边界、射野改变、病人轮廓和电子密度的贡献。卷积方法可以考虑电子平衡效应、非均匀组织和其他复杂方面，从而得到更精确的剂量。蒙特卡罗方法比卷积方法能得到更精确的结果，直接蒙特卡罗模拟可能是所有复杂情况下获得精确剂量结果的最好方法之一，但计算速度是蒙特卡罗方法需要考虑优化的问题之一。

常规的剂量跳数计算方法来源于测量剂量信息。对于方形野垂直照射水体模的时候计算最准确。当射野改变如补偿块，轮廓修正和非均匀组织情况下就不那么精确。在调强治疗中，射野形状不同于任何常规的情况，尤其是在表面和射野边界缺少电子平衡下，大部分射野处于非电子平衡状态，此时的离轴比因子和射野输出因子等对于调强射野并不准确。目前尚未有调强治疗剂量跳数计算方法的统一标准。

第三节 立体定向放射手术与立体定向放射治疗技术

立体定向照射手术（stereotactic radiosurgery，SRS）技术是从 20 世纪中期发展起来的一种用于颅内病变的特殊照射方法。最初使用 γ 射线源的多个小照射野三维集束立体定向单次大剂量照射，一次性给予照射的病变靶区致死剂量，而周围的正常组织剂量很小，起到类似于外科手术的作用。随着 SRS

技术在肿瘤放射治疗的推广,立体定向技术与加速器三维适形多野照射技术相结合,逐渐发展成可用于全身各部位治疗的三维集束立体定向分次照射技术,称为立体定向放射治疗(stereotactic radiation therapy,SRT)。SRT可以使用多个照射野聚集照射或多弧非共面旋转聚焦照射。

　　SRT或SRS治疗靶区边缘处剂量下降迅速,剂量梯度很大,因此对照射的定位要求非常高,必须采用专门的定位框架作计划和实施治疗。主要应用于接近于刚性的颅脑部和头颈部的治疗,近年来随着在线影像引导技术的加入,使得SRT也有开始应用于人体其他部位肿瘤的治疗。

一、立体定向放射治疗的剂量学

(一)立体定向放射治疗的剂量学特点

　　由于SRS或SRT的分次剂量很高,通常即使是靶区内最高剂量的50%水平也达到肿瘤细胞的致死剂量,因此它在计划与治疗的剂量分布要求上与常规放射治疗有很大的不同。其剂量分布的主要特点为(图2-5-1/文末彩色插图2-5-1):

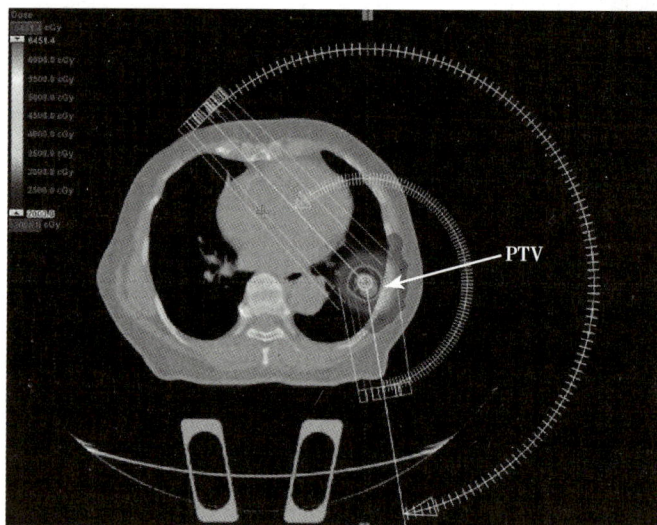

图2-5-1　SRT剂量曲线分布图

1. 高剂量区集中分布在靶区内;

2. 靶区周边剂量梯度变化较大,即从高剂量线到低剂量线的距离很短;

3. 靶区内及靶区附近的剂量分布不均匀;

4. 靶周边的正常组织剂量很少。

　　立体定向治疗剂量分布的这些特点反映在临床计划和执行的质量控制上,表现为靶区位置与体积确定的准确性比计划剂量的计算精度更加重要。临床实践证明,SRS靶区定位的误差仅1mm时即可导致周边剂量的改变超过10%数量级。因此SRT或SRS治疗的靶区界定与定位是治疗成功的关键因素。

(二)立体定向放射治疗的处方剂量和剂量分次

　　立体定向放射治疗的处方剂量和治疗次数取决于病变的种类、颅内靶区的体积和位置。良性病变多使用单次治疗,恶性肿瘤则采用分次治疗的方式。

　　1. 立体定向放射手术(单次治疗)　①主要适用于功能失调、血管畸形、一些良性肿瘤和远处转移病灶的治疗;②偶尔用于恶性颅内肿瘤常规放射治疗后的剂量推量;③处方剂量DT12~25Gy;病灶越大,处方剂量越小;④需要以刚性方法进行十分准确的固定。

　　2. 立体定向放射治疗(分次治疗)　①主要用于靶区体积在1~35cm^{3}范围的较小原发恶性病变的治疗;②使用较大的分次剂量,常见剂量分割方法为7Gy×6(总剂量DT42Gy),1次/2天;或4Gy×10

（总剂量 DT40Gy），1 次/天；③可选择使用均匀射野或调强射野以提高靶区剂量适形度；④使用可以重复摆位的定位框架，或者使用影像引导技术保证每次治疗的重复性和准确性。

二、立体定向放射治疗的实现方式与设备

目前应用于临床治疗的 SRT 或 SRS 治疗方式主要包括三类：①γ 射线放射源聚集照射（γ-刀治疗）；②常规直线加速器多弧旋转照射（X-刀治疗）；③智能机器人加速器追踪聚集照射（robotic SRT）。

前两种方式需要有专门的靶区定位装置（框架）和一系列不同大小的准直器，分别以多点聚集或多弧聚集方法照射，治疗时靶区准确定位于聚集中心。第三种方式是目前最先进的 SRT 方法，无需定位框架而改为由影像引导实时跟踪靶区，可以得到比框架定位更好的治疗精度。

（一）γ 射线立体定向放射治疗系统

γ 射线立体定向放射治疗系统，又称 γ-刀，是 1967 年由瑞典神经外科医生 Leksell 首先发明的。历经多年改良最早原型的基本结构和原理，现代的 γ-刀在治疗机体部中心装备有 201 个 ^{60}Co 放射源，其产生的 201 个线束经准直后聚焦到焦点并形成一个球形剂量分布（照射野），放射源到焦点的距离约为 40cm。γ-刀圆形照射野大小最终由 4 种不同规格的准直器头盔决定，在焦点平面处提供的射野直径通常为 4～18mm。1998 年，我国自主研发了中国式的 γ-刀，采用旋转式聚焦，将 ^{60}Co 源由 201 个减少为 30 个，降低表皮吸收剂量与中心吸收剂量之比，可以有效降低正常组织的受损程度。

γ-刀的主要部件为：

1. 治疗机，包括上半球形防护罩和中央部的机体；

2. 治疗床和移床装置；

3. 不同规格的准直器头盔，可提供焦点平面处直径为 4～18mm 的圆形照射野；

4. 控制装置。

（二）常规直线加速器立体定向放射治疗

常规直线加速器 SRT 设备又名 X-刀，可以使用目前的标准等中心型直线加速器，对其部分装置进行改进使其机械和电子性能达到 SRT 要求的精度，并增加一些相对简单的附件来进行。这些改进和附件主要有：

1. 一套附加的准直器，包括放射手术用的小圆形准直器或窄叶片的小多叶准直器（mini MLC，MMLC）；

2. 能够遥控操作的自动治疗床或旋转治疗椅；

3. 可以固定立体定位框架的床、托架或地面支架；

4. 治疗床角度和高度的显示及连锁；

5. 特殊的制动装置，用以固定治疗床的升降和移动。

X-刀治疗技术目前主要分为三类：多弧非共面聚焦技术、动态立体放射手术以及锥形旋转聚焦技术。这些技术的划分主要依据加速器臂架和病人治疗床（或椅）从起始角度到中止角度的旋转运动方式来决定。

（三）安装在机械臂上的小型直线加速器系统

安装在机械臂上的小型直线加速器系统（射波刀，Cyberknife）是一种新的基于直线加速器的放射手术治疗方式。其采用一台 6MV 的小型直线加速器，安装在工业机械手臂上，带动直线加速器可围绕病人在前、后、左、右、上、下六度空间自由转动。与传统框架结构为基础的立体定位不同，射波刀采用非侵入性的图像引导的靶区定位方法，而不使用传统等中心型加速器。（图 2-5-2/文末彩色插图 2-5-2）

射波刀立体定向放射手术治疗系统扩展了传统立体定向手术的范围。与传统技术相比，射波刀具有以下优点：

1. 射波刀允许无框架结构放射手术治疗（免除了使用刚性、侵入性立体定位框架的需求）；

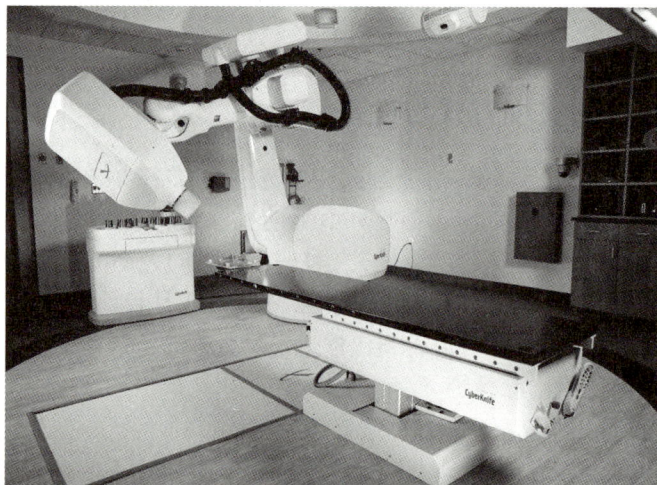

图2-5-2　安装在机械臂上的小型直线加速器系统（射波刀）的示意图

2. 射波刀可以连续监测、追踪病人的治疗体位,运用在线影像方法确定靶区在治疗室坐标系中的准确位置;

3. 通过图像引导的方法,射波刀引导射线瞄准在线确认的靶区位置,可以实现靶区剂量照射的定位精度在1mm以内;

4. 射波刀无需框架结构的特点便于其运用到其他颅外病灶的治疗,如:脊髓、肺和前列腺。可以通过人体骨骼或手术预置的金属标记点作为靶区定位的参照系。

第四节　图像引导放射治疗

对于精确放射治疗来说,尤其是调强放射治疗和立体定向放射等技术,其肿瘤靶区的剂量高度适形,而且靶区和周围正常组织之间的剂量梯度变化大,因此,当肿瘤靶区和周围正常组织的相对空间位置发生变化时,这种位置误差可能会显著影响肿瘤靶区的疗效和(或)增加肿瘤周围正常组织的损伤。

通过影像系统在治疗前和治疗中对靶区和正常组织进行解剖结构或者标志物的监测,从而实现对肿瘤靶区的精确定位,这种治疗方式即所谓的图像引导的放射治疗(image guided radiation therapy,IGRT)。其实现的方式主要是:在分次治疗摆位时和(或)治疗中采集图像和(或)其他信号,利用图像和(或)信号引导此次治疗和(或)后续分次治疗。采集的图像可以是二维 X 射线透视图像或三维重建图像,或有时间标记的四维图像;其他信号包括体表红外线反射装置发射的红外线,或者是埋在病人体内的电磁波装置发出的电磁波等。引导的方式可以是校正病人摆位或调整治疗计划或者引导射线束照射。实际上,3D-CRT、IMRT 甚至传统的二维放疗(2DRT)在定位阶段、计划阶段和(或)实施阶段等不同阶段都用到图像,因此都可称为 IGRT。例如,3D-CRT 和 IMRT 在定位阶段和计划阶段,要使用三维 CT 图像,在治疗阶段则要使用射野图像。

一、放射治疗的位置误差

在放疗过程中,病人照射的位置误差包括两方面:①系统误差:来源于治疗定位、计划设计、治疗资料传送、治疗的标记以及治疗用的挡块等所引起的位置误差;②随机误差:一方面技术员在进行每一次治疗时的摆位时会产生位置的随机误差,另外一方面,在分次治疗中病人解剖位置会发生变化,例如呼吸运动、膀胱充盈、小肠蠕动、胸腹水和肿瘤的增大或缩小都会引起肿瘤和正常组织的位置差异。

（一）治疗分次间（interfraction）的摆位误差

摆位误差主要来源包括两方面：一方面是来源于设备的误差，例如治疗摆位所依赖的激光灯和光距尺，加速器的治疗床和模拟定位机的床面差异等；另外一方面则与病人自身相关。由于人体并非刚性物体，组织和器官存在一定的相对独立运动的能力，因此即使体表的标记准确，但皮下的脂肪、肌肉及人体内部的器官位置不一定能够完全摆位准确。一般来说，这类误差与治疗的部位和病人的大体情况（年龄、体重、活动性等）密切相关，例如，体型较胖的病人误差可能相对较大一些。

（二）治疗分次间的靶区移位和变形

对于放疗病人来说，其消化系统和泌尿系统器官的充盈程度会显著影响靶区位置，如膀胱充盈程度会改变前列腺癌靶区的位置；其次，随着疗程的持续进行，病人很可能消瘦、体重减轻，也会持续地改变靶区和体表标记的相对位置；随着疗程的持续进行，肿瘤靶区可能逐渐缩小和变形，靶区和周围的正常组织以及危及器官的相对位置关系也会发生变化。

（三）治疗中（intrafraction）的靶区运动

在单次的治疗过程中，对于胸腹肿瘤来说，呼吸运动会对靶区位置的精确定位造成明显的影响。例如，对于胸部器官来说，包括肺和乳腺等组织和器官，对于腹部来说，包括肝、胃、胰腺和肾等，其位置和形状随呼吸频率做周期性运动。另一方面，包括胃肠蠕动和血管跳动也会带动紧邻的靶区。针对上述的器官运动和摆位误差，ICRU 定义了所谓的内靶区，即在临床靶区（CTV）外放一定的间距，以便保证在靶区运动和摆位误差情况下，靶区不会漏照。对治疗中的靶区运动所引起的误差，目前可采用屏气、呼吸门控、四维放疗或实时跟踪技术进行解决。

二、图像引导放射治疗的实现方式

图像引导放射治疗技术具体实现方式包括：①基于图像进行位置校准；②对呼吸运动所引起的靶区运动进行有效处理。其中，实现位置的校正则包括使用离线和在线两种手段。在线校正技术中，不论是采用二维还是三维图像都可称之为图像引导放射治疗技术；而对于呼吸运动的处理，目前的方法有很多，主要包括了主动呼吸控制技术、呼吸门控技术、四维放疗以及实时跟踪技术。

在线校正（online correction）

所谓的在线校正，是指在分次治疗过程中，在病人摆位后采集病人二维或三维图像，然后与参考图像（包括模拟定位图像或治疗计划的图像）比较，确定摆位误差后进行实时校正。这类技术是目前最常用的是 IGRT 技术。

1. EPID 校正　目前电子射野影像系统（elctronic portal imaging device，EPID）已经逐渐取代胶片来进行在线位置校正工作。EPID 附加在加速器上，可提供数字化图像，大大提高了在线校正的自动化程度，缩短了在线校位造成的附加治疗时间。非晶硅平板阵列是目前商用最先进的成像装置。

通过 EPID 在治疗前拍摄射野图像，然后与模拟定位图或者计划的 DRR 图可进行比较。为了辅助进行图像配准，拍摄射野图像时可以在治疗机头上附加一个带十字线金属标记点的平板。通过图像配准后所获得的摆位误差可通过移床进行校正。EPID 校正只能提供二维平面方向的误差校正，不能提供旋转方向的误差。

2. 锥形束 CT 校正　如果采用三维图像进行在线校正，则相比二维图像校正有明显的优势：①三维图像可提供 6 个自由度（3 个平移和 3 个旋转）的摆位误差数据，而二维图像最多只能提供 5 个自由度（3 个平移和 2 个旋转）的数据；②如果考虑到组织器官形状变化，采用变形匹配（deformable registration）技术，三维提供的摆位误差数据的精确度更高；通常获取三维图像的技术包括：

（1）千伏级锥形束 CT（cone beam CT，CBCT）：加速器上加载的千伏级 CBCT 包括了一个可伸缩的 X 线管和一个平面探测器。X 线源和射线探测器阵列与机架呈 90° 的轴线安装。通过加速器臂架在 360° 范围内进行旋转，平面探测器可以获得多个方向的平面图像。采用滤过反投影算法，这些图像可三维重建后获得病人的三维影像,包括横断面、矢状面和冠状面。

　　由于重力影响、旋转运动中X球管和探测器之间的相对位置误差、射束硬化和X线散射等原因,未校正的图像质量会出现低对比度、伪影和记录失真等。需要通过校正算法来抵消这些影响因素,还包括采用硬件,例如防散射的滤线栅来减少散射作用。校正后的图像具有相当好的软组织对比度,在等中心上大致可以显示1mm的空间分辨率(图2-5-3/文末彩色插图2-5-3)。

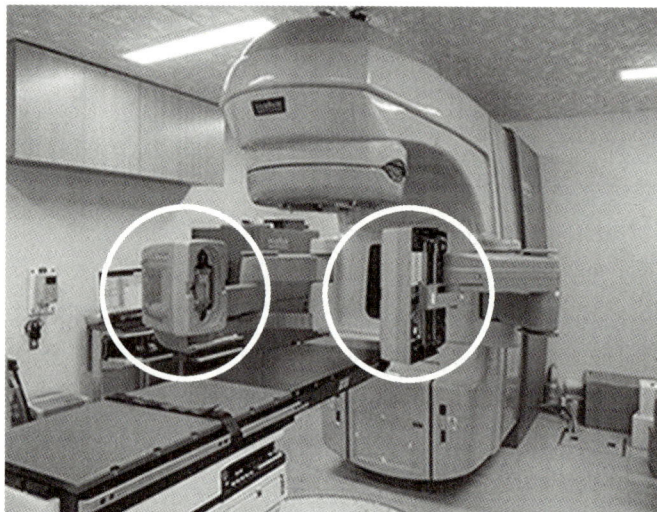

图2-5-3　安装在加速器上的cone beam CT的示意图

　　(2)兆伏级锥形束CT:采用加速器自身的兆伏级的治疗射线,结合EPID这类平板探测器,通过多个角度获得的平面图像进行三维重建,即可获得兆伏级的锥形束CT。MV级的CBCT存在自身的优势,例如不需要额外附加一个X射线管;获得的CT值与电子密度直接相关,不需要做太大的修正;金属物体导致的图像伪影较少。虽然在MV级的CBCT中,骨性标志和基准标志物能够为在线校正提供帮助,但其缺点也较为明显:相比较KV级的CBCT,其对比度和空间分辨率相对较差一些,其软组织的清晰度也较差,因此很难依据MV级的CBCT进行靶区的勾画。

　　在螺旋断层治疗机中,其获取图像与治疗采用了相同的射线束,也是MV级的CBCT。射线源旋转一周或半周,通过三维重建获得三维图像。如上所述,虽然相比较KV级的CBCT有一些缺点,但还是能够为在线验证病人的位置提供足够的帮助。

　　(3)其他技术:在西门子的primatom的加速器中,采用了CT-on-rail技术,即在加速器对侧的导轨上安装1台CT机,CT机与加速器共用1张治疗床,在治疗开始前做CT扫描,根据CT断层图像和三维重建图像确定摆位误差,显然其获得三维图像与传统意义上的CT扫描是完全一致的。

三、自适应放射治疗

　　如果将病人治疗计划移到校位的三维图像上重新计算剂量分布,可得到每个分次治疗时病人实际受照剂量分布,根据实际受照剂量可对后续的分次治疗做适当调整,即所谓的自适应放射治疗(adaptive radiation therapy,ART)。自适应放疗是根据治疗过程中的反馈信息,对治疗方案做相应调整的治疗技术。

　　对于个体化病人来说,进行治疗计划设计时,PTV和CTV的间距是根据病人群体摆位误差和器官运动数据设定的。但实际上由于个体之间的差异,每位病人实际需要的外放边距并不相同,因此有必要使用个体化的外放边距。Yan等人提出了自适应放疗技术的概念。其具体流程是:从治疗开始,每个分次治疗获取病人的二维或三维图像,通过离线方式测量每次摆位误差。根据最初数次(5~9次)的测量结果预测整个疗程的摆位误差,然后据此调整 PTV 和 CTV 的间距,修改治疗计划,按修改后计划实施后续分次治疗。除了根据个体的摆位误差调整间距,近年自适应放疗技术还可扩展到更高层面,如根据病人每个分次实际照射剂量累积情况,调整后续分次照射剂量,或者根据疗程中肿瘤对治疗的响应情况,调整靶区和(或)处方剂量,即所谓的"剂量引导放射治疗"技术。

第五节　全身照射技术

一、全身照射的治疗模式

全身照射(total body irradiation,TBI)是一类特殊的放射治疗技术,包括利用^{60}Co-γ射线或高能 X 射线对全身、半身、全骨髓和全淋巴照射等。TBI 主要用于骨髓移植(bone marrow transplant,BMT)的部分准备工作、或杀灭白血病细胞、或作为免疫抑制手段避免发生机体的免疫排斥反应以及为干细胞移植排出"空间"。这一方法已和化学治疗一起列为 BMT 预处理的治疗规范。

全身照射可以大多采取分次照射模式(fractionated total body irradiation,FTBI),临床上也使用较大的剂量做单次式照射(single-dose total body irradiation,STBI)。依据临床情况的不同,TBI 治疗可以使用以下四种模式:

1. 高剂量 TBI 总剂量 DT12Gy,单次照射或分成 6 次、每三天照射一次。

2. 低剂量 TBI10~15cGy/次,分 10~15 次照射。

3. 半身照射总剂量 DT8Gy,单次照射上半身或下半身。

4. 全身淋巴结照射典型的淋巴结照射剂量为 DT40Gy,分 20 次照射。

常用的方法是以低剂量照射,2 次/天,疗程 2~5 天。这种治疗时间表可以使肺等正常组织修复放射损伤,并增加异常细胞(这些细胞生长快速并且对放射损伤的修复能力差)的杀灭。

治疗病人的肺通常是需要限制剂量的正常组织,肺的并发症被认为是 TBI 照射后的主要死因。受肺剂量的限制影响,传统 TBI 的低照射剂量和剂量分布不均匀会造成白血病和淋巴瘤治疗失败和复发,低剂量 TBI 合并放射治疗的病人患白血病的危险也更大。TBI 治疗的另一个风险是晚期白内障的发生,危险因素主要来自高剂量率的 STBI。

二、全身照射技术的实现方式与剂量学处理

当前 TBI 使用的照射方式主要分为两种:一种是静态 TBI,主要使用 70cm×200cm 的足够大的照射野覆盖全身;另一种是动态 TBI,使用相对小的照射野,通过某种方式的平移或旋转的方法使射野覆盖病人全身(图 2-5-4)。

通常 TBI 采用相同权重的对穿野照射,可以分为前后/后前(AP/PA)和平行侧向对穿(LAT)技术。TBI 治疗计划的目标是全身的剂量分布均匀并尽量减少正常组织的剂量。两种对穿照射方法都会受身体厚度变化和组织密度不同的影响,导致多处剂量不均匀。作为主要限制剂量的正常组织,肺的受量问题最明显。AP/PA 技术通常比 LAT 技术的剂量分布要均匀,因为在这个方向上的病人厚度要比在侧向方向更均匀。但是因为肺组织的低密度,肺的剂量仍会过高。那么 AP/PA

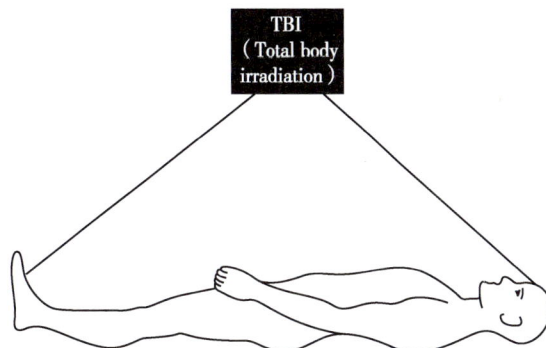

图 2-5-4　全身照射技术示意图

技术必须对肺遮挡,并使用电子射线对肋骨进行补量。另外,挡块的准确定位是个挑战,它们很容易引起剂量超量(肺的并发症)或者欠量(复发)。LAT技术的剂量变化较大,但可以依靠手臂作为天然的补偿器减少肺的剂量。

全身照射可以使用专用的辐射设备,也可以使用改进的高能治疗机进行TBI治疗。改进的方法主要有以下几种:

1. 延长源皮距(SSD)治疗;

2. 去除^{60}Co治疗机准直器后在标准SSD条件下治疗;

3. 采用射野平移的方法进行治疗;

4. 采用扫描式照射方法进行治疗。

前两种方法使用了足够大的照射野,治疗过程中射野和病人均保持静止。后两种方法使用了动态照射的方法,或是将病人在静态射野中平移,或是使用动态射野扫描静止的病人。上述动态照射方式剂量学处理和重要器官保护相对复杂,在治疗增益上也没有明显优势。

TBI处方剂量点位于病人体内,通常定在体中线平脐处,可以取该点或体中线上多个点的TMR平均值计算剂量。病人全身各处的照射剂量均需归一到处方剂量点处,且治疗中病人体内剂量分布的不均匀性不应超过处方剂量的±10%。为了获取较为均匀的剂量分布,TBI照射时常使用补偿膜(bolus)或组织补偿器对体厚不均的影响给予校正。

TBI计划所需的基本剂量学数据与常规放射治疗相似,但是不能直接采用常规治疗条件的剂量学数据,而必须在特定的TBI摆位、照射距离和大照射野条件下获取,包括绝对剂量校准、百分深度剂量(PDD)和沿射野轴的离轴剂量强度分布(离轴比(OARs))等数据。

(陈立新)

第六章 近距离治疗剂量学

近距离放射治疗是将小体积的密封放射源直接放置于治疗部位或附近进行治疗照射的一种模式。由于近距离放射治疗时的放射源离瘤体较近,肿瘤组织受照剂量较高,而周围的正常组织由于剂量的迅速跌落,受照剂量较低,与外照射放射治疗相比,其优点是辐射剂量主要局限于靶体积,缺点是仅能用于局限且病灶体积相对小的病例,且在肿瘤内形成的高剂量分布均匀性较差。

为了达到较好的治疗效果,通常将外照射放射治疗技术与近距离放射治疗技术联合使用。近年来,随着放射源、后装机和治疗计划系统的发展,近距离照射治疗范围已发展到全身各部位的肿瘤,如宫颈癌、鼻咽癌、食管癌、乳腺癌、直肠癌、支气管癌、胰腺癌和膀胱癌等。

近距离放射治疗使用特定的剂量学系统计算治疗时间和剂量。由于近距离治疗具有剂量梯度大的特点,植入的放射源相对于预期位置的几何偏差会严重影响治疗效果。因此,根据特定的治疗目的需要建立良好的质量控制规程。

第一节 近距离治疗方式及放射源周围的剂量学

一、近距离治疗方式的分类

按照植入的类型、持续照射时间、装入放射源的方法以及照射剂量率分类,近距离治疗的分类总结如表2-6-1、表2-6-2、表2-6-3所示。

表2-6-1 近距离治疗的主要植入类型

类型	说明
腔内照射	源放置在人体空腔内并贴近肿瘤组织
组织间照射	源植入肿瘤组织内
表面照射	源放置在组织表面
管内照射	源放置在人体管腔内
术中照射	源植入到靶组织

表2-6-2 按照治疗持续时分类

类型	说明
暂时性	在短时间内实施照射,达到处方剂量后退出放射源
永久性	放射源一直实施照射

表2-6-3 按照剂量率近距离治疗的分类

剂量率	剂量规定点的剂量率值
低剂量率(LDR)	0.4 ~ 2Gy/h
高剂量率(HDR)	>12Gy/h

根据ICRU建议定义。在临床实践中,HDR治疗的剂量率显著高于这里给出的低限12Gy/h。

二、近距离治疗放射源周围剂量分布计算方法

(一) γ射线源剂量计算物理量

推荐的γ射线源物理量是参考空气比释动能率$[K_{air}(d_{ref})]_{air}$,国际辐射单位和测量委员会(ICRU)对其定义为:空气中经空气吸收和散射校正,参考距离1m处的空气比释动能率。参考空气比释动能率的国家单位为Gy/s,为方便应用,低剂量率的近距离治疗放射源常用单位为μGy/h,而高剂量率近距离

治疗放射源则常用 μGy/s 和 mGy/h。

过去表示近距离治疗放射源强度的专用名词是活度(即每单位时间的衰变数),或对于镭-226这样的放射源用其质量表示。作为活度单位的居里(Ci)最初的定义是,1Ci等于1克镭-226产生的放射性(3.7×10^{10}/s)。现代测量发现1克镭-226产生的放射性为0.988Ci。另外一些用得较为普遍的物理量是显活度和毫克镭当量。

(二)点源放射源的剂量分布计算

对距离放射源(点源)某一点的剂量分布来说,IAEA推荐使用比释动能来计算剂量,具体方法可分为以下四个步骤:

1. 计算空气比释动能率　应用显活度和空气比释动能率常数计算空气中距离辐射源(点源)某个距离处的空气比释动能率。

2. 计算水中空气比释动能率　在第一步的计算结果基础上计算或查表得到同一位置处水中空气比释动能率。

3. 转换为水中的水比释动能　通过质能转换系数将水中空气比释动能转换为水介质中的水比释动能率。

4. 计算吸收剂量率　最后计算水中距放射源某个距离处的吸收剂量率。

由于近距离治疗的辐射源大多为线源。计算剂量时可假设线源由许多点源组成,感兴趣点处的剂量则是每一点源剂量贡献之和。

第二节　腔内照射剂量学

一、传统或经典的妇科肿瘤腔内治疗剂量学体系

传统或经典的妇科肿瘤(主要为宫颈癌)腔内治疗方法基本分为三大系统,即斯德哥尔摩系统、巴黎系统和曼彻斯特系统。

(一)斯德哥尔摩系统

使用较高强度的源分次照射,该治疗系统的放射源施源器包括不同长度的宫腔管及不同宽度的阴道容器以包绕宫颈,总的源强度为60~80mgRa。每次治疗27~30小时,间隔约3周,共治疗2~3次,曾被称为"大剂量率、短时间"分次治疗。

(二)巴黎系统

使用低强度源连续长时间照射。此种治疗方法的宫腔源强度10~16mgRa。阴道容器为3个独立的球形容器,中间的对着宫颈口,两侧的贴在阴道穹窿,所有源的总强度为40~70mgRa,总治疗时间为6~8天,以低剂量率,长治疗时间连续治疗。

以上两个系统的剂量计算以 mgRa·h 为单位,即放射源的总强度(毫克镭当量)与治疗总时间(小时)的乘积。

(三)曼彻斯特系统

由巴黎系统演变发展起来的,使用中等强度的放射源。阴道容器改为卵形容器。宫腔源的强度为20~35mgRa,每个阴道源的强度为15~25mgRa。该系统设置了A点及B点作为剂量参考点。如图2-6-1所示,A

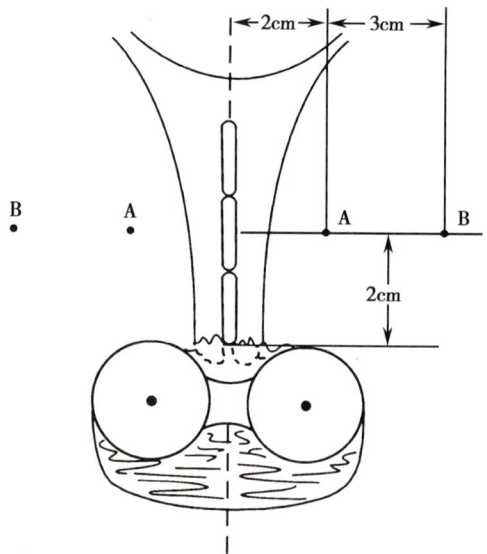

图 2-6-1　妇科肿瘤近距离治疗的曼彻斯特系统

点位于宫颈口上方 2cm,宫腔中轴线旁开 2cm 的位置;B 点为过 A 点横截面并距宫腔轴线旁 5cm 的位置,临床上相当于闭孔淋巴结区域代表盆腔淋巴结接受的剂量。每疗程分两次照射,每次约 72 小时,间隔 1 星期,总照射时间为 140 小时,A 点剂量约为 80Gy。A、B 点的概念,至今仍然为世界各国的许多治疗中心广泛使用。

二、ICRU 推荐的腔内治疗剂量学体系

ICRU 在其 38 号报告中力图使宫颈癌的放射治疗规范化,以便不同的放射治疗中心对宫颈癌的腔内放射治疗具有统一、规范、准确的剂量学描述。该报告建议腔内放射治疗参照外照射的剂量学方法定义靶区、治疗区、照射区和危及器官,并且定义参考等剂量面的体积为参考体积。参考剂量对低剂量率(0.4~2Gy/h)治疗为 60Gy;对高剂量率(>12Gy/小时)采用相应的(<60Gy)等效剂量值。参考体积在三维方向的最长径定义为该体积的厚度(d_t)、宽度(d_w)和高度(d_h)并需要在计划中报告(图 2-6-2)。

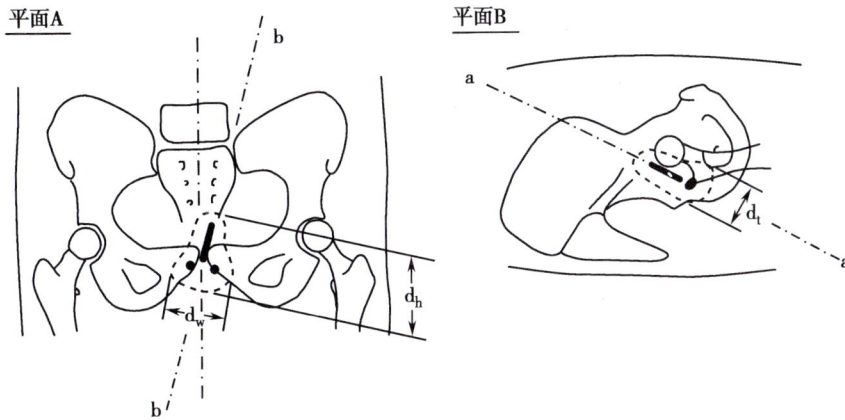

图 2-6-2　ICRU38 号报告的宫颈癌腔内治疗参考体积定义

当采用内外照射综合治疗时,若总参考剂量为 60Gy,内照射治疗参考剂量应从总参考剂量中减去外照射剂量。对于相关的重要器官的参考点,主要有膀胱和直肠的剂量参考点。沿膀胱中心与阴道容器连线,过膀胱后表面一点为膀胱受量的参考点。宫腔源后端点(或阴道源中心)与阴道后壁的垂直线,距阴道后壁 0.5cm 的位置为直肠受量参考点。淋巴引流区和盆壁剂量参考点,Fletcher 梯形平面,用以确定左、右腹主动脉旁(R. Lpara)、骶髂联合旁(R. Lcom)、髂外(R. Lext)的淋巴引流区和左右盆壁的剂量参考点(R. Lprw)(图 2-6-3)。

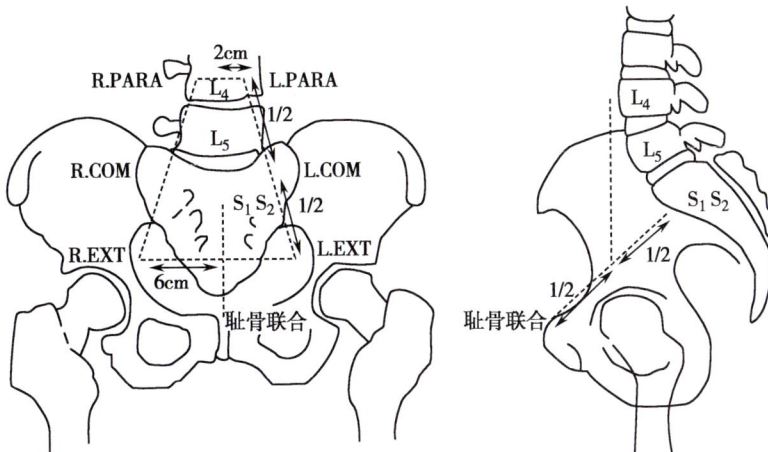

图 2-6-3　ICRU 定义的淋巴引流区剂量参考点

ICRU 还建议腔内治疗应详细记录治疗的时间-剂量模式,治疗技术(施源器)及总参考空气比释动能率。

第三节　组织间照射剂量学

一、组织间照射的概念

组织间照射或称插植照射,是近距离照射中应用较为广泛和灵活的一种治疗方式,基本做法是根据靶区的形状和范围,将一定规格的多个放射源直接插入人体组织,对肿瘤组织(或瘤床部位)进行高剂量照射。为使治疗部位获得满意的剂量,必须根据放射源周围剂量分布特点,按一定规则排列这些放射源。

组织间照射可分为暂时性插植(temporary implants)和永久性插植(permanent implants),根据放射源的排列方式,又可将其分为单平面插植、双平面或多平面插植,以及直接用插植的几何形状如圆柱形插植等予以叙述。暂时性插植照射可分为以下几类方式:连续照射(continuous irradiation)、间断照射(non-continuous irradiation)、分次照射(fractionated irradiation)、超分割照射(hyperfractionatedirradiaton)以及脉冲式照射(pulsed irradiation)等。

组织间照射使用的放射源长度通常相等且相互平行。进行组织间照射时,需要明确肿瘤区、临床靶区和治疗区,对于计划靶区则少有重视。其次,在确定插植方式之前,需定义临床靶区,通常是在三维方向上按照其最大径描述临床靶区的长度、宽度和高度。此外,定义中心平面是一个重要描述,在临床实践中,由于局部解剖位置的限制或操作难易程度的影响,中心平面的定义也较为复杂。

二、描述组织间插植照射的相关剂量学参数

近距离照射剂量学的特点是:剂量分布不均匀,剂量梯度大和每一放射源周围存在高剂量区。但在组织间照射的插植平面内,也有剂量梯度近似平缓的区域,即坪剂量区(plateau dose),坪剂量区一般与相邻放射源的距离相等。ICRU58 号报告对描述组织间植入治疗,推荐的剂量学参数包括:

1. 临床靶体积的描述;

2. 放射源,植入技术和时间;

3. 总参考空气比释动能;

4. 剂量描述处方点/面,处方剂量,中心平面的参考剂量,平均中心剂量和周边剂量;

5. 高/低剂量区和均匀指数的描述;

6. 剂量-体积直方图(DVH)。

这一报告强调描述任一例插植治疗,至少需要记录四个不同的剂量参数。包括:总参考空气比释动能、平均中心剂量、最小剂量以及高剂量区,具体描述如下:

1. 最小靶剂量(minimum target dose,MTD)　临床靶区内所接受的最小剂量。在巴黎剂量学系统中,MTD 即为参考剂量(Reference dose,RD),曼彻斯特剂量学系统中,MTD 约等于 90% 的处方剂量。

2. 平均中心剂量(mean central dose,MCD)　中心平面内相邻放射源之间最小剂量的算术平均值,代表靶体积内的剂量坪区范围。

3. 高剂量区(high dose volumes)　中心平面内或平行于中心平面内或平行于中心平面的任何平面内的 150% 平均中心剂量曲线所包括的最大体积。

4. 低剂量区(low dose volumes)　在临床靶区内,由 90% 处方剂量曲线所包括的任一平面中的最大体积。应用低剂量区的概念,需根据不同剂量学系统和临床实际给予特别说明。

5. 剂量分布的描述和评价　最小剂量离散度(spread in individual minimum dose):在中心平面,放射源之间每一最小剂量相对于平均中心剂量的变化范围。剂量均匀指数(dose homogeneity index):最小靶剂量与平均中心剂量的比值。

三、组织间照射的剂量学

(一)曼彻斯特系统

插植规则:①典型的单平面插植,放射源必须互相平行,且之间的距离不能大于1cm,在互相平行的放射源的端点,有与其相互垂直的直线源与之交叉,交叉点距放射源活性区不大于1cm,形成封闭的平面;②如受临床条件限制,放射源不能形成封闭的辐射平面,则治疗面积会有所减少,一般单侧无交叉,面积会减少10%,双侧无交叉,减少20%左右;③平面插植,周边源与中心源的强度之比由辐射平面的面积而定,面积小于25cm²,周边源为总量的2/3;25~100cm²,为1/2;大于100cm²,为1/3;④双平面插植,两平面应该互相平行,并且都应该按规则①~③进行。

(二)巴黎系统

插植规则:①所有放射源的比释动能率相等,为4.2~6.4μGy·m²/h·cm;②放射源是相互平行的直线源,插植时其强度、长度及各放射源之间的距离相等,且各源的中心在同一平面,即中心平面;③多平面插植,放射源排列为等边三角形或正方形。

(三)步进源剂量学系统

以源步进的方式模拟线源使用,其基本设想是相对增加源在插植端点的驻留时间,相对减少在中心部位的驻留时间。是以巴黎系统为基础发展起来的。

在实际临床中,由于靶区的几何形状是多样化的,解剖位置也各有特点。为使近距离照射剂量学适应这一情况,引入优化(optimization)的概念。对布源方式、包括施源器的使用数目和排列、放射源的位置和强度等作个体化的处理,以使得近距离照射形成的等剂量分布线面在三维方向上能更好地覆盖病人的靶区,同时周围的正常组织中剂量跌落更快。

四、计算机化的近距离治疗计划

(一)放射源的定位

近距离治疗中,准确计算剂量分布的前提是每个放射源的任意位置是否可以准确地确定。使用放射影像一些方法可以对放射源予以定位,包括胶片以及CT图像定位等。特别是当使用大量籽粒源时,手工方法确定每个放射源的位置通常比较困难和耗费时间,现在多数近距离治疗计划系统采用一些自动定位算法来完成。

(二)剂量计算和显示

剂量计算的基本算法应用点源模式,和(或)线源模式。对于籽粒植入治疗,通常使用每一籽粒源的一维近似剂量表来计算。计算的剂量分布最普遍的是显示是单一平面的两维剂量分布,显示通常包括等剂量率曲线、靶体积和放射源的位置。三维计算方法则提供了对靶体积的适形度和正常组织接受的剂量分布,以及显示剂量-体积直方图(DVH)。

(三)剂量分布的优化

近距离治疗剂量分布的优化通常是通过放射源分布和每个放射源的强度权重而实现优化的。优化的结果主要依赖于所选择的剂量计算点的数目和它们的相对位置。在多数情况中,当计算不能得到满意结果时,通过反复试验和调整来实施优化。例如:使用单一步进源的近距离治疗计划系统中,优化是通过调整放射源的驻留位置和相对的驻留时间来获取预期的结果。

(陈立新)

69

第七章　放射治疗的物理质量保证与质量控制

第一节　放射治疗的发展过程与建立规范

一、放射治疗质量保证与质量控制的概念

国际标准化组织（international organization for standardization，ISO）对质量保证（quality assurance，QA）的定义是：为得到满足一定的质量需求而制订的所有计划，和保证计划的执行具有足够可靠性所必须的措施与标准。质量保证应该包括整个系统工作涉及的所有相关工作设备、执行方式和全部参与人员的规范标准。而质量控制（quality control，QC）则是为保证达到质量保证标准而对实际工作质量进行的规范化测量、与标准进行比较和对工作过程进行修正。

世界卫生组织、国际原子能机构、欧美国家放射肿瘤学会以及医学物理师协会等组织为放射治疗制定了一系列的质量保证/质量控制标准。随着新的放射治疗技术的不断涌现，现有标准与规范不能涵盖所有的质量保证/质量控制要求，因此各放射治疗单位还需要根据所采用的技术进行测量与评估，制定自己的质量保证标准与规范，以预防和减少误差与事故的发生。

我国国家标准委员会在 20 世纪 80 年代起对放射防护和放射治疗设备以及特殊放射治疗技术等制定了一系列的质量管理法令和规定，对放射治疗设备的验收和使用条件规定了统一的质量保证和质量控制国家标准。原卫生部 46 号令明确规定从事放射治疗的单位必须具有质量控制与安全防护专（兼）职管理人员和管理制度，并配备必要的防护用品和监测仪器。新安装、维修或更换重要部件后的设备，应当经省级以上卫生行政部门资质认证的检测机构对其进行检测，合格后方可启用。定期对放射治疗设备进行稳定性检测、校正和维护保养，由省级以上卫生行政部门资质认证的检测机构每年至少进行一次状态检测。我国卫生和计划生育委员会和各省卫生行政部门从 1990 年开始成立了放射治疗设备与应用技术评审委员会，建立了初步的放射治疗技术质量保证和质量控制评审制度。从行政手段上对放射治疗质量保证/质量控制工作的开展进行干预和强制执行，对提高国内放射治疗的质量起到了极大的推动作用。

二、质量保证和质量控制的组织与实施

放射治疗的过程涉及临床、物理和工程技术各个学科人员的配合与协作，复杂的质量保证程序必须有一个完整的团队完成。建立和执行良好的质量保证体系首先必须成立一个由以上各个学科人员共同组成的质量保证工作小组，包括医师、物理师、剂量师和治疗师等。所有治疗团队的人必须一起合作建立质量保证程序或系统，包括质量控制实施的细节、过程、周期和实施的原则的制定和实施。我国卫生部在 46 号令中规定，放射治疗中心必须成立质量管理小组或委员会。

质量管理小组一般由科主任为领导，根据本部门开展的放射治疗技术项目和国家、国际的相关质量保证规范标准，确定和执行本部门的质量保证内容。小组成员应具备各自学科和相关学科的良好专业知识，并经过足够的教育和培训，能够互相沟通和胜任放射治疗临床的整体质量保证/质量控制工作。其主要工作内容包括建立质量保证的流程与规范，病人剂量控制检查的程序，病人与工作人员的辐射安全和评价体系，以及预期达到的质量保证水平和控制标准。

第二节　放射治疗质量保证的内容

质量保证的程序主要包括：①获取病人资料、诊断、治疗计划、治疗和其后相关的步骤；②包括常规挡块，定位设备，个体化补偿块等附件的质量保证；③使用设备包括加速器和模拟机等设备的质量保证。放射治疗的质量保证包括了放射治疗临床过程的质量保证和放射物理学的质量保证等方面。

一、放射治疗临床过程的质量保证

（一）放射治疗临床过程的误差

放射治疗过程的每一个环节都有可能产生误差,包括以下方面:

1. 体位固定的可靠性;

2. 从影像学检查确定的病人解剖结构,如受照射部位的外轮廓、肿瘤的位置与形状的确定,其不均匀性组织密度信息(CT值和电子密度转换)的获取等;

3. 治疗靶区与周围重要器官范围确定的不准确;

4. 治疗摆位和操作的重复性;

5. 治疗过程中病人组织和器官的生理活动,如呼吸、腔体充盈等及病人结构对治疗的响应和改变。

误差的来源可能是系统的,也可能是随机的,甚至有工作人员的错误、粗心、不理解、失误或机械、电气故障造成的。因此质量保证和质量控制需要通过对定义靶区、决定病人解剖、建立病人治疗计划和实施治疗等各个环节的相关误差进行定量分析,查明误差的来源并减少误差出现的频度和严重性。

（二）放射治疗临床过程的质量保证内容

对于临床过程方面的质量保证,其"临床方面"是指与放疗医师,放疗治疗师,剂量师和物理师相关联的方面。检查和回顾是临床方面的主要特征。以下是临床质量保证的几个方面:①新病人的会议;②病历检查:包括了对病历的基本部分和病历检查的总回顾;③病历检查的程序:包括了对新的病人或者修改治疗射野的计划,对每周的病历回顾,对所有治疗的回顾;④验证片检查:需要指明的是验证片检查不仅仅是措施,而且包括了对验证片的回顾,并且需要所有的治疗队伍参加。其好处在于:对于模拟影像和治疗中的射野照相,不同的人所看到的误差可能不同,通过照片回顾可以让治疗师减小标记的误差,减小摆位误差以及体位固定误差等等;找到误差后,可以寻找其产生的原因,如挡块错误,病人体位错误等;有必要时需要对治疗计划和剂量的图形显示进行检查,有益于讨论现在的方法和技术的原理,射野的安排,病人的体位等。

临床质量保证的项目内容与规范标准应根据病人体位固定、模拟定位影像获取、靶区确定和器官勾画、计划设计与剂量计算、治疗操作各过程的精度以及治疗的总体误差的要求制定。而误差检测与修正等质量控制的方法与执行的频度则需要通过对每一过程中所使用设备的稳定性、计划设计不确定度的大小、治疗实施阶段的操作重复性与稳定度误差等进行长期的测量和评估,因此需要结合放射治疗物理学方面的质量保证和质量控制内容来设计和执行。

二、放射治疗物理学方面的质量保证

（一）放射治疗物理学质量保证的基本内容

从放射物理学的角度来说,质量保证包括两方面:一是对治疗设备的质量保证;另外就是对检查治疗设备的工具的质量保证。

1. 治疗机、模拟机和辅助设备的质量保证 放射治疗设备的好坏直接影响到放射治疗的疗效。常规的治疗设备包括X射线治疗机、钴60治疗机和医用加速器,其特点是结构复杂、易出故障,必须对其各项参数进行定期检查和调整。

2. 辐射剂量仪及辅助设备的质量保证 在放疗设备质量控制中,需要一套完整的检测射线质和量的设备,包括辐射剂量仪、电离室、半导体探头、胶片分析系统以及热释光等各种测量设备。对于每个放射单位来说,电离室型剂量仪和配套的电离室是必备的测量设备,是验收和常规测量中的基本工具。作为质量保证程序中最基本的仪器,每年必须送交国家授权的计量检测部门进行检测。常规QA程序中首先需要对这些测量设备进行完整的检查和质量保证。现代的放射治疗设备QA/QC内容归纳为以下三大类:①设备的安装与验收;②放射治疗的临床测试;③日常的质量控制检验。

（二）设备安装验收

放射治疗设备在安装以后必须由生产厂家、使用医院和政府质量监督部门共同对机器进行质量检测，检测的结果必须完全符合国际、国家和生产方或企业标准，称为设备安装验收（acceptance testing）。验收检测的内容包括设备的机械运动精度和数值刻度、剂量学精度、电气安全和辐射防护安全等。为保证常规放射治疗靶区的总剂量误差控制在<5%的范围内，AAPM和我国的国家标准均要求放射治疗设备在安装验收时，机械部分的几何精度误差应<2mm或2%，角度误差<1°，输出剂量特性的偏差应<2%。对装备了多叶准直器（multi-leaf collimator，MLC）、电子射野成像系统（electronic portal imaging device，EPID）、在线的二维或三维X线影像设备等辅助设施的加速器，具有呼吸门控装置等的模拟定位CT与治疗机器必须对这些附件单独进行性能误差测试。

设备的接受方可按国际和国家标准对厂方提供的标准验收文件内容增加检验项目，以保证设备符合临床使用要求。各检测项目除了接受模拟运行检验外，还必须进行短期及长期稳定性与重复性检验，以保证以后使用的可靠性。

（三）放射治疗设备的临床测试

在设备通过了安装验收并接收之后，各放射治疗专业协会均建议和要求进一步针对拟开展的治疗技术对设备进行更加严格的误差检测和进行必要的校准，评价设备用于不同照射技术时的不确定度、开展各种治疗技术的可能性及预期达到的质量目标，即临床测试（commissioning）。执行治疗的设备、常规和CT模拟定位机、治疗计划系统、加速器的附件如EPID和MLC等各自的误差与整体误差。由于现代放射治疗已不仅仅使用常规照射手段，还包括IMRT等精确治疗技术，因此还可能需要根据用户所使用的治疗技术来制订具体的测试内容。

临床测试的结果将提供两个方面的重要参数：①设备的系统误差及随机误差。前者可以作为系统调整的依据，后者将为治疗计划设计提供靶区边界设置的参考数据；②以后的日常质量控制工作的参考指标（baseline）。

对新安装放射治疗设备的单位，在设备安装完成后，必须向省级放射卫生防护机构提交安装调试报告，并接受验收检测，经省级卫生行政部门核准后，方可投入使用。另外，放射治疗设备随着使用时间的增加，设备性能会有所改变，因此放射治疗单位除了按照有关法律规定接受放射卫生防护机构的定期监督检测外，还需根据自己的放射治疗设备的情况，配置相应的工作剂量仪、水箱等放射治疗质量保证设备，按照国家标准规定进行放射治疗设备的自主检测。质量保证项目的检测频率长短不一，有日检、周检、月检和年检等不同检查频率下的内容，主要与设备当前的稳定性、长期稳定性以及其对病人所受剂量的影响等有关。

（四）日常质量控制检验

根据临床测试对模拟定位、计划设计和实施治疗使用的设备制定合理的QA规范，包括每天、每周和每个月定期检验的项目、程序、允许误差的大小和校准的标准等。这是现代精确放射治疗质量保证工作的重要组成部分。日常的QC检查目的是发现和纠正设备在使用过程的老化、磨损和漂移等造成的误差。总结QC检验的结果，还可以发现及修正设备和系统误差，并确定其不可避免的随机误差大小，作为设备的不确定度参数指导治疗计划的设计。放射治疗单位的日常QC检测项目应包括CT-Sim、加速器和MLC的临床验收的全部几何精度检测的内容，部分可能产生变化的物理剂量性能（如能量、绝对剂量、射野对称性和均匀度等），并与临床验收时得到的结果相比较和进行校准。

以医用直线加速器为例，由于其机械设备和电子设备结构复杂，包括多叶光栏、楔形板和电子线限光筒等众多的复杂附件，因此无论是设备的大小故障以及相应引起的人为操作错误都可能导致临床治疗的错误和失败。因此，无论是国家标准还是国际标准，对其机械设备包括其控制台的显示功能、射线的质和量以及附件设备的显示和连锁等都给出了明确的要求和质量保证规范。此外，不论是直线加速器还是^{60}钴治疗机等,其主要功效是要通过相应的辐射野来进行治疗,治疗计划中所确定的射线能量、照射野大小、剂量率、单次剂量和照射方式等各项参数,都必须准确地传递到治疗设备上。因此,辐射野的性质包括:照射野与灯光野的重合性、照射野内的剂量对称性与均匀性、输出剂量的稳定性和射线质等各方面都是质量保证系统中重要的检查环节。另外,所有与病人及工作人员安全有关的项目(连锁、对讲机等)都应每天检测。门联锁、机头机架运动防撞环和感应防撞器与病人和操作人员利益密切相关,应列为日常检测项目;闭路监视器、对讲设备应是日常工作中必不可少的工具,应在每日开始治疗前检查。

第三节　特定技术的质量保证

一、调强放射治疗的质量保证与质量控制

(一)治疗前的质量保证

1. 调强放射治疗设备的质控检验　包括 CT 模拟定位的图像和 CT 值的准确性、治疗加速器和 MLC 的稳定性等。用于调强放疗的设备相比常规治疗设备必须增加检测的频度并要求更高的精度。

2. 治疗计划的质量保证　首先应保证靶区勾画准确,由于 CT 图像的某些局限,常常难以从 CT 图像准确判断灶的范围,应尽可能在设计计划时利用图像融合技术借助 MR 或 PET 的图像进行靶区勾画。由于 IMRT 计划的复杂性和特殊的精度要求,每个计划执行前必须经过验证测试,测试的内容包括计划的可行性和剂量计算的准确性。剂量验证的方法一般是将病人的实际治疗计划移植到专门的验证体模上,进行实际照射并进行剂量测量验证。验证的内容可包括点剂量、平面剂量以及三维体积的剂量分布等。

(二)IMRT 实施过程的质量控制

治疗过程的质量控制主要是验证体位固定的重复性误差、摆位误差及治疗靶区的移动,保证这些误差不超过设定的允许范围。常用的方法是在治疗机拍摄射野照片(胶片或 EPID)。对高剂量区很靠近危及器官、剂量梯度很大的 IMRT 计划,还需要在病人以预埋金属显影标记的在线影像对治疗靶区的位置精度进行实时检验和引导治疗,这也称为图像引导放射治疗(image guided radiation therapy,IGRT)。

二、立体定向放射治疗的质量保证

(一)治疗过程的质量保证

由于 SRT/SRS 剂量分布梯度陡峭、治疗分次量大等特点,治疗要求的几何定位必须准确。因此在每次治疗前,均必须校验系统设备的机械等中心和辐射野的中心是否重合。治疗过程中的每一个环节,从靶区定位、计划设计到治疗实施,都必须要经过实际验证,保证用于放射手术的各种软件、硬件设备的可靠性和精确性。

(二)建立和严格遵守质量保证规范

SRT/SRS 是一项十分复杂的治疗技术,需要参与的人员包括神经外科医生、放射肿瘤医生、物理师以及放射治疗技术人员(治疗师)等密切合作,以及建立和执行严密可靠的质量保证规范。

SRT/SRS 的质量保证规范应该包含以下三类内容:

1. 日常基本质量保证规范　用于维护 SRT/SRS 治疗的靶区定位、三维计划设计、剂量实施的各种设备的正常性能。

2. 术前质量保证规范　用以执行 SRT/SRS 治疗前相关设备的校准与准备。

3. 治疗中的质量保证检查。

三、全身照射的质量保证

TBI 的质量保证规范应包括基本物理参数的质量保证,治疗前的质量保证检验和治疗过程中质量保证监测等主要内容。

（一）基本物理参数的质量保证

用于 TBI 治疗计划设计剂量学数据和照射设备的机械性能需要定期进行检测,包括常规检查 TBI 照射用的^{60}Co 治疗机和/或加速器之外,还需要检查提供肺及其他重要器官的几何形状和组织密度数据的 CT 机、以及用于计算肺组织吸收剂量的 TPS 的各种参数设置。

（二）治疗前的质量保证

治疗前需要对使用的各种仪器设备作校准检测,仔细检查 TBI 照射用的设备和治疗室的准备情况,包括检查:①治疗设备的设置,尤其是一些特殊的 TBI 治疗部件如均整器(或补偿器)等是否正确;②保证用于验证处方剂量点剂量或检测肺部受量的各种实时剂量监测仪器运行正常。

（三）治疗过程中质量保证

TBI 照射对剂量投射的精确性要求严格。由于 TBI 治疗照射时间较长,一般不对病人作过于严格的体位固定,在 TBI 照射全过程中,有必要应用在体剂量测量(in vivo dosimetry)方法验证病人体内的实际吸收剂量。

第四节　放射治疗辐射防护与安全

长期以来人们利用 X 线引起物质的电离辐射诊断和治疗疾病,但它也会给人体组织带来危害,并且可能引起远期效应,如产生恶性肿瘤或遗传损害。这种危害是由于电离辐射使人体组织产生了生物学的变化。因此,为了保护受到辐射照射的个体,包括职业人员和公众人员,必须对辐射应用制定和遵从一定的安全标准以限制和控制这种危害。

一、辐射的生物效应

射线对人体的照射可以分为外照射与内照射。人体外部的放射源对人体造成的照射为外照射,而放射源进入人体内部对人体造成的照射为内照射。辐射对人体产生的生物学影响在很大程度上取决于辐射能量在人体沉积的数量与分布。电离辐射会导致人体的损伤效应,但由于人体具有很强的修复能力,在一定的辐射条件下,轻微的损伤可以被修复。

对于外照射,由于 α 射线的穿透能力很小,其外照射造成的危害可以不予考虑。β 射线的穿透能力虽然比 α 射线强,但也比较弱,一般只能造成人体表浅部位的损伤。γ 射线和 X 射线的射程比较大,是外照射主要考虑的对象。对于内照射,α 射线和 β 射线的危害比较大,尤其 α 射线是内照射的主要关注对象,而 γ 射线的危害相对较小。

按照生物效应发生的个体不同来划分,辐射效应可以分为躯干效应和遗传效应。躯干效应是指发生在被照射个体自身的生物效应;遗传效应是生殖细胞受到损害而体现在其后代活体上的生物效应。

按辐射引起的生物效应发生的可能性来划分,则可以分为确定性效应与随机效应两种。所谓的确定性效应是指受照剂量超过一定阈值后必然发生的辐射效应。这种效应的严重程度随着超过阈值的剂量越多而越严重。通常表现为接受了大剂量照射的受照人员出现恶心、皮肤红斑等辐射效应;严重情况下,会在受照后短时间内表现出更多的临床急性综合征。而随机效应的发生概率与受照射的剂量成正比,但其严重程度与剂量无关。这种效应主要表现为诱发远期效应,包括恶性肿瘤和遗传效应。随机效应在受照射后会经过一定的潜伏期才发生,用流行病学方法可在人群中将其检测出来。但是随机效应的发生概率与接受的剂量成正比但不存在阈剂量。

二、辐射照射类型

《电离辐射防护与辐射源安全的国际基本安全标准》(international basic safety standards for protection against ionizing radiation and for the safety of radiation sources,BSS)对辐射防护涉及的照射作了以下分类定义。

1. 正常照射 某些工业或医疗实践中可以预见的辐射照射,尽管这些照射具有某种程度的不确定性。控制正常照射的方法是限制剂量传递,例如通过仅传递为实现诊断或治疗目的所必需的剂量来控制病人受照剂量。

2. 潜在照射 不确定是否会发生但存在发生可能性的照射。控制潜在照射的基本方法是优化仪器设计、设备和操作程序等。

3. 实际照射 当发生意外情况时(如设备失灵、设计失误或操作错误导致的后果),的确发生了的"潜在照射"。

4. 职业照射 工作人员在工作过程中受到的照射(不包括 BSS 排除的照射和来自 BSS 豁免的实践或放射源照射)。

5. 医疗照射 包括在医学诊断或治疗中的病人所受照射、除工作人员以外的知情并志愿协助或照顾病人所受的照射、生物医学研究项目中的志愿者受到的照射。

6. 公众照射 公众人员受到的放射源的照射,包括来自于受监管的放射源或行为以及相关场所的照射,但不包括职业照射、医疗照射和正常的天然本底照射。

三、辐射防护中使用的量和单位

(一) 当量剂量

辐射对人体组织造成的生物学危害不仅取决于器官或组织接受的平均物理学剂量,而且也取决于由辐射类型和辐射能量造成的剂量分布模式。和 γ 光子或电子相比,人体组织受到同一剂量照射时,α 或中子辐射造成的损害更大。这是因为 α 和中子辐射产生的电离事件更为密集(稠密的电离辐射),因此产生的染色体不可逆损伤概率更高,组织修复机会更少。

因此,考虑到给定辐射对产生健康效应的影响,将器官剂量乘以辐射权重因子 w_R,得到的量为当量剂量 H_T。

$$H_T = w_R D_{T,R} \tag{2-7-1}$$

其中

$D_{T,R}$ 为辐射类型 R 在人体组织或器官 T 产生的平均吸收剂量;

w_R 是辐射类型 R 的权重因子。

X(γ)光子和电子的 $w_R = 1$,质子的 $w_R = 5$,重粒子的 $w_R = 20$,中子的 $w_R = 5 \sim 20$。

当量剂量的国际单位也是焦耳/千克(J/kg),专用名称是西弗特(Sv),旧的单位是雷姆(rem),1Sv=100rem。比如,器官受到1Gy的光子剂量,当量剂量是1Sv。而对于同样剂量的20keV中子辐射,当量剂量为10Sv,因此危害是前者的十倍(20keV 的中子,$w_R = 10$)。

器官剂量 $D_{T,R}$ 是判断单位质量器官的平均能量吸收的尺度,而当量剂量 H_T 是判断器官或组织 T 由此引起的生物学损害的尺度。

当器官受到超过一种类型的辐射照射,当量剂量由下式求和:

$$H_T = \sum w_R D_{T,R} \tag{2-7-2}$$

（二）有效剂量

人们发现，发生随机性效应的概率和当量剂量之间的关系取决于受照器官或组织。这意味着，不同器官或组织受到同样当量剂量的照射，所引起的危害是不同的。考虑到这些差异，就需要用到组织权重因子。

有效剂量 E 定义为每个组织当量剂量与相应的组织权重因子 W_T 的乘积之和，它表示几种不同组织受到不同剂量的综合作用。

$$E = \sum w_T H_T \tag{2-7-3}$$

有效剂量的国际单位也是焦耳/千克(J/kg)，专用名称也是西弗特(Sv)。国际放射防护委员会(International Commission on Radiological Protection, ICRP)第 60 号出版物和国际原子能组织(International Atomic Energy Agency, IAEA)安全标准将组织权重因子 W_T 列成表。出于辐射防护目的，尽管组织权重因子取决于人员的性别和年龄，但是仍将其值作为常数，应用于普通人群；例如，性腺的 $W_T = 0.20$，肺或红骨髓的 $W_T = 0.12$，皮肤的 $W_T = 0.01$。因此，受相同当量剂量的低剂量照射，性腺发生随机性效应的危险度高于肺或红骨髓。

四、辐射防护的基本要求

辐射防护的基本原则为辐射实践正当化、防护与安全的最优化、个人剂量限值。正当化与防护最优化主要与辐射源有关，它们涉及的是对某项辐射实践的使用和防护是否适当，而剂量限值是针对个人的，包括职业人员和公众人员。辐射实践的正当性是防护最优化的前提，而剂量限值则是防护最优化的约束条件。所以，辐射防护的三项原则是互相关联的。

（一）实践的正当性

对于每一项辐射实践，必须在充分考虑和评估了它对受照射的个人和社会的影响因素，确定它对受照射者或社会带来的利益大于其可能引起的危害，该照射实践才可以被认为是正当的。对评估认为是不正当的照射不应予以批准和进行。

（二）防护与安全的最优化

防护与安全最优化是指对于任何的辐射实践，应该在考虑了社会和经济等因素之后，使个人受照剂量的大小、受照射人数及受照射的可能性均保持在可以合理地达到的最低水平。

国际 BSS 要求防护与安全的最优化达到在考虑了可利用的防护与安全选择方案以及照射的性质、大小和可能性之后，确定通常情况下的最优化的防护安全措施；同时根据最优化的结果制定准则，以通过采取预防事故和减轻其后果的措施来限制照射大小及照射概率。因此医疗照射的防护最优化不仅要通过操作环节来实施，而且与设备因素密切相关。只要一项实践被判定为正当的并已给予采纳，就需要考虑如何最好地使用资源来降低对个人及公众的辐射危险。而且最优化主要是与辐射源相关的，就医疗照射的防护最优化而言，设备设计性能优良是基础条件。

（三）剂量限制值和潜在照射危险限制

剂量限制是利用剂量限值对个人受到的正常照射剂量进行限制，以防止确定性效应的发生，并使随机效应的发生率控制在合理和足够低的水平。

剂量限值是不允许接受的剂量范围的下限，适用于辐射实践引起的照射，但不适用于病人的医疗照射。它不能直接作为辐射防护设计和工作安排的依据，并与控制潜在照射、是否及如何承担一次干预的决定无关，也不适用于无任何责任方的天然源的照射。

我国《电离辐射防护与辐射源安全基本标准》规定的剂量限制值对公众照射为每年 1mSv，对职业照射为每年20mSv。表2-7-1列出了国际标准（BSS）规定的年照射剂量限制值。

表2-7-1　年剂量限值（根据BSS附录2和ICRP60号报告）

	职业照射	16～18周岁学生照射	公众照射
全身有效剂量（mSv）	20（连续5年平均剂量，任一年不超过50）[a]	6	1（连续5年平均剂量，任一年不超过5）[b]
眼晶体当量剂量（mSv）	150	50	15
手/脚/皮肤当量剂量（mSv）	500	150	50

[a] 假如连续5年的平均有效剂量不超过2mSv/a。
[b] 假如连续5年的平均有效剂量不超过1mSv/a。

五、辐射防护的基本方法

辐射防护的目的是尽量减少或避免射线从外部对人体的照射，使之所受照射不超过规定的剂量限值，以及采取各种有效措施，阻断放射性物质进入人体的各种途径，在最优化原则的范围内，使摄入量减少到尽可能低的水平。

（一）外照射防护的基本方法

累积剂量与受照时间成正比，而照射剂量率则与距离的平方和屏蔽材料的厚度成反比。因此，外照射防护的基本方法是时间防护、距离防护和屏蔽防护。

1. 时间防护　尽量缩短受照射时间以减少受照射的剂量。在任何辐射实践中应以尽可能缩短受照射时间为原则，要求在工作前充分准备，务求操作熟练，迅速。在不得不接受辐射的环境中工作时，应采取轮流替换的方法严格控制每个人的受照射时间，使每个人的受照射剂量控制在规定的限值水平之下。

2. 距离防护　增加人体到辐射源的距离。在辐射实践的操作中，应借助工具采用远距离操作方式。以增大操作者与辐射源之间的距离，并使无关者尽可能远离辐射源。

3. 屏蔽防护　在辐射源与人体之间设置吸收辐射的屏蔽体。尤其是在客观条件不允许无限缩短受照射时间和增大距离时，屏蔽防护更加重要。屏蔽体的材料和厚度应根据辐射源的类型、射线能量、活度和屏蔽方式进行选择。

（二）内照射防护的基本方法

放射性物质可以通过三种途径进入人的体内，即食入、吸入和经皮肤（完好的或伤口）进入。内照射防护的一般方法是包容与隔离、净化与去污以及排出与清除。

1. 包容和隔离　在高毒性放射操作中，要在密闭手套箱中进行，把放射性物质包容在一定范围内，防止污染和扩散。采用合适的防护用品，过滤和隔离放射性物质。

2. 净化和去污　保持操作场所的通风，稀释和降低工作场所中放射性核素的浓度使其控制在一定水平以下；严格按操作规程操作，尽可能防止和减少表面污染的发生，并对已经发生的污染进行去污。

3. 排出与清除　对已经进入人体的放射性核素，应尽快使用合适的促排药物等加速其从体内排出，尽量减少其对人体的辐射危害。

（陈立新）

第三篇 放射治疗的生物学基础

第一节　辐射效应的时间标尺

放射生物学主要是研究电离辐射对生物体的作用,但要理解辐射的生物效应必须理解其物理、化学方面的作用机制,特别是首先应了解辐射生物效应的时间标尺,即不同阶段效应的发生时间、顺序和过程。首先是物理吸收过程(在 10^{-15} 秒内结束),然后是化学过程(时间稍长)。图 3-1-1 说明了这点。电离辐射对任何生物体的作用都将启动一系列的变化过程,这个变化过程时间差异非常大,大致可分为物理、化学和生物变化三个阶段。

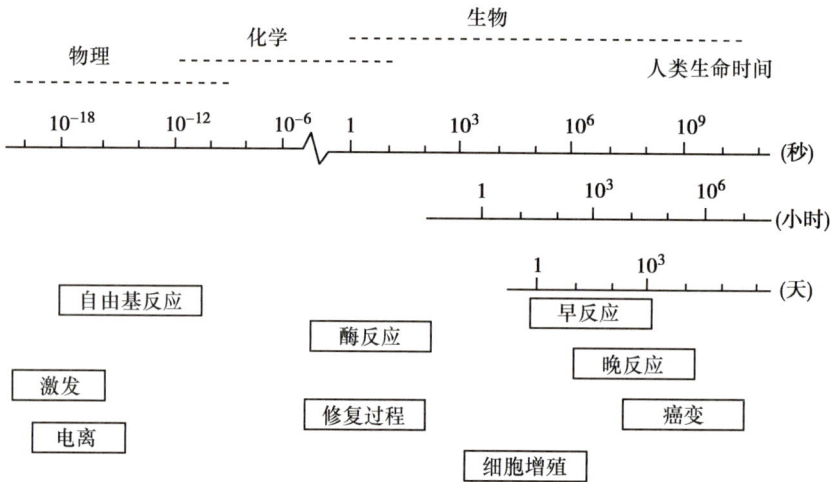

图 3-1-1　生物系统受照射后辐射效应的时间标尺

一、物理阶段

它主要指带电粒子和构成组织细胞的原子之间的相互作用。一个高速电子穿过 DNA 分子大约只需用 10^{-18} 秒,而穿过一个哺乳动物细胞则只用 10^{-14} 秒左右。因此它主要与轨道电子相互作用,将原子中的一些电子逐出(电离),或者使在原子或分子内的其他电子进入更高的能量水平(激发)。如果能量足够,这些次级电子可以激发或电离它们邻近的其他原子,从而导致级联电离事件。一个 $10\mu m$ 体积的细胞,每吸收 1Gy 的照射剂量将发生超过 10^5 次的电离。

如果 X 射线被生物物质所吸收,其能量就会在组织和细胞中沉积。这种能量的沉积是以分散、不连续的能量包形式,非均匀性地被沉积下来的。一束 X 射线中的能量可被量子化为多个大的能量包,每个包的能量大到足以打断化学键而最终引起一系列生物学事件。电离辐射与非电离辐射的主要区别在于单个能量包的大小,而不是射线所含的总能量。一个简单的计算即可解释这一点。例如,单次 4Gy 的 X 射线的全身照射在许多情况下将是致死的。这一剂量,对一名 70kg 的正常人而言,所代表的能量吸收只相当于 67 卡。这一能量的微弱还可用多种方式来说明:若转化成热量,只代表温度升高 $0.002℃$,这几乎没有任何危害。相同的能量以热的形式被吸收,只相当于喝一口热咖啡。若与机械能做功来比较,它相当于把一个人从地面举起 16 英寸所做的功。热能或机械能能量的吸收是均匀的,需很大的能量才能使生物体产生损伤。但是,X 射线的潜力是它的作用不在于所吸收的总能量的大小,而在于单个能量包的大小。在光子的生物效应中,如果光子能量超过 124eV(波长小于 10^{-6} cm),就会使生物物质发生电离。

二、化学阶段

指受损伤的原子和分子与其他细胞成分发生快速化学反应的时期。电离和激发导致化学键的断裂和自由基(free radicals)的形成。这些自由基是高度活跃的,并参与一系列的反应最终导致电荷回归平衡。自由基反应在射线照射后约1ms内全部完成。化学阶段的重要特点是清除反应之间的竞争,如灭活自由基的巯基化合物,以及导致生物学上重要分子稳定化学变化的固定反应。

三、生物阶段

生物阶段的效应就是放射生物学研究的内容。上述一系列事件,在发生时间上存在着巨大的差别。化学键断裂与生物效应表达之间的时间,根据反应过程的情况可以是数小时、数天、数月或数年。如果以细胞死亡为结局,其生物效应可在数小时到数天以后,在受损细胞企图分裂时表现出来。更晚的放射损伤表现,如果出现继发肿瘤(辐射致癌)可能延后十年或更长;如果是致突性的,在生殖细胞可导致遗传性变化,而这可能在许多代内并不表现出来。

第二节　线性能量传递与相对生物效应

线性能量转换(linear energy transfer,LET),亦称传能线密度,指直接电离粒子在单位长度径迹上传递的能量。它表明物质对具有一定电荷和一定速度的带电粒子的阻止本领,常用单位为每微米单位密度物质的千电子伏数(keV/μm)。国际辐射学单位委员会将其定义为:电荷粒子在介质中的传能线密度是dE/dL的商。dL为带电粒子通过的距离,dE为带电粒子在通过长度dL时损失的平均能量。应当注意的是在微观水平单位轨迹长度内的能量差异非常大,因此LET仅是一个平均值。

根据LET值的大小,可将射线分为两类。一类为低LET射线,其LET值通常小于10keV/μm,如X射线、γ射线和β射线;另一类为高LET射线,其LET值一般大于100keV/μm,如快中子、负π介子及重粒子。质子的LET值小于20keV/μm,本质上来说属于低LET射线。但因其具有布拉格峰,在肿瘤治疗中可以达到高LET射线的治疗效果,故将其纳为高LET射线。一些临床常用或者有代表性射线的LET值见表3-1-1。

表3-1-1　代表性射线的LET值

射线	LET（keV/μm）	射线	LET（keV/μm）
^{60}Co γ 射线	0.2	10MeV 质子	4.7
250KV X 射线	2.0	2.5MeV α 粒子	166

在特定的吸收剂量下,不同类型的射线产生的生物效应不同。比较不同类型射线的生物效应通常以X射线或γ射线为基准,用相对生物效应(relative biological effectiveness,RBE)来表示。RBE的定义为:X射线或γ射线产生某特定的生物效应所需的剂量与所观察的射线达到相同生物效应所需的剂量之比。

RBE值是一个相对量,会受到许多因素的影响,它们包括:射线性质、辐射剂量、分割次数、剂量率等;其中,射线的性质包括射线的类型和能量,是电磁辐射还是粒子辐射,是带电粒子还是不带电粒子。研究所选择的生物系统以及生物效应观察终点对得到的RBE值也有明显影响。

相对生物效应RBE与射线LET存在着比较复杂的关系,图3-1-2中说明了其相关性,它是以来自人体的哺乳动物细胞存活率为观测指标。当LET在10keV/μm以内时,RBE随着LET的增加而缓慢增

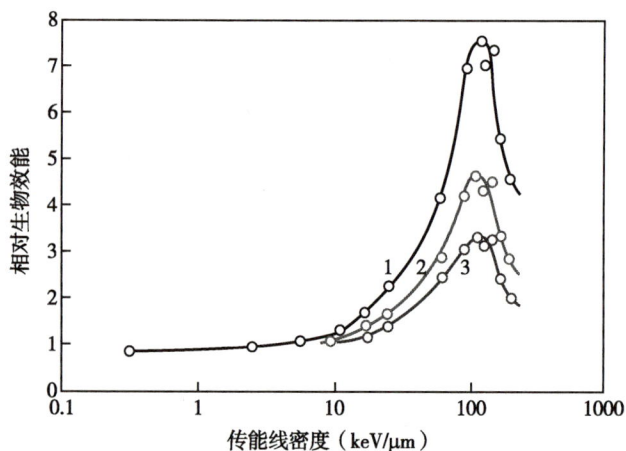

图 3-1-2　RBE 与 LET 关系曲线

加；当 LET 超过 10keV/μm 时，RBE 随着 LET 的增加而迅速增大，在 LET 接近 100keV/μm 时达到最大值。但是在 LET 值大于 100keV/μm 时，RBE 值反而随着 LET 增大而减小。这一现象可以解释为：100keV/μm 左右的 LET 射线产生的电离事件之间的平均间隔与 DNA 双螺旋的直径（2nm）是一致的，此 LET 辐射产生的 DNA 双链断裂的概率最大，当稀疏 LET 电离辐射照射时单个轨迹引发的 DNA 双链断裂可能性较低。而非常致密的电离辐射（如 LET 为 200keV/μm）时，虽然很容易导致 DNA 双链断裂，但是由于电离事件相互之间靠在了一起，又出现了能量的"浪费"。更致密的电离辐射只是在每一轨迹上的效能与最佳 LET 辐射（100keV/μm 左右）相同，但是就单位剂量的生物效能而言，它要低于最佳的 LET 辐射。

第三节　直接作用与间接作用

电离辐射作用于生物体引起机体生物活性分子的电离和激发是辐射生物效应的基础。组成生物体或细胞的主要分子为生物大分子（如核酸、蛋白质和酶等）以及生物大分子环境中的水分子。任何处在电离粒子径迹上的原子和分子都有可能发生电离。

大量的研究已经证明，电离辐射的生物效应主要由对 DNA 的损伤所致，DNA 是关键靶。任何形式的辐射（X 射线或 γ 射线，带电或不带电粒子）被生物物质吸收后都有可能与细胞的 DNA 直接发生作用，靶原子本身的原子可以被电离或激发从而启动一系列导致生物变化的事件，这被称为辐射的直接作用（direct action of radiation）。高 LET 射线（如中子或 α 粒子）主要是直接作用。电离辐射也可与细胞内的其他原子或分子（特别是水）相互作用，产生自由基，这些自由基可以扩散到足够远，达到并损伤关键靶 DNA，这被称为电离辐射的间接作用（indirect action of radiation）。关于电离辐射对 DNA 损伤直接、间接作用的解释见图 3-1-3。

目前临床放射治疗中主要使用的是低 LET 的 X 射线，间接作用是 X 射线的主要作用形式，从入射光子的吸收到最终生物效应的产生可以描述：入射光子作用于介质产生快速电子，快速电子在细胞内产生离子自由基与自由基，自由基导致 DNA 等重要生物分子发生由化学键断裂引起的化学变化，构成了激发性生物效应的基础。对于这类由间接作用产生的辐射损伤，可以通过防护剂或增敏剂等化学途径来调节，而直接作用大多不能被修饰的。

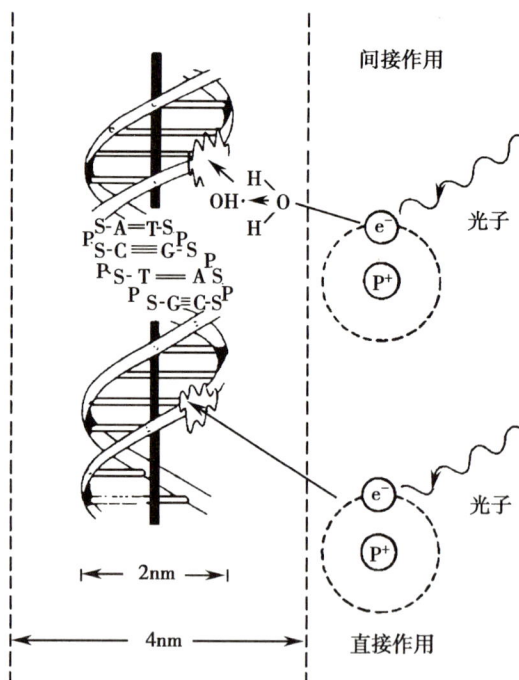

图 3-1-3　电离辐射的直接作用和间接作用

第四节　自由基

自由基是一种游离的原子或分子,外层携带不成对轨道电子。这个轨道电子不仅绕原子核旋转,而且也绕自己的轴做顺时针或逆时针的旋转。在一个原子或分子中,若轨道电子数平衡则自旋是配对的,即每个顺时针旋转的电子都有一个逆时针旋转的电子与之对应,从而使其化学性质保持高度稳定。而在电子数目为奇数的原子或分子中,由于没有反向旋转的电子与之对应,呈电子不配对状态,这种状态的原子或分子具有高度的化学活性。

一、对生物分子的作用

自由基在生物组织内可以发生多种类型的化学反应,它包括:抽氢反应、加成反应、电子俘获反应、歧化反应、还原反应、氧化反应等等。这些反应构成了生物分子损伤的基础。

在对 DNA 的损伤作用中,OH·和 H·通过加成反应造成 DNA 链中嘧啶和嘌呤碱基的损伤。嘧啶环的加成反应主要发生在 C-5 和 C-6 的双键,嘌呤环的加成反应主要发生在咪唑杂环的 7,8 位双键上,经过进一步反应可使环破裂。OH·和 H·与核酸碱基的加成反应是电离辐射间接作用引起 DNA 碱基损伤的主要原因。OH·与 DNA 分子中的戊糖作用,通过抽氢反应使之迅速氧化,形成过氧自由基。进一步分解使糖磷酸键断裂,碱基释放。自由基对 DNA 的作用主要导致 DNA 单、双链断裂、无嘌呤无嘧啶位点(AP 位点)及环胞和嘧啶衍生物的生成。

氧自由基通过脂质过氧化作用能攻击生物膜磷脂中的多不饱和脂肪酸,形成脂氢过氧化物。脂氢过氧化物不稳定,分解成包括新的氧自由基在内的一系列复杂产物。

二、对水溶液的作用

由于细胞内 80% 是水,辐射与水分子作用机制显得十分重要。当 X 射线或 γ 射线的光子以及带电粒子(如电子或质子)与水分子作用时,水分子被电离,这可表示为:

$$H_2O \rightarrow H_2O^+ + e^-$$

H_2O^+ 是离子基。离子是因失去电子而带电的原子或分子。自由基的外层轨道含有不配对的电子,因此具有高度活性。H_2O^+ 既带电又有一个不配对电子,因此它既是离子又是自由基。初始的离子基存在时间极短(10^{-10} 秒),很快便衰变成不带电的自由基。但初始电离作用与水的电解电离非常不同,后者所致 2 个离子(H^+ 和 OH^-)的电子是配对的,并且化学性质不活泼。在水中,离子基与其他的水分子反应形成高活性的氢氧自由基(OH·)。

$$H_2O^+ + H_2O \rightarrow H_3O^+ + OH \cdot$$

氢氧自由基带有 9 个电子,因此有一个是不配对的。氢氧自由基具有高度活性,可以扩散一定距离达到细胞中的一个关键靶分子。这种自由基可以从直径为 DNA 双螺旋 2 倍的圆柱范围扩散到 DNA 中去。据统计,X 射线对哺乳动物细胞 DNA 的损伤,约 2/3 是由氢氧自由基所致。

第五节　辐射生物效应

辐射对人体产生的生物学影响在很大程度上取决于辐射能量在人体沉积的数量与分布。射线对人体的照射可以分为外照射与内照射。对于外照射,由于 α 射线的穿透能力很小,其外照射造成的危害可以不予考虑。β 射线的穿透能力虽然比 α 射线强,但也比较弱,一般只能造成人体表浅部位的损伤,因

此对于近距离的 β 射线应引起注意和防护。γ 射线和 X 射线的射程比较大,是外照射主要考虑的对象。对于内照射,α 射线和 β 射线的危害比较大,尤其 α 射线是内照射的主要关注对象,而 γ 射线的危害相对较小。

虽然电离辐射会导致人体的损伤效应,由于人体具有很强的修复能力,在一定的辐射条件下,轻微的损伤可以被修复。辐射效应对人体产生的影响按辐射引起的生物效应发生的可能性来划分,可以分为确定性效应和随机性效应两种。

一、确定性效应

确定性效应是指受照剂量超过一定阈值后必然发生的辐射效应。这种效应的严重程度随着超过阈值的剂量越多而越严重。通常表现为接受了大剂量照射的受照人员出现恶心、皮肤红斑等辐射效应;严重情况下,受照人员会在受照后短时间内,在临床上表现出更多的急性综合征。它是多种过程的结果,这些过程主要包括受高水平辐射照射后导致的细胞死亡和细胞延迟分裂。照射强度足够大时,这些效应会破坏受照组织的功能。

二、随机性效应

随机效应的发生概率与受照射的剂量成正比,但其严重程度与剂量无关。即使是单个 X 射线的光子通过引起一个碱基的变化,也有可能导致发生癌变和遗传缺陷的突变。它不存在剂量阈值,具有随机性特点。随机效应在受照射后会经过一定的潜伏期才发生,用流行病学方法可在人群中将其检测出来。

当受照细胞发生变异而未死亡时,就会发生随机性效应。延迟较长一段时间后,变异细胞可能会发生癌变。人体受小剂量照射后,机体修复机制使上述情况几乎不可能发生。但是,没有证据表明在某个剂量阈值下,不会发生癌症。人体受大剂量照射后,发生癌变的可能性增加。但是所有辐射诱发癌症的严重程度和剂量无关。如果辐射照射损害的细胞是传递遗传信息的生殖细胞,各种类型的遗传效应可能在受照人员的后代中发生。随机效应的发生概率与接受的剂量成正比但不存在阈剂量。

（田　野　刘珊珊）

第一节 DNA 是关键靶

在早期的实验中已经有充分的证据显示:相对于细胞质而言,辐射引起细胞死亡的敏感部位是在细胞核。例如,Munro 用钋源短射程 α 粒子照射哺乳动物细胞发现:细胞质受到大量的 α 粒子(相当于 250Gy)照射,对细胞增殖几乎没有影响,而只要很少的 α 粒子(射程 1~2μm)进入细胞核就能导致细胞死亡。染色体特别是 DNA 是引起细胞死亡主要靶的证据还有,把放射性^{3}H 标记的胸腺嘧啶掺入 DNA 就可杀死细胞;在细胞培养基中加入可选择性地掺入 DNA 中胸腺嘧啶的结构类似物,可奇迹性地增加哺乳动物细胞的放射敏感性;影响细胞死亡的因素(如辐射类型、氧浓度、剂量率等),同样也会在质或量上影响染色体损伤的发生;在仓鼠细胞中,畸变染色体照射后的首次分裂与细胞克隆形成障碍有直接关系。

沿电离辐射径迹的能量沉积所导致的 DNA 损伤有多种类型,DNA 是引起一系列放射生物学效应(包括细胞死亡、突变和致癌等)关键靶的观点已成为共识,而 DNA 损伤修复能力的高低是影响放射敏感性的重要因素。

第二节 DNA 链的断裂与修复

电离辐射作用致 DNA 链断裂是 DNA 损伤中最常见的形式,DNA 链的断裂模式见图 3-2-1。DNA 一条链断裂称为单链断裂(single strand break,SSB)见图 3-2-1B。此时,如果 DNA 变性使之失去支持结构,便可以观察到这些断裂并计数与照射剂量的函数关系。然而,在有一条完整 DNA 链的条件下,单链断裂对细胞杀灭几乎没有什么作用,因为它们很容易以对侧的互补链为模板使损伤得到修复。当然,如果修复发生了错误则可能产生细胞的突变。

DNA 的两条链都发生断裂叫双链断裂(double strand break,DSB),它主要有两种类型。如果断裂部位彼此是分开的(间隔一段距离)见图 3-2-1C,将较容易发生修复,因为两处断裂的修复是分别进行的。相反,如果两条链的断裂发生在对侧互补碱基位置上,或仅间隔几个碱基对(图 3-2-2,D),这时发生的双链断裂(染色体折成两段)修复难度较大,所引起损伤的后果较为严重。双链断裂被认为是电离辐射在染色体上所致的最关键损伤,两个双链断裂的相互作用可以导致细胞的死亡、突变致癌作用。在 DNA 的两条链上,可以有多种形式的双链断裂和不同种类的末端基团形成。在受照射细胞中,双链断裂大约只有单链断裂的 0.04 倍,而且与照射剂量呈线性关系。近十多年来,对于 DNA 损伤及其修复通路分子机制的研究已经有十分明显的进步,尤其是 DNA 双链断裂修复的两种模式:同源重组修复(homologous recombination repair,HRR)和非同源末端连接(non-homologous end-joining,NHEJ)了解得比较清楚,其模式图见图 3-2-2。

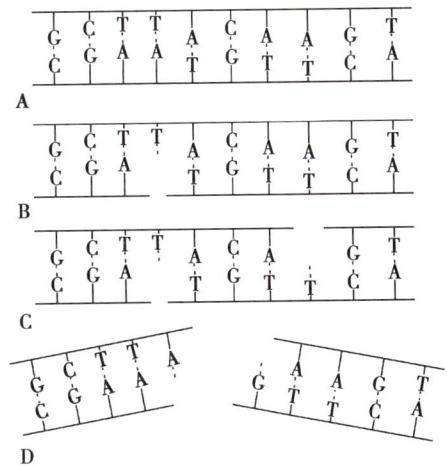

图 3-2-1 电离辐射引起的 DNA 单链断裂和双链断裂

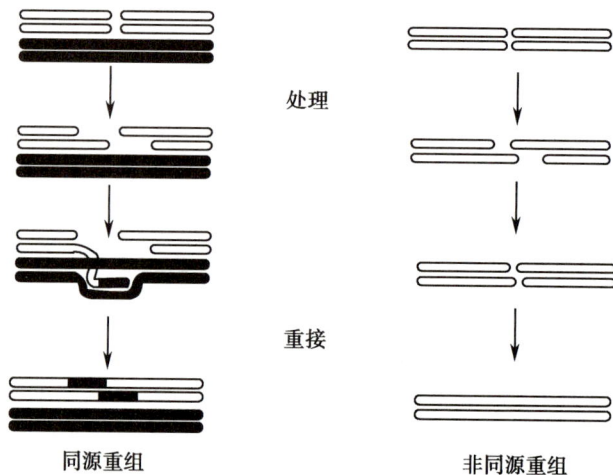

图 3-2-2　DNA 双链断裂的修复——同源修复和非同源

第三节　DNA 损伤的相关机制

DNA 损伤的实际情况要比图 3-2-1 所显示的复杂得多,因为自由基和直接电离都将参与这个过程。DNA 的辐射损伤还包括,碱基损伤、脱氧戊糖的破坏、DNA 交联以及 DNA 高级结构的变化等等。

由于一级结构中糖基和碱基的损伤以及二级结构稳定性遭到破坏,DNA 二级和三级结构的变化,DNA 大分子的变性和降解;DNA 集簇损伤,其损伤复杂,不易修复。不同 DNA 位点的集簇损伤往往是电离辐射所致生物损伤效应和遗传效应的主要原因。

电离辐射的能量在吸收基质中的沉积是不均匀的,而是沿着运动中带电粒子的轨道沉积。辐射化学家称之为"马刺""斑点"或"短轨"。一个"马刺"含有高至 100eV 的能量,平均包含 3 个离子对。在 X 射线或 γ 射线 95% 的能量沉积事件是"马刺",马刺的直径约 4nm,大约是 DNA 双螺旋直径的 2 倍(图 3-2-3)。在 X 射线或 γ 射线,"斑点"的发生频率很少,"斑点"的直径大约 7nm,平均包含 12 个离子对。由于"马刺"和"斑点"的尺寸与 DNA 双螺旋的尺寸接近,因此当它们与 DNA 双螺旋重叠时就会发生多基团攻击,可能会发生像碱基损伤和双链断裂的多重复合损伤。正如图 3-2-3 所说明的那样,一个双链断裂同时伴随着碱基损伤和遗传信息的丢失。在高 LET 辐射(如中子或 α 粒子)会产生大量的"斑点",因此它所产生的损伤与 X 射线或 γ 射线有质的不同,细胞要修复这些损伤会困难得多。

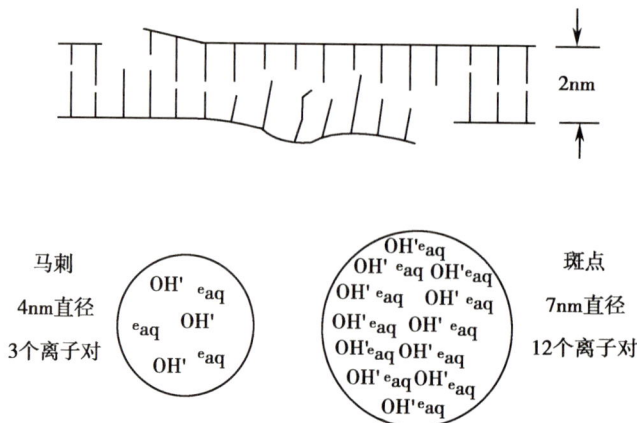

图 3-2-3　"马刺""斑点"及局限性多发损伤部位

第四节　靶学说与非靶学说

一、靶学说

靶学说认为,电离辐射生物效应是由于电离粒子击中了某些分子或细胞内特定靶的结果。其基本含义是细胞至少含有一个靶或遗传关键位点,被电离辐射击中后致使细胞死亡后产生某种损伤效应。在一个生物靶中发生一次电离或有一个电离粒子穿过,产生某种所期望的生物效应,称为单击效应(single-hit effect),这是靶学说中最基本的假说,也是多击效应的基础。而多击效应(multi-hit effect)是两次或两次以上击中生物靶的电离事件而引起的辐射生物效应,其曲线常呈 S 形。在靶受击开始时,在一个靶体积中产生两个反应的概率很小,生物分子或细胞失活的速率很低。经过一定剂量照射后,那些受到单击而保持活性的分子或细胞再被击中时,其失活速率急剧上升。

二、非靶学说

近年来,电离辐射引起的非靶效应(non-target effect)成为放射生物学研究领域的热点。已经有大量研究发现,与经典的靶学说不同,受辐照后的损伤没有发生在受照的当代、第二代(照射后的 1~2 个细胞周期内),而是在受辐照后存活的后代细胞中,表现出基因组不稳定性(genomic instability)、辐射旁效应(radiation bystander effect)和适应性反应(adaptive response)等持久性的基因及细胞损伤的后果,这些生物效应构成了非靶学说的基础。

其中,电离辐射诱导的基因组不稳定性,在培养细胞中可表现为单核苷酸突变、微卫星不稳定性、基因组拷贝数增加或减少、染色体畸变、染色体杂合性和纯合性丢失、微核形成、端粒酶长度变化,以及基因扩增、重排和缺失、细胞死亡以及其他形式,它可能选择性发生在非正常的或有遗传改变的细胞。

电离辐射旁效应是指受到辐射作用后,未被射线粒子直接贯穿的邻近细胞表现出损伤效应。未照射细胞(旁细胞)的后代也发生基因组不稳定性,其信号的产生与射线之间不存在显著的剂量相应关系,高 LET 射线比低 LET 射线更能诱导旁效应。

（田　野　刘珊珊）

第一节　细胞死亡的形式

电离辐射造成的细胞死亡常见于那些不断进行分裂的细胞,但也见于那些不进行分裂的细胞。不同学科根据所研究内容的不同对于细胞的存活与死亡可能有不同的定义。

一、增殖死亡和间期死亡

细胞的增殖死亡(proliferative death)又称为有丝分裂死亡,发生于分裂、增殖期中的细胞,受照射后细胞不会立即死亡,而是仍进行生命活动有关的代谢过程,并可能发生细胞分裂,甚至细胞可分裂一至数次,然后才停止分裂,最终丧失继续增殖的能力,即再繁殖完整性的破坏。对于分裂、增殖的细胞,多根据细胞集落的计数以判定其存活率。使细胞丧失增殖能力的平均致死剂量一般在 2Gy 以内。肿瘤由不断分裂、增殖的细胞组成,放射治疗的目的在于使肿瘤细胞丧失增殖能力而最终被清除。

而当照射剂量达到 100Gy 以上时,受照射细胞无论是否具有分裂、增殖能力,将在有丝分裂的间期内死亡,也就是细胞未经分裂即死亡,称为间期死亡。

二、其他死亡形式

1. 凋亡　是一种主动的由基因导向的细胞消亡过程,在一定的信号启动下,凋亡相关基因有序地表达,制约着对整体无用或有害细胞的清除,即为细胞凋亡。细胞凋亡和细胞增殖互相协调,此消彼长,维护着机体的正常生长、发育。电离辐射可促进这一过程,但并非引起细胞凋亡的唯一因素。

2. 自噬　是细胞在饥饿、缺氧及应激等压力下,被诱导出的选择性或非选择性自我分解细胞组分,以回收部分蛋白,维持细胞所必需的代谢或是清除受损伤组织,维持基因组稳定性的一种方式。这不仅有利于维持细胞稳态,也促进氨基酸等物质的循环再利用,为多种生化进程提供底物或原料。电离辐射诱导细胞自噬性死亡,尤其体现在上皮细胞。

3. 坏死　是指细胞受到环境中的物理或化学刺激方式时的细胞被动死亡,其特征是细胞器肿胀,膜系和细胞器破坏,整个细胞崩解,细胞内容物和炎症因子释放,趋化炎性细胞浸润而引起炎症反应。大剂量电离辐射作用后数分钟到数小时,发生急性细胞坏死,迅速产生膜脂质过氧化作用、起泡和膜破坏等现象。

4. 衰老　是指正常细胞永久性丧失了分裂能力,这些细胞仍保有代谢能力,可有或无功能的变化。与凋亡一样,不同类型的肿瘤及正常组织细胞倾向于不同的衰老过程,照射以后的纤维细胞经常发生成熟前的衰老,有可能导致放射性纤维化。

第二节　细胞存活曲线

一、细胞存活的概念与意义

细胞存活曲线(cell survival curves)用于描述放射线照射剂量和细胞存活分数(surviving fraction)之间的关系,用以研究和评估电离辐射对哺乳动物细胞增殖能力的影响,对放射生物学研究和指导临床治疗具有重要意义。

放射治疗的目的是抑制肿瘤的继续生长、阻止肿瘤细胞的繁殖传代。在了解了上述细胞死亡的基础上,在放射生物学领域鉴别细胞存活的标准是:受照射后细胞是否保留无限增殖的能力,即是否具有再繁殖的完整性。

在离体培养细胞实验体系中,一个存活的细胞可以分裂、繁殖成一个细胞群体(>50 个细胞)被称为一个"克隆(clone)"。这种具有生成克隆能力的存活细胞就称为"克隆源性细胞(clonogenic cell)"。这个定义是指那些正处于增殖状态的细胞而言的,如果细胞在受照射后,形态完整、表面无损伤、有能力制造蛋白质或合成 DNA,甚至还能挣扎着进行一次或少数几次有丝分裂,但由于已经失去了无限分裂和产生大量子代细胞的能力,也就是发生了细胞的增殖死亡。对于那些不再增殖的已分化的细胞,如神经细胞、肌肉细胞等,只要丧失其特殊机能便是死亡。

二、离体细胞存活曲线的实验方法

1956 年 Puck 和 Magcus 用 Hela S$_3$ 细胞株建立了第一条哺乳动物细胞存活曲线,定量研究放射线对细胞增殖能力的影响。基本实验步骤如下:

1. 细胞培养　主要目的是使哺乳动物细胞在离体环境中生长、繁殖、传代。目前实验室大量使用的细胞系基本都能贴壁生长(对那些不能贴壁生长的细胞可采用软琼脂培养技术),为了维持细胞的足够营养及清除子代细胞的代谢产物需要定期更换培养基,使培养的细胞在离体环境中不断生长、分裂,很快便铺满整个瓶壁。这时,需用胰酶消化细胞使细胞脱离瓶壁。用含有血清的培养液终止胰酶的作用后,吹打、混匀,制成单细胞悬液。弃去大部分细胞,留少量作为"种子",再加入适量培养基,在培养箱内恒温条件下继续培养。这些"种子"细胞很快又在培养瓶内繁殖生长。这样,不间断地"耕种"下去,使细胞系无限地传代下去。实验时,根据实验要求可采用指数生长期(exponential phase)或平台期(plateau phase)的细胞进行实验。

2. 测定细胞系的单细胞克隆形成率(plating efficiency)　用胰酶消化细胞制成单细胞悬液,然后在细胞计数仪或血球计数板上计数。稀释成所需细胞浓度后,接种 100~200 个细胞到含有一定体积培养液(5ml 左右)的培养瓶或培养皿内,置于培养箱内培养 2 周左右,结晶紫染色。计数>50 个细胞的克隆。

3. 测定照射后细胞的存活分数(surviving fraction,SF)　根据对照细胞的克隆形成率和照射剂量的大小,接种不同数量的细胞于不同培养瓶中,然后进行不同剂量的照射。照射后在培养箱内继续培养 2 周左右(克隆形成期间不能移动培养瓶,以保证结果的准确性),结晶紫染色。计数那些仍保持增殖能力的克隆数(即>50 个细胞的克隆)。然后求出不同照射剂量细胞的 SF 值。具体方法见图 3-3-1 所示。

$$细胞克隆形成率=\frac{细胞克隆数}{接种细胞数}$$

$$细胞存活分数\ SF=\frac{受照射细胞的克隆形成率}{对照细胞的克隆形成率}$$

4. 根据各照射剂量点的存活分数作图　以照射剂量为横坐标(算术坐标),存活分数为纵坐标(对数坐标)。然后根据实验要求用适宜的数学模型进行曲线拟合,即可得到该细胞系在半对数坐标系上的细胞存活曲线。

三、细胞存活曲线的数学模型

细胞存活曲线的形状随研究对象(细菌、酵母、哺乳动物细胞)的不同而改变,曲线还会受多种因素的影响。为更好地拟合哺乳动物细胞的存活曲线,已有不少生物数学研究者提出了数种数学模型,在此仅介绍在临床放射生物学研究中最常用的数学模型。其曲线的形态见图 3-3-2 所示。

1. 指数存活曲线　对于高 LET 辐射(如中子、α 粒子),照射后它们的细胞存活曲线用单靶单击数

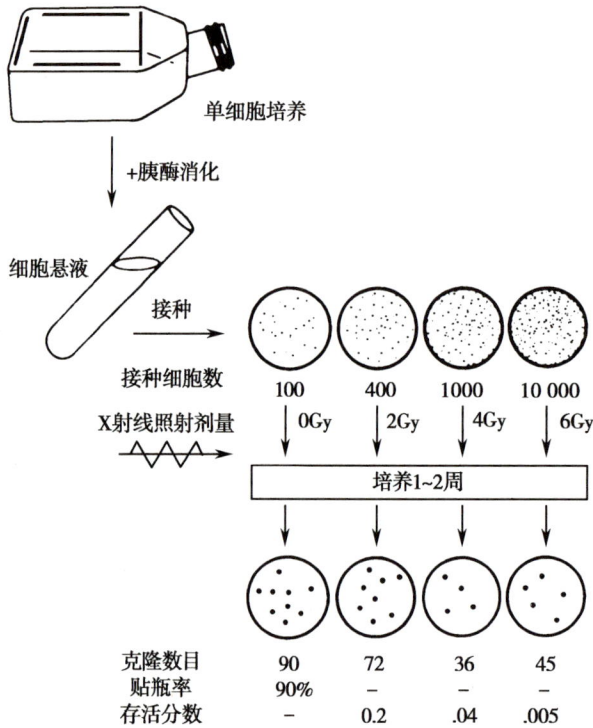

图 3-3-1 中国仓鼠细胞克隆形成实验的示意图

学模型拟合后,在半对数坐标上是一条直线,呈指数型。其特点是只有一个参数,即 D_0 值(为斜率的倒数),通常称为平均致死剂量(mean lethal dose),它的定义是平均每靶击中一次所给予的剂量。评价肿瘤细胞放射敏感性的指标以 D_0 为标准,通常认为 $D_0 \leqslant 1.8Gy$ 为放射敏感;$D_0 \geqslant 3.0Gy$ 为放射抗拒;D_0 在 $1.8 \sim 3.0Gy$ 之间为中度敏感。SF 与照射剂量(D)之间的关系以下列公式表示:

$$SF = e^{-\alpha D}(单靶单击模型)$$

或

$$SF = e^{-D/D0} \quad D_0 = 1/\alpha$$

e 为自然对数的底。α 是与射线的质和细胞放射敏感性有关的常数。它表明细胞存活率随照射剂量的增加呈指数性下降(亦称指数性失活)。在 D_0 剂量下,平均每靶被击中一次,即 $\alpha D_0 = 1$ 时,$SF = e^{-1} = 0.37$。也就是说,细胞群受 D_0 剂量照射后,并不是所有细胞都受到打击,实际上只有 63% 的细胞受到致死性击中,而有 37% 的细胞幸免。图 3-3-2 中曲线 A。

2. 非指数存活曲线 对低 LET 辐射(X、γ 射线等),照射后的细胞存活曲线的起始部(低剂量段)在半对数坐标上有一个有限的初斜率(即存活分数是照射剂量的指数函数)。在稍高剂量(肩段),存活曲线出现弯曲,弯曲部分的跨度是几 Gy。在高剂量存活曲线又趋于直线(存活分数又变成照射剂量的指数函数),通常这种情况只在剂量超过了日常放疗剂量时才发生,图 3-3-2 中曲线 B。

解释这个现象有许多数学模型和理论,其中最简单和常用的是多靶单击模型(single-hit multi-target model)和线性二次模型(linear-quadratic model)。

多靶单击模型由 Elkind 和 Whitmore 提出,其数学表达式为:

$$SF = 1 - (1 - e^{-kD})^N$$

在该模式下,存活曲线由下列参数描述:①初始斜率 D_1(initial slope)由单一事件的细胞杀灭所致。D_1 是初始斜率的倒数,指在存活曲线初始部分把细胞存活分数从 1.0 降到 0.37 所需的剂量,反映细胞

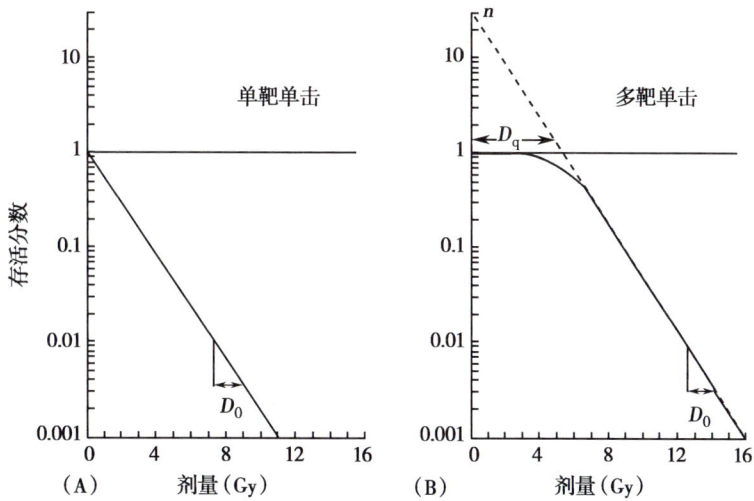

图 3-3-2　单靶单击和多靶单击模型的细胞存活曲线

在低剂量区的放射敏感性；②终斜率 D_0（final slope）由多次事件的细胞杀灭所致。D_0 是终斜率的倒数，指在存活曲线的直线部分把细胞存活分数从 0.1 降到 0.037 或从 0.01 降到 0.0037 所需的剂量。由于存活分数是以对数坐标来标示的，且较高剂量时存活曲线是一直线，因此把细胞群降至一个设定刻度（至 0.37），在所有存活水平所需的剂量都是一样的，它是在每个细胞引起一次致死事件所需的平均剂量（mean lethal dose）；③准阈剂量（quasi-threshold dose，Dq）的定义是，将存活曲线的直线部分反向延长，通过存活分数 1.0 与剂量轴相交处的剂量。准阈剂量的意思是小于这个剂量将没有效应，但在射线作用中不存在无效应的剂量，因此将其称之为准阈剂量，用来代表存活曲线的肩宽。早期的文献用 Dq 来表示细胞对亚致死损伤修复能力的大小，Dq 值小，表明细胞的亚致死损伤修复能力弱，很小剂量便可使其进入指数性杀灭；④外推数（extrapolation number，N）代表存活曲线肩区宽度大小的另一参数。如 N 值大（10 或 12），该存活曲线的肩区就宽；如 N 值小（1.5~2.0），存活曲线的肩区就窄。早期的文献用 N 值反映细胞内所含的放射敏感区域（即靶数），因实验所得的 N 值通常都不是整数，难以说明细胞的靶数。现在只称其为外推数。

三个参数之间的关系可用下式表示：

$$\log_e n = Dq/D_0$$

D_0，Dq 和 N 值三个参数中，任意两个参数便可在一定程度上反映细胞的放射敏感性。

四、线性二次模式及其临床意义

在生物数学研究的各种模式中，线性二次模型（linear-quadratic model，LQ 模型）是目前被广泛接受而且对放射治疗临床工作有直接指导意义的模式。它的解释是，细胞辐射杀灭由不可修复的 DNA 双链断裂引起；一个细胞通过两种方式被杀死，当带电粒子径迹中产生的是致死性损伤时，它与照射剂量成比例（线性部分）；但不同粒子径迹间的亚致死性损伤通过相互作用也可以产生的致死性损伤，它与照射剂量的平方成比例，该曲线见图 3-3-3 所示。据此，细胞存活曲线的表达式为：

$$S = e^{-\alpha D - \beta^2}$$

S 是照射剂量为 D 时的细胞存活，α 和 β 是常数。当 $\alpha D = \beta D^2$ 或 $D = \alpha/\beta$ 时，照射剂量与细胞杀灭成比例的部分与照射剂量平方成比例的部分相等。此点很重要，在这个剂量点（等于 α 和 β 的比值），线性和平方项对细胞杀灭的贡献是相等的。线性二次公式的特点是，所推导的细胞存活曲线是连续弯

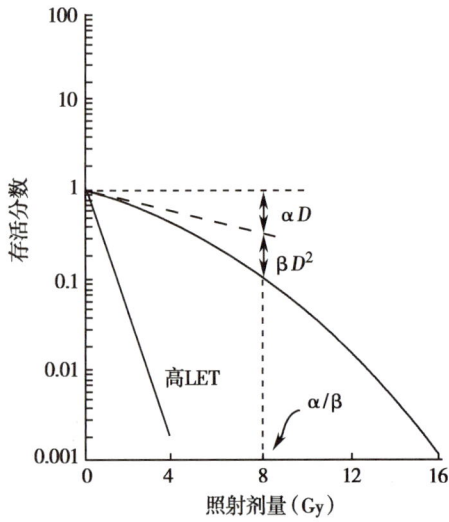

曲的,即没有终末的直线部分。这与实验所观察到的不甚吻合,如当细胞杀灭低至 7 个以上的数量级时,在这种情况下,细胞杀灭是照射剂量的指数函数,其剂量-效应关系在对数坐标上非常接近于直线。然而,在第一个数量级或临床放疗所用的日常剂量范围线性二次公式可以很好地与实验数据拟合。

但它的优点是具有 α 和 β 两个参数,用 α/β 值(以吸收剂量单位 Gy 表示)表示引起细胞杀伤中单击和双击成分相等时的剂量。α/β 值的意义在于反映了组织生物效应受分次剂量改变的影响程度。根据体外培养细胞、动物实验以及临床资料的总结与分析,对各类组织有较丰富的参考数据可供临床工作采用。比如,早反应组织和大多数肿瘤的 α/β 值较大(10Gy 左右),晚反应组织的 α/β 值小(3Gy 左右)。一些常见正常组织(器官)的 α/β 值见表 3-3-1。

图 3-3-3　线性二次模型的细胞存活曲线

表 3-3-1　在分次照射条件下组织的 α/β 值

组织	皮肤	空肠	结肠	睾丸	脊髓	肝	肺	膀胱
α/β(Gy)	9~12	6~10	10~11	12~13	1.7~4.9	1.0~2.4	2.0~6.3	3.1~7

第三节　细胞的损伤与修复

一、致死性与非致死性损伤

电离辐射所引起的哺乳类细胞损伤一般被分为三类,它们是:受照射后细胞完全丧失了分裂繁殖能力,用任何办法都不能使细胞修复的损伤称为致死性损伤(lethal damage)。照射后经过一段充分时间能完全被细胞修复的损伤称为亚致死性损伤(sublethal damage,SLD),在正常情况下于几小时之内修复,若在未修复时再给予另一个亚致死性损伤(如再次照射),可形成致死性损伤。还有一种被定义为潜在致死性损伤(potentially lethal damage,PLD),它指正常状态下照射后应该死亡的细胞,若置于适当条件下,由于损伤的修复又可存活的现象。

二、损伤的修复

1. 亚致死性损伤修复(sublethal damage repair,SLDR)　哺乳动物细胞受 X 射线照射后,其剂量存活曲线的特点是在低剂量部分有肩区,这种反应特点表明,必须累积损伤才能产生致死效应。从靶学说的观点分析,细胞丧失其增殖能力前,必须有多个靶被损伤(击中),多靶现象可解释存活曲线起始部分的肩区。

细胞群体在受到一定剂量照射后,群体中的不同细胞可以发生下列三种情况:①细胞内没有任何关键靶被击中,因此细胞未受损伤;②细胞内的全部关键靶被击中,细胞将在下一代或以后的有丝分裂过程中死亡;③细胞内的某些而不是全部靶区被击中,细胞受到亚致死性损伤,但并不死亡,在供给能量和营养的情况下,经过一定时间(大约 1 小时),细胞所受的损伤能被修复称为亚致死性损伤修复。如果在修复之前再累积损伤,细胞则可能死亡。

2. 潜在致死性损伤修复　受潜在致死性损伤的细胞,如改变其所处的环境条件,使细胞在特定剂量照射后的存活分数增高,称为潜在致死性损伤修复(potentially lethal damage repair,PLDR)。

照射后当细胞处于次佳生长条件时,潜在致死性损伤即被修复,细胞存活分数增高。因为次佳生长条件可使有丝分裂延迟,DNA 损伤得以修复。目前认为,细胞潜在致死性损伤的修复与 DNA 双链断裂的修复有关。潜在致死性损伤的修复在临床放射治疗中有重要意义,在动物移植肿瘤中已得到证实。

第四节　细胞周期与放射敏感性

研究细胞增殖周期不同时相中细胞的放射敏感性变化,只有在发展了离体培养细胞同步化技术之后才有可能。而离体培养细胞同步化的含义就是,在特定时间内,使细胞群体中所有细胞都处于细胞周期的同一时相内。

Sinclair 用离体培养的中国仓鼠细胞的实验得到了如下结果:收集有丝分裂期细胞培养 1 小时后细胞处于 G_1 期,660cGy 照射后细胞存活率为 13%;在该剂量照射下细胞存活比例随进入 S 期的时间而增加,细胞接近 S 期终结时,同样的 660cGy 照射细胞存活率为 42%。当细胞由 S 期进入 G_2 期接着开始第二次有丝分裂,细胞存活比例又下降。许多其他学者也得到了相似的结果,这种反应形式是大多数中国仓鼠细胞的特征。

Sinclair 还测定了细胞周期中一些特定时相细胞的细胞存活曲线,在图 3-3-4 中显示早、晚 S 期及 G_1 和 G_2、M 期的细胞存活曲线。可以看出。最敏感的是 G_2、M 期的细胞。而晚 S 期细胞的存活曲线下降平缓,有一个很大的肩区,表明敏感性较差。G_1 期和早 S 期细胞的放射敏感性居于 M 期和晚 S 期之间。其他学者用仓鼠细胞和 Hela 细胞的不同亚系进行了比较实验,得到了相似的结果。

细胞周期中不同时相细胞放射敏感性变化的主要特征可概括为:①有丝分裂期细胞或接近有丝分裂期的细胞是放射最敏感的细胞;②晚 S 期细胞通常具有较大的放射抗拒性;③若 G_1 期相对较长,G_1 早期细胞表现相对辐射抗拒,其后渐渐敏感,G_1 末期相对更敏感;④G_2 期细胞通常较敏感,其敏感性与 M 期的细胞相似。

对非同步化的细胞群进行单次放射线照射,周期内不同时相的细胞对照射的反应也不相同。有丝分裂或接近有丝分裂的细胞会被杀死,小部分处于 DNA 合成期的细胞也会受到损伤或被杀死。从而,一次照射后的总效应是倾向于细胞群体的同步化,留下来的细胞主要是处于相对放射耐受时相的细胞。分次照射之间,细胞通过周期进入更敏感时相的再分布,对增加肿瘤周期内细胞群对分次方案中以后照射剂量的敏感性可能是重要因素。

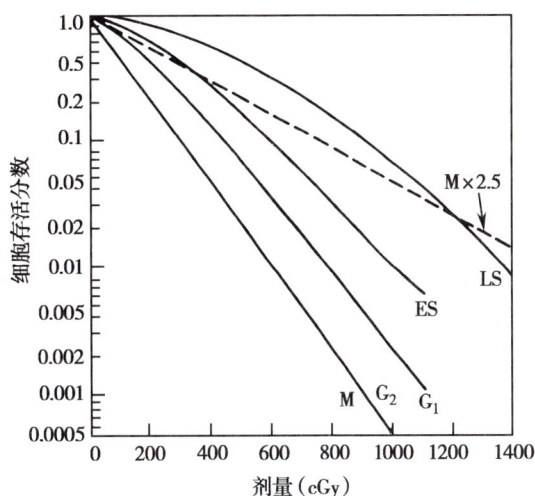

图 3-3-4　不同周期时相细胞的放射敏感性变化

(田　野　刘珊珊)

第一节　肿瘤的增殖与生长

一、肿瘤增殖动力学

肿瘤病人整个疾病的进程很大程度依赖于原发和转移肿瘤的生长速度,虽然肿瘤的部位、浸润程度及范围等也起一定的作用。对肿瘤生长速度的描述包括以下几个参数。

1. 肿瘤体积倍增时间(tumor volume doubling time，Td) 是描述肿瘤生长速度的重要参数,由细胞周期时间(the cell cycle time,Tc)、生长比例(the growth fraction,GF)和细胞丢失率(the rate of cell loss)三个主要因素所决定。如果细胞周期时间短、生长比例高、细胞丢失低,则肿瘤生长得就较快。

2. 潜在倍增时间(potential doubling time，Tpot) 是用来描述肿瘤生长速度的理论参数,它的定义是:假设在没有细胞丢失的情况下肿瘤细胞群体增加一倍所需要的时间。这取决于细胞周期时间和生长比例。Tpot 可以通过测定胸腺嘧啶的标记指数(label index,LI)或 S 期比例(S-phase fraction,Ts),根据以下关系式得到。Ts 是 S 期持续时间,可以通过胸腺嘧啶类似物标记技术进行测算。λ 是校正系数,通常在 0.7 和 1.0 之间。

$$Tpot = \lambda \frac{Ts}{LI}$$

3. 细胞丢失因子(cell loss factor，LF) 是指肿瘤的细胞生长过程中因各种原因的丢失与减少,理论上可通过以下公式计算。

$$LF = 1 - \frac{Tpot}{Td}$$

过去的实验与临床观测总结出人类肿瘤的增殖动力学参数见表3-4-1所示。

表3-4-1　人类肿瘤的典型动力学参数

细胞周期时间(~2 天)	潜在倍增时间(~5 天)	体积倍增时间(~60 天)
生长比例(~40%)		
细胞丢失(~90%)		

二、肿瘤的生长

指数性生长是指肿瘤体积在相等的时间间隔内以一个恒定的比例增加。一个细胞通过分裂会产生 2 个细胞,在下一个周期后又会生成 4 个,然后是 8 个、16 个,如此等等,这就是指数生长。于是,在 1 ~ 2g 或 10 ~ 20g 或 100 ~ 200g 的肿瘤,其体积增加一倍所需的 Td 都是一样的。指数性生长的公式是:

$$V = \exp(0.693 \cdot T/Td)$$

式中 0.693 是 $\log_e 2$,T 是时间,肿瘤体积的对数随时间呈线性增长,这是生长的最简单模式。在通常条件下,如果允许细胞增殖,且没有细胞丢失,则细胞数量的增加将是指数性的。但是有两个过程会引起肿瘤生长的倍增时间长于细胞周期时间,即细胞丢失和去周期化。因此延长细胞周期时间、降低生长比例以及增加细胞丢失率都会导致肿瘤的非指数性的生长。

图3-4-1能够说明指数生长的特征。将同样的指数性线段,分别把肿瘤体积画在线性坐标(A 图)或对数坐标(B 图)上,在线性坐标的图上会出现一个长的静止间隔或潜伏期,看不到肿瘤的生长。而实际上,在这段时间内,肿瘤是以恒定的倍增时间和速度在不断地生长着的。一旦肿瘤变成可以察觉时

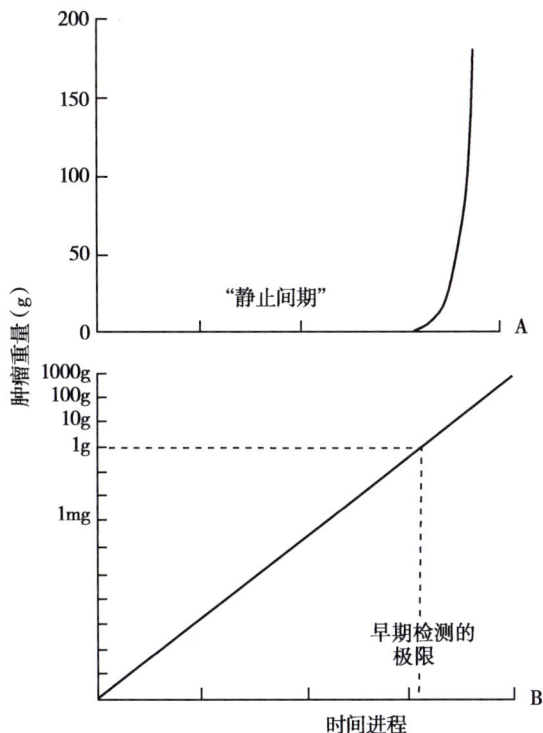

图 3-4-1　线性坐标与对数坐标的指数性生长曲线

（可能是 1～50g 大小），在线性坐标出现越来越陡的急速升高。而这只是主观的错误的印象，实际上对肿瘤的生长而言，事实上是指数性的，不间断的。

三、肿瘤干细胞

肿瘤干细胞（cancer stem cell）是肿瘤组织中有一群具有干细胞特征的细胞群，它在肿瘤细胞的最顶端，形成肿瘤分裂增生的储备细胞池，其次是肿瘤祖细胞，最终分化为终末阶段的肿瘤细胞（成熟肿瘤细胞），它是维持肿瘤生长和肿瘤复发转移的根源。目前研究表明，肿瘤干细胞存在于白血病、乳腺癌、黑色素瘤、骨肉瘤、软骨肉瘤、前列腺癌、卵巢癌、胃癌、神经系统肿瘤、结肠癌、肝癌等多种肿瘤中。它具有以下几个重要特征：①能够通过不对称分裂进行自我更新和分化，形成和肿瘤干细胞来源肿瘤特征相似的异质性肿瘤；②虽然在肿瘤组织中所占的比例小，一般占 $0.2\%～5\%$，但具有很强的成瘤能力；③它可以表达特定的表面标记，如急性髓性白血病（AML）干细胞表面标记为 $CD34^+$、$CD38^-$、Thy^-、Lin^-，乳腺癌干细胞表面标记为 ESA^+、$CD44^+$、$CD24^-/lowLin^-$；④它对目前的肿瘤治疗药物耐药、对放射治疗不敏感，被认为是治疗后肿瘤复发与转移的主要原因。因此，关于肿瘤干细胞放射效应的研究有十分重要的意义。

第二节　肿瘤放射敏感性

放射敏感性是放射生物学最重要的研究内容之一，可理解为生物系统对电离辐射作用的反应性或灵敏性。电离辐射的生物效应表现形式多种多样，对它的准确描述一定要采用公认的、标准的评价手段、技术与方法。只有使用相同的检测指标才能在细胞、组织、器官、系统与个体等水平，比较它们放射反应性的差异。肿瘤的放射敏感性（radiosensitivity）、放射反应性（radioresponsiveness）与放疗临床治愈性（radiocurability）是放射治疗学中最基本、最常用的概念之一。它们三者之间虽然存在密切的关系，一般情况下放射敏感性高的肿瘤放疗后会在较短的时间内出现较明显的退缩（消失）反应，因此该肿瘤被放疗治愈的可能性相对较大。但是，它们三者有明显不同的放射生物学基础和临床意义，不能混为一谈。

肿瘤组织的放射敏感性有很大差异，它除了与癌细胞的内在敏感性有密切关系外，也遵守 Bergonie-Tribondeau 定律，即与细胞的繁殖能力成正比、与分化程度（病理分级）成反比。

在临床实践中，一般以常规分割照射时达到 95% 以上肿瘤控制所需要的剂量值作参考，把不同病理类型的肿瘤大致分为：控制剂量在 20～35Gy 水平的称为高度敏感性肿瘤，如精原细胞瘤、肾母细胞瘤等；大约在 50～70Gy 水平属于中度敏感，如皮肤鳞状细胞癌；而低度敏感的肿瘤则对更高的剂量也无明显的反应，如骨肉瘤、某些软组织肉瘤等。临床常见肿瘤在常规分割照射条件下的致死剂量范围见表 3-4-2 所示。

表3-4-2　不同期别的肿瘤常规分割放疗的致死剂量

辐射剂量（cGy）	肿瘤分类、期别
≤3500	精原细胞瘤（N_0）,肾母细胞瘤（T_0,术后）、神经细胞瘤（$T_{1\sim3}$）、白血病
4000	霍奇金病（N_0）,NHL（N_0）,精原细胞瘤（N+）
4500	霍奇金病（N+）,NHL（N_0 和 N+）,皮肤癌（基底细胞癌和鳞癌 T_1）
5000	淋巴结转移癌（N_0）,宫颈和头颈部鳞癌（N_0）,胚胎癌（N_0）、乳腺癌、卵巢癌（T_0,术后）,NHL,（Ts）,星形细胞瘤（$T_{1\sim3}$）、视网膜母细胞瘤（$T_{1\sim3}$）,尤文氏瘤
6000~6500	喉癌（小于1cm,T_1）、乳腺癌单纯切除术（T_0）,皮肤癌（鳞癌,$T_{2\sim3}$）
7000~7500	（T_1）、口、鼻、下咽癌（T_2）,膀胱癌（B_2）,宫体癌（T_2）,卵巢癌（T_2）,淋巴结转移癌（$N_{1,2}$）,肺癌（T_1）
≥8000	头颈部肿瘤（$T_{3,4}$或广泛转移）、乳腺癌（$T_{3,4}$或广泛病变）、神经节母细胞瘤、骨肉瘤、黑色素瘤、软组织肉瘤、淋巴结转移癌（N_3或广泛病变）、甲状腺癌

第三节　氧效应

一、氧效应与氧增强比

早期的研究发现,细胞对电离辐射的效应强烈地依赖于氧的存在。人们把氧在放射线和生物体相互作用中所起的影响,称为氧效应。把在乏氧及空气情况下达到相等生物效应所需的照射剂量之比叫做氧增强比(oxygen enhancement ratio,OER),通常用 OER 来衡量不同射线氧效应的大小。

氧效应的机制尚不完全清楚,比较公认的理论是"氧固定假说(oxygen fixation hypothesis)"。如图3-4-2 所示,当带电粒子穿过生物物质时产生许多电子对,这些电子对寿命极短,约为 10^{-10} 秒,当生物物质吸收了放射线以后形成自由基。这些自由基是高活度分子,能击断化学键造成靶分子的损伤(通常

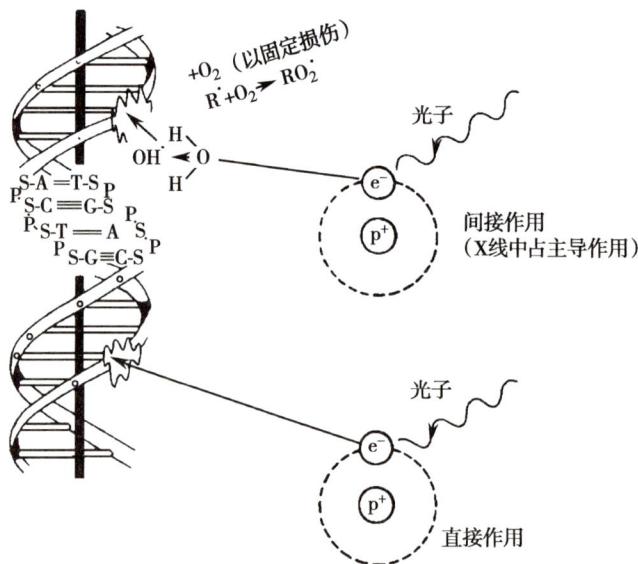

图 3-4-2　氧固定假说
(引自:EJ Hall. Radiobiology for the radiologist)

是 DNA),从而启动一系列事件并最终以损伤的形式表达出来。在有氧存在的情况下,氧与自由基 R[•] 作用形成有机过氧基(RO$_2^•$),并最终在靶分子上形成 ROOH,它是靶物质的不可逆形式,于是损伤被化学固定下来,因此认为氧对照射的损伤起了"固定"作用。

二、肿瘤微环境及乏氧反应

首先指出实体瘤内有乏氧细胞存在是在 1955 年,由 Thomlinson 和 Gray 根据他们对人支气管癌组织切片的观察提出的。他们发现有活力组织的厚度为 100 ~ 180μm,当肿瘤细胞层的厚度超过氧的有效扩散距离时,细胞将不能存活。那些处于缺氧地带即将坏死但是仍有一定活力的细胞,称为乏氧细胞。由氧弥散受限所致的乏氧称为慢性乏氧。除此之外,有研究提示,肿瘤的血管可以周期性的开放和关闭导致短暂的一过性缺氧,也称为急性乏氧。这种现象的机制还不太清楚,可能是由于血管被血细胞或循环中的肿瘤细胞堵塞,肿瘤内压高部位的血管崩溃,宿主整体血管的自发性舒缩影响下游毛细血管的血流所致。慢性乏氧和急性乏氧是引起肿瘤细胞乏氧的两个主要机制。

组织氧浓度的稳定是由氧供需之间的平衡状态所决定的,血液红细胞以结合血红蛋白的形式供氧并被细胞通过氧化磷酸化的过程所消耗。大部分正常组织的氧浓度稳定地保持在57%左右,当氧浓度降到3%或更低时,组织处于缺氧状态,从而会诱导各种不同的生物学反应路径,进而改变细胞的行为和表型以使细胞适应这种缺氧状态。某些路径可以增加无氧糖酵解、血流的调节性改变以增加肿瘤的氧供。在大部分情况下,这些路径在正常组织和肿瘤组织均起作用。

乏氧所致的放射耐受是由于放射以后即刻发生的氧参与的辐射化学事件,氧会影响由一系列特异分子反应路径调控的生物效应。这些分子路径对乏氧的敏感性存在很大差别,如一些分子路径的活性在中度乏氧时(1% ~ 2%氧)达到最大,这些生物反应可以依次影响肿瘤对治疗反应(包括对放射的反应)的许多性质。肿瘤的乏氧还具有时间异质性,即乏氧的生物学后果同时受乏氧严重程度及乏氧时间长度的影响。随着时间的推移和细胞的不断增殖,处于氧弥散不良区域的细胞得到的氧会逐渐减少,因此乏氧时间的长度便成为决定细胞增殖率的因素。在这种情况下,不同个体肿瘤之间及同一肿瘤的不同区域的乏氧差别非常大。

第四节　高 LET 射线

放射线应用于肿瘤临床治疗的一百多年以来,寻找更有效的放射治疗源一直是放射治疗学的重要课题,由此出现了各种新的粒子束的临床应用。这些新的线束中,目前已被或将要被临床所采用的放射源有中子、质子、负 π 介子和其他重粒子束(例如:氦核或称 α 粒子)等等,而新的放射源的临床应用价值主要从它的放射生物学与物理剂量学两个方面的特征来考虑。放射生物学方面的指标主要 LET 值,LET 越高该射线在它穿越的介质中发生能量沉积事件的几率就越高,一般来说该射线对生物组织的电离、激发效应相对较高,RBE 增加时射线对生物组织的作用也增加。几种代表性射线的 LET 值见表 3-1-1 所示。低 LET 照射时,肿瘤组织中的乏氧细胞对射线抗拒,而在高 LET 照射时乏氧细胞与氧合好的肿瘤细胞的放射敏感性差别不大。还有,低 LET 照射时肿瘤细胞处于不同周期阶段敏感性不一,而高 LET 治疗时在这方面影响小;高 LET 时肿瘤细胞对射线导致的潜在性致死损伤及亚致死损伤的修复也较小。在物理方面,带电荷的粒子在组织、水或其他介质中有一定射程。当粒子射入介质后,在介质表面能量损失较小,随着深度增加粒子运动逐渐变慢,能量损失逐渐加大,接近射程最后时粒子能量很小、运动很慢,能量损失突然增加,形成电离吸收峰,即布拉格峰(Bragg),最后粒子静止,能量急剧下降为零。各种高能带电粒子都具有布拉格峰,其位置(即深度)可以用改变粒子的入射能量或外加吸收体的方法来调节,显然峰值处 LET 值最大。

快中子束作为非带电粒子,其优势是由于它作为高 LET 射线有高 RBE 的性质,其 LET 约为75KeV/μm,RBE 常在 3.0 以上,OER 为 1.6 左右,因而可以有效地杀死肿瘤内的乏氧细胞,而且受快中子照射后细胞对放射损伤的修复相对较少,肿瘤细胞群体中增殖动力学差异性对放射敏感性的影响也不大。但快中子的能量范围使其剂量分布曲线的特征只类似于目前临床上常用的 4~6MV 的 X 射线,而不具备物理剂量学优点。质子线的特点与快中子束不同,其 RBE 和常规兆伏级 X 射线相似在 1.1 左右,因而没有生物学优势。它的应用主要在其物理学剂量分布方面,质子线在介质的射程将达末尾处有一个急骤上升的布拉格峰,然后骤降为零。用质子治疗时,还可通过调节能量的方法可扩大布拉格峰的宽度。使得人体内的不同深度的肿瘤照射剂量较为集中,而肿瘤前方的正常组织所受到的剂量很低,肿瘤区后方组织的剂量几乎为零。这样有可能达到肿瘤区(靶区)高剂量,肿瘤周围正常组织低剂量的目的。负 π 介子、氦核和氖核等重粒子则既有生物学优点,又有物理剂量优点,近年来正逐步为临床肿瘤学界所重视。表3-4-3 显示了不同粒子的相对物理及生物学特点。

表3-4-3　不同粒子束的物理剂量学与放射生物学特点

	中子	质子	氦核	碳核	负 π
物理特点	－	+++	+++	+++	+++
RBE	++	－	+	++	+
OER	+++	－	+	+	+

(田　野　刘珊珊)

一、功能性亚单位与体积效应

相对于肿瘤组织而言,正常组织细胞的增殖是高度有规律的(细胞的增殖是高度受控的)。在正常状态下,组织中细胞的繁殖严格地被分化成熟细胞的丢失所平衡,细胞的生与死之间维持着精确的平衡,这是机体调节机制作用的结果。它使机体的组织结构及构成组织的细胞数量保持在稳定状态。在经过大量实验与临床研究基础上,1988 年 Withers 提出:正常组织对电离辐射的耐受能力由克隆源性细胞维持器官正常运行的成熟细胞数所决定,克隆源性细胞存活于脏器功能完整、缺失之间的关系取决于该组织结构的组成。因此在正常组织(器官)中存在功能性亚单位(functional subunits,FSUs)的概念。

如果以组织、器官结构对放射效应来分类的话,可以分为 FSUs 并联(平行)组织结构(parallel organization)如(肺、肾)和以脊髓为代表的 FSUs 串联组织结构(serially organization)。在串联组织结构,一个功能亚单位的失活便可导致整个器官功能的丧失。这种组织的放射损伤有一个阈值剂量,低于阈值剂量保持正常功能,超过阈值剂量功能丧失,如放射性脊髓病或小肠梗阻。在这种情况下,由给定照射剂量所致的任何特定亚单位的失活的概率将随受照射组织的长度增加而增大。对并发症的风险来说没有一个阈值体积,而是强烈地受非均匀性的热点剂量影响。

而对于肾和肺,临床耐受性取决于受照射体积的大小。当进行全肾或全肺照射时,这两个器官是对放射非常敏感的。而小体积的局部照射却可承受较高的剂量,这是因为它们具有很大的功能保持能力。在正常生理条件下,只要约 30% 的组织处于健康状态即可。局部照射的耐受性及功能保持力较大的原因是少量 FSUs 的失活不会导致器官功能的丧失。受照射以后,只要未达到 FSU 数的临界水平,功能性损伤就不会出现。因此,它们存在着一个照射体积的阈值,小于这个体积就不会出现功能性损伤,超过这个阈值,损伤通常表现为程度不同的反应,即随着照射剂量的增大功能性损害的严重性增加。反应的大小取决于被放射所破坏的 FSU 数,发生并发症的风险取决于在整个器官的剂量分布,而不是小"热点"的存在。值得注意的是,组织器官的构造没有如此的简单,例如大脑就不能简单地用这两种分类来表达,因为大脑的放射耐受性与所照射部位、剂量与体积等都有关系。

受照射体积大小对组织、器官放射损伤存在重要影响这一现象,虽然早就在实验和临床中被发现。Emami B 等在 1991 年首次将受照射器官体积分为 1/3、2/3 和 100% 三个水平的情况下,较系统地报告了 26 类器官的耐受剂量限值,这是临床工作中量化体积效应的开端。而 FSUs 概念的提出奠定体积效应的放射生物学基础。因此,在目前的放射治疗计划系统可以将正常组织、器官受照剂量与体积进行量化的情况下,剂量-体积直方图(dose-volume histogram,DVH)能够直观地反映了受照射器官的照射剂量及体积情况,成为临床判断治疗计划可行性的重要依据。

二、早反应组织与晚反应组织

Withers 于 1980 年根据正常组织的不同生物学特性及对电离辐射的不同反应性,将正常组织分为早反应组织(early or acute responding tissue)和晚反应组织(slow or late effects tissue)两大类。

早反应组织亦称快更新组织(fast renew tissue),是指那些分裂、增殖活跃,对射线早期反应强烈的正常组织和大多数肿瘤组织。早反应组织主要表现为急性反应,有些组织内的干细胞在放疗开始 1 ~ 2 天内就开始增殖,一般为照射后 2 到 3 周开始再生,如黏膜、小肠绒毛细胞、皮肤、骨髓和精原细胞等。

晚反应组织亦称慢更新组织(slow renew tissue),是一些已经分化的缓慢更新器官,无再增殖能力,损伤后仅以修复代偿其正常功能的细胞组织,一般都有纤维细胞和其他结缔组织的过度生长,形成广泛的纤维化。另外,还有内皮细胞的损伤,最终造成血供减少及器官特定功能的缓慢丧失。晚反应正常组织受照射后的损伤往往由邻近细胞的复制来代偿,而不是干细胞分裂分化成终末细胞的结果。

放射性早、晚期反应之间的区别具有重要的临床意义。在分次照射条件下,用等效总剂量和分次剂量作图,不同组织放射反应性特征见图3-5-1,其中晚反应组织是实线,早反应组织为虚线表示。晚反应组织的曲线比早反应组织陡,说明晚反应组织比早反应组织对分次剂量的变化更敏感。加大分次剂量,晚反应组织损伤加重,当每分次剂量大于2Gy时,晚期并发症显著增加。由于晚反应组织的更新很慢,在放疗期间(数周内)一般不发生代偿性增殖。因此晚反应组织对总治疗时间的变化不敏感,缩短总治疗时间会增加肿瘤的杀灭,一般不会加重晚反应组织的损伤。而早反应组织对总治疗时间的变化很敏感,一般来说,缩短总治疗时间,早反应损伤加重。

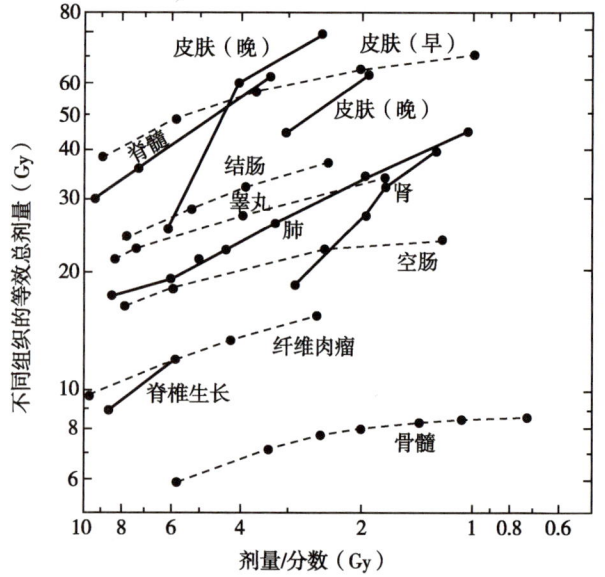

图 3-5-1　部分组织相同放射效应条件下的总剂量与分次剂量相关性曲线

分次照射条件下一些组织的 α/β 值在表3-3-1 中可以看到。α/β 值较低(大多在 0.5~6Gy 的范围)的晚反应组织,随着分次剂量的降低,总剂量增加较为显著。这是由于该组织中射线双击所产生的生物效应所占份额较大,其靶细胞存活曲线的弯曲度较大。对于高 α/β 值(一般在 7~20Gy 之间)的早反应组织及肿瘤组织,随着分次剂量的降低总剂量增加缓慢,分次剂量对其反应性的影响较小。其细胞存活曲线的弯曲度也较小,射线单击所产生效应的比重较大。

第二节　一些常见的放射性副作用与损伤

一、皮肤、黏膜

皮肤及其附属器都是放射敏感组织,不同照射剂量的射线作用于皮肤后,也可发生程度不同的皮肤放射损伤。按皮肤损伤的早晚分为急性反应和晚期反应。急性放射皮肤反应表现为红斑、超敏反应、水肿、脱发、以及色素沉着,更高剂量的照射则可表现为脱屑。迟发(晚期)反应包括毛细血管扩张、皮肤纤维化、皮脂腺萎缩、毛囊缺失、异常色素沉着以及皮肤溃疡。

在头颈部肿瘤的放射治疗过程中,口腔黏膜不可避免的包括在照射野之内。黏膜上皮细胞对放射线比皮肤鳞状细胞敏感,所以黏膜放射反应开始的时间及其高峰均比皮肤反应发生早一些。正常黏膜的修复系来自黏膜基底层干细胞的成熟并向黏膜层迁移所致。而急性黏膜反应的发生正是由于放疗导致黏膜基底细胞有丝分裂性死亡而发生的。因为基底细胞的成熟需要 2 周的时间,因此对常规分割放疗出现的黏膜急性放射反应,一般于放疗的第 2 周至第 3 周,也就是放疗至20~30Gy 时开始出现肉眼的改变,剂量 30~40Gy 时开始出现斑片状黏膜炎即假性黏膜的改变。

二、造血系统

射线对处于细胞周期内的造血细胞,如造血干细胞、祖细胞以及幼稚造血细胞杀伤较为严重,造成以上细胞急剧减少,增殖功能降低或丧失,从而导致外周血中成熟血细胞数量下降,而对成熟血细胞的直接杀伤效应并不十分明显。全身或较大面积受到照射（主要是事故性照射）条件下，4～6Gy的照射就可以引起明显的造血系统损伤，在外周血中就可以检测到血液组分的一系列变化，图3-5-2中就显示出这种动态变化。临床放射治疗最常用的是局部照射，对造血系统的影响取决于照射的部位、照射的体积、照射的时间剂量分割等，一般来讲，照射范围越大，剂量越高，射野内包含的造血组织越多，造血系统抑制越严重。如照射范围小于造血骨髓的3％，对全身的血象没有太大的影响。若照射区包含相当部分骨髓，分次照射的累积剂量达到20～40Gy以上，外周血象可迅速下降，受照区骨髓组织明显损伤。

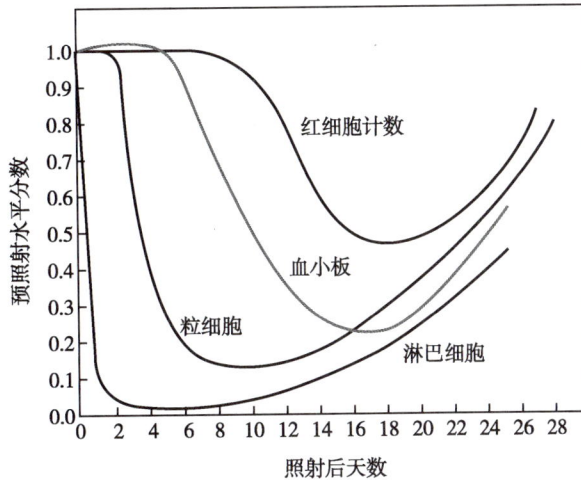

图3-5-2　全身中等剂量照射后血液系统的变化特征

三、头颈部器官

1. 晶状体　电离辐射所致晶状体损伤通常是慢性的，有较长的潜伏期；年龄越小，潜伏期越短；剂量越大，潜伏期越短。主要在晶体前部上皮和后部纤维均发生变性，尤以晶体后部的囊膜下区为最显著。放射线性白内障的表现为：在裂隙下所见晶体后极部的后囊下有灰白色点状混浊，排列成环，有时出现颗粒状混浊及其空泡，损害严重者向赤道部延伸，排列成放射状条纹；还有的出现后极部的后囊，呈盘状混浊。随病程进展，晶体渐发生纤维化，且可向晶体前部和后部扩展。

2. 腮腺　腮腺为高度分化的浆液腺泡，对射线较敏感。在第一次放疗几个小时内，即可出现暂时性的触痛，有时可明显肿胀，持续数天可自行缓解。放疗第一周唾液的分泌量约减少50％或更多，且伴有唾液黏稠性增加、pH降低等。常规分割放疗至6～8周，也即放疗结束时，唾液分泌量几乎不能测出。病人表现出口腔干燥症的明显症状（吞咽和交谈困难、影响睡眠、味觉丧失和口腔真菌感染等）。口干的程度主要取决于腮腺受到照射的体积、放疗总剂量、病人的个体耐受性等因素。如50％以上的腮腺未受到照射，在放疗后2～3年仍有可能恢复部分的功能；如果75％～100％的腮腺受到50Gy的照射，则基本没有恢复功能的可能性。

3. 甲状腺　甲状腺受到辐射后最常见的并发症为甲状腺功能低下（甲低），颈部受量超过26Gy的放疗均有可能发生。甲状腺组织受到电离辐射直接作用后，表现为血清中T_3、T_4降低，TSH升高。电离辐射照射机体，如下丘脑、垂体，使组甲状腺素释放激素（TRH）或TSH分泌减少，间接引起甲状腺功能减退，称放射性继发性甲状腺功能减退，表现为T_3、T_4及TSH降低。有症状的病人多表现为体重增加、畏寒、皮肤干燥、头发脱落、便秘、月经不调、体力不支、肌肉抽筋、思维迟缓等，查体可发现眶周水肿，腱反射时相延长、皮肤干燥发凉、周围性水肿等。

101

四、肺

临床上把放射性肺损伤分为早期的放射性肺炎和晚期的放射性肺纤维化期。急性放射性肺炎在肺癌放射治疗中发生率 5%～10%。多发生在肺组织照射 25～30Gy 后。可以表现为低热,非特异性呼吸道症状,如咳嗽,胸闷等。重者出现呼吸困难,胸痛,持续性干咳,可以有少量白痰或痰带血丝。如临床症状严重,出现急性呼吸窘迫,高热,可导致病人死亡。放射性肺纤维化发生在放射治疗结束后的 3 个月以后,一般来自早期的放射性肺炎,但有些病人可以不表现明显的放射性肺炎的临床特征而在照射后数月直接出现放射性纤维化的临床症状,如进行性呼吸困难,胸闷、刺激性干咳,可以导致慢性呼吸衰竭。

其发病机制有:①肺泡Ⅱ型上皮细胞受损:肺泡Ⅱ型上皮细胞合成和分泌表面活性物质,维持肺泡张力,照射后最早表现为Ⅱ型细胞的反应,细胞质内 Lamelar 小体减少、畸形或Ⅱ型细胞脱落至肺泡内。导致肺泡张力变化,肺的顺应性降低,肺泡塌陷和不张;②辐射启动体内水分子释放 OH·自由基,过量的自由基导致肺组织脂质过氧化损伤,成纤维细胞增殖,肺泡-毛细血管膜的通透性增加;③近年来细胞因子在放射性肺损伤的形成中所起的作用较受关注,比较重要的细胞因子有以下几种:转化生长因子 β1(TGF-β1)、肿瘤坏死因子 α(TNF-α)、白介素 1(IL-1)、白介素 6(IL-6)、血小板源性生长因子(PDGF)、血浆源激活因子(PLA)等。这些因子可能由肺内的多种细胞分泌,并在放射性肺损伤的不同阶段起着致炎、致纤维化、致血管通透性增加的作用。其中较受重视的因子有 TGF-β1 因子;④肺血管内皮细胞损伤:内皮细胞损伤导致肺血流灌注改变,血管通透性增加。

五、肠道

小肠的黏膜上皮对放疗非常敏感,其细胞周期时间在成人各种组织中最短。单次较大剂量照射后数小时,肠隐窝细胞增殖部分即发生有丝分裂停止、细胞坏死。24 小时后分裂增殖停止,出现细胞丢失,最终导致小肠绒毛剥脱。为补充细胞丢失,几个补偿机制受到激活,如缩短绒毛、收缩隐窝、残存细胞平坦分布覆盖于较大范围的基底层上。此外,绒毛细胞尽管衰老但仍滞留较长时间,激活所有残存干细胞进行增生。如辐射剂量较高,小肠被覆细胞丢失大于补偿,黏膜出现溃疡。中等剂量的照射,小肠即可出现对已消化的营养物质和水的吸收障碍,大肠急性损伤程度一般较小肠低。后期损伤的原因主要为纤维化和血管血流受阻。损伤肠段的小肠壁增厚并因水肿和纤维化而硬化,严重者可致肠梗阻。

六、性腺

1. 睾丸　精原细胞对放射线最敏感,很小剂量就会引起明显损伤。正常男性睾丸一次剂量 15cGy,可引起短期不育,睾丸受到一次剂量 350～600cGy 的照射,可引起永久不育。在精细胞发生过程中,B 型精原细胞对放射线最敏感,精母细胞居中,精子细胞对放射线较抗拒。低剂量放疗使精子减少的机制可能是直接杀灭抑制了干细胞或精原细胞。完成精子细胞发育的周期大约是 60～90 天,因为放疗可能使精子发育停滞,此阶段精子可能具致突变性,因此在未出现成熟的精子之前不应受孕,并且在精子恢复正常 1 年左右再受孕比较安全。

2. 卵巢　卵巢放射损伤常针对绝经前病人。射线作用于卵巢,会使卵巢的滤泡数量减少、熟受损、萎缩、血管硬化。原始卵泡发育成滤泡受阻,雌激素分泌减少。卵巢的放射效应与睾丸不同,因为在胚胎期以后卵母细胞不再分裂,所有细胞在出生时就存在,卵母细胞的丢失是不可逆的。卵巢对放射的反应因年龄、个体差异而不同,且放射剂量、分割次数均相关。常规体外照射,1.8～2.0Gy/日,总剂量 24Gy 以上时,不可避免地将导致永久性的卵巢功能丧失。为保留卵巢的生育和内分泌功能,可采用卵巢移植术或将一侧或双侧卵巢移植放射野之外的部位。

七、辐射致癌

电离辐射是人们生活环境中的正常成分，其中低水平的本底辐射来自于地球本身的放射性核素和外层空间的 X 线、γ 线等宇宙射线。近一个世纪以来，核能和放射性核素已广泛应用于工、农业生产、医疗保健事业和核武器等。但自从 1902 年 Frieken 发现放射致癌以来，电离辐射的长期效应，特别是受电离辐射后人类癌症发生率的增加这一问题，已引起人们的广泛重视，而成为放射医学研究的重点课题。因为医疗照射是目前公众接受最多的额外照射，随着治疗后病人生存率的增加和寿命的延长，放疗后发生二次原发癌事例有增加的趋势，因此对放疗中辐射致癌的研究也有助于放射治疗学和放射医学的发展。

但是对于放射治疗诱发恶性肿瘤这一问题，许多学者还有不同的见解。很多人认为，大剂量电离辐射对人体的致癌性已肯定。由于辐射致癌是随机效应、无阈剂量，我们所能做到的是应避免任何不必要的照射。因为肿瘤发生的原因是十分复杂的，恶性肿瘤病人首次肿瘤的发生就可能是个随机性事件，除辐射外，该病人还接触了许多其他已知与未知的致癌因素，并且他的机体内在易感性也可能有异常，因此对放射治疗诱发恶性肿瘤的诊断要慎重。放疗诱发肿瘤诊断的依据有，病人有接受放射治疗史，继发肿瘤必须在照射野内或射野边缘、且与原发肿瘤具有不同的组织学类型或有依据可排除转移或复发的可能性，继发肿瘤的出现要有足够长的潜伏期，一般认为要有 7 ~ 10 年之久，而放疗后近期出现的肿瘤不应认为是由放射诱发的。诱发肿瘤的同时一般要伴有该组织放射性损伤的存在。

（田　野　刘珊珊）

第一节　分次治疗的生物效应

现代放射生物学的知识使人们有可能解释时间—剂量因子对生物效应的影响并了解其作用机制。其中 Withers 提出"4Rs"学说(概念)已成为放射治疗的理论基础,它是指:在临床分次放射治疗的过程中,受到照射的肿瘤组织与正常组织会发生,细胞放射损伤的修复(repair of radiation damage)、细胞周期时相的再分布(redistribution within the cell cycle)、乏氧细胞的再氧合(reoxygenation)以及细胞的再增殖又称再群体化(repopulation)等反应。

分次照射的原理简单来说是:把剂量分成多次可以保护正常组织,因为总时间足够长时,正常组织可以在照射间隔完成亚致死性损伤修复和再群体化;同时分次照射还能加重肿瘤损伤,因肿瘤会在照射间隔完成再氧合和周期再分布,从而对射线更敏感。

一、放射损伤的修复

分次照射的目的之一是使正常组织得到修复,但不可避免地亦使一些肿瘤细胞亚致死损伤得到修复。早反应组织对细胞群体的修复作用主要靠细胞的再增殖,而亚致死损伤的修复可以较少考虑。然而,对晚反应组织来说,亚致死损伤的修复是至关重要的,因其几乎不存在细胞的再增殖。因此,在放疗过程中,必须保护晚反应组织的亚致死损伤修复能力。对于肿瘤组织,一般认为其亚致死损伤的修复能力与早反应组织类似,但每次剂量过低或疗程延长均对杀灭肿瘤细胞不利。

常用亚致死损伤半修复时间来表示不同组织亚致死损伤的修复特性,尽管目前尚不完全清楚所有组织亚致死损伤的修复速率。在临床非常规分割照射过程中,两次照射间隔时间应大于 6 小时,以利于亚致死损伤的完全修复。

二、周期时相的再分布

分割放疗时,肿瘤受照射后,敏感性高的期相细胞损伤最大乃至死亡,使残留的非敏感期细胞出现再分布现象,此时发生细胞周期的正反馈(增殖周期加快、增殖比例增大、细胞丢失减少),此时可能同时有较多的细胞进入敏感期相,并使非增殖期细胞进入增殖周期,从而提高了放射敏感性;或可同步化于对放射治疗有利的期相,以期最大限度地杀灭肿瘤细胞。

再分布可影响早反应性正常组织的放射敏感性,但对晚反应组织,则分割照射时几乎没有细胞周期的再分布,不存在由于再分布导致的自我增敏现象,故在分割放疗中,晚反应组织比早反应组织和肿瘤组织受到更多的保护。

三、乏氧细胞的再氧合

研究表明:直径<1mm 的肿瘤是充分氧合的。超过这个大小便会出现乏氧。如果用大剂量单次照射肿瘤,肿瘤内大多数放射敏感的氧合好的细胞将被杀死,剩下的那些活细胞是乏氧的。因此,照射后即刻的乏氧分数将会接近 100%,然后逐渐下降并接近初始值,这种现象称为再氧合。研究表明,再氧合现象发生于许多不同类型的肿瘤且再氧合的速度变化范围很大,有些肿瘤发生在几小时以内,而另一些却需几天时间。

分次照射中,由于肿瘤缩小,血供改善,使乏氧细胞变得接近血管,同时失去无限增殖能力的细胞耗氧量降低,出现肿瘤细胞的再氧合,这对提高放射敏感性有益。目前,尚不能直接检测到人肿瘤的再氧合,2×30 次分次放射治疗所达到的局部控制率的事实间接地支持有再氧合现象的存在。分次照射有利于乏氧细胞的再氧合,因此可采用分次放射治疗的方法使其不断氧合并逐步杀灭之。

四、细胞的再增殖

进行分次照射时,每次照射量不可能达到充分破坏肿瘤的目的,在此期间,肿瘤细胞的再生或增殖是不可避免的,在制订治疗计划时,应考虑再增殖的重要性。有时在用常规分割方案时仍可见到肿瘤的继续增大,提示克隆源瘤细胞的倍增时间≤2天。但不能根据临床肿瘤大小的变化来估计克隆源瘤细胞的增殖活动。因为,在杀灭大量瘤细胞的同时如有瘤细胞加速增殖,则肿瘤大小变化甚小,且"死亡"的瘤细胞仍可分裂几代后才死亡,机体清除死亡细胞也需一定时间。肿瘤细胞的再增殖一般在疗程开始后的2~3周以后,因此,也不能随意降低每次量和延长疗程时间,分段放疗从放射生物学的角度来说是不合理的。

细胞的再增殖对早反应性正常组织来说是重要的,一般情况下每周5次,周剂量10Gy的分割方法,正常组织早反应的程度是可以接受的,即使病人主观反应较重也不必过虑。早反应组织的再增殖在常规放疗后几天内就开始,最多2~3周。晚反应组织无明显的再增殖,对放射损伤的保护反应不依靠细胞的再增殖作用。

第二节　常规与非常规分割放疗

一、剂量-时间-效应关系

在精确治疗技术条件下,放射治疗的实施仍不可避免地使部分正常组织、器官受到照射。这是因为恶性肿瘤浸润、具有无明确边界的特性,使得肿瘤起源的器官及其周边的部分正常组织被考虑为亚临床病灶而包括在治疗范围内,而且在射线经过的路径上也有一些正常组织会受到不同剂量的照射。因此,在设计与评价放疗方案时,获取满意的肿瘤控制效果与有效地降低毒副作用是最为重要的内容。

用于量化放疗剂量与受照射组织特定效应发生率关系的剂量-效应曲线,肿瘤与正常组织呈现出相似的"S"形,都表现为随着剂量的增加放射效应的发生逐渐上升(见图3-6-1)。该曲线一般分为三段,在较小与较高剂量区域曲线较为平坦,说明此范围内剂量对效应的影响不太明显,高剂量段常被称为"坪区"。曲线的中段是一个直线上升的"斜坡",它可以用斜率来量化。该段直线越陡峭,其斜率越大,说明剂量的增加会有放射效应较明显的提升。低剂量段与"斜坡"的过渡区则被称为的剂量阈值。曲线的位置是反映不同组织放射反应差异的主要表现,一般情况下肿瘤的曲线都会位于正常组织的左侧,因为多数肿瘤比正常组织的放射敏感性高。在肿瘤剂量-效应曲线的"斜坡"段,较小范围的剂量增加就可以使肿瘤局部控制率有显著的升高,从45Gy到60Gy肿瘤控制率从25%提高到75%。但剂量继续增加进入其"坪区"段时,要使控制率从90%增高到95%,剂量则要从70Gy增加到85Gy,但75~85Gy已经进入了位于右侧正常组织曲线的"斜坡"段,其放射损伤的发生风险将从15%增加至50%的水平。因此在根治性放疗的条件下,给予75Gy以上的剂量往往是不能接受的。以姑息为目的的治疗,在使肿瘤有一定反应性的同时,不发生较严重的急性毒性作用也是非常重要,此时应给予较低的剂量,一般选择在正常组织毒性反应

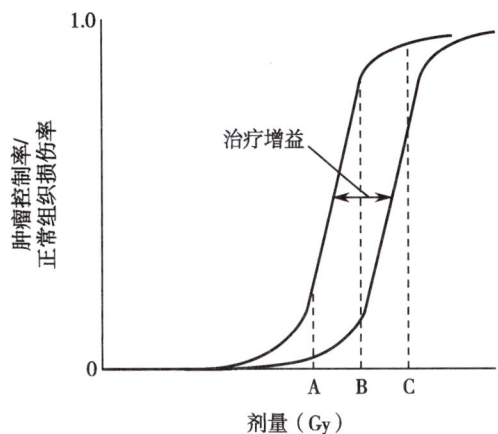

图3-6-1　肿瘤与正常组织剂量-效应曲线

剂量阈值的附近。

二、非常规分割放疗

常规分割治疗方案(每天一次、单次剂量1.8～2.0Gy、每周照射5次)是以临床经验为基础建立的,由于它基本上符合肿瘤和正常组织对放射线反应的生物学规律,因此至今仍然被广泛地使用。但20世纪80年代以来,有多种非常规分割方案使疗效有较明显的提高而备受关注,临床上已经被应用的方案主要有以下几种。

1. 超分割治疗(hyperfractionation)　在与常规分割方案相同的总治疗时间内,在保持相同总剂量的情况下照射每天2次。在实践中的超分割往往还包括总剂量的提高,有时也因照射2次/天而改变了总治疗时间。该方案主要目的是在早反应相同或轻度增加的情况下,进一步减轻晚期反应而肿瘤的控制与常规相同或更好。欧洲肿瘤协作组(European Cooperation Group,EORTC)实施了头颈部肿瘤的超分割临床 EORTC 22791 方案是:80.5Gy/70 次/7 周(1.15Gy×2/天)与常规 70Gy/35 次/7 周相比,结果如下:肿瘤控制和5年生存率升高为40%～59%,说明提高了疗效,没有明显增加副作用。此方案对口咽癌的优点是明显的。每天2次并不是超分割的限制,可把剂量分得更多更小(但应使分割剂量处在剂量-效应曲线弯曲部位以上),来进一步减轻晚期损伤。

2. 加速治疗(accelerated treatment)　在短于常规治疗的总时间内,通过一天照射两次或多次的方式,给予与常规相同的总剂量。然而,在实践中因急性反应的限制难于达到这种状态,有时需要在治疗期间插入一个休息期或降低剂量。加速治疗的主要目的在于减少快速增殖肿瘤的再群体化。由于并没有改变分次数及分次剂量,因而对晚期反应没有太大影响。在20世纪90年代,EORTC 进行了头颈部肿瘤(不包括口咽癌)的前瞻性随机对照临床试验(EORTC 22851)中,采用方案为72Gy/45 次/5 周(1.6Gy×3 次/天),中间休息2周,常规方案为70Gy/35 次/7 周。结果表明,加速治疗组局控率提高了15%,但没有转换成生存获益。急性反应如预期那样显著增加,还出人意料地观察到晚期反应的增加(包括致死性并发症)。因此,使用"纯粹"加速治疗必须非常谨慎。

3. 连续加速超分割治疗(continuous hyperfractionated accelerated radiation therapy,CHART)　该方案是由英国 Mount Vernon 医院和 Gray 实验室合作进行的,方案是36 次/12 天,每天3次间隔6小时,1.4～1.5Gy/次,总剂量DT 50.4～54Gy。按常规标准它的总剂量是非常低的,当然是在很短的时间内完成治疗。这个方案主要思路是,降低分次剂量以减轻晚期反应,缩短总治疗时间以抑制肿瘤的增殖。CHART 方案的特点是:小剂量/次,36 次;总治疗时间短,连续12 天;治疗期间无休息,3 次/天,间隔6小时;1.4～1.5Gy/次,总剂 DT 50.4～54Gy。结果是,肿瘤局部控制率是好的,因总治疗时间短;急性反应明显,但高峰在治疗完成以后;大部分晚期反应是可以接受的,因每次剂量小;脊髓是例外,在50Gy 时出现了严重的放射性脊髓病,因为6小时间隔时间对脊髓的修复而言时间太短。

三、立体定向与大分割放疗

近十多年来,立体定向放射治疗(stereotactic body radiation therapy,SBRT)的大分割照射,甚至单次大剂量照射的立体定向放射外科(stereotactic radiosurgery,SRS)逐渐成为新的趋势。SRS 特指单次剂量照射,单次放射剂量能够提高至15～30Gy。SBRT 指采用大分割方案对颅外肿瘤的立体定向放射治疗(通常指5次或更少的分割次数)。同时,IMRT、IGRT、断层放疗、质子(重离子)治疗等精确放疗技术由于带来了更加合理的剂量分布,受到高剂量照射的正常组织体积进一步较少。虽然它们的放射生物学基础在诸多问题上仍未有定论,需要进一步深入研究。但是,大分割放疗可将5～7周的放疗时间缩短到几天至2周,不存在肿瘤细胞的加速再增殖,有利于肿瘤生物等效剂量的提高。所实现的治疗次数少、单次剂量高、总治疗时间短的模式已经成为放射治疗的新选择。

第三节　生物等效剂量

从理论上讲,开展一个新的治疗模式或改变原有治疗方案应与常规治疗进行生物剂量等效换算,以获得最好的治疗效益并使病人的利益得到保护。因此正确理解和运用"生物剂量"的概念及相关数学换算模型是非常必要的。

一、概念与数学模型

根据国际原子能委员会第 30 号报告定义,"生物剂量"是指对生物体辐射反应程度的测量,它与"物理剂量"是两个不同的概念。根据 Fowler 公式,例如,100cGy 的照射剂量时,在 70% 物理剂量曲线时 70cGy 物理剂量其生物剂量是 74.2cGy,而 50% 处的生物剂量就变成 40.5cGy。此事实导致照射一个野与每天照射所有野的差别,这种差别在物理剂量图上是看不出来的。因此,在放射治疗计划中应予以注意的:当改变常规治疗计划时应保持相等生物效应所需的总剂量,同时要争取一个合理的分次方案,还要比较不同分次剂量、分次数和总治疗时间的治疗技术优劣性。

关于分次放射治疗曾提出过多种生物剂量换算的模型,但主要有名义标准剂量(nominal standard dose,NSD)和 LQ 模型。LQ 模式获得更多认可的主要原因是,它可从细胞存活曲线直接推导而得出。因此它不像 NSD 是一个纯粹的经验公式,当从它的初始公式外推到剂量和分次方案时会相差较多容易发生错误。LQ 是一个是将 DNA 双链断裂与细胞存活联系起来的数学模型,根据照射与生物系统关系的基本机制(图 3-3-3),LQ 可以拟合比较大的分次范围。临床上应用 LQ 等效公式的基本条件如下:①组织的等效曲线是相应靶细胞等效存活率的表达;②放射损伤可分成两个主要类型(能修复及不能修复),而分割照射的保护作用主要来自于能修复的损伤;③分次照射的间隔时间必须保证可修复损伤的完全修复;④每次照射所产生的生物效应必须相等;⑤全部照射期间不存在细胞的增殖。因此,单次剂量 D 的效应(如细胞杀灭)可写作:

$$SF = \exp(-\alpha D - \beta D^2)$$

或

$$E = \alpha D + \beta D^2$$

(3-6-1)

二、换算公式的临床应用

1. 等效换算的基本公式　根据 LQ 公式推出了几种计算临床放射治疗中等效关系换算的方法,均是以相似的假设为基础的。相关的公式是,1982 年 Barendsen 推荐的外推耐受剂量(extrapolated tolerance dose,ETD)和 1987 年 Thames 和 Hendry 的总效应(total effect,TE),以及 1989 年 Fowler 进行了进一步完善提出了生物效应剂量(biological effective dose,BED)。

在公式(1)中两边除以 α,得:

$$E/\alpha = D + (\beta/\alpha)D^2$$

(3-6-2)

E/α 被称作生物效应剂量(Biological Effective Dose,BED),它是指分次数无穷多分次剂量无穷小时产生相等生物效应所需的理论总剂量。因此它也是极低剂量率单次照射所需的总剂量。BED 的单位是 Gy。必须注意它不同于物理剂量。BED 代表了整个分次照射或低剂量率连续照射过程中的生物效应,当分次剂量趋向于 0 时,BED 就相当于 D,即总剂量。在整个照射过程中,每一部分的 BED 能相加,这样可得到总的生物效应剂量。

若分次剂量为 d,采用分隔时间大于 6 小时的分割照射,分次数为 n,且允许亚致死损伤获得完全修复,公式 2 可改写为:

$$BED = nd \times [1 + d/(\alpha/\beta)]$$

(3-6-3)

式中 n 为分次数,d 为分次剂量,nd 为总剂量(D),α/β 比值可查表获得。

根据以上推导,不同分割方案的等效变换基本公式为:

$$n_2 d_2 \left(1 + \frac{d_2}{\alpha/\beta}\right) = n_1 d_1 \left(1 + \frac{d_1}{\alpha/\beta}\right) \tag{3-6-4}$$

或

$$\frac{D_2}{D_1} = \frac{1 + \dfrac{d_1}{\alpha/\beta}}{1 + \dfrac{d_2}{\alpha/\beta}}$$

2. 带有时间因子的 LQ 等效换算公式　在临床放射治疗期间,经常会发生总治疗时间的改变。一般来说,对晚反应组织而言,总治疗时间的变化对生物效应影响不大。但对大多数早反应组织和肿瘤来说,总治疗时间的延长会使即定方案的生物效应下降(这是受照射组织靶细胞增殖的结果),应对此进行校正。若假设肿瘤细胞的再群体化,则 InS 将随(0.693/Tpot)T 而增加。于是:

$$InS = -N(\alpha d + \beta d^2) + (0.693/Tpot)T$$

等式两侧同除 α:

$$InS/\alpha = BED = Nd[1 + d/(\alpha/\beta)] - 0.693/\alpha Tpot$$

值得一提的是,动物实验结果显示,效应不是时间的线性函数,恢复剂量将随初始损伤的时间函数而变化。目前尚无任何一个数学模型能够描述这种广泛时间跨度的组织恢复情况,这方面的研究还在继续,需要不断加以关注。

3. 带有不完全修复因子的 LQ 等效换算公式　LQ 基本临床公式(等式4)所假设的条件是分次之间每次照射剂量后的亚致死损伤完全修复,这种修复至少要 6 小时以上,如果分次间隔时间短于这个值,整个治疗的总损伤会由于每次照射前上次照射损伤修复的不完全而加重。不完全修复的影响用组织的半修复时间 $T_{1/2}$ 来决定。$T_{1/2}$ 是分次剂量之间或低剂量率治疗期间修复一半损伤最大可能性所需的时间。不完全修复会降低等效剂量,因此应校正由此而损失的正常组织耐受性。未修复损伤用 Hm 来表达,由此得到分次照射的带有修复因子的 BED 公式:

$$BED = D[1 + d/(\alpha/\beta) + Hm \cdot d/(\alpha/\beta)]$$

式中 d 是分次剂量,D 是总剂量,Hm 可查表获得。

另一种常见情况是,临床连续照射期间发生的不完全修复。随着剂量率的降低(低于外照射所用的范围)照射时间延长,一部分损伤会被抵消从而使等效剂量增高。对应于基本 BED,连续照射的 BED 公式加入了允许不完全修复的 g 因子。g 因子可查表获得。

$$连续照射的 BED = D[1 + g \cdot d/(\alpha/\beta)]$$

式中 D 是总剂量(=剂量率×时间),d 是分次放射治疗的保留以便处理分次的低剂量率照射。

4. 常规与非常规分割方案的等效换算　沿用多年的经典常规分割治疗方案是以临床经验为基础的,它基本符合肿瘤和正常组织对放射线反应的生物学规律,因此对于一部分肿瘤取得了较好的疗效。随着肿瘤放射治疗经验的积累以及放射生物专业知识的不断深化,使放射治疗医生更清楚地认识到:更好地分类和设计治疗方案,并逐步使其个体化是提高肿瘤局部控制率的重要方向。其中正确进行不同治疗方案的等效换算是重要环节。换算的主要步骤是根据上述公式将新方案中的变量正确代入公式。为便于理解下面简要举例说明。

例:头颈部癌,原计划治疗方案是 70Gy/35 次,由于开始 6 次发生给量错误给成了 4Gy/次而不是 2Gy/次,于是累计剂量是 24Gy/6 次,接下来的治疗将继续用 2Gy/次治疗,问:保持与 2Gy/次相等晚期损伤应给多少次？

　　设：纤维化的 α/β＝3.5Gy

　　计算结果：

　　BED＝70×(1+2/3.5)＝110

　　PE1＝24×(1+4/3.5)＝51.4

　　PE2＝BED−PE1＝58.6

　　PE2＝D2×(1+2/3.5)＝58.6

　　D2＝58.6/1.57＝37.3

　　在 2Gy/次方案的剩余分次数：37.3/2＝18 或 19 次

第四节　放射效应的化学修饰

　　在放射生物学、辐射化学、放射医学和放射肿瘤学等多学科基础上发展起来的肿瘤放射增敏研究，由于其研究的内容是对放射治疗过程中肿瘤和正常组织的生物学效应进行化学修饰(chemical modification)，通过增加射线对肿瘤的杀灭和/或减轻正常组织的损伤，以达到提高放疗疗效的目的，而成为当前放射肿瘤学发展中一个不可缺少的部分。这些修饰剂基本上可分为两大类：一类是放射增敏剂，它们不影响正常组织，而是有选择性地增强肿瘤细胞的杀灭效果。另一类为放射防护剂，主要是保护正常组织，而对肿瘤细胞不产生同等的保护效应。作为能在放疗临床使用的放射增敏剂或放射防护剂，必须对正常细胞和肿瘤细胞具有不同的反应特征。

一、放射增敏剂

　　放射增敏剂是一种化学或药物制剂，当与放疗同时应用时可改变肿瘤细胞对放疗的反应性，从而增加对肿瘤细胞的杀伤效应。理想的放射增敏剂应具备的条件：性质稳定，不易和其他物质起反应；有效剂量时没有毒性或毒性很低；易溶于水，便于给药；亲肿瘤性，特别是对肿瘤乏氧细胞应有较强的放射增敏作用；有较长的生物半排出期，并在体内能保持其药理特性，足以渗入整个肿瘤；在常规分次治疗中，较低的药物剂量即有放射增敏效果。

　　放射增敏剂增敏作用大小通常用增敏比(sensitizing enhancement ratio, SER)来表示，其定义为单纯照射达到某一特定生物效应所需照射剂量/放射合并放射增敏剂后产生的相同生物效应所需照射剂量。

　　常用放射增敏剂包括：①乏氧细胞增敏剂：最有代表性的是 MISO，在动物实验中有极好的放射增敏作用，但因其神经毒性作用太大而被弃用。后又研制了许多毒性较低的衍生物，如 SR-2508、KU-2285、甘氨双唑钠(CMNa)、NIMO、沙纳唑(AK-2123)等；②生物还原性药物：如 2-硝基咪唑、丝裂霉素 C(MMC)、SR-4233(TPZ)以及以 DNA 为靶的药物等；③其他放射增敏剂：如卤化吡啶(HP)类的 5-碘脱氧尿嘧啶(IUdR)和 5-溴脱氧尿嘧啶(BrUdR)，来源于中药的制剂如马蔺子素、泰素和植物多糖提取物(枸杞多糖、云芝多糖等)。

二、放射防护剂

　　放射防护剂是指能保护正常组织不受或少受射线的影响，但又不降低射线对肿瘤的杀伤效应，从而可增加射线的剂量以达到杀伤更多肿瘤细胞的目的的药物。放射防护剂的防护作用大小通常用保护系数(protection factor, PF)或剂量减少系数(dose reduction factor, DRF)来表示，其定义为放疗合用放射防护剂后达到单纯放疗下同样生物效应所需的照射剂量与单纯放疗产生同样生物效应所需的照射剂量的比值。

　　放射防护剂的研究主要集中在清除自由基方面。清除了自由基,从而使细胞膜上的物质不受自由基的损害。主要的放射防护剂药物包括:维生素类如维生素 E 和维生素 C;含巯基生化合物如氨基脲、硫脲等能清除羟自由基 OH·;超氧化物歧化酶能清除超氧阴离子自由基;半胱氨酸衍生物 WR-2721 已被应用于临床,也是当今研究最热门的药物;另外,阿米福汀(氨磷汀)、羟基乙酸等也有放射保护作用。

(田　野　刘珊珊)

第四篇　临床放射治疗学

放射治疗是恶性肿瘤治疗过程中最重要的手段之一,亦是综合治疗的一个主要环节。恶性肿瘤在治疗过程中约有 75% ~80% 的病人需要放射治疗。放射治疗是一种局部治疗方法,是利用放射线对肿瘤进行照射,通过剂量的累积使肿瘤组织发生一系列化学、物理及生物学的变化,导致细胞凋亡、肿瘤缩小甚至消失。近年来,随着医学影像技术的发展、放射治疗设备的不断更新,以及电子计算机技术的临床应用,使肿瘤放射治疗由常规放疗跨入了精确放疗时代。同时由于精确放射治疗技术的不断发展,使得放射反应及损伤明显减轻,肿瘤局部控制率也得到提高。通过综合治疗,恶性肿瘤的临床治愈率为45%,其中外科占 22%,放射治疗占 18%,化学治疗占 5%。手术、放疗、化疗及靶向治疗等综合治疗是未来治愈肿瘤的趋势。

由于放射肿瘤学是目前迅速发展的临床学科,所以对放射治疗科医生的要求也越来越高,一名合格的放射治疗科医生不但要具备一般临床学科的知识,还要有扎实的放射物理学、放射生物学、放射损伤学、影像学和计算机技术等方面的基础。

第一节　放射治疗适应证与禁忌证

一、放射治疗适应证

肿瘤放射治疗适应证非常广泛,治疗前要根据肿瘤的分期、组织来源、分化程度、对射线的敏感程度及病人的生活指数等制订个体化方案。对于不需接受手术的早期肿瘤,或有手术禁忌证的病人可考虑单纯放射治疗;术后残留、切缘阳性或复发病人可给予根治性放射治疗;根治性手术后的病人可行预防性放射治疗;中、晚期肿瘤病人还可给予姑息性放射治疗。

依据放射治疗目的、方法及肿瘤的放射敏感性,可将放射治疗的适应证分类如下:

（一）**根据肿瘤的放射敏感性**

1. 放疗高度敏感的肿瘤　如:恶性淋巴瘤、生殖细胞瘤、睾丸肿瘤、肾母细胞瘤、神经母细胞瘤、尤文氏肉瘤、小细胞肺癌等。

2. 放疗中度敏感的肿瘤　如:头颈部鳞状细胞癌、食管鳞状细胞癌、肺鳞状细胞癌、子宫颈癌、子宫内膜癌、乳腺癌、直肠癌、肝癌、皮肤癌、前列腺癌等。

3. 放射低度敏感的肿瘤　如:胃肠道的腺癌、胆囊癌、胰腺癌、膀胱癌及原始神经内分泌肿瘤(属于APUD 一种)等。

4. 放射敏感性较差的肿瘤　如:间叶组织来源的纤维肉瘤、脂肪肉瘤、横纹肌肉瘤、恶性纤维组织细胞瘤等。

肿瘤的放射敏感性非常复杂。放射高度敏感的肿瘤恶性程度较高、发展快、易出现远处转移,需要联合化学治疗才能取得较好的远期疗效。放射中度敏感的肿瘤发展相对较慢,出现转移较晚,单纯的放射治疗可取得较好疗效。放射低度敏感的肿瘤需要很高的剂量才能治愈,但较高剂量往往易引起周围正常组织的损伤。过去因设备的限制,仅能给予姑息剂量,治疗效果较差,随着放射治疗设备及技术的发展,尤其是适形调强及容积弧形调强放射治疗(VMAT)技术的应用,最大剂量根治肿瘤的同时也最大限度地保护了肿瘤周围的正常组织并获得很好的疗效。对于放射敏感性差的肿瘤在放射治疗过程中,可通过使用放射增敏剂提高肿瘤放射敏感性,从而提高疗效。

（二）**保留器官功能的放射治疗适应证**

这是临床放射肿瘤学中较新的领域。放射治疗在取得根治性疗效的同时,保留了器官的完整性和功能性,如早期乳腺癌的保乳手术,术后需采用根治性放射治疗(所谓的小手术大放疗),既取得了与根治手术相同的疗效,又保留了乳房的器官和功能,获得了良好的美容和治疗效果。另外早期喉癌的单纯放疗、低位直肠癌保肛手术的术前放疗,以及保留肢体功能的横纹肌肉瘤及软组织肿瘤的术前放化疗等。

(三) 放射治疗与手术综合治疗适应证

采用术前放射治疗可降低肿瘤分期,提高手术切除率。术后放射治疗可以预防和降低局部及区域淋巴结的复发,提高局部控制率并延长生存期,适合于乳腺癌、直肠癌、头颈部癌和各部位术后切缘阳性的肿瘤。这类肿瘤的治疗关键是要评估复发的风险,要有充分的辅助治疗理由。只有在适应证选择恰当时,才能明确地提高局部控制率以及生存期。

(四) 姑息放射治疗适应证

评估晚期肿瘤病人生存能超过三个月者,可考虑做姑息放疗。如发生骨、脑等远处转移或局部肿瘤复发,放射治疗是最重要的姑息治疗手段。在不增加治疗不良反应的前提下达到止痛、减轻症状和提高生活质量的目的,治疗后许多病人可以带瘤生存数年或更长。

(五) 二次放射治疗适应证

二次放疗要慎重,临床症状不是二次放疗的主要依据,要有病理及细胞学的证实方可考虑进行二次放疗,或有充分的理由排除放疗并发症及损伤。间隔的时间及剂量要考虑个体化,要权衡利弊,二次放疗间隔时间建议最好一年以上、剂量不少于第一次的剂量。

(六) 良性病变的放射治疗适应证

良性病的治疗效果是肯定的。我国良性病放疗有 50 年历史,国内外不同地区适应证也有不同。根据国内外调查结果,已近 90 余种良性病纳入放疗适应证。常见的良性病如:血管瘤、瘢痕疙瘩(瘢痕瘤)、Graves(格雷夫斯)眼病、侵袭性纤维瘤病、翼状胬肉、组织细胞增生症、关节病、鼻咽纤维血管瘤等。放射治疗技术选择可根据肿瘤的部位深浅,及对周围危及器官的保护为原则。治疗良性病的关键是不要出现放射损伤及并发症。

二、放射治疗禁忌证

放射治疗的绝对禁忌证很少,但仍要进行治疗前的严格评估,避免由放射治疗给病人造成不必要的身体和精神负担。当出现以下几方面情况时,病人一般不能接受放射治疗:

(一) 全身情况

1. 心、肝、肾等重要脏器功能严重损害时;
2. 严重的全身感染、败血症或脓毒血症未控制者;
3. 治疗前血红蛋白<80g/L 或白细胞<3.0×10^9/L 未得到纠正者;
4. 癌症晚期合并贫血、消瘦或处于恶病质状态,评估生存期不足 3~6 个月者。

(二) 肿瘤情况

1. 肿瘤晚期已出现广泛转移,而且该肿瘤对射线敏感性差,放射治疗不能改善症状者;
2. 肿瘤所在脏器有穿孔可能或已穿孔者;
3. 凡属于放射不敏感的肿瘤应视为相对禁忌证。

(三) 放射治疗情况

1. 距第一次放疗时间过短(近期曾做过放射治疗者);
2. 皮肤或局部组织纤维化;
3. 皮肤溃疡经病理证实阴性;
4. 不允许同一部位进行第三次放射治疗。

第二节 放射治疗方法

一、单纯根治性放射治疗

某些部位的肿瘤采用单纯根治放射治疗,亦能达到与根治性手术相似的疗效,例如早期喉癌(T_1、T_2)。此时采用单纯放射治疗,不仅避免手术后气管套管给病人带来的痛苦,而且还能保留发音及吞咽功能。单纯根治性放射治疗是指通过给予肿瘤致死剂量的照射,使肿瘤在治疗区域内缩小、消失,达到临床治愈的效果。接受根治性放射治疗的病人要符合以下条件:①一般状况较好;②局部肿瘤无远处转移;③病理类型属于对射线敏感或中度敏感的肿瘤。根治性放射治疗的照射野要包括全部的原发病灶及淋巴引流区域。这就要求对肿瘤附近的正常组织和器官所造成的损伤尽量控制到最小。因此,做好肿瘤附近的正常组织和器官的防护,特别是一些对射线敏感的组织或器官的防护则显得尤为重要。如果治疗不当,将会造成病人严重的放射反应或放射损伤,影响生活质量。

即使放射治疗失败,再采用手术也可达到较好的疗效。此外,单纯根治性放射治疗亦适用于因心血管疾病不能手术,或其他原因不能接受手术的肿瘤病人。

二、姑息性放射治疗

姑息性放射治疗是指给予根治剂量的照射也不能根除肿瘤,仅以控制病情为目的一种放射治疗手段。临床上主要针对肿瘤分期较晚,临床治愈较困难的病人。

根据病人的病情和身体状况姑息性放射治疗可达到以下目的:①缓解症状、减轻痛苦;②暂时控制病情进展、有可能带瘤生存延长生命;③通过简单的治疗减轻病人的心理负担。

姑息性放射治疗有以下两种方式:

(一)高姑息放射治疗

肿瘤范围较广泛而一般状况较好者,可给予根治剂量或接近根治剂量的放射治疗,部分病人能达到较好的临床疗效。

(二)低姑息放射治疗

对一般状况较差或二次放疗病人,可给低于根治剂量或低分割的放射治疗(DT 30Gy/10 次),以达到缓解症状、减轻痛苦、止痛、止血和缓解梗阻的目的。

姑息性放射治疗可以采用简单的照射技术,避免因复杂的摆位给病人带来痛苦。但对那些病期很晚,已有恶病质的病人不要勉强治疗。

三、术前放射治疗

术前放射治疗目的是:①通过一定剂量照射使肿瘤细胞的活性降低,防止手术中引起肿瘤细胞的种植转移和播散;②使肿瘤缩小、降低临床分期,便于手术切除;③控制肿瘤周围的亚临床病灶和区域的淋巴结,提高手术的切除率;④使原本不能切除的病灶通过放射治疗也能够进行根治性切除。

(一)术前放射治疗的适应证

一般适用于肿瘤部位深在、瘤体较大;肿瘤向周围浸润、粘连明显,局部有多个淋巴结转移,单纯手术很难彻底切除的恶性肿瘤,如上颌窦癌、早期喉癌、直肠癌、巨大肾母细胞瘤等。

(二)术前放射治疗技术及剂量

术前放射治疗的技术等同于根治性放射治疗的放射技术,但放射治疗剂量不同,例如直肠癌术前放射治疗常规长疗程剂量:4~5 周 DT(46~50)Gy/(23~25)次;短疗程剂量:5 天 DT 25Gy/5 次;上颌窦癌术前放射治疗剂量:5~6 周 DT(50~60)Gy/(25~30)次。

（三）术前放射治疗与手术的间隔时间

术前放射治疗结束后间隔 10 天或术前放射治疗结束后 4~8 周手术为最佳时间。10 天之内手术可抢在急性期反应发生之前,4~8 周之后手术可使肿瘤消退更理想,组织修复更充分。此时急性放射反应已经消失,慢性放射反应还未发生,这期间既不会给手术造成困难,也不会影响术后切口愈合。短程 25Gy/5 次(一周内可以手术但有争议),建议术前放疗结束后 4~8 周手术更理想。

四、术中放射治疗

手术中对准局部病灶一次性大剂量的照射方法称为术中照射(intra-operative radiotherapy,IORT)。

（一）术中放射治疗的优点

可以充分暴露肿瘤,在直视下确定照射范围,准确性高;采用高能电子线照射可以保护肿瘤周围的正常组织。由于使用照射筒,可以把肿瘤以外的组织、器官机械性地推置到照射筒之外,减少了腹部外照射常出现的放射反应。一次性大剂量照射生物效应高,而且缩短了整个治疗疗程。

（二）术中放射治疗的缺点

由于术中放射治疗是一次性照射,决定最适合的照射剂量比较困难,失去了常规分割照射的生物学优势。术中放射治疗属于近距离放射治疗,设备昂贵,同时手术室需要屏蔽。

（三）术中放射治疗的适应证

适用于肿瘤深在或与大血管、重要脏器有浸润,不能彻底切除者;肉眼观察肿瘤已切除但可疑有微小残留者;病变范围广,手术不能切除,为了缩小肿瘤、缓解症状、延长生命。适合术中放射治疗的肿瘤有乳腺癌、胰腺癌、胆管癌、胃癌、前列腺癌、骨肉瘤等。

五、术后放射治疗

术后放射治疗主要针对因肿瘤与重要器官粘连而切除不彻底,有肉眼残留者;病理证实切缘阳性、转移淋巴结未清扫或清扫不彻底者,以及根治性手术后复发及术后有高危因素病人的预防性治疗。

术后放射治疗一般在手术后 2~4 周内尽早进行,如:头颈部肿瘤术后 1 个月内放射治疗;乳腺癌的术后放射治疗时间应该在化学治疗 2~3 个周期后进行;小细胞肺癌放射治疗应尽早干预;直肠癌病人尤其是低位保肛者,术后必须放射治疗以降低骶尾部复发概率。具有高危因素者可实施放、化疗同步治疗。放、化疗同步的脑胶质母细胞瘤(WHO 分级为 4 级)两周内放疗同步替莫唑胺最理想。有些肿瘤由于位置深且周围有血管包绕、粘连,手术不易切净,最好术中放置银夹(或钛夹)标记以便放疗时的定位及靶区勾画。

第三节　放射治疗技术

一、体外放射治疗

（一）概念

体外放射治疗亦称远距离放射治疗,是指放射源发出的射线通过体外某一固定距离的空间,并经过人体正常组织及邻近器官,照射到人体的某一病变部位的放射治疗方式。体外治疗方式大体上分为等中心治疗技术和源皮距治疗技术,也是放射治疗的最普通最基础的技术。传统的源皮距治疗技术随着放射治疗设备的更新及影像技术的发展,在临床上应用越来越少已趋于淘汰。

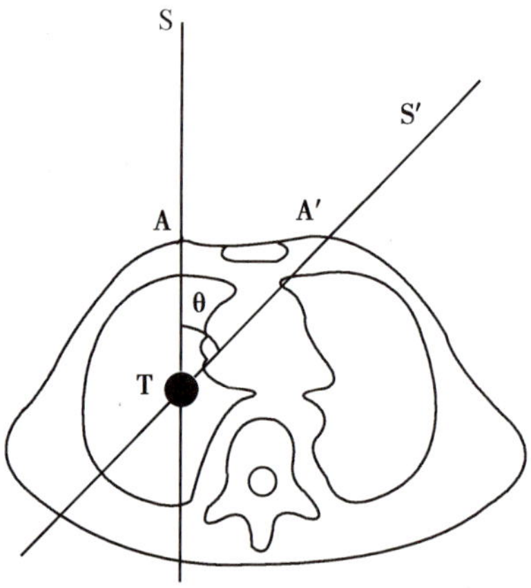

图 4-1-1　等中心治疗示意图

机架旋转 θ 角时,以病灶 T 为中心,不需移动病人

(二)等中心放射治疗技术

等中心放射治疗技术(源轴距照射技术)是将治疗机的等中心 A 置于肿瘤或靶区中心 T 上(图 4-1-1),无论机架旋转至任何角度,射线中心轴都能对准靶中心。其特点是:只要等中心在肿瘤或靶区中心 T 上,无论机架转角的准确性以及病人体位的误差,都能保证照射野中心轴通过肿瘤或靶区中心。

等中心(isocenter)是准直器旋转轴(假定为照射野中心)和机架旋转轴的相交点,与机房中所有激光灯焦点相重合。

等中心治疗时只需要一个体位,病变位于等中心处,通过机架转角来完成治疗,病人不需变换体位。特点是:效率高、精度准、剂量分布好。等中心治疗技术与源皮距治疗技术的区别见表 4-1-1。

表 4-1-1　源皮距(SSD)与源轴距(SAD)放射治疗技术的区别

	SSD	SAD
概念	放射源到皮肤表面照射野中心点的距离固定,机架角度决定治疗的准确性	放射源到病变中心点的距离固定,升床高度决定治疗的准确性
治疗摆位	先给角度再对准源皮距	先升床对准源轴距再给角度
体表标记	要画出照射野的范围	只需标出激光灯的中心"十"字
剂量计算	百分深度剂量(PDD)	组织最大剂量比(TMR)
用途	设野简单,常规治疗	设野复杂,精确治疗

(三)传统的源皮距放射治疗技术

多数放疗中心已淘汰,尤其是对深部肿瘤的治疗。源皮距放射治疗技术是不论机头在何位置,在标准源皮距下,将治疗机的等中心放在病人的皮肤 A 上,而肿瘤或靶区中心 T 放在放射源 S 和皮肤入射点 A 连线的延长线上(图 4-1-2)。该技术是机架转角时治疗床要作相应的移动才能保持肿瘤中心在照射野中心轴上。源皮距照射技术定位简便,容易摆位。

缺点:①由于重复性差影响治疗的精度;②因每治疗一个照射野病人都要改变体位或移动治疗床;③照射野的轮廓标记于皮肤表面,对较肥胖或软组织松弛的病人,按皮肤标记摆位误差大。因此,传统的源皮距治疗技术多用于基层医院,仅用于简单照射野及姑息性放射治疗。

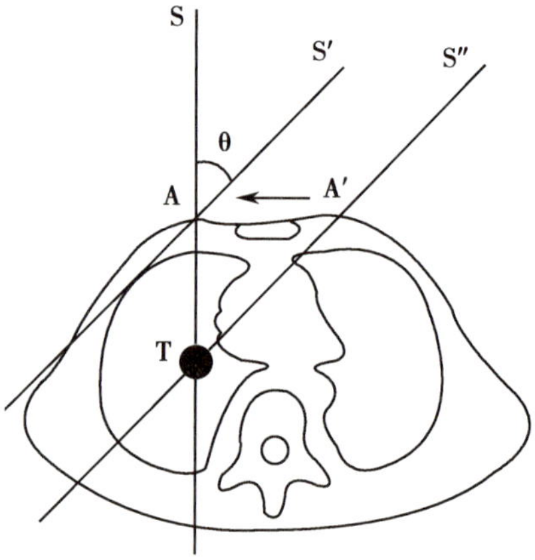

(四)旋转放射治疗技术

旋转放射治疗技术(rotational therapy,ROT)是等中心治疗技术的升华,是以肿瘤或靶区中心为旋转中心,放射源连续围绕病人移动进行照射的治疗技术。旋转放射治疗技术可看作是无数个固定角度等中心野的照射,如果只是部分旋转则称为

图 4-1-2　源皮距照射示意图

机架旋转 θ 角时,以 A 点中心,病灶 T 将偏出设野中心,必须移床,将中心置于 A' 点,才能保证治疗的准确性

弧形照射。

旋转照射时射线束从各方集中于病人体内的旋转中心,这样既可以提高旋转中心的剂量,同时可以大大降低表面及所经过的正常组织和重要器官的照射剂量。

（五）三维适形调强放射治疗及图像引导的放射治疗技术

1. 三维适形放射治疗（three dimensional conformal radiotherapy，3D-CRT） 是一种高精度的放射治疗技术,具有以下优势:①进一步减少肿瘤周围组织和器官进入射野的范围,使正常组织得到保护,提高了靶区剂量;②对位于解剖结构复杂、距离重要器官较近、形状不规则肿瘤的治疗,可减少放射治疗并发症的发生;③进行大剂量低分割照射,缩短治疗时间,提高肿瘤的控制率。3D-CRT目前已经成为放射治疗的常规。

2. 调强适形放射治疗（intensity modulated radiotherapy，IMRT） 尽管其技术复杂,但由于高精度靶区适形度和对于危及器官的保护,以及逆向计算系统的进一步发展与完善,目前已成为21世纪放射治疗技术的主流。

3. 图像引导下的放射治疗（imaging-guided radiotherapy，IGRT） 通过影像的引导,以减少由于摆位或器官移动而造成的肿瘤位置变化的一种放射治疗技术。在治疗中实现靶区的自动跟踪及自动摆位,这在影像进行实时验证方面将是质的变化,对减小摆位误差至关重要,无需移动病人就可以完成验证及治疗。

（六）RapidArc及VMTR技术属于容积弧形调强放疗

容积弧形调强放疗（volumetric-modulated arc radiotherapy，VMAT）,又可称为旋转调强放射治疗（intensity-modulated arc radiotherapy，IMAT）。RapidArc是指在直线加速器机架连续旋转的过程中通过动态多叶光栅（dMLC）连续运动形成一系列子野,并配合通过改变剂量率、机架旋转速度形成可变束流来完成的调强放疗方式,其兼有旋转照射和动态调强的特点,RapidArc可以制订并实施非共面IMAT计划,使得其优势更明显。

二、近距离放射治疗

（一）概念

通过人体的自然腔道（如食管、阴道、直肠）或经插针置入、经模板敷贴等方式,将密封的放射源置于瘤体内或管腔内进行照射,称为近距离放射治疗也称内照射。特点是放射源可以最大限度地贴近肿瘤组织,使肿瘤组织得到有效的杀伤剂量,而周围的正常组织受量较低。近距离治疗已广泛用于治疗身体各部位的肿瘤,是外照射的一个很好的补充。近距离的后装放射治疗已由二维腔内发展到当今时代三维腔内治疗及三维组织间插植放射治疗。

近距离放射治疗常用的放射源有：^{137}Cs、^{60}Co、^{192}Ir、^{125}I 及 ^{198}Au 等,选择射线的能量为射程较短的低能射线。主要的几种照射方式:腔内（intracavitary）照射、管内（Intraluminal）照射、组织间（interstitial）照射、敷贴（mould）照射以及放射性粒子植入治疗。

（二）腔内和管内治疗技术

通过施源器将放射源置于体内自然管腔内进行照射的一种简单易行的治疗方法。这种方法临床应用非常广泛,如:子宫腔、宫颈、阴道、鼻咽、鼻腔、气管、食管、胆管、直肠等部位的恶性肿瘤均可采用此种治疗技术。一般腔内和管内近距离放射治疗适用于较小且较表浅（浸润深度一般在$1.0 \sim 1.5cm$）的腔内或管内病变。目前主要作为外照射的补充治疗,对于恶病质、有严重心血管疾病、X线片上有溃疡穿孔征象或有腔镜检查禁忌者,可视为腔内和管内放射治疗的禁忌。

（三）组织间插植技术

通过插植于病变部位的空心针将放射源植入人体肿瘤部位,对肿瘤组织（瘤床）进行高剂量照射的一种近距离治疗方法如:宫颈癌、舌癌、乳腺癌、鼻咽癌、前列腺癌及软组织肿瘤等,常用于外照射后推量及复发转移灶的治疗,也可用于手术中插植治疗。

（四）敷贴技术

是将施源器按一定规律固定在适当的模板上,然后敷贴在肿瘤表面进行照射的一种方法。主要用于治疗非常表浅的肿瘤,一般肿瘤浸润深度应<5mm 为宜。切忌对深层(>1.0cm)肿瘤用敷贴治疗,因为在肿瘤未达到控制量之前,皮肤剂量已远远超出其耐受水平,可能导致严重烧伤。敷贴技术也可作为外照射后残留肿瘤或术后腔内残留肿瘤的补充照射手段,如表浅皮肤肿瘤、硬腭肿瘤、眼眶或上颌窦癌术后腔内残留肿瘤或复发肿瘤等。由于肿瘤部位不同,治疗前应根据病变部位和形态的需要,制作个体化的模板或模具,使施源器和肿瘤在形状上能很好地吻合。

（五）放射性粒子植入技术

粒子植入也是一种近距离放疗技术,但是又有别于传统的后装近距离治疗,其包括短暂植入治疗和永久植入治疗两种。短暂植入治疗需要后装机将放射性粒子传输到肿瘤组织间,根据计划进行治疗,达到规定时间后粒子自动回到后装机内。永久植入治疗是通过术中或在 CT、超声引导下,根据三维立体植入治疗计划,利用特殊的设备直接将放射性粒子植入到肿瘤靶区,并永久留在体内。常用的放射性粒子包括^{192}Ir、^{125}I 和^{198}Au 等。

放射性粒子植入适用于前列腺癌、残留肿瘤、复发肿瘤的治疗及放射治疗后复发的二次治疗、晚期胰腺癌、直肠癌的姑息治疗等;也适合于外科及放射治疗后复发,病变较小的肿瘤等。由于其创伤小、靶区剂量分布均匀和对周围正常组织损伤小等特点,放射性粒子植入无疑是更合理、更有效的治疗手段。放射性粒子植入还适合周围器官较复杂的肿瘤。

第四节　放射治疗实施原则及流程

一、选择适应证、定位确定靶区原则

（一）选择适应证

放射治疗的适应证非常广泛,主要针对恶性肿瘤病人所进行的治疗,通常是包括根治性放疗、姑息性放疗、术前及术后放疗。肿瘤切除术后的残留、复发及寡转移病人的治疗。

尽管随着循证医学的发展,对公布的研究结果的依赖性在增加,但医生依赖其坚实的临床经验,基于其精湛的相关病情知识作出的判断仍然是十分重要的,这将给病人一个更加合理的治疗。

（二）放射治疗的原则确定

确定治疗时要遵循指南的治疗原则。应了解、熟悉指南,同时更要体现个体化。应在考虑到治疗方法有效性的基础上,根据不同的病期、病理类型、一般状况及治疗目的综合考虑。对无法治愈的恶性肿瘤,应采取姑息性放射治疗,目的是缓解病人的症状,如疼痛、梗阻或压迫症状。给予病灶局部小照射野、低剂量治疗,尽量在不增加不良反应前提下达到姑息治疗的目的。例如,肺癌骨转移疼痛时仅照射局部病灶,避免大野照射带来的放射性肺炎等不良反应。

二、外照射靶区的定位方法

（一）传统的体表或骨性标记定位确定靶区

通过体表或骨性标记确定靶区的方法常用于表浅肿瘤,如皮肤癌、软组织肿瘤、转移淋巴结和头颈部肿瘤,必要时也需参考影像学检查结果,明确病灶的位置,确定放射治疗的范围(即照射野的大小)。

（二）普通 X 线模拟定位确定靶区

X 线模拟定位机可以模拟放射治疗机的各种几何参数,确保靶区定位时的一切条件与治疗时完全一致。病人可以按治疗时的体位,在模拟机下通过透视来显示病灶及重要器官的位置、移动度,以确定照射的范围,并可以拍摄照射野定位片。多用于胸部肿瘤、骨肿瘤、头颈部肿瘤的定位。食管和胃肠病变定位时可采用吞钡来显示食管病变的长度和胃肠肿瘤的位置。尽管其不能满足现代精确放射治疗的定位要求和精度,但方法简便易行,更重要的是可以观察病变动态下的活动范围,所以也是放射治疗科不可缺少的常用定位方法。

(三)CT模拟定位确定靶区

CT模拟定位机(CT-simulator,CT-sim)定位,克服了普通X线模拟定位的缺点,对密度相近、X线吸收系数相差很小的软组织能够清晰显示,而且提供了更多的横断面的组织解剖结构,还可测量各种组织的密度值,使普通X线模拟定位难以实现的复杂射野设计变得轻而易举,其输出的射野验证片(DRR)可验证照射野参数是否正确。目前已经成为放射治疗界广泛应用的设备。CT模拟定位在放射治疗中的作用如下:①病人外轮廓的直接确定:代替了以往的手工脱体膜方法;②正常组织和器官的定位:可直接从CT图像上定出正常组织和器官的位置范围及组织密度;③肿瘤范围的确定:通过CT的系列扫描图不仅能明确指出肿瘤的范围,还能精确地测出瘤体的大小,同时CT还能发现除原发灶以外的其他转移灶;④不均匀性组织密度的确定:根据CT值的测量,可准确地了解放射线经过的肺组织或骨组织的密度和厚度,校正不均匀组织既准确又方便;⑤用放射治疗计划系统做治疗设计时,医生只要在CT图像上确定照射野的部位和各点的剂量分布,很快就可计算出深部脏器和组织的剂量分布曲线;⑥治疗计划的修正及疗效判定:根据治疗前后CT片的对比,肿瘤缩小后能及时修正靶区的范围,并对治疗效果进行评估。目前,CT模拟定位正在逐渐取代常规X线模拟定位。

(四)磁共振成像定位靶区

磁共振成像(magnetic resonance imaging,MRI)和CT模拟融合技术在放射治疗靶区定位方面与CT相比的优点:①MRI对软组织的显像能力是CT所不能比拟的,特别对颅内病变,可清晰地显示视神经、脑垂体等细微结构;②MRI没有骨投影的干扰,靠近骨骼的病变同样可以显示得非常清晰;③MRI不需变换病人体位即可改变断层面,这种多平面直接成像可直观地了解病变范围、起源和侵犯的结构,对肿瘤定位有重要意义;④MRI存在流空效应,可以鉴别出肿大淋巴结和血管断面。

(五)正电子发射计算机断层显像在靶区定位中的临床应用

正电子发射计算机断层显像(positron emission tomography-CT,PET-CT)与CT模拟融合技术在放射治疗中的临床应用主要有:①PET-CT是一种高分辨率定量的功能显像技术,它可早期发现组织的恶变及更好地观察肿瘤的治疗效果;②因为PET-CT显像兼有定性和定量以及代谢方面的信息,故PET-CT对X线、CT及MRI在肿瘤定位方面有补充作用,在PET-CT图像上所显示的病变范围较CT范围小;③有助于放射治疗后肿瘤复发与放射性损伤的鉴别诊断,对于进一步确定放射治疗方案和评估预后十分重要。

(六)其他方法

全身骨扫描可发现和诊断骨的原发和继发肿瘤,明确照射范围;超声也可以判定淋巴结转移并指导照射野的设计。

三、放射治疗技术与治疗计划设计

(一)治疗体位与固定技术

舒适的治疗体位和恰当的固定技术是保证治疗计划设计和执行的重要前提条件,是整个治疗过程中不可忽视的重要环节。

1. 治疗体位 治疗体位要求:①要使病人感到舒适、安全;②要充分满足治疗要求,重复性要好;③摆位要容易、快速;④对于需放射治疗的儿童,需给镇静药物以保证治疗体位的要求。

2. 常用的固定方法 针对不同的治疗目的、治疗方法和治疗部位选择相应的固定装置,确保治疗部位的固定性和重复性良好,保证治疗的精确进行。常用的固定方法有:①头枕固定;②面网、体膜固定;③乳腺托架固定;④真空垫固定等。

（二）照射方式

根据肿瘤深度、大小、范围、危及器官及经济条件决定治疗技术。应更好地符合临床剂量学原则,达到照射野的适形和剂量的均匀性。

除浅表或姑息治疗的肿瘤可选择单野源皮距照射技术,其他应该考虑精确照射技术,如 3D-CRT、调强或容积调强弧形照射技术等。其精确定位、精确计划、精确治疗已经成为当前放射治疗的主流。

（三）射线选择的临床物理学特点

高能 X 线的能量范围:低等能量 4～6MV,中等能量 8～18MV,高等能量 20MV 以上。X 射线能量越高,表面(皮肤)剂量越低,穿透力越强,适合深部肿瘤治疗,特别是病人体胖较厚时,较高能量的射线可使肿瘤部位剂量的分布更理想。由于表面(皮肤)剂量低,100% 剂量点(建成区)常在皮下 1.5～3.0cm 左右。在治疗表浅病灶时,会导致局部的低剂量,如颈部淋巴结的治疗及表浅部位的肿瘤常选择较低能量的射线治疗。电子线具有表面剂量高的特点,达到最大剂量点深度处有高剂量坪区,然后剂量急剧下降的特点,因而多用于表浅肿瘤或偏心部位的肿瘤和淋巴结转移的治疗。根据治疗的深度选择不同能量的电子线,电子线能量选择有固定的公式。临床上通常选择混合射线(X 线+E 线)治疗。

（四）剂量分布的计算及确定

剂量分布的计算是放射治疗计划的主要内容。放射治疗医生在定位、确定靶区剂量及其分布、重要器官及其限量、剂量给定方式后,放射物理师将有关图像资料输入治疗计划系统,通过计算机系统对照射野布置、射线选择、各种照射野剂量分配、不同组织密度校正等进行优化,获得剂量分布图,根据临床剂量学的原则优化出"最佳治疗计划",最后的治疗计划要得到放射治疗医生的认可并签字才能实施。

（五）治疗计划的评估

观察等剂量曲线,在横断面、冠状面、矢状面以及任何重建的斜平面、三维立体图像上显示等剂量曲线的形状与解剖结构的关系,注意 90% 等剂量曲线是否完整地包括靶区、靶区的剂量分布是否均匀、有无剂量的热点和冷点及正常器官的剂量分布情况是否符合要求等。

治疗计划的定量评估主要是使用剂量-体积直方图(dose-volume histogram,DVH)。DVH 表示的是肿瘤的体积或正常组织接受的照射剂量(图 4-1-3),是评估治疗计划的有力工具,可以直接评估高剂量区与靶区的适形度。它不仅可评估单一治疗计划,也可比较多个治疗计划。缺点是不能显示靶区内的剂量分布情况,因此要与等剂量分布图结合使用才能充分发挥作用。

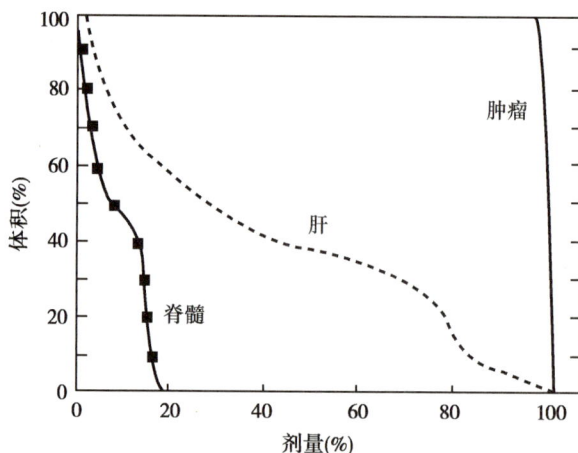

图 4-1-3　剂量-体积直方图
直观地体现了肿瘤、肝、脊髓的不同百分体积所接受的不同百分剂量

（六）剂量测定及验证

病人第一次照射时需要医生、治疗师、甚至物理师一起到治疗室共同摆位。特殊体位及计划要与病人沟通,要与治疗师交代相关事宜并达成共识。验证我们所设计和模拟机证实了的治疗计划是否与病人实际接受的治疗剂量相符合并需要做测量及验证(包括剂量及位置验证)。目前临床上最常采用的测量方法是用半导体剂量仪和热释光剂量仪在假体上进行测量验证。

（七）治疗计划实施

肿瘤的放射治疗一般需要4~8周的时间才能完成。除特殊情况外,随着治疗的进行,由于肿瘤的变化,有可能要利用缩野技术修正治疗计划,否则均采用同期加量技术至根治剂量或"Boost"技术。缩野剂量要求必须在45~50Gy的基础上方可考虑缩野。大照射野照射时(CTV)剂量不足将导致复发。

四、随访

治疗后的随访是肿瘤治疗的一个重要组成部分,不仅有利于病人的治疗,对肿瘤学的研究及发展有着重要的意义。

1. 及时有效的随访,可以详细地观察和诊断放射治疗的并发症,可以指导病人预防和处理一般的治疗反应,帮助病人尽早康复;可以提示病人及时地复诊和复查,早期发现治疗后的复发与转移,有利于疾病的尽早治疗。

2. 随访可以提供大量的信息,为肿瘤的医疗和科研提供实践依据。

3. 一般在治疗后半年内每隔1~2个月随访一次,然后间隔3个月随访一次,一年后每半年随访一次,以后随访时间可适当延长,但要求终生随访。

第五节　放射反应与放射损伤

恶性肿瘤在治疗过程中约75%~80%需要放射治疗。放射治疗是一把双刃剑,放射治疗能治愈肿瘤,但也可能引起放射反应及损伤。在肿瘤放射治疗过程中,照射野内可能会卷入一些正常组织,使之受到不同程度的照射,严重者会导致损伤。在长期存活的肿瘤病人中约有6%~40%曾出现不同程度的损伤及并发症。

现代的肿瘤治疗完全建立在高强度的放射治疗、化学治疗和生物辅助治疗的基础之上,这些治疗方法、治疗剂量和毒性常常会达到正常组织耐受的边缘,甚至有可能超过可接受的耐受程度,因此,在制订治疗计划时,要周密考虑靶区的勾画范围、体积、分割剂量、正常组织的保护,如颞叶、下颌关节、内耳及内听道、牙齿、皮肤、肠道等的耐受性。治疗中及治疗后要积极预防和治疗正常组织的不良反应和损伤,通过改进放射治疗技术,在不断提高肿瘤治疗效果的同时,减少放射损伤及并发症具有极其重要的意义。

一、放射治疗反应

放射治疗是射线瞬间通过肿瘤周围的正常组织而达到病灶的过程,从而使肿瘤缩小或消亡的一种治疗方法。治疗过程中不可避免地要发生不同程度的放射治疗反应,临床上会表现出不同的症状,大部分症状在治疗结束后可逐渐消失,但也有一些反应会造成组织、器官功能障碍。放射反应根据发生时间的不同,分为急性放射治疗反应、亚急性放射治疗反应和晚期放射治疗反应。急性放射治疗反应通常发生于治疗期间,亚急性和晚期放射治疗反应则出现于放射治疗后几个月或几年。如果周围正常组织器官所接受的照射剂量远远超出它的耐受范围,这种反应就会变成不可逆的损伤,甚至会威胁生命,这就是放射损伤。但有时放射反应与放射损伤也无明显界限。

放射治疗期间出现的急性放射反应较重时,可明显影响病人的治疗进度,因而需要做必要的对症治疗,常见的急性放射反应及处理如下:

（一）全身反应及处理

全身反应主要表现为:疲乏、头晕、失眠、食欲下降、恶心、呕吐、性欲减退和血象改变。血象改变主要是白细胞下降,对红细胞影响很小。如果照射面积较大,放射剂量较高,亦可引起血小板减少。

全身反应多在胸、腹部大野照射,全身照射及全淋巴照射时表现明显。一般在局部放射治疗时很少出现,即使出现也很轻微,对放射治疗进度无影响。要增强病人的信心,消除恐惧心理,给予高热量、高蛋白、高维生素饮食,保持生活规律性等。放射治疗过程中应配合使用黏膜保护剂、多种维生素类药物、升白细胞药物和提高免疫功能的药物。如果白细胞低于 $3.0×10^9/L$ 时,要停止放、化疗并给予粒细胞集落刺激因子(granulocyte colony stimulating factor,G-CSF)或输注少量新鲜血治疗。通常都可以坚持到治疗疗程结束。

（二）常见的局部反应及其处理

1. 皮肤反应及处理

（1）放射性皮炎:一般分为3度:Ⅰ度为毛囊性丘疹和脱毛;Ⅱ度为红斑反应;Ⅲ度为水疱和坏死溃疡。

（2）临床表现:

1）Ⅰ度放射性皮炎:皮肤累积剂量在 DT20～30Gy 时,皮肤出现干燥、粗糙、失去弹性,或皮肤光滑、脱屑、菲薄,一般不需特殊治疗。

2）Ⅱ度放射性皮炎:皮肤累积剂量达 DT40Gy 时,在Ⅰ度放射性皮炎基础上出现皮肤角化过度、皲裂、较多疣状突起或皮肤萎缩变薄、毛细血管扩张等,继之有色素沉着。应保持治疗区皮肤清洁干燥,不能涂抹有刺激性的药物,不要粘贴胶布和胶纸,避免抓挠,穿柔软的衣服,可以外用皮肤保护剂。

3）Ⅲ度放射性皮炎:皮肤累积剂量达 DT50～70Gy 以上时,皮肤可出现水疱,水疱逐渐增大、破裂、流出渗出液,并可出现长期不愈的溃疡。湿性反应一旦出现,要中止放射治疗,反应处皮肤暴露,避免衣物摩擦,保持室内空气清洁、干燥,防止感染。局部可用含维生素 B_{12} 的药物涂抹,一般 1～4 周可治愈。

皮肤溃疡坏死:累积剂量如果超出了皮肤的耐受剂量,会出现皮肤全层细胞的死亡。局部表现为永久不愈的溃疡或坏死,这是常规治疗不应该出现的反应。一旦出现,治疗很困难,大部分遗留终生不愈的溃疡。如果不影响病人的生理功能,保持溃疡处清洁可不做特殊治疗;如果严重影响生理功能,可切除全部坏死组织,做整形修补手术。

2. 黏膜反应及处理 口腔、鼻腔、鼻咽、喉部、食管、胃肠道、膀胱等处经照射后,均可出现不同程度的黏膜反应。由于照射部位的不同,临床症状也各异,但其病理表现是一致的。开始表现为黏膜充血、水肿,继之黏膜上皮细胞脱落、糜烂,伴有纤维蛋白和白细胞渗出,形成假膜,假膜剥脱后可有出血。

处理:建议采用鼻饲及静脉营养,涉及鼻咽、口咽及喉部受到照射时,要保持这些部位的清洁。进行鼻咽冲洗,可用复方硼酸溶液含漱或药物喷雾。如果已出现糜烂或不能进食时,要停止放射治疗,有感染者要用抗生素类药物治疗。

3. 其他 面颊部放射治疗中及放射治疗后要提示病人经常进行下颌关节的功能练习,以避免下颌关节纤维化导致的张口困难。鼻咽冲洗及下颌关节的功能练习要坚持数年。出现放射性食管炎,可用抗生素及肾上腺皮质激素类的药物治疗。如果因疼痛不能进食,可给予黏膜保护剂,一般都不会影响治疗的进行。胃肠道对射线的耐受剂量较低,治疗中要特别注意观察其反应。治疗过程中要吃容易消化的食物,出现腹泻、黏液便等症状时可给予小檗碱及收敛剂思密达等治疗。

二、放射治疗损伤

晚期放射反应往往在治疗结束数月至数年后才出现,因此制订治疗计划时一定要考虑正常组织、器官的耐受情况。如果接受射线的累积剂量超出该组织、器官的最大耐受剂量就会发生不可逆性放射反应,这就是放射损伤。这种损伤无有效的治疗方法,严重者能危及生命。不可逆的放射反应在临床治疗中要尽量避免发生。

　　各种组织、器官不同,其对照射的耐受剂量也不同,而且同一种器官,不同病人也有个体差异。一般把正常组织、器官的耐受剂量分为两种:临床医生能接受的最大和最小的剂量,可用 $TD_{5/5}$、$TD_{50/5}$ 表示(表4-1-2)。

表4-1-2　正常组织、器官的耐受剂量

组织、器官	损伤	$TD_{5/5}$(Gy)	$TD_{50/5}$(Gy)	照射的范围
口腔、咽部	溃疡、黏膜炎	60	75	50cm²
唾液腺	干燥	50	70	50cm²
食管	食管炎、溃疡	60	75	全食管
胃	穿孔、溃疡出血	45	55	全胃
小肠	溃疡、穿孔	50	65	小肠+肠系膜
结肠	溃疡、狭窄	45	65	100cm²
直肠	溃疡、狭窄	60	80	全直肠
膀胱	挛缩	60	80	全膀胱
阴道	溃疡、瘘管	90	>100	全阴道
子宫	坏死、穿孔	>100	>200	全子宫
脑	坏死	60	70	全脑
		70	80	25%
脊髓	脊髓炎	45	55	部分脊髓
外周神经	神经炎	60	100	10cm
肺	放射性肺炎	30	35	100cm²
		15	25	全肺
心脏	心包炎	45	55	全心包
肾	急、慢性肾硬化	20	25	全肾
		15	20	全肾条状照射
肝	放射性肝炎	25	40	全肝
		15	20	全肝条状照射
乳腺(儿童)	不发育	10	15	全乳腺
乳腺(成人)	萎缩、坏死	>50	>100	全乳腺
皮肤	溃疡、严重纤维化	55	70	100cm²
胎儿	死亡	2	4	全胎儿
卵巢	绝育	2~3	6.25~12	全卵巢
睾丸	绝育	1	4	全睾丸
眼	全眼炎、出血	55	100	全眼
角膜	角膜炎	50	>60	全角膜
晶体	白内障	5	12	全晶体或部分晶体
中耳	严重中耳炎	60	70	全中耳
前庭	梅尼埃病	60	70	整个前庭

续表

组织、器官	损伤	TD$_{5/5}$（Gy）	TD$_{50/5}$（Gy）	照射的范围
甲状腺	功能减退	45	150	全甲状腺
肾上腺	功能减退	>60	—	全肾上腺
垂体	功能减退	45	200～300	全垂体
骨髓	发育不全、再障	30	40	局部骨髓
		2.5	4.5	全身骨髓
儿童软骨	生长受阻、侏儒	10	30	全器官
儿童骨	生长受阻、侏儒	10	30	10cm^2
成人软骨	坏死、骨折、硬化	60	100	全器官
成人骨	坏死、骨折、硬化	60	100	10cm^2
儿童肌肉	萎缩	20～30	40～50	整块肌肉
成人肌肉	纤维化	60	80	整块肌肉
淋巴结	萎缩、硬化	50	>70	全淋巴结
大动脉和大静脉	硬化	>80	>100	10cm^2

（一）TD$_{5/5}$

表示在标准治疗条件下治疗的肿瘤病人，在 5 年之后因放射线造成严重损伤的病人不超过 5%。标准治疗条件是指用高能射线进行常规治疗，2Gy/次，1 次/天，5 次/周，整个疗程在 2～8 周完成。

（二）TD$_{50/5}$

表示在标准治疗条件下治疗的肿瘤病人，在 5 年之后因放射线造成严重损伤的病人不超过 50%。尽管正常组织、器官的耐受剂量 TD$_{5/5}$、TD$_{50/5}$仍有指导价值，但目前肿瘤的治疗已经由单一治疗方式转变为多学科的综合治疗，放射治疗与其他治疗方式的相互作用已经改变了正常组织、器官对放射线的耐受剂量，常规认为安全的耐受剂量已不完全适合临床，在综合治疗时可能加重放射治疗反应及诱发记忆反应（记忆反应是指在放射治疗结束后，联合化学治疗期间，原照射野位置的皮肤及黏膜又出现色素沉着或黏膜反应加重等）。

除照射剂量的影响之外，组织、器官受照射体积也显著影响器官的耐受剂量（表4-1-3），剂量-体积直方图（DVH）直观地反映了受照射器官的照射剂量及体积情况，为临床预测治疗计划的可行性提供了有力的参考依据。

表 4-1-3　不同体积的组织、器官耐受剂量（Gy）

器官	TD$_{5/5}$体积			TD$_{50/5}$体积			所选观察指标
	1/3	2/3	3/3	1/3	2/3	3/3	
肾	50	30	23	—	40	28	肾炎
脑	60	50	45	75	65	60	坏死、梗死
脑干	60	53	50	—	—	65	坏死、梗死
脊髓	5cm：50	10cm：50	20cm：47	5cm：70	10cm：70	20cm：—	坏死性脊髓炎
肺	45	30	17.5	65	40	24.5	肺炎
心	60	45	40	70	55	50	心包炎
食管	60	58	55	72	70	68	缩窄/穿孔

器官	TD$_{5/5}$体积			TD$_{50/5}$体积			所选观察指标
	1/3	2/3	3/3	1/3	2/3	3/3	
胃	60	55	50	70	67	65	溃疡、穿孔
小肠	50	—	40	60	—	55	梗阻、穿孔/瘘管
结肠	55	—	45	65	—	55	梗阻、穿孔/溃疡/瘘管
直肠	75	65	60	—	—	80	严重直肠炎/坏死/瘘管
肝	50	35	30	55	45	40	肝功衰竭

正常组织、器官的耐受性还受其他多种因素的影响,如:①肿瘤因素:肿瘤对组织、器官的直接侵犯,肿瘤间接引起的肠粘连、梗阻、阻塞性炎症等,肿瘤带来的全身症状的影响;②宿主因素:如遗传因素(如共济失调性毛细血管扩张症)、合并疾病(如血管病、糖尿病)、儿童的不同发育阶段、正常组织结构的变异等;③照射技术及设备因素;④联合放、化疗因素等。基于这些原因,在临床治疗时要全面考虑各种因素的影响,周密设计,预防严重放射治疗损伤的发生。

第六节 加温治疗

加温治疗(也称热疗)是利用热的生物效应治疗肿瘤的一种治疗方式,应用于临床已有 100 多年的历史。加温本身就有直接杀灭肿瘤的作用,但更重要的是加温可以通过诱导组织的再氧化、改变微血管口径的大小,导致局部药物浓度的增加等作用,从而增加肿瘤细胞对其他治疗方法的敏感性(如放射治疗和化学治疗)。

一、加温治疗在肿瘤治疗中的作用

(一)加温的生物学特点

1. 细胞存活曲线 在一定的温度范围内,加温杀灭细胞,细胞的存活率随时间变化呈对数-线性关系(图 4-1-4)。在曲线的起始部位有肩区,随后为指数部分。初始的肩区意味着损伤需要积累到一定水平才会导致细胞的死亡,这与放射线所致亚致死性损伤有些相似。在较低温度时曲线的末段可变得较为平坦,是由加温过程中细胞产生热的耐受所致,与放射线照射后出现的乏氧细胞不同。

2. 影响细胞存活的因素

(1)细胞周期:处于细胞周期的 S 期细胞对加温最敏感,放射线照射时 G_2 期和 M 期细胞最敏感,对 S 期细胞不敏感,因此加温与放射线结合有互补效应,是联合治疗的基础之一。

(2)细胞乏氧状态:细胞处于乏氧状态时对放射抗拒,但乏氧与否对热的敏感性无明显差别,加温与放射治疗结合增强了对乏氧细胞的杀灭作用。

(3)pH:处于低 pH 状态的细胞对热较为敏感,但长期处于低 pH 状态的细胞热敏感性并不提高,而在短期内使细胞从正常 pH 状态降到低 pH 状态,细胞的热敏感性增加,这是提高热疗效果的途径之一。

3. 热耐受 第一次加温后引起细胞对后继加温的抗拒现象称为热耐受。热耐受不是细胞固有的遗传特性,而是暂时用于保护细胞本身免受损伤的现象,可由长时间、持续低温加热诱发,也可在两次加

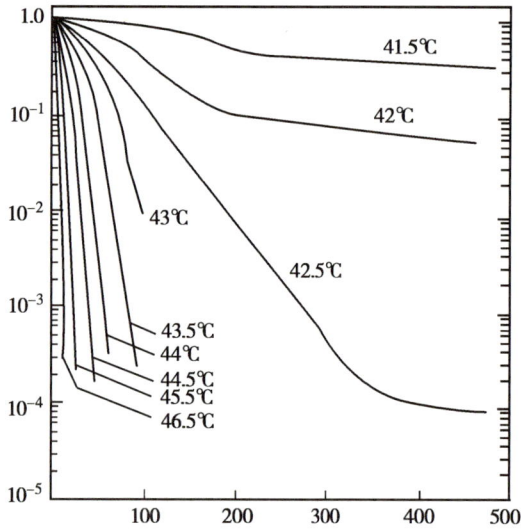

图 4-1-4　加热不同温度时细胞存活曲线
注：横坐标为加温时间，纵坐标为细胞存活率

温治疗过程中产生。第一次加温以后几个小时就开始形成热耐受，24～48 小时达高峰，72 小时以后热耐受基本消失。

（二）加温治疗在肿瘤治疗中的作用

1. 加温与肿瘤及正常组织血流的关系　正常组织有完善的动、静脉血液回流系统，毛细血管经常处于闭合状态，加温后毛细血管开放，血流量增加，血流将热量带走，不会形成热的滞留；肿瘤组织的新生血管并不成熟，有大量的血窦，毛细血管也经常处于开放状态且血流慢，加温后血流量变化不明显，致使肿瘤温度逐渐上升，并且散热慢而形成热的滞留。最终结果导致肿瘤温度高于正常组织温度，是加温可以杀灭肿瘤而不损伤正常组织的主要机制之一。肿瘤体积小时，血流与正常组织相似，不会形成温度差，因而小肿瘤不宜应用加温治疗。

2. 加温与细胞增殖周期的关系　加温治疗对 S 期的细胞最敏感，从而增强了放射线对肿瘤的治疗作用。

3. 加温与细胞的氧合状态　加温治疗的效果与细胞是否处于乏氧状态无关，弥补了放射线对乏氧细胞不敏感的不足，增强了对乏氧细胞的治疗作用。

4. 加温与 pH 及营养状况的关系　肿瘤细胞的代谢以无氧酵解作用为主，常处于酸性环境中，对热较为敏感，因此肿瘤对热的反应性要高于正常组织。

5. 肿瘤细胞与正常细胞的热敏感性不同　肿瘤细胞为增殖细胞，对热的反应比正常细胞更为敏感。

6. 热休克反应的免疫应用　热疗可以协助甚至激发机体的免疫作用，发挥治疗肿瘤的作用。

二、加温治疗在临床上的应用

（一）加温治疗的方法

1. 局部加温治疗　包括浅表加温、腔内加温和插植加温治疗。

2. 区域加温治疗主要指深部肿瘤的加温治疗和各种热灌注技术。

3. 全身加温治疗。

（二）加温治疗的仪器

用于浅表肿瘤治疗的 2450MHz、915MHz、433MHz 的微波热疗机，用于深部肿瘤加热的各种不同频段的射频热疗机，超声加温设备。

（三）加温治疗的应用

一般加温治疗的有效温度为 42.5～45.0℃。加温的次数目前主张多分次加温治疗，由于有热耐受的影响，因此加温治疗一般为 1～2 次/周，2 次之间间隔要超过 48～72 小时。

（四）加温治疗与放射治疗

加温治疗本身可以有一定的肿瘤杀灭作用，但单独应用效果差，常与其他治疗方法并用，可以起到增敏、增效的作用。

1. 加温治疗与放射治疗联合的理论依据　①乏氧细胞对温度敏感，弥补了乏氧细胞对放射治疗的不敏感；②S 期细胞对加温更敏感，弥补了 S 期细胞对放射治疗的不敏感；③加温治疗还可以抑制肿瘤细胞对放射损伤的修复。

2. 加温治疗与放射治疗联合的顺序 加温治疗与放射治疗同时进行的增敏作用最大,但导致正常组织的放射损伤加重,而且临床难以实施。常采用的模式为先放射治疗后加温治疗,充分发挥加温治疗与放射治疗的联合作用,除杀灭乏氧细胞和 S 期细胞外,还抑制了肿瘤细胞对放射损伤的修复。也可以先加温治疗再进行放射治疗,虽然少了对放射损伤修复的抑制,但在疗效上并无明显减低,关键是两者间隔的时间,随间隔时间的延长,加温的增敏作用减弱,最好在 30 分钟以内,不要超过 1 小时,主要原因可能与肿瘤受热后细胞周期的改变及乏氧细胞的再氧合有关。

3. 加温治疗与放射治疗联合的并发症 加温治疗过程中当正常组织超过了其温度阈值则可发生不同程度的损伤,主要表现为局部皮肤红斑、干湿性皮肤反应、烫伤水泡、皮下脂肪硬结、溃疡及坏死等。

第七节 放射治疗与化学治疗的联合

放射治疗是恶性肿瘤局部和区域病变的主要治疗方式,但仍有一部分肿瘤治疗后复发,尤其是肿瘤较大、进展期病变和晚期肿瘤,其总治愈率和长期生存率均较低。多种治疗模式的研究结果均显示,放射治疗联合化学治疗(放、化疗)在控制局部病变和提高生存率中显示出了较大的优势。

一、放、化疗联合的目的

(一)提高肿瘤的局部控制率

无论手术治疗还是放射治疗和化学治疗,治疗失败的主要原因之一就是肿瘤的局部复发,如脑胶质瘤、头颈部肿瘤、妇科肿瘤、肺癌、消化道和泌尿系统肿瘤等。复发成为此类肿瘤的主要致死原因之一,因而,提高肿瘤局部和区域控制率将意味着提高病人生存率。化学治疗是全身治疗和放射治疗的局部治疗联合,可增加局部肿瘤的治疗强度,降低局部复发和转移,提高病人的生存率。即使局部晚期或已有远处转移者,提高肿瘤局部控制率也会起到减轻症状、提高病人生活质量和延长生存期的目的。对于化学治疗不敏感的肿瘤选择放射治疗,多数病人仍可获得很好的疗效,所以肿瘤的治疗要个体化。

(二)降低远处转移率

肿瘤治疗失败的另一主要原因是远处转移。淋巴瘤、小细胞肺癌、乳腺癌等其生物学行为属于全身性疾病,远处转移率高,在此类肿瘤的治疗中,除要提高肿瘤局部控制率外,还要考虑病人体内亚临床病灶的存在,因而放射治疗与化学治疗联合应用可降低远处转移率,以提高病人的生存率。放射治疗对一些特殊部位,如化学治疗药物难以到达的区域如中枢神经系统等进行照射,可减少该特殊部位肿瘤的复发,对肿瘤局部加用放射治疗还可消灭耐药的细胞亚群,降低局部复发率,进而降低远处转移率。

(三)保存器官的完整性和人体正常功能

放射治疗与化学治疗联合应用可使部分病人避免手术或缩小手术切除的范围,从而保留了器官和功能,提高了生存质量。目前这种治疗方法已是恶性肿瘤治疗的趋势,如同步应用氟尿嘧啶衍生物及 5-氟尿嘧啶(5-Fluorouracil,5-Fu)为基础的化学治疗加放射治疗可使 75% ~ 80% 无远处转移的低位直肠癌、肛管癌病人有保留肛门的机会,进而显著改善病人生活质量,也减少了病人精神和心理的负担。保乳及局部晚期乳腺癌的术前化疗和术后的放、化联合的综合治疗。软组织肉瘤综合治疗也可以避免截肢。早期喉癌的放射治疗可以避免根治术后无法发声的痛苦,而且能获得与手术相同的效果。在这些肿瘤的治疗中化学治疗和放射治疗的联合起到关键的作用。

二、放、化疗综合治疗的理论基础

综合治疗优于单一治疗方式,可以提高每种单独治疗方式的治疗效果,这在大量的临床实践和试验中已得到证实,并从理论上得到了强有力的支持。

（一）空间协作

空间协作是由 Strrl 于 1979 年提出的放、化疗结合的最基本理论,两者直接作用于不同的解剖部位,各自独立地发挥治疗作用而达到综合治疗的目的。空间协作是辅助性化学治疗的基础,放射治疗是局部治疗控制原发病灶,化学治疗是全身治疗控制转移。这一概念也适用于血液肿瘤,当血液肿瘤病变已经播散到药物作用不到的部位时(如脑),这些器官药物很难达到治疗浓度,应用放射治疗更体现其优势。

（二）毒性依赖

毒性依赖是增加放、化疗综合治疗比的另一个重要方法。正常组织毒性是放射治疗和化学治疗剂量的限制性因素,因此,联合治疗要有良好的耐受性,必须使所选择的药物毒性与放射治疗毒性不叠加或最小。这就要求通过对药物毒性的认识、分析其潜在的作用机制、结合药代动力学,仔细地进行药物的选择,在保持抗肿瘤效果的前提下减小正常组织的损伤。

（三）增加放射治疗的敏感性

放射治疗联合某些化学药物治疗可增加肿瘤细胞对放疗的敏感性,即具有放射增敏作用。在临床及试验中与放射治疗联合应用的药物主要有铂类、紫杉类、嘧啶类似物及拓扑异构酶 I 抑制剂等。这些药物能直接杀伤肿瘤细胞,同时还可在细胞水平改变 DNA 功能结构、影响细胞周期,从而增加对肿瘤细胞的杀伤作用或抑制修复,实现其增敏作用。因此,我们可以利用放射治疗与化学治疗联合的增敏效应。然而,大部分化学治疗药物虽然对肿瘤细胞有增敏效果,同时对正常组织也有增敏作用,在联合放射治疗时,毒副作用也明显,因此,临床应用也受到明显的限制。

放、化疗综合治疗可明显增加抗肿瘤效果,即 1+1>2。药物增加放射敏感性的机制不十分清楚,可能的机制包括:增加初始的放射损伤、抑制细胞损伤的修复、细胞周期的再分布、乏氧相关放射抗拒性的逆转以及抑制肿瘤细胞的再分化等。

（四）对 DNA 损伤修复的影响

DNA 是射线和化学治疗药物对细胞杀伤的靶部位,化学治疗药物对 DNA 损伤的形式有形成 DNA 链间的交联、DNA 复合物、DNA 链的断裂和碱基损伤。射线对细胞的杀伤表现为 DNA 的单链或双链断裂。放射损伤的修复形式是亚致死性损伤修复和潜在致死性损伤修复。一些化学治疗药物能够抑制细胞对放射损伤的修复,从而增强射线对细胞的杀伤,如顺铂、5-Fu 等能增加 DNA 的损伤,拓扑异构酶抑制剂能抑制放射损伤的修复。

（五）细胞动力学的协同作用

不同细胞周期的不同时相对放射线敏感性不同,G_2 和(或)M 期细胞对放射线敏感,而不同化疗药物对细胞周期有阻断作用,将细胞周期选择性地阻断在 G_2 和(或)M 期将会提高放射治疗的敏感性。如紫杉类药物能够将肿瘤细胞阻断于 G_2 和(或)M 期,具有放射治疗增敏作用,目前已经应用在放射治疗和化学治疗结合的临床治疗中。

（六）保护正常组织

有效的化学治疗可以缩小肿瘤,消除亚临床病灶,因此可以缩小放射治疗的照射范围,减少周围正常组织的照射体积,保护了肿瘤周围的正常组织。

三、放化疗同步常用的化学药物

目前,临床上肿瘤放射治疗同步的化学治疗药物如表 4-1-4 所示。

四、放、化疗综合治疗的临床应用

放射治疗和化学治疗的联合并不是两种治疗方法的简单并用,需要结合病人的一般状况、肿瘤的生物学特点、化学治疗药物与放射线之间的相互作用以及各自对正常组织的损害情况等进行综合考虑,合

表4-1-4 临床常用的同步放化疗药物

药物	作用机制	临床应用
替莫唑胺	烷化剂,将DNA分子烷基化,产物错配修复,发挥细胞毒作用	中枢神经系统肿瘤
5-氟尿嘧啶及其衍生物 卡培他滨、替吉奥、	参与RNA、DNA的合成,抑制胸腺嘧啶合成,破坏RNA、DNA功能,抑制亚致死性放射损伤的修复	头颈部癌、膀胱癌、消化系统肿瘤
顺铂、洛泊	抑制DNA双链间交叉连接修复,抑制DNA合成,抑制DNA损伤修复	头颈部癌、妇科肿瘤、肺癌
奥沙利铂 乐沙定	通过产生烷化结合物作用于DNA,形成链内和链间交联,从而抑制DNA的合成及复制	消化系统肿瘤
紫杉醇、多西他赛	阻滞细胞于G_2和(或)M期,诱导凋亡,破坏有丝分裂和细胞增殖	乳腺癌、肺癌、头颈部癌
吉西他滨 伊立替康	抑制核苷酸还原酶,作用于S期细胞,细胞周期再分布,抑制放射诱导的DNA损伤修复,启动凋亡	胰腺癌、膀胱癌、卵巢癌、非小细胞肺癌

理安排放射治疗和化学治疗的先后次序、化学治疗药物及剂量选择、放射治疗布野、放射治疗时间剂量分割方法等,同时要考虑治疗不良反应的预防和治疗。放射治疗和化学治疗的联合方法有多种,按化学治疗应用的时间可分为以下几种基本方法:用于放射治疗之前的诱导化学治疗(induction or neoadjuvant)、与放射治疗同时进行的同步化学治疗(concurrent or concomitant)以及用于放射治疗之后的辅助化学治疗(adjuvant),其他类型都是此3种模式的衍生(表4-1-5)。

表4-1-5 放化疗的方法、优势及不足

方法	优势	不足
术前放疗 术后序贯放、化疗	降期、提高切除率,如直肠、乳腺 毒性最小;全身系统治疗充分;诱导治疗后肿瘤缩小可以应用较小的照射野	分期不够准确 延长了治疗时间;缺乏局部病变的协同作用
同步放、化疗	缩短治疗时间;化放疗有增效协同作用	全身系统治疗强度略弱;毒性增加
同步+辅助治疗	全身系统治疗充分;化、放疗增效协同作用;兼顾局部和全身治疗	毒性增加;治疗时间增加;同步治疗后很难完成辅助治疗
诱导+同步放疗 新辅助治疗	全身系统治疗充分;有协同作用,降低、减少肿瘤细胞播散机会	毒性增加;治疗时间增加

(一)诱导化疗

用于手术及放疗前的诱导治疗,目的是治疗全身的潜在病变和原发肿瘤,可减少肿瘤细胞的数量,使存活的乏氧细胞再氧合,提高放射治疗的敏感性。肿瘤缩小后放射治疗的体积及剂量也会相对减小,降低正常组织的损伤。这种治疗方式常常用于儿童实体肿瘤和淋巴瘤、乳腺癌、宫颈癌、直肠癌等。诱导化学治疗提高了综合治疗的耐受性,但是治疗过程中发现疗效有差异,可能是由于肿瘤细胞的加速再增殖或耐药及细胞异质性有关。

(二)同步放化综合治疗

同步放、化指同时进行放疗和化疗,以提高放疗对肿瘤的局部控制作用,并发挥化疗对全身治疗的作用,防止发生远外转移。在作用于全身病变的同时,其最大的优势在于加强了放射治疗对原发肿瘤的治疗作用。同步治疗缩短了总疗程,减少了肿瘤细胞在放射治疗过程中的加速再增殖。需要注意的是:放射治疗过程中同步应用药物的选择和给药时间的安排是十分重要的。要根据放射增敏的机制,选择合理的药物及最佳的给药时间,同时注意药物的毒性作用。目前同步放、化疗和其他的综合治疗方式相比在肿瘤的局部控制和病人的长期生存中有更大的优势。目前同步放、化疗已经在头颈部肿瘤、直肠癌、宫颈癌、局部晚期肺癌中广泛应用,而且取得了较好的效果。

放化疗同步的优点:①避免放疗后纤维化引起小血管闭塞,化疗药物不能均匀进入血液循环;②能尽快缓解病情,如上腔静脉压迫综合征、脑转移、骨转移等。缺点:少数病人全身反应较重,骨髓抑制及有的化疗药可诱发放射性肺炎。

（三）辅助化疗

辅助化学治疗是指手术后的化疗、内分泌治疗和靶向治疗等全身治疗。在放射治疗过程中辅助化学治疗的主要目的是治疗及预防肿瘤的转移,对原发肿瘤的控制也有一定的作用。

（四）新辅助化疗

新辅助化疗指手术前及放疗前的化疗、内分泌治疗和靶向治疗等全身治疗。其主要包括:①降低临床分期,提高手术切除率;②降低肿瘤细胞活动;③减少手术及活检过程中肿瘤细胞的播散机会。

临床综合治疗另一部分还包括:姑息性放、化疗及内分泌治疗、介入治疗、射频治疗、粒子治疗、免疫治疗、生物治疗、靶向治疗及中医中药治疗等。

第八节　放射治疗与分子靶向治疗

一、放射治疗敏感性与基因的关系

不同类型的恶性肿瘤对放射治疗的疗效有着明显的差异,即使同种类型的肿瘤在不同的个体治疗中也存在着明显不同的治疗效果,这说明存在肿瘤放射敏感性的个体差异。近年来对放射敏感性的研究证明,放射敏感性除了与细胞的内在敏感性有关之外,还与多种相关基因的关系甚为密切。癌基因激活和抑癌基因的失活是肿瘤发生的重要环节。

（一）癌基因

癌基因的发现使肿瘤靶向治疗成为可能,并使分子靶向治疗成为一门新的学科。

1. 原癌基因（proto-oncogene）、癌基因（oncogene）及其产物　癌基因是首先在逆转录病毒(RNA病毒)中发现的。含有病毒癌基因的逆转录病毒能在动物体内迅速诱发肿瘤并能在体外转化细胞。后来在正常细胞的DNA中也发现了与病毒癌基因几乎完全相同的DNA序列,被称为细胞癌基因,如 ras、myc 等。通常情况下细胞癌基因以非激活形式存在,故又称为原癌基因。

2. 原癌基因的激活　原癌基因在各种环境或遗传因素作用下,可发生结构改变而变为癌基因;也可以是原癌基因本身结构没有改变,而由于调节原癌基因表达的基因发生改变使原癌基因过度表达。以上基因水平的改变可导致细胞生长刺激信号的过度或持续出现,使细胞发生转化。引起原癌基因突变的DNA结构改变包括:点突变、染色体易位、插入激活、基因缺失和基因扩增。通过增加生长因子或生长因子受体,产生突变的信号转导蛋白与DNA结合的转录因子等机制,癌蛋白调节其靶细胞的代谢并促使该细胞转化为肿瘤细胞。

（二）抑癌基因

抑癌基因(anti-oncogenes)是指由于其存在和表达而抑制细胞癌变的基因,是与原癌基因编码的蛋白质促进细胞生长作用相反,在正常情况下存在于细胞内的另一类基因。若抑癌基因的功能丧失则可能促进细胞的肿瘤性转化。肿瘤的发生可能是癌基因的激活与肿瘤抑制基因的失活共同作用的结果。

1. *Rb* 基因 *Rb* 基因(retinoblastoma gene)纯合子性的丢失见于所有的视网膜母细胞瘤及部分骨肉瘤、乳腺癌和小细胞肺癌等,它在细胞核中以活化的脱磷酸化和失活的磷酸化的形式存在。当细胞受到刺激开始分裂时,Rb 蛋白被磷酸化失活,使细胞进入 S 期;当细胞分裂成两个子细胞时,失活的(磷酸化的)Rb 蛋白通过脱磷酸化再生使子细胞处于 G_1 期或 G_0 期的静止状态。如果由于点突变或 13q14 的丢失而使 *Rb* 基因失活,则 Rb 蛋白的表达就会出现异常,细胞就可能持续地处于增殖期,并可能由此恶变。

2. *p53* 基因 *p53* 基因定位于 17 号染色体,正常的 p53 蛋白(野生型)存在于核内,在脱磷酸化时活化,有阻碍细胞进入细胞周期的作用。在部分结肠癌、肺癌、乳腺癌和胰腺癌等,均发现有 *p53* 基因的点突变或丢失,从而引起异常的 p53 蛋白表达,丧失其生长抑制功能,从而导致细胞增生和恶变。

(三) 放射敏感性与癌基因调控的关系

癌基因的调控应与肿瘤细胞的内在放射敏感性有着密切的关系,特别是在动物细胞中癌基因与放射抵抗性的产生有着密切的联系。多基因间还可协同诱导产生放射抵抗性。放射线作用于癌基因后可能会通过影响放射后细胞的修复、细胞增殖周期的改变以及细胞程序死亡(programmed cell death,PCD)等机制最终影响到细胞的放射敏感性。

二、放射治疗与分子靶向治疗

放射治疗是通过物理的手段,应用放射线对细胞的 DNA 造成损伤,导致细胞死亡。在此过程中由电离辐射所致的 DNA 损伤以及对细胞膜、细胞质内生物分子的影响,而诱发产生了一系列的细胞生命活动的变化,如细胞周期动力学的改变、细胞周期分布的变化、细胞增殖的变化以及 DNA 损伤的修复。这些也都是肿瘤分子生物学所研究的内容,所以放射治疗与分子靶向治疗间存在的相互作用,是未来发展趋势,放疗与分子靶向治疗如何配合目前也正在研究中。

分子靶向治疗合并放射治疗和同步放、化疗相比,由于给药方便,不良反应小,能够保证良好的生活质量,因此将是今后临床研究的热点和方向。

(一) 放射治疗合并应用表皮生长因子受体抑制剂

目前有关放射治疗合并应用表皮生长因子受体(epithelial growth factor receptor,EGFR)抑制剂的研究较多,属于酪氨酸激酶抑制剂、小分子喹唑啉类衍生物,其中吉非替尼(gefitinib)又称易瑞沙(iressa)和厄罗替尼(erlotinib)又称特罗凯(tarceva)已经应用在临床肺癌的治疗中,取得了较好的疗效。EGFR 抑制剂与放射治疗的协同作用表现在以下几个方面:①对细胞周期动力学的影响,两者联合应用能够阻止细胞进入 S 期,减少 S 期细胞比例,使细胞聚集在 G_1、G_2 期;②增加放射治疗诱导的细胞凋亡;③抑制放射治疗诱导的 EGFR 磷酸化;④抑制放射损伤的修复。总之,研究结果表明 EGFR 抑制剂具有放射治疗增敏作用。

(二) 单克隆抗体

目前对某些特定细胞标志物的单克隆抗体,如西妥昔单抗(cetuximab,erbitux,C225)以及抗 HER-2 的单克隆抗体赫赛汀(trastuzumab,herceptin)等的研究也比较多,目前已应用于临床。西妥昔单抗(C225)及尼妥珠单抗(nimotuzumab,h-R3)提高了 5-Fu 和 CPT-11 治疗后失败的结肠癌病人的获益率。而赫赛汀目前研究多是集中在乳腺癌的放、化综合治疗中,与化疗药物具有协同作用。抗 CD20 抗体的美罗华(mabthera,rituximab)已被批准用于低度恶性 B 细胞淋巴瘤的治疗,并正在探索与化学治疗联合用于恶性度高的淋巴瘤的治疗。

(三) 抗肿瘤血管生成

抗肿瘤血管生成的药物有 bevacizumab(商品名:avastin)和血管内皮抑素 endostatin 等。bevacizumab 是重组人抗 VEGF 配体单克隆抗体,endostatin 是一种内源性抗血管生成因子,目前已经应用于临床,与放射治疗联合作用的结果有待于进一步观察。

分子靶向治疗合并放射治疗和同步放、化疗综合治疗相比，由于给药方便，副作用小，能够保证良好的生活质量，因此必将是今后临床研究的热点和研究方向。

（四）分子靶向药物的临床应用

1. 准确掌握用药适应证　分子靶向治疗不是以病理类型为标准，而是以靶点为指征，必须进行基因检测。根据检测结果决定病人是否适合应用，如赫赛汀用于 HER-2 阳性，甚至 HER-2 高表达的乳腺癌病人。克唑替尼（crizotinib）适用于间变性淋巴瘤激酶（ALK）阳性的局部晚期或转移性非小细胞肺癌。西妥昔单抗和尼妥珠单抗适用于 K-ras 野生型的大肠癌病人。

2. 药物剂量及时间　靶向药物毒性较强，往往达到最大耐受剂量前，已经达到靶点饱和，发挥最大剂量抑制作用，因此，靶向治疗药物的应用剂量是最佳生物学剂量（optimal biological dose，OBD）。靶点抑制多数情况下是可逆的，并且肿瘤具有再生和修复的机制，因此，目前临床应用靶向药物是为了达到对癌细胞系统控制，一般持续使用直到肿瘤进展及病人不能耐受为止。

3. 用药途径及不良反应　通常口服给药，单克隆抗体药物必须静点，作用时间长的可数周或每周给药注射。一般而言，分子靶向治疗反应较轻，当药物长期使用时，一些新的不良反应可能显现出来。有的药物可能存在少见、后果严重的不良反应，如 EGF 及 TKI，可能引起少见的间质肺炎，单克隆抗体的皮疹等等。

第九节　放射治疗与放射增敏剂

乏氧细胞对放射治疗的抗拒被认为是导致放射治疗不敏感、肿瘤局部不能控制或放射治疗后复发的主要原因之一。放射增敏剂可增加肿瘤对放射治疗的敏感性、同时增加放射治疗的效果。

一、放射增敏剂应具备的特点

1. 不易与其他物质起反应，性质稳定。
2. 有效剂量没有毒性或毒性很低，副作用小。
3. 有较长的生物半排期，在体内能保持其药物活性，足以渗入整个肿瘤。
4. 对不同周期的细胞均应有效。
5. 对常规分次照射必须有效，较低的药物剂量即可收到较大的放射治疗增敏效果。

二、放射治疗增敏机制

目前，放射治疗增敏机制主要包括以下几个方面：

1. 增加辐射的原发性损伤　电离辐射主要通过影响生物靶分子的结构和功能引起细胞损伤，而 DNA 是放射损伤的基本靶分子。电离辐射可引起 DNA 单链或双链断裂、碱基的破坏或脱落等损伤，其中双链断裂是最重要的致死性损伤。电离辐射可直接导致 DNA 链断裂，产生和暴露出更多的 DNA 链游离端。放射治疗增敏剂的设计原理之一是增加靶细胞受到电离辐射时引起的原发性损伤，即"固定"自由基，增加 DNA 致死性损伤的发生率，并通过抑制修复系统，增加电离辐射的细胞毒作用。

2. 抑制损伤修复　放射治疗增敏的修复抑制与细胞损伤的修复同步发生，抑制亚致死性损伤的修复，增加致死性损伤。

3. 细胞周期同步化　目前的研究认为，肿瘤细胞对于电离辐射的反应依赖于在细胞周期中所处的位置，G_2/M 期的放射敏感性最高，G_1 期有一定抵抗性，而 S 期尤其是晚 S 期的放射敏感性最低。产生上述细胞周期放射敏感性差异的原因尚不完全清楚，增敏剂的作用就是将细胞阻滞在放射敏感性最高的时期。

三、放射增敏剂的种类

目前,常见的放射增敏剂有以下几种:

1. 乏氧细胞增敏剂　亲电子硝基咪唑类化合物,主要有甲硝唑(metronidazole)及甘氨双唑钠(glycididazole sodium)等。目前甘氨双唑钠已广泛应用于临床,并取得了一定的效果。

2. 巯基抑制剂　包括巯基耗竭剂和细胞内巯基合成抑制剂等。

3. 类氧化合物　这类物质具有一定的亲电子性,如一氧化氮供体类(NO)。

4. 阻断细胞周期的化疗药物　这类药物如紫杉醇类、铂类药物可使不同细胞周期的细胞处于 G_2/M 相,从而增加辐射敏感性。

5. 放射防护剂　目前主要的放射防护剂有硫氢化合物,包括谷胱甘肽、色氨酸、半胱氨酸等。如何应用合适的放射防护剂保护好被照射的正常组织也是目前放射治疗主要研究的热点之一。

(曲雅勤)

头颈部肿瘤是指除脑、颈段脊髓、颈段食管和眼以外的头颈部所有器官发生的肿瘤。它是全球第六大常见的肿瘤。酗酒与吸烟是口腔、口咽、喉咽及喉部常见肿瘤的共同病因。近年发现人乳头瘤病毒（human papilloma virus,HPV）感染对某些口咽部的鳞状细胞癌也是一个高危因素。头颈部肿瘤的许多症状缺乏特异性,60%以上病人接受治疗时已处于局部晚期。手术、放射治疗和化学治疗目前仍为头颈部肿瘤的主要治疗手段。

颈部淋巴结解剖分区:正常人体有800多个淋巴结,约200～300个分布在颈部。头颈部组织器官多,淋巴引流丰富。因此发生在头颈部的恶性肿瘤易出现颈部淋巴结转移,其中鼻咽癌的颈淋巴结转移率高达70%～80%。一般情况下,头颈部肿瘤的颈淋巴结转移具有一定的规律性,了解和熟悉颈部淋巴结解剖分区对于准确判断头颈部肿瘤的临床分期具有重要意义。在2000年以前,颈部淋巴结的分区根据临床检查时淋巴结在颈部的位置划分为上颈区、下颈区和锁骨上区。自从CT和MRI在临床广泛应用以后,由于这些现代影像检查手段能清晰地分辨出颈淋巴结的解剖位置,为临床放射治疗的靶区设计提供了准确定位并为外科手术提供了明确的切除边界。现在已广泛应用新的颈部淋巴结解剖分区标准(表4-2-1,图4-2-1)。

表4-2-1　颈部淋巴结解剖分区标准

分区	解剖界限					
	上界	下界	前界	后界	外侧界	内侧界
I$_A$	颏舌肌、下颌骨下缘平面	舌骨体切线平面	颏联合、颈阔肌	舌骨体	二腹肌前腹内侧缘	二腹肌前腹内侧缘的中线结构
I$_B$	下颌舌骨肌、颌下腺的上缘	舌骨体中间平面	颏联合、颈阔肌	颌下腺后缘	下颌骨内侧面、颈阔肌、皮肤	二腹肌前腹外侧缘
II$_A$	颅底（颈静脉孔）	舌骨体下缘	咽旁间隙、颌下腺的后缘、二腹肌后腹后缘	椎体或颅底颈内静脉后缘	腮腺间隙、胸锁乳突肌内缘	咽后淋巴结外侧缘、颈内动脉内缘、椎旁肌肉（肩胛提肌）
II$_B$	颅底（颈静脉孔）	舌骨体下缘	颈内静脉后缘	胸锁乳突肌后缘	胸锁乳突肌内缘	颈内动脉内缘,椎旁肌肉（肩胛提肌）
III	舌骨体下缘	环状软骨下缘	胸骨舌骨肌后外缘、胸锁乳突肌前缘	胸锁乳突肌后缘	胸锁乳突肌内缘	颈内动脉内缘,椎旁肌肉（斜角肌）
IV	环状软骨下缘	胸锁关节,锁骨上缘	胸锁乳突肌前内缘	胸锁乳突肌后缘	胸锁乳突肌内缘	颈总动脉内缘,椎旁肌肉（斜角肌）
V$_A$	舌骨体上缘	环状软骨下缘	胸锁乳突肌后缘	斜方肌前外缘	颈阔肌、皮肤	椎旁肌肉（肩胛提肌,头夹肌）
V$_B$	环状软骨下缘	锁骨上缘	胸锁乳突肌后缘,皮肤、锁骨	斜方肌前外缘,后斜角肌前缘	颈阔肌、皮肤,后斜角肌外侧缘	椎旁肌肉（肩胛提肌,头夹肌）,甲状腺或气管
咽后	颅底	舌骨体上缘	咽黏膜下的筋膜	椎前肌	颈内动脉内缘	中线

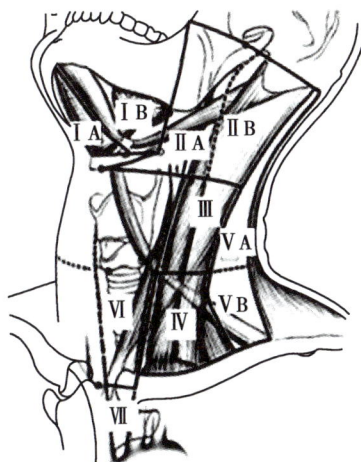

图 4-2-1 颈部淋巴结解剖分区示意图

第一节 鼻咽癌

一、概述

鼻咽癌(nasopharyngeal carcinoma,NPC)是指原发于鼻咽腔上皮组织的恶性肿瘤。鼻咽癌是我国常见恶性肿瘤之一。鼻咽癌的流行病学具有较大的区域性分布特点,全世界 80% 的鼻咽癌发生在我国华南地区的广东、广西、福建、湖南、江西、海南等省,其中以广东省的珠江三角洲流域最常见,而我国北方地区较少见。发病年龄多见于 30~59 岁,男女性别之比为(2~4):1。鼻咽癌的病因目前尚未完全清楚,但认为主要与 EB 病毒感染、遗传因素和环境因素有关。鼻咽癌的治疗应首选放射治疗,对局部晚期病人应采用联合化学治疗的综合治疗。鼻咽癌的五年生存率已经从 20 世纪 90 年代以前的 50%~60% 提高到现在的 80% 左右。

(一) 鼻咽的解剖

鼻咽位于鼻腔的后方,蝶骨体的下方,呈不规则的立方形状。鼻咽腔的垂直径和横径各约 3~4cm,前后径约 2~3cm。鼻咽腔共分为六个壁,即顶壁、顶后壁、左右侧壁、前壁和底壁(图4-2-2)。

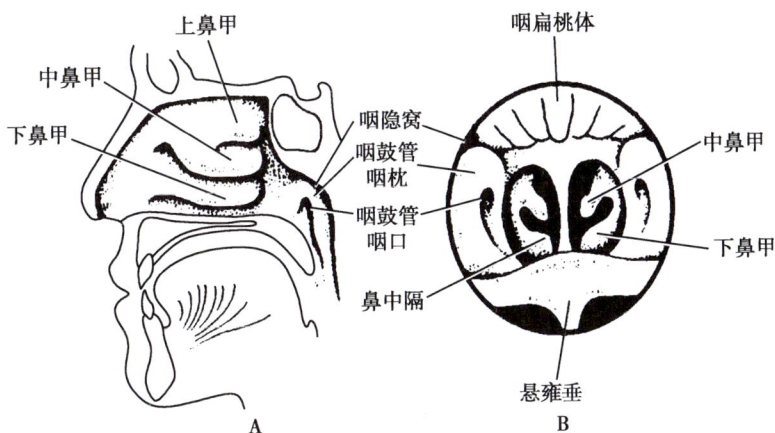

图 4-2-2 鼻咽的解剖
A. 鼻咽矢状面解剖示意图;B. 间接鼻咽镜直观图

1. 鼻咽各壁结构

（1）顶壁与顶后壁：鼻咽的顶壁位于蝶窦底部，由于顶壁与后壁之间没有明显的角度边界，其顶后壁主要是由蝶窦底、枕骨基底部和 C_1、C_2 构成，呈圆拱形的穹隆状，即从后鼻孔上缘向后下延伸至软腭水平为止。鼻咽的顶壁和顶后壁的黏膜下淋巴组织十分丰富，构成咽扁桃体，在儿童时期的咽扁桃体形成腺样增殖体，亦称腺样体，随着年龄的增长腺样体逐渐萎缩。

（2）左右侧壁：鼻咽左右侧壁基本对称。其侧壁主要由腭帆张肌、腭帆提肌、咽鼓管咽肌和咽鼓管软骨组成。由软组织包绕咽鼓管的隆突样结构，称为耳咽管隆突，其隆突的上部为圆枕，前部为前唇，后部为后唇。隆突的中央为耳咽管开口。咽鼓管隆突的后上方为咽隐窝，又称 Rosenmuller 氏窝。咽隐窝呈圆锥形，深约 1cm，其尖端向上与颅底破裂孔相距约 1cm。该区是鼻咽癌的好发部位，也是鼻咽癌侵入颅内的重要途径之一。

（3）前壁：由鼻中隔后缘、下鼻甲后端以及左右后鼻孔组成。上端与顶壁相连，两侧与咽鼓管前区相接。

（4）底壁：由软腭的背面及其后方的咽峡部构成。

2. 咽筋膜及咽旁间隙

（1）咽筋膜：咽筋膜包括鼻咽顶壁及顶后壁黏膜下内侧的咽颅底筋膜、外侧的颊咽筋膜以及分隔咽旁组织结构的筋膜。

（2）咽旁间隙：以咽筋膜、茎突和咽旁的肌肉为界把咽旁间隙划分为鼻咽腔外侧的咽侧间隙和鼻咽腔后方的咽后间隙。咽侧间隙又以茎突为界分为茎突前间隙和茎突后间隙（图 4-2-3，图 4-2-4）。①茎突前间隙：其上方邻近咽隐窝，下方与扁桃体对应，顶部为中颅窝底部、蝶骨大翼、卵圆孔、棘孔以及破裂孔的前外侧。其内有颌内动脉及其分支、下齿槽神经、舌神经和耳颞神经通过。三叉神经下颌支自卵圆孔出颅后即在此间隙内穿行；②茎突后间隙：前方与茎突前间隙相接，其内与咽后间隙为邻。自内而外有颈内动脉、第 Ⅸ～Ⅻ 对脑神经、颈交感神经的颈上节、颈内静脉以及颈静脉淋巴链在此穿行。其后外方与腮腺深叶相邻，下方与颈间隙相接；③咽后间隙：位于鼻咽腔后正中，前壁为颊咽筋膜，后壁为椎前筋膜。以中线为界被纤维隔分为左右两侧，其内有咽后内、外侧两组淋巴结。临床上外侧组更为重要，亦称为 Rouviere 氏淋巴结。

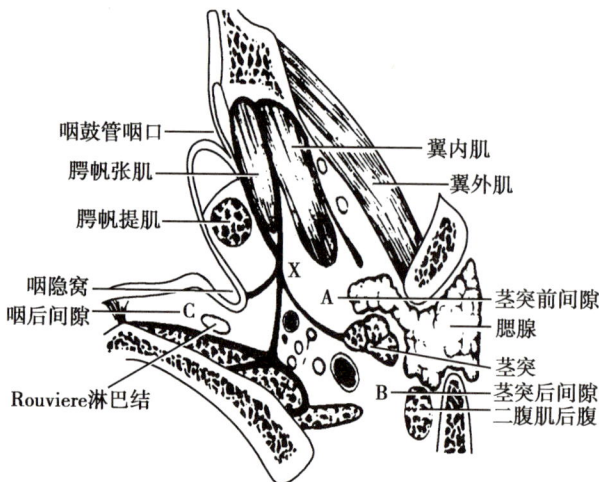

图 4-2-3　咽旁间隙解剖横断面示意图

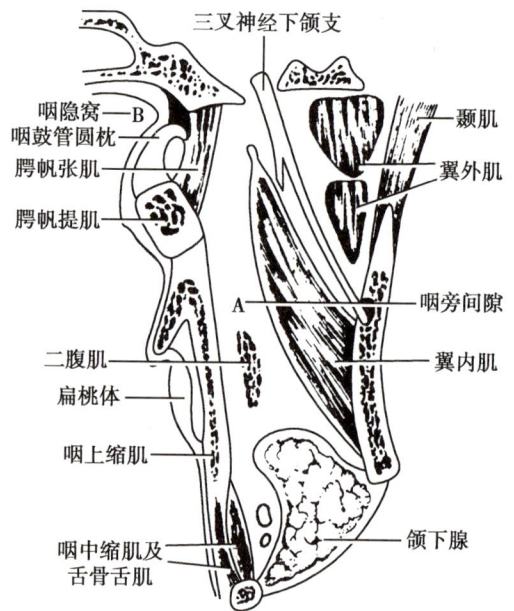

图 4-2-4　咽旁间隙解剖冠状面示意图

3. 颅底及海绵窦

（1）颅底：位于鼻咽顶部和顶侧壁，是鼻咽癌最常见的侵犯部位。其中线结构有蝶骨基底部和斜坡。中线旁结构有破裂孔、蝶骨大翼的卵圆孔和棘孔、岩骨内的岩尖和颈动脉管、颈静脉孔、舌下神经孔等重要结构。中线旁结构颅底骨的受侵常伴有第 V、IX、X、XI、XII 对脑神经的损伤。

（2）海绵窦：位于颅内蝶窦两旁，自上而下有颈内动脉、第 III、IV、V_1、VI、V_2 对脑神经穿行。当鼻咽癌侵犯海绵窦时，临床上可表现为上述前组脑神经受损的表现。

（二）鼻咽的淋巴引流

鼻咽腔的淋巴引流十分丰富，在黏膜下有较致密的淋巴管网。经咽后壁引流至咽后内、外侧淋巴结，然后再引流至颈部；或咽侧壁直接引流至颈内动、静脉出入颅底处的淋巴结及乳突尖深部淋巴结，然后再引流至颈部的淋巴结。颈淋巴结转移的常见部位：①颈深上淋巴结、二腹肌下淋巴结、颈深中淋巴结和颈深下淋巴结；②颈后三角区斜方肌前的脊副链上、下淋巴结；③颌下淋巴结、颏下淋巴结和颈前淋巴结。上述三组转移途径最终均可转移至锁骨上淋巴结，然而，少数可能不按上述规律转移而出现跳跃式淋巴结转移。

二、病理

鼻咽癌的病理组织学分型目前仍没有统一标准。我国普遍使用 1991 年世界卫生组织（WHO）推荐的分类方法。但仍有少数医院使用 1991 年全国肿瘤防治办公室出版的《鼻咽癌诊治规范》中推荐的分类方法，其两种分类标准对照（表 4-2-2）。在国际上已经广泛使用 WHO 的病理分类。

表 4-2-2　鼻咽癌的国内与 WHO 病理组织学分类对照

1991 年国内分类	1991 年 WHO 分类
高分化鳞状细胞癌	角化性癌
中分化鳞状细胞癌	非角化癌
低分化鳞状细胞癌	分化型非角化癌
泡状核细胞癌，梭形细胞癌	未分化型非角化癌
未分化癌	未分化癌

三、临床表现

鼻咽癌病人就诊时最常见的主诉有颈部肿块、耳和（或）鼻的症状、头痛、面麻以及复视等。少数早期病人因微小病灶仅局限在鼻咽腔的顶壁或顶后壁，临床可无任何症状和体征，仅在常规体检或肿瘤普查时检出患鼻咽癌。部分病人可以无任何症状，仅以颈部肿块就诊而检出鼻咽癌。鼻咽癌的临床表现与肿瘤侵犯部位和脑神经损害有密切关系。

（一）症状

1. 鼻塞　当鼻咽肿物位于鼻咽顶前壁或肿瘤直接侵犯后鼻孔时，由于肿物的机械性堵塞鼻腔而产生鼻塞。根据肿瘤侵犯鼻腔的不同部位，病人可出现单侧或双侧的鼻塞，并随肿瘤的增大而呈进行性加重。临床上需要与鼻息肉和鼻腔黏膜水肿鉴别，后者经鼻腔滴麻黄碱后鼻塞症状可缓解。

2. 涕血或鼻出血　鼻咽癌侵犯鼻腔、鼻咽菜花状结节肿物或肿瘤合并溃疡的病人，当用力回吸鼻腔或鼻咽分泌物时，易导致肿瘤表面毛细血管的溃破而渗血。表现为涕中带血或回吸性涕血，尤以晨起时多见。少数可以出现鼻咽大出血。

3. 耳鸣　常为鼻咽癌的初发症状。当原发灶位于鼻咽侧壁咽隐窝、咽鼓管咽口和隆突时，由于肿瘤的浸润、压迫咽鼓管，使鼓室形成负压而出现耳鸣。此时，常易被误诊为中耳炎。

4. 听力减退 随着鼻咽侧壁肿瘤的增大,病人出现耳鸣的同时伴有耳内闷塞感和不同程度的听力下降。做听力检查时表现为传导性听力障碍。

5. 头痛 头痛是鼻咽癌的最常见症状。临床上多表现为单侧的持续性疼痛,其部位常在颞、顶和枕后部,少数可有颈项部痛。头痛的部位与严重程度常与鼻咽原发灶侵犯的部位和范围有密切关系。

6. 复视 鼻咽癌病人临床出现的复视表现为视物时出现的双重影。可以是肿瘤侵入眼眶内或侵及颅底、海绵窦而引起的第Ⅲ、Ⅳ、Ⅵ对脑神经受累所致。

7. 面麻 是由于鼻咽肿瘤侵犯或压迫了三叉神经第1、2、3支所致的患侧头面部感觉麻痹。临床表现为受累的不同分支所支配的区域,出现局部皮肤的浅感觉异常或麻木。

（二）体征

1. 鼻咽肿物 通常临床可通过间接鼻咽镜或纤维鼻咽镜检查,见到鼻咽腔隆起的肿物。对于黏膜下型的肿瘤,鼻咽腔可能未见到明显的结节,但可见到鼻咽腔的结构不对称。只有极少数鼻咽腔可能未发现明显肿物。

2. 颈部肿块 鼻咽癌的颈淋巴结转移率高达70%以上。部分病人以单纯的颈部肿块就诊。鼻咽癌病人颈淋巴结转移可以单个或多个同时出现,部分甚至多个融合形成较大的肿块。局部肿块可以单侧或双侧同时出现。极少数晚期病人甚至出现远处淋巴结转移。当转移的颈淋巴结穿破包膜后可以直接浸润颈部肌肉,甚至侵犯皮肤,导致局部边界不清的硬实肿块和皮肤橘皮样改变。

3. 脑神经受累的表现 鼻咽部周围的邻近部位均是12对脑神经出颅后所经过的不同解剖部位。临床上通常把第Ⅰ～Ⅷ对脑神经称为前组脑神经,第Ⅸ～Ⅻ对脑神经称为后组脑神经。鼻咽癌引起脑神经受累的发生率,最常见的是第Ⅴ对,其次是第Ⅵ对,再次是第Ⅻ和Ⅸ～Ⅺ对。由于鼻咽癌侵犯部位不同,原发肿瘤可以直接侵犯或压迫相应部位的脑神经而产生12对脑神经中单一1对或2对以上受累的临床表现及体征(12对脑神经出颅的部位以及损伤后产生的临床表现详见表4-9-1)。由于鼻咽癌局部扩展而引起一组脑神经受累临床体征,称为脑神经麻痹综合征。临床常见颅底和茎突后间隙受侵而产生以下几种综合征:

（1）眶上裂综合征:当肿瘤侵犯眶上裂时,可以产生第Ⅲ、Ⅳ、Ⅴ₁、Ⅵ对脑神经从部分麻痹发展到完全麻痹的临床表现。如复视、眼球活动障碍或固定伴轻微眼球外突(眼外肌麻痹松弛)、上眼睑下垂、瞳孔缩小、对光反射消失(动眼神经交感支麻痹)、前额皮肤麻木和痛觉减退。病人多伴有明显头痛。

（2）眶尖综合征:肿瘤侵犯眶尖视神经管引起第Ⅱ对脑神经损伤的症状,表现为视力下降、复视甚至眼球固定、失明。一旦出现失明则复视消失。部分病人在肿瘤侵犯眶尖的同时也侵犯眶上裂,此时可同时伴有上述眶上裂综合征的表现,统称为眼眶综合征。

（3）垂体-蝶窦综合征:肿瘤直接侵犯颅底蝶窦区和后组筛窦时,可同时先有第Ⅲ、Ⅳ和Ⅵ对脑神经受累表现,继而由于视神经和三叉神经受压迫,可致失明和麻痹性角膜炎。

（4）岩蝶综合征:在鼻咽癌病人中最多见,亦称海绵窦综合征或破裂孔综合征。由于肿瘤沿咽旁筋膜扩展至岩蝶区的破裂孔、颞骨岩尖、卵圆孔、圆孔和蝶骨旁的海绵窦,可出现第Ⅱ～Ⅵ对脑神经受累时的表现。临床上首先受累的多为第Ⅵ对外展神经,然后依次为第Ⅴ₃,₂,₁、Ⅲ、Ⅳ对脑神经,而第Ⅱ对视神经受侵通常较迟。凡有岩蝶综合征的病人最终均会出现麻痹性失明。

（5）颈静脉孔综合征:当肿瘤从破裂孔、岩尖往后扩展越过岩脊,自岩枕裂侵入颅内,从茎突后间隙侵犯后颅凹的颈静脉孔等区域,将会导致第Ⅸ～Ⅺ对脑神经麻痹的表现,包括软腭活动障碍、咽反射减弱或消失、吞咽困难和声嘶。当同时伴有舌下神经孔受侵时,则可出现第Ⅻ对脑神经麻痹,表现为舌肌萎缩、伸舌偏向患侧以及说话、咀嚼和吞咽功能障碍。

（6）腮腺后间隙综合征:肿瘤侵犯茎突后间隙、咽后和腮腺区域,使该区域的第Ⅸ～Ⅻ对脑神经和颈交感神经受累。病人可出现吞咽困难,舌后1/3味觉异常,软腭、咽、喉黏膜感觉麻木或过敏引起呛咳,患侧的软腭下垂、舌肌萎缩、伸舌偏歪、斜方肌上份和胸锁乳突肌萎缩、耸肩障碍,部分同时伴有

Horner 氏综合征的表现。

四、诊断与鉴别诊断

（一）诊断

鼻咽癌的早期诊断和早期治疗是提高疗效的重要环节。至目前为止，到医院就诊的鼻咽癌病人仅 1/3 是早期，2/3 为中、晚期。难以提高早期诊断率的原因通常是鼻咽肿瘤生长部位隐蔽，早期可以没有任何特异症状和体征及首诊医生的疏忽和误诊。

在临床上，根据临床表现的七大症状（鼻塞、涕血或鼻出血、耳鸣、听力减退、头痛、复视、面麻）、三大体征（鼻咽肿物、颈部肿块、脑神经受累时的表现）一般不难诊断。因此，对初诊病人应注意主诉的特征，以及对临床出现上述任何一种症状、颈部肿块、脑神经受累表现的病人，应常规做间接鼻咽镜检查，必要时做鼻咽肿物病理活检将有助于提高鼻咽癌的早期诊断率。目前，EB 病毒血清学检查、间接鼻咽镜或纤维鼻咽镜、CT、MRI 等影像检查是有效的辅助诊断措施。

1. EB 病毒血清学检查　目前常规用于鼻咽癌筛查和辅助诊断的 EB 病毒血清学检查项目有 VCA-IgA（EB 病毒壳抗原），EA-IgA（EB 病毒早期抗原）和 EBV-DNaseAb（EB 病毒 DNA 酶抗体中和率）。临床凡属于下述情况之一者，可以认为是鼻咽癌的高危病人：①VCA-IgA 滴度≥1∶80；②在 VCA-IgA、EA-IgA 和 EBV-DNaseAb 三项指标中任何两项为阳性者；③上述三项指标中，任何一项指标持续高滴度或滴度持续升高者，对上述标准的高危病人都应进行间接鼻咽镜或纤维鼻咽镜检查，必要时做病理活检。

2. 间接鼻咽镜检查　是鼻咽癌筛查和诊断简单易行的方法之一，也是鼻咽癌放射治疗期间疗效观察的基本手段。临床可以通过这一方法观察到鼻咽腔有无肿物，鼻咽黏膜有无增粗、糜烂、溃疡、坏死或出血等异常改变。以便钳取组织送病理检查确诊。临床通过对鼻咽腔结构的改变和双侧对称性进行比较，检查时要特别注意：①咽隐窝有无变浅或消失；②隆突有无变形、增大、移位或黏膜增粗，耳咽管开口变形或消失；③顶后壁、顶侧壁有无黏膜下隆起增厚；④双侧后鼻孔缘有无变形、增厚或结节；⑤咽后壁及侧壁有无肿物或黏膜下隆起，软腭背面有无肿物或局限性隆起。

3. 纤维鼻咽镜检查　经鼻腔表面麻醉及收缩鼻腔黏膜血管后，从鼻腔置入纤维鼻咽镜，可以清楚地观察到鼻腔及鼻咽腔内的病变。尤其对于咽反射较敏感而无法使用间接鼻咽镜检查的病人更为适用。纤维鼻咽镜检查的优点：①对张口困难或咽反射敏感的病人也能观察到鼻咽并取活检；②可以更清楚地发现黏膜表面的微细病变；③对咽隐窝、咽鼓管开口的微小病灶容易钳取活检。

4. 影像学检查　早年鼻咽癌的影像学检查是以鼻咽 X 线片和颏顶位颅底 X 线片为依据。自 20 世纪 80 年代初我国引进了 CT 后，使鼻咽癌的影像诊断产生了质的变化。

（1）CT 检查：CT 图像通过横断面能分辨骨性结构和软组织结构，更清楚地了解鼻咽癌蔓延周围咽旁、颅底、鼻窦和颅内的侵犯范围。

（2）MRI 检查：MRI 对鼻咽癌的诊断更显示出它的优势，尤其对鼻咽黏膜的早期癌诊断、颅底斜坡的早期破坏、咽旁间隙侵犯的边界、咽后淋巴结转移、颈动脉鞘区侵犯、蝶窦与海绵窦侵犯的诊断，以及鼻窦肿瘤侵犯与炎症的鉴别诊断和鼻咽癌复发与放射治疗后纤维化的鉴别诊断等方面都显示出比 CT 的优越之处。目前国内外都认可了 MRI 作为鼻咽癌的影像诊断手段，我国 2008 鼻咽癌临床分期的标准就是以 MRI 作为诊断依据。

（二）鉴别诊断

根据临床症状、体征、EB 病毒血清学、CT 或 MRI 影像、间接鼻咽镜或纤维鼻咽镜检查及病理活检，一般不难对鼻咽癌作出正确诊断。然而，在临床上仍需要根据鼻咽肿物及颈淋巴结肿大的特点与鼻咽腺样体增生、鼻咽结核、鼻咽坏死性肉芽肿、鼻咽血管纤维瘤、鼻咽脊索瘤、颈淋巴结结核、颈淋巴结炎、恶性淋巴瘤、以及颅内鞍区肿瘤如垂体瘤、颅咽管瘤侵及鼻咽顶壁等良性和恶性病变相鉴别。

五、分期

过去,世界各地都是使用各自的鼻咽癌 TNM 分期,而这些分期都不能满足临床医生选择治疗方案及评价预后等要求。迄今为止,鼻咽癌的 TNM 分期仍未有统一的国际标准。作为全球鼻咽癌的高发地区,我国已于 2008 年 12 月在广州成立了"中国鼻咽癌临床分期工作委员会"确定以 MRI 为依据制定新的鼻咽癌临床分期标准并已经在全国使用,同时废除使用 1992 福州分期。国外目前使用的是 2010 年 AJCC 分期第 7 版的临床分期标准。为便于比较,现将国内外的这两个分期方案介绍如下:

(一) 我国鼻咽癌 2008 分期

1. 原发病灶（T）

T_1　局限于鼻咽

T_2　侵犯鼻腔、口咽、咽旁间隙

T_3　侵犯颅底、翼内肌

T_4　侵犯脑神经、鼻窦、翼外肌及以外的咀嚼肌间隙、颅内(海绵窦、脑膜等)。

2. 颈淋巴结（N）

N_0　影像学及体检无淋巴结转移证据

N_{1a}　咽后淋巴结转移;

N_{1b}　单侧 I_b、Ⅱ、Ⅲ、IV_a 区淋巴结转移且直径≤3cm

N_2　双侧 I_b、Ⅱ、Ⅲ、IV_a 区淋巴结转移,或直径>3cm,或淋巴结包膜外侵犯;

N_3　Ⅳ、V_b 区淋巴结转移

3. 远处转移（M）

M_0　无远处转移

M_1　有远处转移(包括颈部以下的淋巴结转移)

4. 临床分期

Ⅰ 期　$T_1 N_0 M_0$

Ⅱ 期　$T_1 N_{1\sim 1b} M_0$, $T_2 N_{0\sim 1b} M_0$

Ⅲ 期　$T_{1\sim 2} N_2 M_0$, $T_3 N_{0\sim 2} M_0$

IV_A 期　$T_{1\sim 3} N_3 M_0$, $T_4 N_{0\sim 3} M_0$

IV_B 期　任何 T,任何 N,M_1

(二) 2010 年美国癌症联合委员会（AJCC）第 7 版的临床分期

1. 原发病灶（T）

T_1　肿瘤局限于鼻咽腔内,或肿瘤扩展到口咽和(或)鼻腔,但无咽旁侵犯

T_2　肿瘤侵犯咽旁

T_3　肿瘤侵及颅底骨结构和(或)鼻窦有侵犯

T_4　肿瘤侵及颅内和(或)脑神经、下咽、眼眶,或颞下窝/咀嚼肌间隙受侵

2. 区域淋巴结（N）

N_0　淋巴结未见转移

N_1　锁骨上窝以上单侧淋巴结,和(或)单侧或双侧咽后淋巴结转移,最大直径≤6cm

N_2　锁骨上窝以上双侧淋巴结,最大直径≤6cm

N_3　淋巴结>6cm 和(或)锁骨上窝淋巴结转移

N_{3a}　淋巴结>6cm

N_{3b}　锁骨上窝淋巴结转移

3. 远处转移（M）

M_0　远处无转移

M_1　远处有转移

鼻咽癌的临床 TNM 分期标准：

Ⅰ期　$T_1N_0M_0$

Ⅱ期　$T_1N_1M_0,T_2N_{0\sim1}M_0$

Ⅲ期　$T_{1\sim2}N_2M_0,T_3N_{0\sim2}M_0$

$Ⅳ_A$期　$T_4N_{0\sim2}M_0$

$Ⅳ_B$期　$T_{1\sim4}N_3M_0$

$Ⅳ_C$期　$T_{1\sim4}N_{0\sim3}M_1$

六、治疗

（一）综合治疗原则

1. 放化综合治疗　鼻咽癌的治疗应以个体化分层治疗为原则。Ⅰ期病人以单纯放射治疗为主。Ⅱ期病人可采用放射治疗±化学治疗，Ⅲ、Ⅳ期病人应采用放化综合治疗。对已有远处转移的病人应采用以化学治疗为主的姑息放射治疗。

2. 鼻咽癌同步放化疗意义及常用方案

（1）鼻咽癌同步放化疗的意义：同步放化疗是指在放射治疗期间同时使用化学治疗。其优点在于通过放射增敏等机制增大肿瘤杀灭的机会，同时可能通过杀灭微小转移灶，减少远处转移的发生；而缺点则在于化学治疗药物的非特异性增敏效应和毒性反应，易引起较为严重的黏膜反应及全身状态的恶化，甚至导致放射治疗的中断。

（2）临床常用的同步放化疗方案：目前鼻咽癌同步放化疗常用的一线方案有两种，如果病人合并肾功能损伤时，可以用卡铂（Carbo）替代顺铂（DDP）。

1）三周方案：DDP 每 3 周用药一次（$100mg/m^2$/次）至放射治疗结束；

2）单周方案：DDP 每周用药一次（$40mg/m^2$/次）至放射治疗结束。

（二）放射治疗

1. 放射治疗原则

照射靶区必须包括鼻咽大体肿瘤区、转移的颈部阳性淋巴结、亚临床病灶和预防区域，尽量避免或减少重要器官的照射。

（1）放射治疗前的准备：首先完善各项检查，必须有病理确诊以及 CT 和（或）MRI 的影像检查。放射治疗前需进行口腔处理，包括洁牙和拔出龋齿等，拔除龋齿后 7～14 天才能开始放射治疗。

（2）放射治疗是鼻咽癌的首选治疗手段。应以适形调强放射治疗（intensity modulated radiatherapy，IMRT）为主的外照射为主，腔内近距离放射治疗为辅，必要时可补充立体定向放射治疗。鼻咽癌首次放射治疗时不能采用近距离放射治疗或立体定向放射治疗作为单纯的治疗方法。

（3）放射治疗计划应严格控制照射总剂量，不能盲目追加剂量，以免造成正常组织不可逆的严重损伤。

（4）放射治疗设计尽量保证肿瘤获得高剂量照射，尽量保护邻近正常组织免受过量照射。对重要器官如大脑颞叶、脑干、脊髓、垂体和视神经应限制在正常耐受剂量范围内。

2. 放射治疗流程

（1）体位固定：一般采用头略后仰的仰卧位，为了减少一些重要器官的照射（例如眼睛）可以采用适当头部过仰位。采用头颈肩膜、头颈肩架、真空袋（或发泡胶）结合固定病人照射体位。

（2）CT 模拟与扫描：CT 模拟定位扫描从头顶至锁骨下 2cm（可根据肿瘤范围适当增减），层厚最好

≤3mm。如条件允许,可采用 MRI 和 CT 的融合图像,或直接进行 MRI 模拟扫描。完成扫描后,图像资料经网络系统传输到治疗计划系统。

（3）治疗计划设计:整个 IMRT 的治疗计划设计程序包括:病人信息资料、图像资料注册、影像图像融合、靶区和危及器官的勾画、处方剂量的给予、优化与剂量计算、计划修改和确认等步骤。

（4）治疗计划的验证与实施:病人的治疗计划经确认后,均需要在治疗前进行治疗计划的验证,以确保质量控制和质量保证。验证剂量误差必须在临床允许范围以内方可执行治疗。其目的是验证计划系统剂量计算的准确性,照射设备的可靠性和稳定性,以保证照射剂量的准确和治疗计划的成功实现。

3. 鼻咽癌靶区勾画与处方剂量

（1）靶区确定:鼻咽癌靶区划分的方法如下(图 4-2-5/文末彩色插图 4-2-5):

GTVnx:临床和影像学检查所见的鼻咽部原发肿瘤区域。

CTV1:包括 GTVnx 及其周围的亚临床病灶区域(一般在 GTVnx 外 5～10mm)。

CTV2:包括 CTV$_1$ 及其外缘 5～10mm 范围。

GTVnd:临床检查和(或)影像学所见的肿大淋巴结。在 IMRT 时,可根据双颈多个颈淋巴结灶设置多个 GTVnds。

CTVnd:包括 GTVnd 并超出其 1～2 个阴性淋巴结引流区。

PTVnx:为 CTV2 向上、下、前、侧各扩 3mm,向后扩 1～3mm。

PTVnd:为 CTVnd 外 3mm。

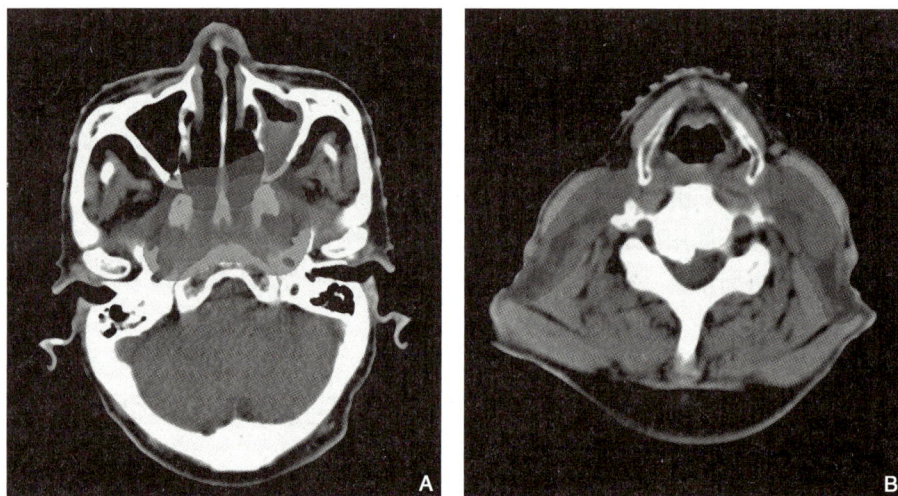

图 4-2-5 鼻咽癌的靶区勾画
A. 鼻咽癌靶区勾画鼻咽病灶范围;B. 鼻咽癌靶区勾画颈淋巴结及其引流区范围
GTVnx(红色),CTV1(粉红色),CTV2(蓝色),GTVnd(红色),CTV(蓝色)

（2）处方剂量:根据鼻咽原发病灶、鼻咽亚临床灶、颈淋巴结和颈淋巴引流区不同分别给予不同的处方剂量。有利于提高肿瘤的局部剂量和减少邻近正常组织的剂量。鼻咽原发灶处方剂量:①PTV-GTVnx:DT 68～76Gy;②PTV-CTV1:DT 60～64Gy;③PTV-CTV2:DT 50～54Gy。颈淋巴结的处方剂量:①PTV-GTVnd:DT 60～70Gy;②PTV-CTVnd:DT 50～54Gy。敏感器官限制剂量(表 4-2-3)。

表 4-2-3 鼻咽癌 IMRT 推荐部分敏感器官限制剂量

敏感器官	脊髓	脑干	垂体	视交叉	晶体	腮腺	下颌骨	颞颌关节
限制剂量（Gy）	45	54	45	45	10	30	50	45

IMRT 的优势在于可以使靶区高剂量覆盖好,同时周围重要器官的剂量明显下降,从而达到最大程度杀灭肿瘤,最大程度保护重要器官的目的(图 4-2-6,4-2-7/文末彩色插图 4-2-6,4-2-7)。

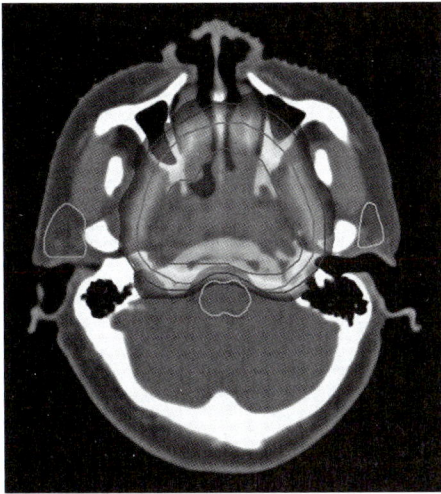

图 4-2-6　IMRT 鼻咽部等剂量曲线示意图

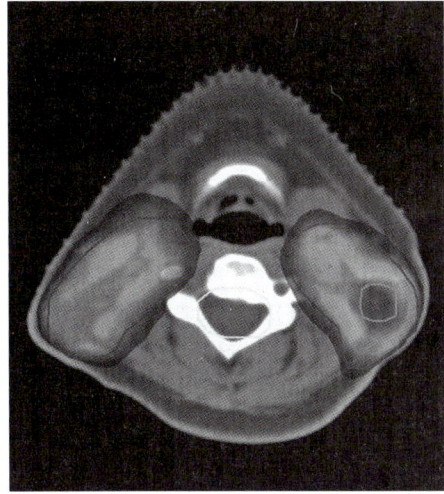

图 4-2-7　IMRT 颈部等剂量曲线示意图

4. 疗终肿瘤残存的处理

(1) 鼻咽原发灶残留:是指根治性放射治疗后,鼻咽仍存在肿瘤,其残留率约占 10% ~20%。临床可根据情况予以局部推量照射,但最大外照射剂量不超过 DT 10Gy。由于 IMRT 后肿瘤退缩需一定的时间,如果靶区剂量已足够,可以观察 1~3 月再决定是否加量。

(2) 颈部淋巴结残留:是指根治性放射治疗后,颈部仍有淋巴结残留,其残留率约占 30%。颈淋巴结的残留率与放射治疗前淋巴结的大小有关,大于 8cm 者其残留率高达 80%。对残留淋巴结≤2cm者,观察 1~3 个月后约有一半病人可获得消退。对仍有残留且原发灶获得控制的病人可行颈部残留淋巴结切除手术。

5. 复发与转移的处理　鼻咽癌复发的定义是指根治性放射治疗后肿瘤全消持续 6 个月以上再次出现肿瘤。临床上约有 10% ~25% 鼻咽癌病人经根治性放射治疗后会有鼻咽和(或)颈淋巴结复发。临床上对鼻咽癌复发的诊断常常需要与肿瘤残留相鉴别。复发出现的时间一般在首程放射治疗后 1~3 年内最多,约占 70% ~85%。临床检查怀疑鼻咽或颈淋巴结复发者,应取病理活检证实,不能仅仅凭借有肿块就诊断为复发,以免误诊导致误治,严重影响病人的生存质量。

鼻咽癌放射治疗后的转移通常是指经血道引起的远处器官转移。放射治疗后 5 年内的累积远处转移率约占 20% ~45%。颈淋巴结局部晚期(N_2 ~N_3)病人的远处转移率高达 80%。其远处转移发生部位的频率依次为:骨、肺、肝和脑。临床上对鼻咽癌远处转移诊断的手段可选用超声波、全身骨扫描、X线片、CT、MRI 或 PET-CT 等方法。

(1) 复发病灶的治疗:

1) 鼻咽癌放射治疗后复发的再程放射治疗,原则上仅照射复发的部位。不需要对颈部预防照射。

2) 放射治疗后 1 年以内鼻咽复发者,一般不宜做全程根治性外照射。可以选用辅助化学治疗、近距离放射治疗或 γ-刀、X-刀治疗。放射治疗后 1 年以内颈淋巴结复发者,建议采用手术治疗,不能手术者可采用化学治疗。放射治疗后 1 年以上鼻咽和(或)颈淋巴结复发者,可考虑做第二程根治性放射治疗。

3) 复发病灶的再程放射治疗总剂量应达到 DT 60Gy 甚至更高,但一般不超过 DT 70Gy。

4) 如已经出现重要器官放射损伤,不建议行再程放射治疗。一般情况下不推荐行第三程放射治疗。

5）手术治疗：

外科手术在复发鼻咽癌治疗中的病例选择性较强。rT1 的病例可选择手术治疗，rT2 的病例手术后应加用放疗。单个颈淋巴结复发的病例，应首选手术切除。

目前外科手术的方式主要分为两种，一种是传统的开放式切除术，另一种是鼻内镜下切除术。手术方式的选择取决于复发肿瘤的大小、位置和侵犯的范围。经典的鼻外路径手术的常用入路有：经下颌骨翼突路径、经上颌骨外翻路径、经腭路径等。常见的术后并发症包括术后毁容、张口困难、上颚瘘、神经损伤、骨坏死等，严重者会造成颈动脉损伤而导致死亡。鼻内镜下手术损伤较小，可一定程度上减少手术并发症，但对病例的选择性较强，一般仅适用于 rT1、rT2 及部分 rT3 的病人，该手术方式越来越受到重视。手术治疗对复发鼻咽癌的另一个重要作用是处理再程放射治疗后的并发症，如清除鼻咽黏膜坏死、重度鼻甲粘连等。

（2）远处转移病灶的治疗：

1）鼻咽癌出现远处转移时应以化学治疗为主，但放射治疗对缓解症状和延长生存期具有积极的作用。

2）对局限的骨转移病灶可采用局部外照射；对广泛骨转移灶宜采用化学治疗，同时对疼痛剧烈的部位给予局部姑息性放射治疗。

3）脑转移灶的照射方法与剂量：先用全脑照射，2～3Gy/次，5 次/周，照射至 DT 25～30Gy 后，对残留病灶给予缩野，局部照射至照射总量 DT 50～60Gy。对脑转移灶放射治疗时要配合使用 25% 甘露醇+地塞米松对症治疗，以减轻脑水肿的发生。

七、放射反应与放射损伤

放射反应是指在射线作用下出现的暂时性且可恢复的全身或局部反应。放射性损伤是指射线的作用引起组织器官不可逆的永久性损伤。根据放射反应出现的时间和表现分为急性放射反应（从放射治疗开始至 3 个月内）、亚急性放射反应（放射治疗后 3～6 个月）和慢性放射反应（放射治疗后 6～12 个月）。

（一）口腔黏膜反应

主要表现为急性放射反应，通常在放射治疗开始后 2～3 周出现，表现为口干、咽痛、干咳等。局部表现为口咽、软腭及咽后壁黏膜充血、伪膜形成，严重者伴有溃疡、出血及脓性分泌物。

（二）皮肤反应

皮肤急性反应主要是指在放射治疗中出现的急性放射性皮炎。临床按其出现的时间和表现分为：①放射性干性皮炎；②放射性湿性皮炎；③放射性溃疡性皮炎。在照射野内的皮肤忌用碘酒、红汞、胶布等，以免加重皮肤的放射性损伤。晚期皮肤损伤主要表现为红白相间的花斑样变，严重者出现经久不愈的皮肤溃疡。

（三）唾液腺反应

急性反应是由于腮腺受辐射线照射后局部急性充血、水肿，腮腺导管阻塞等。病人在首次接受放射治疗后即可出现腮腺区肿胀、疼痛、局部压痛，甚至张口困难。临床一般无须特殊处理。严重合并感染者可伴有发热，可给予抗炎治疗。唾液腺晚期放射损伤主要是唾液腺功能受损，临床表现为口腔干燥。但应用 IMRT 等精确治疗技术后，重度口干的发生率明显下降。

（四）放射性颞颌关节炎

颞颌关节的损伤，可导致颞颌关节功能障碍。表现为张口时颞颌关节抽搐、疼痛、张口困难、门齿距缩小。初治鼻咽癌采用 IMRT 技术后，张口困难等发生率也明显下降。

（五）放射性下颌骨骨髓炎

病人在放射治疗前有龋齿而没有作口腔处理，或下颌骨的过量照射，可导致骨髓炎或骨坏死的发生。临床表现为局部红、肿、热、痛和压痛。X 线片可见下颌骨骨质破坏甚至坏死。

（六）放射性脑、脊髓损伤

脑、脊髓接受过量照射后可导致局部出现水肿,梗死或坏死的损伤,严重影响病人的生存质量。放射性脑、脊髓损伤发生的潜伏期在 1.5～6 年。其病因主要有以下可能的机制:①直接损伤学说;②血管损伤学说;③免疫损伤学说;④自由基损伤学说。

（七）放射性垂体功能低下

垂体功能的损伤可以导致垂体功能低下,临床表现为性欲下降、阳痿、月经减少、月经不规则、闭经以及甲状腺功能和肾上腺皮质功能减退等。

（八）放射性颈部肌肉纤维化

是皮肤与软组织的晚期损伤,其表现主要是皮肤与软组织的萎缩和纤维化,临床上出现颈部肌肉僵硬,活动受限,抽搐性疼痛等症状。

八、放射新技术与展望

在适形调强放疗(IMRT)为代表的精确放射治疗时代,为了更好地遵循最大程度杀灭肿瘤,最大程度保护正常组织这两大原则,新的放疗技术层出不穷,也迅速在临床上应用于鼻咽癌和头颈肿瘤病人的治疗。

（一）容积调强弧形放射治疗（VMAT）

VMAT 作为一种新兴的适形调强放疗技术,和传统的 IMRT 比较,主要优势是缩短了分次照射时间,理论上可提高肿瘤的放射生物学效应、提高治疗的准确率和放疗设备的使用效率。

（二）螺旋断层放射治疗（tomotherapy，TOMO）

TOMO 也是一种特殊的 IMRT 系统,也是一种特殊的 VMAT 形式,集 IGRT 与 IMRT 于一身,用螺旋 CT 旋转方式摄取图像和治疗肿瘤,并可达到自适应放疗(ART)或 DGRT(剂量引导放疗)。优势在于有很好的几何适形度和剂量均匀度,达到最佳 IMRT。TOMO 还可用于全中枢神经系统照射、全脊髓照射、全淋巴结照射等特殊治疗。因此,对复杂的、肿瘤体积较大的,或伴有孤立转移病灶的鼻咽癌和头颈部肿瘤,TOMO 具有一定的优势。

（三）质子/重离子放疗

质子和重离子治疗是利用了这些粒子的物理特性,其优势在于以下三个方面:①治愈概率的提高,尤其是以往认为对放射线不敏感的肿瘤,如脊索瘤、黑色素瘤等;②副作用减少,危害性降低,对正常器官保护更满意,对重要器官如脑干附近的肿瘤、需再程放疗的复发肿瘤可能更适合;③治疗时间缩短。目前质子/重离子治疗鼻咽癌方面的疗效和经验尚不足,但至少是放射治疗未来发展的方向。

第二节　口咽癌

一、概述

口咽癌(oropharyngeal carcinoma)是指原发于口咽部上皮组织来源的恶性肿瘤。口咽恶性肿瘤包括发生在软腭与舌骨之间的扁桃体、舌根、软腭、口咽壁等口咽部的恶性肿瘤。其中发生在扁桃体的恶性肿瘤约占60%,其次是舌根占25%,软腭部位约15%。我国口咽恶性肿瘤的发病率占全身恶性肿瘤的3.8%～8.4%。发病年龄为21～70岁,其中恶性淋巴瘤和未分化癌的发病年龄较小,鳞癌的发病年龄偏大。男女之比约为2:1。口咽部恶性肿瘤的确切病因仍不清楚,流行病学认为,饮酒造成口腔咽喉部肿瘤的危险性相对较高,如果长时间大量吸烟再加上饮烈性酒,其危险性可成倍增加。近年来的研究认为部分口咽癌病人与感染人乳头状瘤病毒(human papilloma virus,HPV)有关,且 HPV 感染的病人预后要好。

早期口咽癌可用单纯放射治疗,中、晚期病人则采用手术或放化综合治疗。口咽部恶性肿瘤的预后与临床分期和病理类型有关,恶性淋巴瘤预后较好,间胚叶来源的恶性肿瘤预后较差。早期 5 年生存率可达80% ~90%,晚期则仅为20%。

(一)口咽的解剖

口咽部介于软腭与舌骨水平之间,上起软腭腹侧连接鼻咽,下至会厌谷与下咽相毗邻(图 4-2-8/文末彩色插图 4-2-8,图 4-2-9)。顶壁包括软腭舌面和悬雍垂。前方以舌腭弓和舌轮廓乳头与口腔分界。咽后壁为覆盖于颈椎前的一层软组织。侧壁由舌腭弓、咽腭弓、扁桃体窝和扁桃体组成。口咽的侧壁及后壁由咽缩肌包绕,与咽旁间隙及咽后间隙毗邻。该处发生肿瘤易引起茎突后间隙和咽后间隙淋巴结转移。

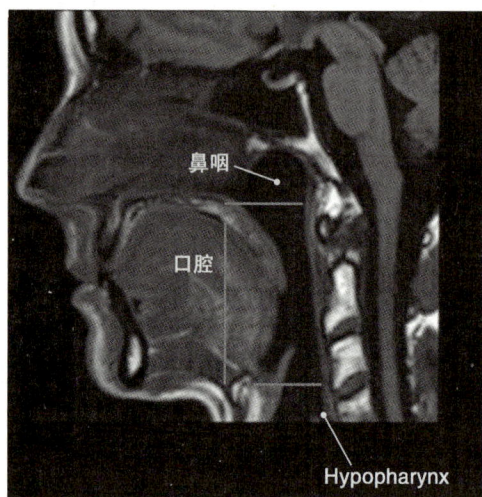

图 4-2-8　口咽部解剖范围示意图

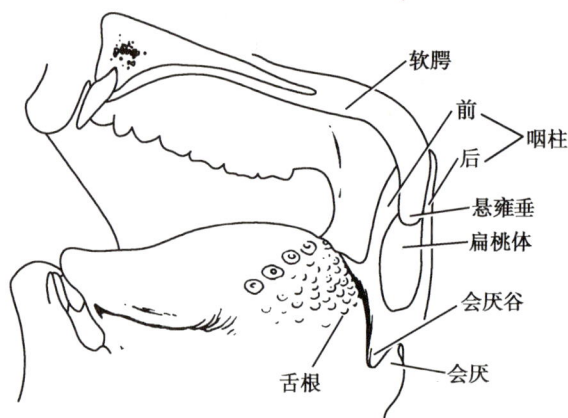

图 4-2-9　口咽矢状面解剖示意图

(二)淋巴结转移

由于口咽部的淋巴组织和淋巴网非常丰富,口咽癌常可见颈淋巴结转移。最常见部位是颌下区和上颈部,晚期病人可同时出现上、中、下颈淋巴结转移。

口咽部恶性肿瘤的生长方式可呈黏膜下生长形成表面光滑的肿物结节,也可向口咽腔生长形成外生性菜花状肿物。其扩展方式可分为:向前侵犯口腔,向上侵犯鼻咽,向下侵犯喉咽,两旁侵犯咽侧壁和咽旁间隙。软腭肿瘤可以向两侧侵犯咽弓。舌根肿瘤则向深部浸润累及会厌谷、会厌皱襞和下颌角。

二、病理

大多数口咽部恶性肿瘤为上皮来源(包括鳞状上皮和腺上皮),约占58% ~84%,主要是鳞癌,其次是恶性淋巴瘤和未分化癌,约占30%,较少见的是中线恶性网织细胞增生症和间胚叶来源的恶性肿瘤。口咽部恶性肿瘤的病理类型与部位具有一定关系。扁桃体区多见鳞癌、恶性淋巴瘤和未分化癌;舌根与软腭多见鳞癌和腺癌,其中腺癌多为腺样囊性癌;口咽侧壁多为鳞癌和恶性淋巴瘤。

三、临床表现

(一)症状

口咽部恶性肿瘤的病程一般在数月之间,腺癌发展较缓慢,病程稍长。临床症状根据病变大小和扩展范围而不同。早期病人症状不明显,常见症状是感觉咽部不适和异物感。随着肿瘤增大、溃破合并感染,出现固定病变一侧的咽喉疼痛,随进食而加重,甚至出现吞咽困难和呼吸道阻塞。病人常有唾液带血并伴口臭。部分病人由于舌咽神经反射而造成耳内疼痛。如肿瘤侵犯咽侧壁,累及翼内肌可致张口困难;舌根肿瘤向深部侵犯舌神经或舌下神经时,则表现为半侧舌麻木和伸舌困难;如肿瘤向上侵犯鼻咽则可有患侧的耳鸣和听力下降。

（二）体征

1. 扁桃体鳞癌表现为菜花状突起的肿物,表面溃疡,触之易出血;恶性淋巴瘤则多呈结节状隆起,呈暗红色,表面光滑;软腭肿瘤多发生在软腭口咽面,晚期可穿透至软腭背面;软腭腺样囊性癌表现为表面凹凸不平的浸润灶;舌根肿瘤多往深部浸润,局部触诊可扪及结节状肿物;口咽侧和后壁肿瘤可见局部黏膜下隆起。

2. 颈部肿块是口咽部恶性肿瘤的常见体征。临床上很多病人是以颌下或上颈部肿块为首发症状而就诊。口咽癌的淋巴结转移高达50%~85%,若原发肿瘤已越过中线,其对侧淋巴结发生转移的概率为20%~30%。

四、诊断与鉴别诊断

（一）诊断

根据病史、临床咽喉部检查以及病理活检一般不难诊断。CT 或 MRI 检查有利于了解病灶侵犯范围。

1. 临床咽喉部检查　通过视诊、触诊以及间接鼻咽镜和喉镜检查通常可发现肿瘤的部位和形态。由于口咽部恶性肿瘤具有沿软腭及咽侧壁黏膜向周围生长和向深层浸润的特性,其局部浸润性病灶多较广泛,往往超出肉眼所见。因此,对舌根癌病人除通过触诊外,还需要用间接喉镜检查肿瘤与喉咽的关系。对扁桃体和咽侧壁的肿瘤除要检查喉咽外,还需要检查鼻咽,以了解肿瘤向上、下方侵犯的范围。对软腭的肿瘤则需检查后鼻孔和鼻咽。

2. 颈淋巴结检查　在检查时,必须明确有无颈淋巴结肿大。对有颈淋巴结转移的病人,必须详细检查淋巴结的部位、大小、数目、质地、活动度以及是否有皮肤侵犯。

3. 病理组织活检　要对口咽部恶性肿瘤的病理分类作出诊断,必须取组织进行病理检查。口咽部恶性肿瘤取活检一般不困难,可直接取肿瘤组织活检。对黏膜下型的肿瘤可行针刺活检。

4. 影像学检查　在临床影像学检查中,CT 或 MRI 对确切了解口咽部恶性肿瘤的部位、大小、邻近侵犯范围、下颌骨侵犯和颈淋巴结转移的情况很有帮助。对手术切除范围和放射治疗靶区的设计也有很大的裨益。因此,CT 或 MRI 应作为原发灶和颈部的常规检查手段。

（二）鉴别诊断

尽管口咽部恶性肿瘤的诊断并不难,但临床上仍需与化脓性扁桃体炎、口咽部乳头状瘤、咽旁间隙或腮腺深叶肿瘤、咽后脓肿、舌根淋巴组织增生、会厌谷囊肿等鉴别。

五、分期

口咽癌的分期采用 AJCC 于 2010 年制定的第 7 版 TNM 临床分期标准。

（一）原发肿瘤（T）

T_X　原发肿瘤情况不能评价

T_0　无原发肿瘤的证据

T_{is}　原位癌

T_1　肿瘤最大直径≤2cm

T_2　肿瘤最大直径>2cm,但≤4cm

T_3　肿瘤最大直径>4cm,或侵及会厌舌面

T_{4a}　肿瘤侵犯喉、舌外侧肌肉、翼内肌、硬腭或下颌骨

T_{4b}　肿瘤侵犯翼外肌、翼板、鼻咽侧壁或颅底,或包绕颈动脉

（二）区域淋巴结（N）

N_X　区域淋巴结情况不能评价

N_0　无区域淋巴结转移

N_1　同侧单个淋巴结转移,最大直径≤3cm

N_2　同侧单个淋巴结转移,最大径>3cm,但≤6cm;或同侧多个淋巴结转移,最大径均≤6cm;或双侧或对侧淋巴结转移,最大径均≤6cm

N_{2a}　同侧单个淋巴结转移,最大径>3cm 但≤6cm

N_{2b}　同侧多个淋巴结转移,最大径均≤6cm

N_{2c}　双侧或对侧淋巴结转移,最大径均≤6cm

N_3　转移淋巴结的最大直径>6cm

（三）远处转移（M）

M_X　有无远处转移不能确定

M_0　无远处转移

M_1　有远处转移

口咽癌的临床 TNM 分期标准:

Ⅰ期　$T_1N_0M_0$

Ⅱ期　$T_2N_0M_0$

Ⅲ期　$T_3N_0M_0$

　　　$T_{1\sim3}N_1M_0$

ⅣA期　$T_{4a}N_{0\sim1}M_0$

　　　$T_{1\sim4a}N_2M_0$

ⅣB期　$T_{4b}N_{0\sim3}M_0$

　　　$T_{1\sim4}N_3M_0$

ⅣC期　$T_{1\sim4}N_{0\sim3}M_1$

六、治疗

（一）综合治疗原则

1. 对 $T_{1\sim2}N_{0\sim1}$ 病人可行根治性放射治疗或手术治疗,对放射治疗后有残留病人行挽救性手术治疗,T_2N_1 的可选用放疗+全身化疗;对术后有不良预后因素(包括:淋巴结包膜外受侵、切缘阳性、神经周围侵犯或血管内瘤栓)者,需行术后放疗或同步放化疗。$T_{3\sim4a}N_{0\sim1}$ 病人可行同步放化疗、手术治疗、诱导化疗后放疗或同步放化疗;$T_{1\sim4b}N_{2\sim3}$ 病人首选同步放化疗或诱导化疗+同步放化疗,或者行手术后再行放化疗。晚期病人可选用靶向药物综合治疗。

2. 临床常用化疗方案

（1）同步放化疗:三周方案,DDP 每 3 周用药一次（100mg/m²）至放射治疗结束;或每周方案,DDP 每周一次（40mg/m²）。

（2）诱导化疗:TPF 方案,每三周一次,共三次。

（3）靶向治疗:放疗中加用靶向药物,推荐西妥昔单抗每周一次（250mg/m²,首次用量 400mg/m²）。

（二）放射治疗

1. 放射治疗原则

（1）早期口咽癌放射治疗与手术治疗疗效接近,因此对 Ⅰ 或 Ⅱ 期病人选用单纯放射治疗,不但可

取得治愈的效果,而且可有效保护正常器官的功能,较易为病人所接受。手术治疗对早期口咽癌病人可作为放射治疗失败后的挽救治疗手段。

(2) 对Ⅲ或Ⅳ期病人,尤其有颈淋巴结转移的病人,单纯手术和放射治疗都不理想,目前多主张手术与放化疗综合治疗。临床可根据肿瘤的大小、病灶侵犯的范围、病理类型和颈淋巴结转移的情况选择术前放射治疗或术后放射治疗。

(3) 口咽部恶性淋巴瘤则采用放化疗综合治疗方法。

(4) 放射治疗推荐采用 IMRT 等精确治疗技术。

2. 放射治疗的适应证与禁忌证

(1) Ⅰ~Ⅳ期的口咽癌均可以按上述原则选择做放射治疗;

(2) 因各种原因致头颈部无法做体位固定的病人不宜放射治疗;

(3) 口咽部肿瘤巨大影响呼吸道通畅的病人不宜放射治疗;

(4) 有危及生命危险的心肺功能障碍病人不宜放射治疗。

3. 放疗流程与照射范围

(1) 放疗流程:

1) 体位固定:一般采用头略后仰的仰卧位。采用头颈肩膜、头颈肩架、真空袋(或发泡胶)结合固定病人照射体位。

2) CT 模拟与扫描:CT 模拟定位扫描从头顶至锁骨下 2cm(可根据肿瘤范围适当增减),层厚最好≤3mm。如条件允许,可采用 MRI 和 CT 的融合图像,或直接进行 MRI 模拟扫描。完成扫描后,图像资料经网络系统传输到治疗计划系统。

3) 治疗计划设计:整个 IMRT 的治疗计划设计程序包括:病人信息资料、图像资料注册、影像图像融合、靶区和危及器官的勾画、处方剂量的给予、优化与剂量计算、计划修改和确认等步骤。

4) 治疗计划的验证与实施:病人的治疗计划经确认后,均需要在治疗前进行治疗计划的验证,以确保质量控制和质量保证。验证剂量误差必须在临床允许范围以内方可执行治疗。

(2) 照射范围:

1) 原发灶照射范围:基于口咽部恶性肿瘤的生物学特点:①具有沿软腭及咽侧壁黏膜向周围生长和向深层浸润的特性,其局部浸润性病灶多较广泛;②口咽部的淋巴组织和淋巴管丰富;③颈淋巴结转移高达 50%~85%,若原发肿瘤已越过中线,其对侧淋巴结发生转移的概率为 20%~30%。因此,口咽恶性肿瘤的原发灶照射范围通常较大。

2) 颈部照射范围:对口咽部恶性肿瘤病人除有上颈淋巴结转移必须给予下颈、锁骨上区的预防照射外,对即使颈淋巴结阴性的病人也应行颈部的预防照射。

4. 口咽癌靶区勾画与处方剂量

(1) 靶区确定:

GTV:临床和影像学检查所见的原发肿瘤区域。

GTVnd:临床检查和(或)影像学所见的肿大淋巴结(图 4-2-10,图 4-2-11,图 4-2-12/文末彩色插图 4-2-10,插图 4-2-11,插图 4-2-12)。

CTV1:高危亚临床病灶,包括原发肿瘤可能侵犯的范围和高危淋巴结区域。一般在 GTV 外 5~10mm 的范围。

CTV2:低危亚临床病灶,肿瘤可能扩散的亚临床区域,包括 CTV1 及其外缘 5~10mm 范围,或可能发生转移的淋巴结引流区域。(图 4-2-13/文末彩色插图 4-2-13)

PTV:根据实际情况外扩,一般向各方向各扩 3mm,在重要器官附近可扩 1~2mm。

(2) 处方剂量:根据原发病灶、亚临床灶、颈淋巴结和颈淋巴引流区不同分别给予不同的处方剂量。原发灶处方剂量:①PTV-GTV:DT 66~70Gy/30~35 次;②PTV-CTV1:DT 60~64Gy/30~35 次;

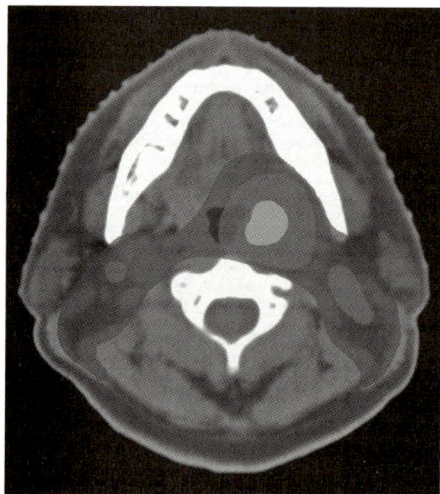

图 4-2-10　口咽癌（左扁桃体癌）原发肿瘤靶区勾画示意图

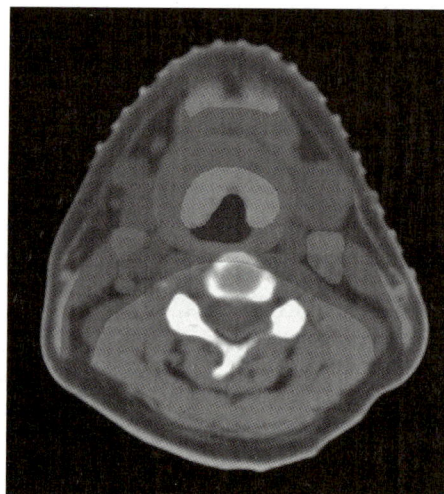

图 4-2-11　口咽癌（舌根癌）原发肿瘤靶区勾画示意图

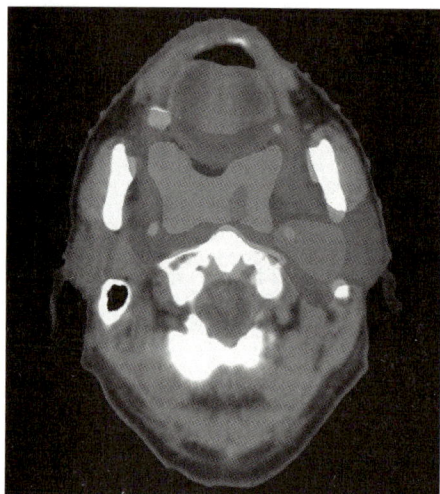

图 4-2-12　口咽癌（软腭癌）原发肿瘤靶区勾画示意图

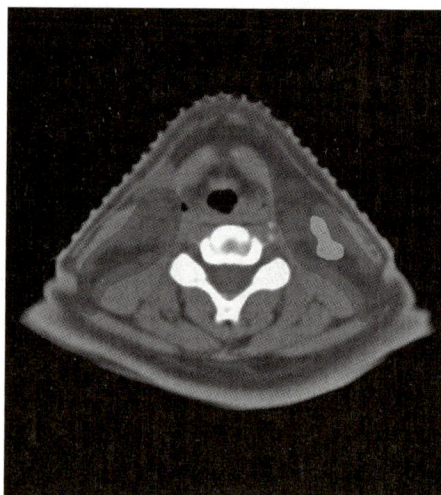

图 4-2-13　口咽癌颈部靶区勾画示意图

③PTV-CTV2：DT 50～54Gy/30～35 次。

（3）临床上也可采用非常规分割根治性放射治疗：

1）加速放射治疗：66～70Gy，6 次/周，加速放射治疗。

2）同步推量加速放射治疗：DT 72Gy/6 周（先大野 1.8Gy/次；在治疗的最后 12 天，每天再加小野补充照射 1.5Gy，作为 1 天中的第 2 次照射，两次之间需间隔 6 小时以上）。

3）超分割放射治疗：照射 DT 81.6Gy/7 周（1.2Gy/次，2 次/天，5 天/周，两次之间需间隔 6 小时以上）。

第三节　下咽癌

一、概述

下咽癌（hypopharyngeal carcinoma）是指原发于下咽部上皮来源的恶性肿瘤。下咽癌亦称喉咽癌。

多发生在梨状窝,约占51%～59%;咽后壁占8%～35%;环后区占6%～41%。下咽部的恶性肿瘤较少见。我国的下咽癌约占头颈肿瘤的0.8%～1.5%。本病男性多见,男女之比约7～8:1。发病年龄多见于50～70岁。下咽癌的病因仍不清楚,根据流行病学调查发现本病与过量的烟酒刺激加上某些营养不足有关。下咽癌的治疗原则类似口咽癌。早期下咽癌可用单纯放射治疗,中、晚期病人则采用手术、放射治疗和化学治疗的综合治疗。下咽癌的疗效较差。尤其晚期下咽癌的5年生存率,单纯手术为30%～40%,单纯放射治疗者仅10%～20%。

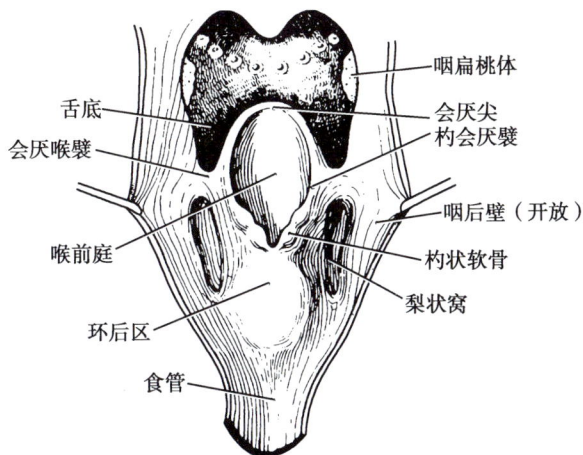

图 4-2-14　下咽冠状面解剖示意图

下咽亦称喉咽。其解剖位置位于喉的后方,会厌软骨上缘至环状软骨下缘平面之间,相当于 C_3～C_6。其上分较宽,下分较窄。下咽为咽部的下分,上与口咽相连,下与食管相接。下咽在临床上分为三个区域:即梨状窝、环状软骨后区和咽后壁(图4-2-14)。

二、病理

1. 病理类型　下咽恶性肿瘤95%以上为分化程度较低的鳞状细胞癌。其他少见的有小涎腺来源的腺癌、恶性淋巴瘤以及软组织肉瘤等。

2. 生长与扩展方式　下咽癌具有沿黏膜或黏膜下扩散的特征。绝大部分呈浸润性生长,仅少部分为膨胀性生长。病灶的实际范围往往超过临床检查所见肿瘤的范围,常易侵犯口咽、喉、颈段食管和甲状腺,甚至蔓延达鼻咽和咽旁间隙。不同部位的下咽癌另具不同的扩展方式。

(1)梨状窝癌:大多数位于梨状窝底部。一般分化较差,具有早期黏膜下浸润性生长的特点,局部常伴有广泛坏死。肿瘤向内侧侵犯喉内致患侧声带固定;向前、外侧浸润可破坏甲状软骨,侵及甲状腺及颈部软组织。

(2)咽后壁癌:包括咽外侧壁,通常分化较好。咽后壁癌向上蔓延至口咽侧壁、咽会厌皱襞、会厌溪和舌根。向下侵犯颈段食管,向后侵犯咽后椎前软组织。

(3)环后区癌:原发在环状软骨后区,细胞分化程度较高。以浸润性生长为主,常伴有裂隙样溃疡和坏死,易发生跳跃式浸润生长。环后区癌易破坏环状软骨、杓状软骨、气管环,向下可侵犯颈段食管。

3. 颈淋巴结转移　梨状窝癌70%出现颈淋巴结转移,其中10%～20%为双侧转移。咽后壁癌易早期出现中颈淋巴结和咽后淋巴结转移,且多为双侧转移。环后区癌易引起气管旁淋巴结和下颈淋巴结转移。

三、临床表现

(一)症状

1. 咽部异物感　常为下咽癌的首发症状,在进食后有下咽食物残留的感觉或喉部后方的压迫感,且持续时间较长。

2. 吞咽疼痛　开始疼痛轻微,若肿瘤发生溃疡合并感染或侵犯软骨和软组织则疼痛加剧。梨状窝癌或会厌溪受侵时,由于喉上神经的反射作用,疼痛可向一侧耳部放射。

3. 咳嗽或呛咳　由于肿瘤刺激喉咽黏膜而引起干咳。当饮水或食物误入气管,可引起呛咳。肿瘤增大严重者可以产生气道阻塞和呼吸困难。若肿瘤溃疡坏死合并感染时,可出现口臭,咳血痰,甚至咯出坏死组织。

4. 吞咽困难　环后区癌或晚期肿瘤侵犯食管时,可出现类似食管癌的吞咽困难的症状。

5. 声音嘶哑　当肿瘤侵犯喉部或外压喉部或侵犯喉返神经时可引起声音嘶哑,甚至不同程度的呼吸困难。

（二）体征

1. 喉外形改变　肿瘤侵犯甲状软骨和颈部软组织时,可使喉外形增宽、肿胀。侵犯椎前软组织则导致岬嶒摩擦音减弱或消失。

2. 下咽部肿物　临床可通过间接喉镜检查,发现下咽部肿物呈菜花状或溃疡型,表面有坏死,周围黏膜水肿。梨状窝癌可见梨状窝有积液或食物残渣。肿瘤侵犯喉内时,可见声带固定。对于早期隐匿的梨状窝癌和环后区癌通常需要行电子或纤维喉镜检查才能发现肿瘤。确诊时早期的下咽癌仅占 20%。

3. 颈部肿块　下咽癌的颈淋巴结转移率相当高,确诊时颈淋巴结转移者占 50%～70%。其中以单侧、中颈为主,晚期可出现双颈淋巴结转移。如肿瘤侵犯喉部,可转移至喉前和气管旁淋巴结。

四、诊断与鉴别诊断

（一）诊断

下咽癌早期诊断较困难,由于下咽的解剖部位较隐蔽,早期癌的临床症状一般不典型。病人就诊主诉吞咽困难、吞咽疼痛、声嘶等症状时通常已属晚期。

1. 临床特点与喉咽　根据下咽癌原发部位与侵犯范围的不同而症状表现各异。如肿瘤位于环后区或侵犯食管入口则表现为吞咽困难为主;如肿瘤位于咽后壁则表现为吞咽疼痛,异物感,咽喉痛为主;如肿瘤位于梨状窝则表现为声嘶,咳血痰,喉鸣为主。晚期病人肿瘤较大可致呼吸困难。临床可通过间接喉镜或电子喉镜的检查了解原发肿瘤的部位。直接的电子喉镜可以发现隐匿的病灶,有助于早期诊断。

2. 颈淋巴结　由于下咽癌的颈淋巴结转移率较高,临床必须对病人进行详尽的颈淋巴结检查。了解淋巴结转移的部位、大小、数目及与皮肤的关系等。

3. 影像学检查

（1）X 线检查:常规的 X 线检查已很少应用。必要时通过钡剂造影,可以根据充盈缺损的大小及黏膜异常的情况判断肿瘤的情况,以及颈段食管有无病灶。

（2）CT 或 MRI 检查:CT 或 MRI 由于具有较好的软组织分辨能力,有助于发现下咽癌原发灶及其侵犯的范围、颈淋巴结转移的部位。通过 MRI 的横断面、冠状面及矢状面扫描,可以更准确地了解肿瘤侵犯下咽的邻近部位及颈淋巴结转移的情况,有助于临床 TNM 分期。

4. 病理活检　尽管下咽癌的临床诊断并不很困难,病理诊断仍然是唯一的诊断标准。临床可以通过直接的电子喉镜取组织做病理检查。

（二）鉴别诊断

由于下咽癌的临床症状与喉咽的一些良性病变症状极为相似,临床需要与喉咽部炎症以及良性肿瘤鉴别,包括血管瘤、平滑肌瘤、脂肪瘤和纤维肉瘤等。对于隐匿型的下咽癌早期出现颈淋巴结转移时,需要与慢性淋巴结炎以及颈淋巴结结核鉴别。

五、分期

下咽癌的分期采用 AJCC 于 2010 年推出的第 7 版 TNM 临床分期标准。

（一）原发肿瘤（T）

T_1　肿瘤局限于下咽的一个解剖部位,且肿瘤的最大直径≤2cm

T_2　肿瘤侵犯下咽部一个以上解剖位置或邻近组织,或肿瘤的最大直径>2cm,而≤4cm,不伴半喉

固定

T_3 肿瘤的最大直径>4cm,或伴半喉固定,或侵及食管

T_{4a} 肿瘤侵犯甲状软骨、环状软骨、舌骨、甲状腺或中央隔软组织

T_{4b} 肿瘤侵犯椎前筋膜,包绕颈动脉或累及纵隔结构

（二）区域淋巴结（N）

N_X 区域淋巴结情况未能评价

N_0 无区域淋巴结转移

N_1 同侧单个淋巴结转移,最大直径≤3cm

N_2 同侧单个淋巴结转移,最大直径>3cm 但≤6cm,或同侧多个淋巴结转移,但其最大直径均≤6cm,或双侧/对侧淋巴结转移,但其最大直径均≤6cm

N_{2a} 同侧单个淋巴结转移,最大直径>3cm 但≤6cm

N_{2b} 同侧多个淋巴结转移,但其最大直径均≤6cm

N_{2c} 双侧/对侧淋巴结转移,但其最大直径均≤6cm

N_3 转移淋巴结的最大直径>6cm

（三）远处转移（M）

M_X 有无远处转移未能确定

M_0 无远处转移

M_1 有远处转移

下咽癌的临床 TNM 分期标准:

0 期　　$T_{is}N_0M_0$

Ⅰ 期　　$T_1N_0M_0$

Ⅱ 期　　$T_2N_0M_0$

Ⅲ 期　　$T_3N_0M_0$

　　　　　$T_{1\sim3}N_1M_0$

Ⅳ$_A$期　　$T_{4a}N_{0-1}M_0$

　　　　　$T_{1\sim4a}N_2M_0$

Ⅳ$_B$期　　$T_{4b}N_{0\sim3}M_0$

　　　　　$T_{1\sim4}N_3M_0$

Ⅳ$_C$期　　$T_{1\sim4}N_{0\sim3}M_1$

六、治疗

（一）综合治疗原则

下咽癌的治疗原则是提高肿瘤的局部控制率,降低喉咽器官功能损伤的程度,尽可能地保持喉咽及喉的正常生理功能。可根据临床分期选择最佳的治疗模式。

1. 早期下咽癌的手术治疗与单纯放射治疗的疗效基本相似,而单纯放射治疗可以保存喉咽的功能。因此,对Ⅰ期下咽癌应首先选择单纯根治性放射治疗。

2. 对Ⅱ或Ⅲ期下咽癌可以选择手术+术后放化疗综合治疗。

3. 对没有远处转移的Ⅳ期病人可选用诱导化学治疗+手术+术后放化疗综合治疗。但对于有远处转移的Ⅳ期病人则以化学治疗为主。

4. 放射治疗推荐采用 IMRT 等精确治疗技术。

（二）放射治疗

1. 适应证与禁忌证

（1）Ⅰ~Ⅳ期的下咽癌均可以按上述原则选择做放射治疗；

（2）因各种原因致头颈部无法做体位固定的病人不宜放射治疗；

（3）下咽部肿瘤巨大影响呼吸道通畅的病人不宜放射治疗；

（4）有危及生命危险的心肺功能障碍病人不宜放射治疗。

2. 放疗流程与照射范围

（1）放疗流程：

1）体位固定：

一般采用头略后仰的仰卧位，为了减少一些重要器官的照射（例如眼睛）可以采用适当头部过仰位。采用头颈肩膜、头颈肩架、真空袋（或发泡胶）结合固定病人照射体位。

2）CT模拟与扫描：CT模拟定位扫描从头顶至锁骨下2cm（可根据肿瘤范围适当增减），层厚最好≤3mm。如条件允许，可采用MRI和CT的融合图像，或直接进行MRI模拟扫描。完成扫描后，图像资料经网络系统传输到治疗计划系统。

3）治疗计划设计：整个IMRT的治疗计划设计程序包括：病人信息资料、图像资料注册、影像图像融合、靶区和危及器官的勾画、处方剂量的给予、优化与剂量计算、计划修改和确认等步骤。

4）治疗计划的验证与实施：病人的治疗计划经确认后，均需要在治疗前进行治疗计划的验证，以确保质量控制和质量保证。验证剂量误差必须在临床允许范围以内方可执行治疗。

（2）照射范围：由于下咽癌有沿黏膜下扩散的生物学特性和颈淋巴结转移多见的特征。照射范围较大，除包括原发灶外，还要包括全颈淋巴引流区。上界一般至颅底，下界至食管入口（相当于环状软骨下缘水平），包括鼻咽、口咽、下咽、喉、颈段食管以及咽后淋巴引流区和上、中、下颈部。

3. 下咽癌靶区勾画与处方剂量

（1）靶区确定：

GTV：临床和影像学检查所见的原发肿瘤区域。

GTVnd：临床检查和（或）影像学所见的肿大淋巴结（图4-2-15/文末彩色插图4-2-15）。

CTV1：高危亚临床病灶，包括原发肿瘤可能侵犯的范围和高危淋巴结区域。一般在GTV外5~10mm的范围。

CTV2：低危亚临床病灶，肿瘤可能扩散的亚临床区域，包括CTV1及其外缘5~10mm范围，或可能发生转移的淋巴结引流区域（图4-2-16/文末彩色插图4-2-16）。

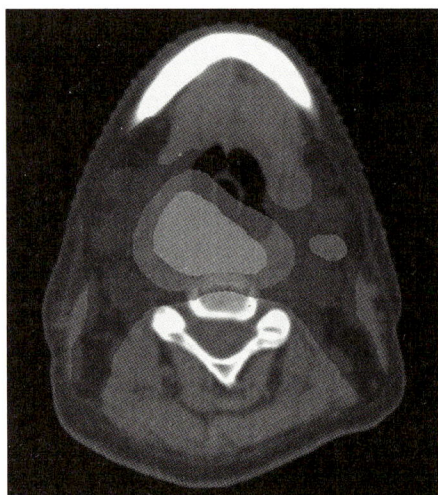

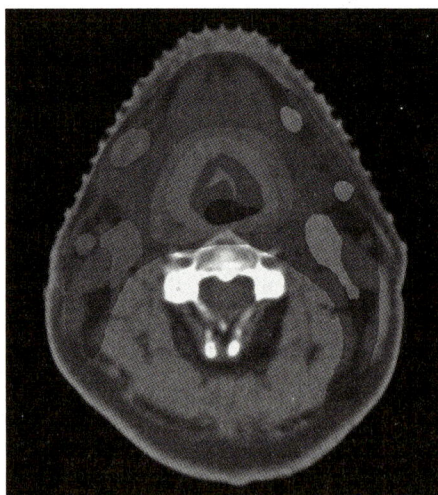

图4-2-15　下咽癌原发肿瘤靶区勾画示意图 　　 图4-2-16　下咽癌颈部靶区勾画示意图

PTV：根据实际情况外扩，一般向各方向各扩 3mm，在重要器官附近可扩 1～2mm。

（2）处方剂量：根据原发病灶、亚临床灶、颈淋巴结和颈淋巴引流区不同分别给予不同的处方剂量。原发灶处方剂量：①PTV-GTV：DT 66～70Gy/30～35 次；②PTV-CTV1：DT 60～64Gy/30～35 次；③PTV-CTV2：DT 50～54Gy/30～35 次。

（3）临床上也可采用非常规分割根治性放射治疗：

1）加速放射治疗：66～70Gy，6 次/周，加速放射治疗。

2）同步推量加速放射治疗：DT 72Gy/6 周（先大野 1.8Gy/次；在治疗的最后 12 天，每天再加小野补充照射 1.5Gy，作为 1 天中的第 2 次照射，两次之间需间隔 6 小时以上）。

3）超分割放射治疗：照射 DT 81.6Gy/7 周（1.2Gy/次，2 次/天，5 天/周，两次之间需间隔 6 小时以上）。

第四节　鼻腔及鼻窦恶性肿瘤

一、概述

鼻腔与鼻窦（nasal cavity and paranasal sinuses）由于解剖部位邻近，其恶性肿瘤临床表现相似，故除早期外，甚难辨明其原发部位。本节将其作为一个整体的病种论述。鼻腔与鼻窦癌是指原发于鼻腔、上颌窦、蝶窦和筛窦的上皮源性恶性肿瘤。除此之外，尚有少部分为非上皮来源的恶性肿瘤，前者约占 80%，后者约有 20%。鼻腔与鼻窦癌在我国北方较南方多见，在头颈肿瘤中前者居第三位，后者居第六位。鼻腔与鼻窦癌多见于男性，男与女之比约 1.5～2∶1。发病年龄以 40 岁以上多见。鼻腔与鼻窦癌的病因尚未明确。但多数认为可能与长期暴露在木屑粉尘的环境中有关。亦有认为与长期在镍粉尘的环境中工作有关。

早期鼻腔癌可用单纯放射治疗获得较佳效果，对已累及鼻窦或单纯的鼻窦癌晚期病人则以手术+放射治疗+化学治疗的综合治疗为原则。鼻腔与鼻窦癌的预后欠佳，五年生存率约为 20%～25%。

（一）鼻腔与鼻窦的解剖

鼻腔与鼻窦是一个相邻与互通的结构，其应用解剖分述如下。

1. 鼻腔　鼻腔位于两侧面颊部之间，略呈锥体形。以鼻中隔分为左右两侧，每侧鼻腔包括鼻前庭及固有鼻腔。前鼻孔与外界交通，后鼻孔与鼻咽连接。两侧方与上颌窦，上方与眼眶、筛窦、额窦以及蝶窦为邻。鼻腔共分四个壁。

（1）上壁（顶壁）：呈狭长弧形与筛窦相邻，筛板将鼻腔与前颅窝隔开，较窄而薄，硬脑膜与其粘连紧密，其中有嗅神经通过。

（2）下壁（底壁）：即硬腭鼻腔面，将鼻腔与口腔分隔。

（3）内壁：即鼻中隔，其前下方有筛前动脉、筛后动脉、鼻腭动脉、腭大动脉和上唇动脉的分支互相吻合，形成丰富的血管网，称为 Little 氏区。这是鼻出血的最常发生部位。

（4）外壁：自上而下略向外倾斜，有上、中、下三个鼻甲突向鼻腔，每一鼻甲下面形成一鼻道。上鼻道有后组筛窦和蝶窦的开口；中鼻道有前组筛窦、额窦和上颌窦的开口；下鼻道有鼻泪管开口。下鼻道的外侧壁为上颌窦的内壁，其骨质菲薄，是上颌窦穿刺冲洗的最常用部位。下鼻甲最长最大，其后端距咽鼓管咽口约 1～1.5cm。下鼻甲的肿大常可影响咽鼓管的通畅。

2. 上颌窦　上颌窦位于上颌骨体内，与筛窦、眼眶、颅底、鼻咽及口腔毗邻，呈锥体形。其基底在内侧，顶尖突向颧弓，后上直达眼眶底的尖端及翼腭裂。体积约为 2.3cm×3.3cm×3.4cm。上颌窦共分为五个壁：

（1）前壁：为上颌骨的犬齿凹，上方有眶下孔，是眶下神经的出口处。

（2）内壁：为鼻腔的外侧壁，其上部有上颌窦开口于中鼻道。

（3）上壁：为眶下板，是眼眶的底壁。肿瘤破坏上壁后可侵犯眼眶而致眼球突出。

（4）后外壁：骨质较厚，与颞下窝及翼腭窝毗邻。肿瘤破坏此壁后进一步侵犯翼肌，致使下颌骨运动障碍，张口困难。

（5）下壁：为上颌骨牙槽突及硬腭，牙槽与上颌窦腔相隔仅一薄骨板。肿瘤侵犯下壁后可直接侵犯牙根或牙槽神经而引起牙齿疼痛甚至脱落。

（二）鼻腔与鼻窦的淋巴引流

前 1/3 鼻腔的淋巴引流至颌下淋巴结，后 2/3 鼻腔淋巴和上颌窦淋巴引流至颌下淋巴结和咽后淋巴结，然后引流至颈深上淋巴结。

二、病理

1. 鼻腔恶性肿瘤

（1）原发于鼻腔的恶性肿瘤 80% 为鳞状细胞癌。鳞癌的好发部位是鼻腔外侧壁的中、下鼻甲，少数发生于鼻中隔。极易破坏鼻腔外侧壁而侵入上颌窦，亦可穿破硬腭侵入口腔和向上侵犯筛窦。原发鼻腔的鳞癌约有 10% 发生颈淋巴结转移。

（2）腺癌较少见，而腺癌（包括涎腺型肿瘤）中以腺样囊性癌居多。好发于鼻腔上部，易向上侵犯眼眶、筛窦，晚期可破坏骨壁而侵入鼻咽和颅底及前颅窝。

（3）恶性黑色素瘤较少见，多发生在鼻中隔或中、下鼻甲，常向上颌窦发展或突出鼻腔外。临床上，大多数恶性黑色素瘤含有黑色素，也有少数不含黑色素，称为无色素黑色素瘤。病理检查如不做胞浆黑色素特殊染色，易误诊为未分化癌或恶性淋巴瘤。而无色素恶性黑色素瘤的转移病灶仍可见黑色素，临床可供鉴别诊断。恶性黑色素瘤易于发生血道及淋巴结转移。

（4）嗅神经母细胞瘤亦较少见，属于神经外胚层来源的肿瘤。主要发源于筛板或鼻腔外侧壁上部的嗅区，肿瘤易侵犯筛板进入前颅窝，约 10% ~20% 发生颈淋巴结转移。

（5）恶性淋巴瘤和纤维肉瘤更少见。前者多发生自鼻腔后部，肿块较大，常向软腭及鼻咽或口咽部扩展；后者多发生在鼻甲，瘤体亦较大，主要向咽腔及上颌窦扩展。

2. 鼻窦恶性肿瘤

（1）原发于鼻窦的恶性肿瘤绝大多数发生在上颌窦，筛窦、蝶窦和额窦较少见。来源于鼻窦腔黏膜的上皮癌大多数为鳞癌，其他较少见的有恶性涎腺型肿瘤、腺癌、腺样囊性癌、纤维肉瘤、骨肉瘤及淋巴肉瘤等。

（2）上颌窦恶性肿瘤的生长与扩展方式：肿瘤初期在窦内黏膜生长，继而破坏骨壁扩展至窦外。2/3 的上颌窦恶性肿瘤发生在上颌窦的下半部。肿瘤发生在窦腔不同的壁，会向不同的方向扩展而产生相应的症状与体征。

1）向内侧壁扩展：上颌窦内侧壁被肿瘤压迫和破坏后侵入鼻腔，引起鼻部的各种症状。

2）向前壁扩展：肿瘤侵犯前壁达到犬齿窝和面颊皮肤，引起面颊部皮肤局部红、肿、压痛。

3）向上顶壁扩展：肿瘤累及顶壁可侵入眼眶压迫眼球向上移位，常累及筛窦甚至颅底而产生相应部位的症状和体征。

4）向下底壁扩展：肿瘤常浸润到龈颊沟的软组织，破坏牙槽骨使牙齿松动、脱落。肿瘤可经牙龈或穿破硬腭侵入口腔。

5）向外侧壁扩展：累及颧骨侵入颞下窝。如向外后方扩展，肿瘤可破坏骨质而累及翼腭窝。当晚期肿瘤累及上颌窦全腔时则可向任何方向扩展而产生相应的症状和体征。

3. 鼻腔与鼻窦恶性肿瘤的转移 鼻腔与鼻窦恶性肿瘤的转移较少见。一般仅见于一些较晚期的病人,其中以颈淋巴结转移为主。鼻腔鳞癌的淋巴结转移约有 10%,而上颌窦癌的颈淋巴结转移率为 15% ~27%。

三、临床表现

（一）鼻腔恶性肿瘤

1. 症状

（1）鼻塞:为最常见症状,约占 85%。一般为单侧鼻塞,但肿瘤较大压迫鼻中隔时可引起对侧继发鼻塞。甚至阻塞鼻腔和咽腔而出现呼吸困难。鼻腔上部的肿瘤引起鼻塞症状较晚。

（2）血性或脓性分泌物:鼻腔癌的早期症状可表现为反复的血性分泌物,偶有鼻出血。鼻腔鳞癌常因肿瘤表面组织坏死合并感染而出现脓、血性分泌物,且有异味。恶性黑色素瘤多见血性分泌物;恶性淋巴瘤、腺癌、软组织肉瘤等则较少有异常分泌物。

（3）嗅觉障碍:由于肿瘤堵塞鼻腔或侵犯嗅区而引起。

（4）疼痛:表现为鼻腔内痛、上牙痛、面颊部痛或偏头痛,有时为早期表现。

（5）其他:晚期肿瘤侵犯筛窦、眼眶等邻近组织器官时则可产生相应部位的症状。

2. 体征

（1）鼻外形改变:由于肿瘤占据鼻腔使鼻的外形发生鼻背变宽和局部隆起的改变。晚期肿瘤可穿破鼻背皮肤引起溃疡。

（2）眼球外突移位:当肿瘤侵犯眼眶时可使眼球向上、向外、向前移位,眼球活动受限和结膜水肿。

（3）鼻腔肿物:经鼻内镜可见鼻腔肿物突至鼻前庭;经间接鼻咽镜可见后鼻孔肿物。肿物的形态按病理类型不同而异。鳞状细胞癌多呈菜花状,表面溃疡伴坏死,质脆易出血;腺癌多呈结节状,早期黏膜正常,晚期亦可有溃疡;恶性黑色素瘤的瘤体多呈黑色或浅棕色,少数可以无色素而伴有血性渗出物;嗅神经母细胞瘤似息肉样或血管丰富呈灰红色;恶性淋巴瘤或其他软组织肉瘤一般瘤体较大,表面黏膜光滑。

（4）颈部肿块:有颈淋巴结转移的病人,可在颈深上或颌下区触及肿大的淋巴结。

（二）上颌窦恶性肿瘤

1. 症状　局限在窦腔内的早期上颌窦恶性肿瘤可以没有明显的症状,随着肿瘤的增大可以表现为局部胀痛感。肿瘤破坏骨壁超出上颌窦腔时,症状逐渐加重。且根据肿瘤侵犯不同骨壁而产生相应部位的症状。

（1）鼻部症状:当肿瘤破坏内侧壁侵入鼻腔时则产生类似上述鼻腔癌的鼻塞,脓、血性分泌物和嗅觉异常等临床症状。

（2）面部症状:肿瘤侵犯前壁时累及眶下神经,早期可出现患侧面部皮肤和上唇的知觉减退和麻木。肿瘤浸润面前软组织一般出现较晚,表现为局部肿胀。肿胀以上颌正前方面颊部为最多;病变在外上方表现为颧部肿胀和面部变形;病变在内侧方则表现为鼻旁肿胀,晚期严重累及上壁时,可出现眶下及下眼睑水肿、眼裂变小、流泪、视力下降等症状。

（3）口腔症状:肿瘤向下扩展侵犯齿槽骨最常累及第一、二磨牙。早期仅表现为牙痛而在口腔科就诊,此时最易误诊。随着病情进一步发展,临床可出现牙齿松动和脱落,牙龈或硬腭肿胀、出血。部分侵犯鼻咽、翼腭窝和颞下窝的晚期病人可有张口困难、耳鸣和听力减退等类似鼻咽癌的临床症状。

2. 体征　早期病人可以没有明显的体征,在肿瘤增长超出上颌窦腔时可在相应部位发现肿块。尤其是上颌肿块是上颌窦癌的主要体征。

（1）上颌肿块:多见于犬齿窝,在口腔内的龈颊沟触及清楚的质硬、固定的半圆形肿物。有时在牙槽突或硬腭也可以触及肿物。一般肿物表面黏膜完整,只有在晚期时肿物溃破而形成溃疡。

（2）鼻腔肿块:肿瘤破坏内侧壁突向鼻腔时,可在鼻腔的顶侧壁见肿物并使鼻道狭窄。肿物表面粗糙触之易出血,常有血性分泌物覆盖。临床常见肿物与中鼻甲肥大和鼻息肉同时存在,后者经用麻黄碱后通常可以收缩,但肿瘤则不会收缩。肿瘤侵犯鼻咽和后鼻孔时,可用间接鼻咽镜见到肿物。

（3）眼球突出:肿瘤破坏上壁侵犯眼眶时,可出现眼球突出,眼球向下活动受限甚至固定。患侧眼视力可以正常或减退。患侧眶下缘和内眦触诊呈饱满、变钝。

（4）颈淋巴结肿大:因本病常合并炎症感染,故可以在颌下触及炎性肿大的淋巴结,其质较软,活动,有压痛。经抗炎治疗后,淋巴结明显缩小或消失。然而,在晚期病人病灶患侧的颌下、耳前或颈深上区可能触及肿大的淋巴结转移。

四、诊断与鉴别诊断

（一）诊断

鼻腔与鼻窦的恶性肿瘤由于前者生长部位隐蔽,后者局限在窦腔内而使临床难以早期诊断,当病情发展到晚期时一般诊断不难。由于鼻腔与上颌窦是两个相邻的器官,在晚期两个部位均有肿瘤时常难以区别原发的部位。临床常需要根据病人的病史,首次出现症状的部位和时间,肿瘤最大体积的部位,以及影像和病理的检查结果作出正确诊断。

1. 病史　尽管对鼻腔和上颌窦恶性肿瘤的早期诊断较为困难,但详细询问病史对争取早期诊断和避免误诊极有帮助。临床上对 40 岁以上的病人有下述症状者应高度怀疑有鼻腔或鼻窦恶性肿瘤,需要做进一步检查。

（1）不明原因的鼻塞,间歇性涕血,鼻腔脓、血性分泌物,鼻腔胀痛者,高度怀疑鼻腔恶性肿瘤的可能。

（2）口腔单侧上牙龈或牙齿肿胀疼痛,牙齿松动、脱落。

（3）面颊部、上唇或上齿槽有知觉减退或麻木感等。

2. 体检　对有上述各种临床症状的病人,应详细检查口腔的犬齿窝、牙龈、龈颊沟,鼻腔和鼻咽腔有无肿物。发现肿物应做活检。对鼻腔发现肿物难以与鼻甲肥大或鼻息肉鉴别时,可用 3% 麻黄碱收缩血管后再对没有收缩的肿物进行活检。对鼻腔肿胀、变形以及内眦或眶下缘触诊有饱满和变钝者,应进一步做检查。

3. 病理

（1）脱落细胞学检查:通过上颌窦穿刺注入适量生理盐水,将冲洗液离心沉淀作细胞涂片进行细胞学检查。此方法阳性率较低,临床值得注意。

（2）鼻腔肿物活检:对鼻腔可见肿物直接取肿物活检。

（3）上颌窦穿刺活检:用上颌窦穿刺活检针穿刺入窦腔内取组织活检。由于所取组织较少,而且取材部位不一定准确,其阳性率仍较低。

（4）上颌窦开窗探查活检:此法需要手术进行取组织活检,但确实是最可靠的活检方法。

（5）其他部位活检:由于鼻腔或上颌窦的恶性肿瘤可以侵犯口腔的硬腭、软腭、牙龈、龈颊沟等部位,临床可以在这些可见肿瘤的部位直接取组织活检。

4. 影像学检查

（1）X 线检查:已较少使用。以前常用的上颌窦鼻颏位（Water 氏位）照片:可见鼻腔软组织影和病人鼻腔扩大,侧壁骨质破坏以及上颌窦病变的影像改变,但不能显示上颌窦前壁的破坏;颅底颏顶位（Caldwell 氏位）照片:除可以观察颅底病变以外,还可以显示上颌窦前壁以及外后壁的骨质变化。

（2）CT 或 MRI 检查:由于 CT 检查能清楚分辨软组织与骨质的结构,尤其能显示深部不同层次的解剖结构,对鼻腔与鼻窦恶性肿瘤的诊断可以清楚显示其侵犯的范围。MRI 则可以通过其不同序列的信号改变对肿瘤与正常组织结构的分界更清楚,同时可以通过横断面、矢状面和冠状面等不同截面的图像,对肿瘤的鉴别诊断、侵犯范围的了解和准确设置放射治疗的照射靶区更具优势。因此,临床应将 CT

或 MRI 列为常规检查。

（二）鉴别诊断

1. 鼻腔恶性肿瘤　由于鼻腔与上颌窦和筛窦的组织结构邻近,它们之间相互侵犯的概率较高,临床常需要与筛窦癌和上颌窦的恶性肿瘤鉴别。同时还需要与鼻腔恶性肉芽肿、浆细胞肉瘤、鼻硬结症等鉴别。

2. 上颌窦恶性肿瘤　早期上颌窦癌需要与上颌窦良性肿瘤(造釉细胞瘤,骨化性纤维瘤,含牙囊肿等)以及上颌窦炎症鉴别。晚期上颌窦癌需要与上牙龈癌、硬腭癌、鼻腔癌等鉴别。

五、分期

鼻腔与鼻窦癌的分期目前国内采用 AJCC 于 2010 年制定的第 7 版分期标准。由于鼻腔癌与筛窦癌的原发部位在临床上较难区分,该系统对鼻腔癌与筛窦癌共用一个"T"分期标准;上颌窦癌则独立用一个"T"分期标准。其余的"N"和"M"以及临床分期则不管鼻腔癌还是鼻窦癌均相同,描述如下供参考。

（一）鼻腔癌及筛窦癌

T_1　肿瘤局限于任一亚解剖部位,伴或不伴骨侵犯

T_2　肿瘤在单个区域侵及两个亚解剖部位,或侵及鼻筛迷路内的邻近区域,伴或不伴骨质破坏

T_3　肿瘤侵犯眼眶底壁或内侧壁、上颌窦、上腭或筛板

T_{4a}　肿瘤侵犯以下任一结构:眼眶前部内容物、鼻或面颊皮肤、稍侵及前颅窝、翼板、蝶窦或额窦

T_{4b}　肿瘤侵犯以下任一结构:眶尖、硬脑膜、脑组织、颅中窝、除三叉神经上颌支(V_2)以外的脑神经、鼻咽或斜坡

（二）上颌窦癌

T_1　肿瘤局限于上颌窦黏膜,无骨质侵蚀或破坏

T_2　肿瘤引起骨质侵蚀或破坏,包括侵入硬腭及/或中鼻道,但侵及上颌窦后壁及翼板除外

T_3　肿瘤侵犯以下任一结构:上颌窦后壁、皮下组织、眼眶底壁或内侧壁、翼窝、筛窦

T_{4a}　肿瘤侵犯眼眶前部内容物、面颊皮肤、翼板、颞下窝、筛板、蝶窦或额窦

T_{4b}　肿瘤侵犯以下任一结构:眶尖、硬脑膜、脑组织、颅中窝、除三叉神经上颌支(V_2)以外的脑神经、鼻咽或斜坡

（三）区域淋巴结（N）

N_1　同侧单个淋巴结转移,最大直径≤3cm

N_{2a}　同侧单个淋巴结转移,最大直径>3cm,但≤6cm

N_{2b}　同侧多个淋巴结转移,最大径≤6cm

N_{2c}　双侧或对侧淋巴结转移,最大径均≤6cm

N_3　有淋巴结转移,最大径>6cm

（四）远处转移（M）

M_0　无远处转移

M_1　有远处转移

鼻腔与鼻窦癌的临床 TNM 分期标准:

Ⅰ期　$T_1N_0M_0$

Ⅱ期　$T_2N_0M_0$

Ⅲ期　$T_3N_0M_0$

　　　　$T_{1\sim3}N_1M_0$

ⅣA期　$T_{4a}N_{0\sim1}M_0$

　　　　$T_{1\sim4a}N_2M_0$

IV_B期　　$T_{4b}N_{0\sim3}M_0$

　　　　　$T_{1\sim4}N_3M_0$

IV_C期　　$T_{1\sim4}N_{0\sim3}M_1$

六、治疗

（一）综合治疗原则

1. 鼻腔恶性肿瘤的治疗原则　主要根据肿瘤的不同病理类型及临床分期选择治疗方法。

（1）早期鼻腔未分化癌和低分化鳞癌,可采用单纯根治性放射治疗获得较好的疗效。

（2）对于中、高分化的鳞癌、腺癌、腺样囊性癌、恶性黑色素瘤、嗅神经母细胞瘤、软组织肉瘤等,应先采用手术治疗,然后加术后放射治疗。部分晚期病人同时需要加化学治疗。

（3）对鼻腔局限型的早期恶性淋巴瘤可用单纯根治性放射治疗。对中、晚期病人则先化学治疗后加鼻腔局部放射治疗。

（4）对任何病理类型而病灶广泛的晚期病人,可以给予术前放射治疗,待肿瘤缩小后给予手术,最后再辅以术后放射治疗。必要时同时给予化学治疗。

（5）对伴有远处转移的鼻腔恶性肿瘤,应选择以化学治疗为主。放射治疗仅作为姑息治疗的手段。

（6）由于鼻腔癌的颈淋巴结转移几率较少,一般不需要做颈部淋巴引流区的预防照射。

2. 鼻窦恶性肿瘤的治疗原则

（1）对上颌窦未分化癌、淋巴肉瘤或不适合行根治性手术、或由于年老体弱或病人拒绝手术者,可做单纯放射治疗或放化综合治疗。

（2）上颌窦癌的最佳综合治疗方法是:手术+术后放射治疗,手术后2周做术后放射治疗。术后根据是否有不良预后因素(切缘阳性、转移淋巴结包膜侵犯、周围神经侵犯等)选用放化综合治疗。

（二）放射治疗

1. 适应证与禁忌证

（1）Ⅰ～Ⅳ期的鼻腔及鼻窦癌均可以按上述原则选择做放射治疗;

（2）因各种原因致头颈部无法做体位固定的病人不宜放射治疗;

（3）有危及生命危险的心肺功能障碍病人不宜放射治疗。

2. 放射治疗原则

（1）术前放射治疗:为了提高手术切除率,有些肿瘤较大不能手术切除的上颌窦癌病人可以采用术前放射治疗。部分鼻腔癌侵犯上颌窦的晚期病人也可以采用术前放射治疗。其适应证是:有明确病理诊断,无筛窦、额窦、鼻咽和颅底侵犯,肿瘤未超过鼻中隔,无远处转移。术前照射剂量DT 40Gy/4周,休息2周后手术。

（2）术后放射治疗:术后放射治疗主要是用于手术切除不彻底,肿瘤有残留或术后局部复发的补充照射。临床根据术前是否有放射治疗而给予不同的照射剂量。

1）对术前已照射过DT 40Gy/4周的病人,则给予DT 30～40Gy/3～4周。

2）对术前未做过照射的病人,可给予根治DT 70Gy/6～7周。

（3）放射治疗推荐采用IMRT等精确治疗技术。

3. 放射治疗流程

（1）体位固定:一般采用头略后仰的仰卧位,为了减少一些重要器官的照射(例如眼睛)可以采用适当头部过仰位。采用头颈肩膜、头颈肩架、真空袋(或发泡胶)结合固定病人照射体位。

（2）CT模拟与扫描:CT模拟定位扫描从头顶至锁骨下2cm(可根据肿瘤范围适当增减),层厚最好≤3mm。如条件允许,可采用MRI和CT的融合图像,或直接进行MRI模拟扫描。完成扫描后,图像资料经网络系统传输到治疗计划系统。

（3）治疗计划设计：整个 IMRT 的治疗计划设计程序包括：病人信息资料、图像资料注册、影像图像融合、靶区和危及器官的勾画、处方剂量的给予、优化与剂量计算、计划修改和确认等步骤。

（4）治疗计划的验证与实施：病人的治疗计划经确认后，均需要在治疗前进行治疗计划的验证，以确保质量控制和质量保证。验证剂量误差必须在临床允许范围以内方可执行治疗。其目的是验证计划系统剂量计算的准确性，照射设备的可靠性和稳定性，以保证照射剂量的准确和治疗计划的成功实现。

4. 照射范围　由于鼻腔、筛窦、上颌窦是三个毗邻的器官，这三个器官中任何一个发生肿瘤都极易相互直接侵犯。因此，这三个部位的肿瘤其照射范围都极为相似。临床需要根据其侵犯的不同部位，个体化确定其照射范围。

5. 鼻腔、鼻窦癌靶区勾画与处方剂量

（1）靶区确定：

GTV：临床和影像学检查所见的原发肿瘤区域。

GTVnd：临床检查和（或）影像学所见的肿大淋巴结（图 4-2-17/文末彩色插图 4-2-17）。

CTV1：高危亚临床病灶，包括原发肿瘤可能侵犯的范围和高危淋巴结区域。一般在 GTV 外 5~10mm 的范围。

CTV2：低危亚临床病灶，肿瘤可能扩散的亚临床区域，包括 CTV1 及其外缘 5~10mm 范围，或可能发生转移的淋巴结引流区域。

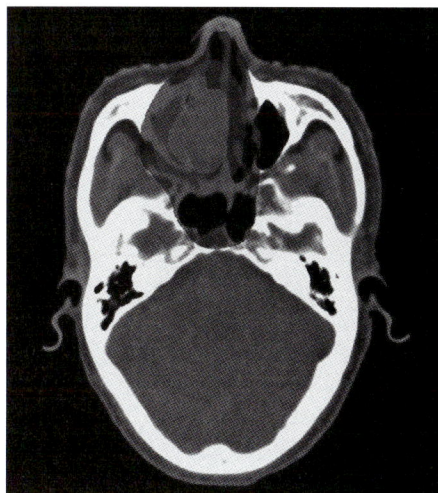

图 4-2-17　鼻腔癌原发肿瘤靶区勾画示意图

PTV：根据实际情况外扩，一般向各方向各扩 3mm，在重要器官附近可扩 1~2mm。

（2）处方剂量：根据原发病灶、亚临床灶、颈淋巴结和颈淋巴引流区不同分别给予不同的处方剂量。原发灶处方剂量：①PTV-GTV：DT 66~70Gy/30~35 次；②PTV-CTV1：DT 60~64Gy/30~35 次；③PTV-CTV2：DT 50~54Gy/30~35 次。

（3）临床上也可采用非常规分割根治性放射治疗：

1）加速放射治疗：66~70Gy，6 次/周，加速放射治疗。

2）同步推量加速放射治疗：DT 72Gy/6 周（先大野 1.8Gy/次；在治疗的最后 12 天，每天再加小野补充照射 1.5Gy，作为 1 天中的第 2 次照射，两次之间需间隔 6 小时以上）。

3）超分割放射治疗：照射 DT 81.6Gy/7 周（1.2Gy/次，2 次/天，5 天/周，两次之间需间隔 6 小时以上）。

（4）不同病理类型肿瘤的推荐照射剂量：

1）恶性淋巴瘤和未分化癌：1.8~2Gy/次，1 次/天，5 次/周，总量 DT 50~60Gy/5~6 周。

2）鳞癌和嗅神经母细胞瘤：1.8~2Gy/次，1 次/天，5 次/周，总量 DT 66~70Gy/6.5~7 周。

3）各种腺癌及腺样囊性癌：1.8~2Gy/次，1 次/天，5 次/周，总量 DT 70~80Gy/7~8 周。

4）恶性黑色素瘤：宜采用大分割照射技术，3~5Gy/次，2~3 次/周，总量 DT 65~75Gy/7~8 周。

第五节　喉癌

一、概述

喉癌（laryngeal carcinoma）是指原发于喉部的恶性肿瘤，大多数为上皮来源。喉癌可发生于喉内所有区域,我国以声门癌多见,声门上癌次之,声门下癌则较少见。喉癌是头颈部常见恶性肿瘤之一,发病年龄多为50～70岁,男性居多,男女之比为4：1。喉癌的致病因素目前尚未明确,病因学研究认为吸烟与喉癌的发病关系最为密切,长期吸烟与酗酒可能对致癌起协同作用。其他如人类乳头状瘤病毒(HPV)、性激素等也认为是喉癌的致病因素。早期喉癌单纯放射治疗的疗效与手术疗效相仿,但放射治疗可以保存喉的正常生理功能。中、晚期喉癌则以手术、放射治疗和化学治疗的综合治疗为主。喉癌的5年生存率早期可达70%～90%,而晚期则只有30%左右。喉癌伴有颈淋巴结转移者较没有颈淋巴结转移者的预后差。

（一）喉的解剖

喉位于颈前正中C_4～C_6之间,上与下咽相续、下与气管相连。在解剖学上将喉分为声门上区、声门区和声门下区三个区域(图4-2-18)。

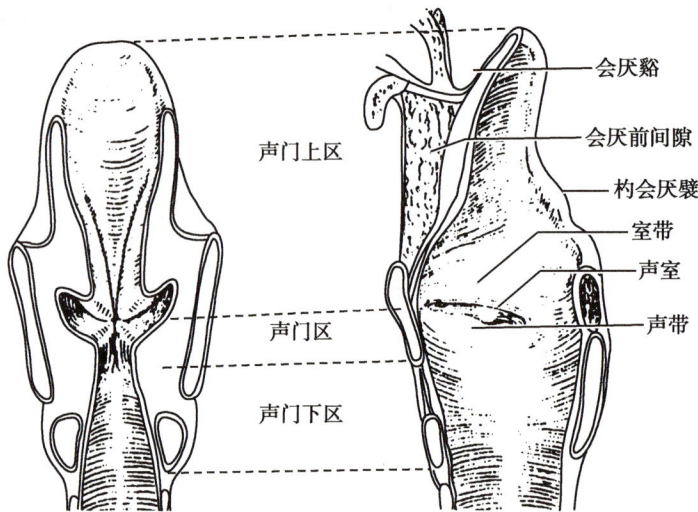

图4-2-18　喉冠状面与矢状面解剖示意图

1. 声门上区　从喉的上界至声带上缘上,包括舌骨上会厌(会厌尖、会厌舌面、会厌喉面)、杓会厌皱襞、喉侧缘、杓状软骨部、舌骨下会厌和室带(假声带)。

2. 声门区　包括声带、前联合、后联合以及前联合下0.5～1cm范围内的区域。

3. 声门下区　指声带下缘至环状软骨下缘之间。

（二）喉的淋巴引流

喉癌的颈淋巴结转移与喉癌的原发部位有关。声门上区癌多转移至颈深上或颈深中淋巴结,其转移率为33.3%～62%;声门下区癌多转移至喉前、气管前和气管旁淋巴结,进一步转移至颈深下、锁骨上和上纵隔淋巴结,其转移率为13%～20%;声门区由于声带基本没有毛细淋巴管,故声门区癌极少见颈淋巴结转移,当声门区癌侵犯了声门上区或声门下区则颈淋巴结转移率可达15%～30%。

二、病理

病理组织学类型以鳞状细胞癌最多,占90%以上,且细胞分化程度较高。其他较少见的是原位癌、腺癌、未分化癌、恶性淋巴瘤、肉瘤等。

三、临床表现

喉癌的临床表现随原发肿瘤的部位不同而有所差别。当肿瘤侵犯邻近解剖结构时则产生相应部位的临床表现。

（一）症状

1. 声门上区癌 早期可没有症状或仅有咽部不适及喉异物感。当肿瘤侵犯声门区时则可出现声嘶；肿瘤发生溃疡时可出现咳嗽伴血丝痰。随着病情发展，肿瘤侵犯舌根、梨状窝、环后区或食管入口时，可出现咽喉痛，吞咽时疼痛加剧，严重时妨碍进食。随着肿瘤的增大，局部晚期病人可出现吞咽困难、呼吸困难等症状。

2. 声门区癌 由于肿瘤生长在声带上，通常早期就出现声嘶，且呈进行性加重。肿瘤位于声带边缘时声嘶明显，位于声带表面尚未影响声带闭合时则声嘶并不严重。随着肿瘤的增大，临床可出现喉鸣和呼吸困难。喉癌引起的呼吸困难属喉源性呼吸困难，其特点为吸入性呼吸困难。

3. 声门下区癌 早期症状不明显，肿瘤侵及声带时出现声嘶；肿瘤增大和溃疡时则有咳嗽、血丝痰；严重者堵塞气道，引起呼吸困难。

（二）体征

1. 喉外形 临床通过视诊和触诊注意喉的外形变化。早期喉癌其喉外形无变化，中、晚期喉癌由于肿瘤压迫或直接侵犯了甲状软骨、甲状腺、椎前间隙等，使喉外形增宽、变形、甲状软骨上切迹消失，甲状软骨增厚、压痛，甲状软骨左右推动时与椎前间隙的摩擦音（亦称岬嵘音）消失。

2. 喉肿物 临床通过间接喉镜或纤维喉镜检查，可见声门上区、声门区或声门下区的肿物形状、部位、甚至隐匿病灶；是否合并水肿、感染、溃疡、出血；肿瘤侵犯引起的声带活动受限等。

3. 颈淋巴结转移 声门上、下区癌可在早期出现同侧颈淋巴结转移，晚期可出现对侧或双侧颈淋巴结转移。声门区癌早期极少有颈淋巴结转移，当肿瘤侵犯超出声门区时，颈淋巴结转移的机会才会增加。

四、诊断与鉴别诊断

（一）诊断

1. 临床检查 对40岁以上以原因不明的声嘶、咽部异物感为主诉的病人，除详细询问病史、颈部喉外形、颈淋巴结检查外，必须进行间接喉镜检查。尤其对嗜烟的男性病人更应高度警惕喉癌的可能，需做进一步检查。

2. 间接喉镜检查 为喉癌最简单而常用的检查方法之一。它可以查见病变的部位、表面状况、累及范围以及声带功能状态等。检查时应由上往下，系统观察喉腔、周围结构及其肿瘤的喉外侵犯情况：包括舌根、会厌谷、会厌舌面与喉面、杓会厌皱襞、杓状软骨、梨状窝、环后区、咽后壁、室带、声带、声门前后联合、声门下区等部位，以及声带的活动情况。

3. 纤维喉镜检查此项检查具有以下优点：

（1）可确切了解病灶的外观、部位、范围及器官的活动状况；

（2）能窥清间接喉镜难以看到的病灶部位，如会厌根部、喉室、声门下区等；

（3）具有放大作用，可以更清楚地观察喉黏膜和病灶微细改变；

（4）可钳取活体组织做病理检查和做涂片细胞学检查；

（5）具有拍摄录像和照片功能，可作资料保存。

4. 病理 包括活检和脱落细胞涂片的细胞学检查。尽管90%以上的喉癌都是鳞癌，临床仍需要通过间接喉镜或纤维喉镜钳取活体组织做病理检查确诊，以了解确切的病理类型。对有明显呼吸困难的病人，宜做气管切开后呼吸得到保证时才做病理活检。

5. 影像学检查

（1）X线片检查：现已较少应用，有时可以进行钡胶浆造影：主要了解下咽、食管入口和颈段食管情况，以确定有否喉外侵犯。

（2）CT或MRI检查：能较好地观察到肿瘤的边缘、部位、局部侵犯的范围、软骨侵犯和颈淋巴结转移的情况。MRI更可以通过横断面、冠状面及矢状面扫描以及其软组织更高的分辨率,清楚地了解肿瘤的侵犯范围,有利于TNM的准确分期。

（二）鉴别诊断

临床在确诊喉癌之前需要与下列良性病变鉴别,包括喉结核、声带小结及息肉、喉乳头状瘤、喉角化症、喉白斑及喉淀粉样变等。

五、分期

喉癌的分期采用AJCC于2010年制定的第7版TNM临床分期标准。

（一）声门上区癌

T_1　肿瘤局限于声门上一个亚解剖部位,声带活动正常

T_2　肿瘤侵犯声门上区一个以上邻近亚解剖结构的黏膜,或声门或声门上以外区域如舌根黏膜、会厌谷、梨状窝内侧壁等受侵犯,不伴有喉固定

T_3　肿瘤局限于喉内,伴有声带固定和(或)侵犯以下任一结构:环后区、会厌前间隙组织、声门旁间隙,和(或)甲状软骨内侧皮质

T_{4a}　肿瘤侵及甲状软骨,和(或)侵及喉外组织,如侵及气管、包括舌深部外侧肌的颈部软组织、带状肌,甲状腺或食管

T_{4b}　肿瘤侵犯椎前间隙、包绕颈动脉,或侵及纵隔结构

（二）声门癌

T_1　肿瘤局限于声带,可以累及前或后联合,声带活动正常

T_{1a}　肿瘤局限于一侧声带

T_{1b}　肿瘤侵及双侧声带

T_2　肿瘤累及声门上区和(或)声门下区,声带活动受限

T_3　肿瘤局限于喉内,声带固定,和(或)侵犯声门旁间隙,伴或不伴甲状软骨内侧皮质受侵

T_{4a}　肿瘤侵及甲状软骨,和(或)侵及喉外组织,如侵及气管、包括舌深部的外侧肌的颈部软组织、带状肌,甲状腺或食管

T_{4b}　肿瘤侵犯椎前间隙、包绕颈动脉,或侵及纵隔结构

（三）声门下区癌

T_1　肿瘤局限于声门下区

T_2　肿瘤侵及声带,声带活动正常或受限

T_3　肿瘤局限于喉内,声带固定

T_{4a}　肿瘤侵及甲状软骨,和(或)侵及喉外组织,如侵及气管、包括舌深部的外侧肌的颈部软组织、带状肌,甲状腺或食管

T_{4b}　肿瘤侵犯椎前间隙、包绕颈动脉,或侵及纵隔结构

（四）区域淋巴结（N）

N_X　区域淋巴结情况未能评价

N_0　无区域淋巴结转移

N_1　同侧单个淋巴结转移,最大直径≤3cm

N_2　同侧单个淋巴结转移,最大直径>3cm但≤6cm,或同侧多个淋巴结转移,但其最大直径均≤6cm,或双侧/对侧淋巴结转移,但其最大直径均≤6cm

N_{2a}　同侧单个淋巴结转移,最大直径>3cm但≤6cm

N_{2b}　同侧多个淋巴结转移,但其最大直径均≤6cm

N_{2c}　双侧/对侧淋巴结转移,但其最大直径均≤6cm

N_3　转移淋巴结的最大直径>6cm

（五）远处转移（M）

M_X　有无远处转移未能确定

M_0　无远处转移

M_1　有远处转移

喉癌的临床 TNM 分期标准:

0 期　$T_{is}N_0M_0$

Ⅰ期　$T_1N_0M_0$

Ⅱ期　$T_2N_0M_0$

Ⅲ期　$T_3N_0M_0$

　　　$T_{1\sim3}N_1M_0$

$Ⅳ_A$期　$T_{4a}N_{0\sim1}M_0$

　　　$T_{1\sim4a}N_2M_0$

$Ⅳ_B$期　$T_{4b}N_{0\sim3}M_0$

　　　$T_{1\sim4}N_3M_0$

$Ⅳ_C$期　$T_{1\sim4}N_{0\sim3}M_1$

六、治疗

（一）综合治疗原则

1. 早期(Ⅰ期、Ⅱ期)喉癌可首选单纯根治性放射治疗。

2. 中、晚期(Ⅲ期、Ⅳ期)病人可做计划性术前和(或)术后放射治疗,必要时加化学治疗。

3. 晚期病人可行姑息放射治疗。

4. 术后放射治疗的指征

（1）手术后切缘阳性、肿瘤残留或安全边界不够;

（2）广泛性颈淋巴结转移或淋巴结包膜受侵;

（3）喉邻近软骨、神经受侵;

（4）颈部软组织受侵。

5. 术后放化综合治疗的指征

（1）淋巴结包膜外受侵和(或)切缘阳性;

（2）其他不良预后因素也可考虑放化疗,如:原发肿瘤 pT_4、淋巴结 N_2 或 N_3、神经周围侵犯、血管内瘤栓等;

（3）推荐同步单药顺铂 $100mg/m^2$/次,1 次/3 周。

6. 诱导化疗

局部晚期(T_4 及部分不能手术的 T_3)的病人应行诱导化疗,根据诱导化疗的反应决定下一步治疗方案。

（1）原发病灶完全缓解者(CR),行根治性放疗;

（2）原发病灶部分缓解者(PR),行放疗或放化综合治疗;

（3）原发病灶未达部分缓解者(<PR),手术治疗。术后根据实际情况加用放疗或放化综合治疗。

7. 放射治疗推荐采用 IMRT 等精确治疗技术。

（二）放射治疗

1. 适应证与禁忌证

（1）Ⅰ~Ⅳ期的喉癌均可按上述原则选择做放射治疗;

（2）因各种原因致头颈部无法做体位固定的病人不宜放射治疗；

（3）喉部肿瘤巨大影响呼吸道通畅的病人不宜放射治疗；

（4）有危及生命危险的心肺功能障碍病人不宜放射治疗。

2. 放射治疗流程

（1）体位固定：一般采用头略后仰的仰卧位。采用头颈肩膜、头颈肩架、真空袋（或发泡胶）结合固定病人照射体位。

（2）CT 模拟与扫描：CT 模拟定位扫描从头顶至锁骨下 2cm（可根据肿瘤范围适当增减），层厚最好≤3mm。如条件允许，可采用 MRI 和 CT 的融合图像，或直接进行 MRI 模拟扫描。完成扫描后，图像资料经网络系统传输到治疗计划系统。

（3）治疗计划设计：整个 IMRT 的治疗计划设计程序包括：病人信息资料、图像资料注册、影像图像融合、靶区和危及器官的勾画、处方剂量的给予、优化与剂量计算、计划修改和确认等步骤。

（4）治疗计划的验证与实施：病人的治疗计划经确认后，均需要在治疗前进行治疗计划的验证，以确保质量控制和质量保证。验证剂量误差必须在临床允许范围以内方可执行治疗。其目的是验证计划系统剂量计算的准确性，照射设备的可靠性和稳定性，以保证照射剂量的准确和治疗计划的成功实现。

3. 照射范围

（1）T_1 或 T_2 早期声门癌的照射范围仅包括全喉的声门上区、声门区和声门下区。

（2）T_3 或 T_4 晚期声门癌和各期的声门上区癌的照射范围除包括全喉的声门上区、声门区和声门下区外，同时要包括颌下和颈深上的淋巴引流区。颈淋巴结转移者，需加下颈、锁骨上区。

（3）各期声门下区癌的照射范围除包括全喉的声门上区、声门区和声门下区外，同时要包括下颈、锁骨上区、食管入口、气管和上纵隔。

4. 喉癌靶区勾画与处方剂量

（1）靶区确定：

GTV：临床和影像学检查所见的原发肿瘤区域。

GTVnd：临床检查和（或）影像学所见的肿大淋巴结（图 4-2-19/文末彩色插图 4-2-19）。

CTV1：高危亚临床病灶，包括原发肿瘤可能侵犯的范围和高危淋巴结区域。一般在GTV 外 5～10mm 的范围。

CTV2：低危亚临床病灶，肿瘤可能扩散的亚临床区域，包括 CTV1 及其外缘 5～10mm 范围，或可能发生转移的淋巴结引流区域。

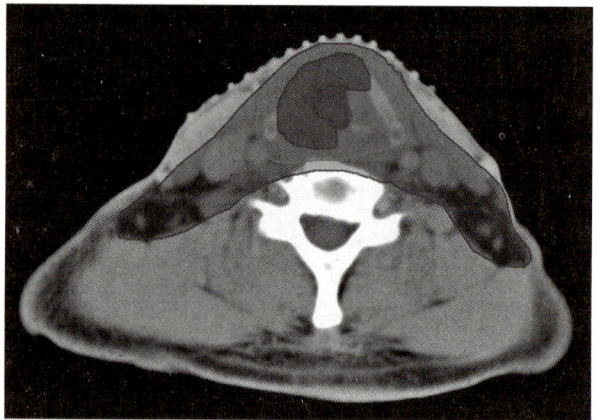

图 4-2-19　喉癌（声门癌）原发肿瘤靶区勾画示意图

PTV：根据实际情况外扩，一般向各方向各扩 3mm，在重要器官附近可扩 1～2mm。

（2）处方剂量：根据原发病灶、亚临床灶、颈淋巴结和颈淋巴引流区不同分别给予不同的处方剂量。原发灶处方剂量：①PTV-GTV：DT 66～70Gy/30～35 次；②PTV-CTV1：DT 60～64Gy/30～35 次；③PTV-CTV2：DT 50～54Gy/30～35 次。

（3）临床上也可采用非常规分割根治性放射治疗。

1）加速放射治疗：66～70Gy，6 次/周，加速放射治疗。

2）同步推量加速放射治疗：DT 72Gy/6 周（先大野 1.8Gy/次；在治疗的最后 12 天，每天再加小野补充照射 1.5Gy，作为 1 天中的第 2 次照射，两次之间需间隔 6 小时以上）。

3）超分割放射治疗：照射 DT 79.2～81.6Gy/7 周（1.2Gy/次，2 次/天，5 天/周，两次之间需间隔 6

小时以上）。

第六节　原发灶不明的颈淋巴结转移癌

一、概述

原发灶不明的颈部淋巴结转移癌（unknown primary cervical metastasis carcinoma,UPCMC）是一组疾病,指病人以转移性颈部淋巴结肿大为首诊症状,但经各种临床检查均无法发现原发灶。该类疾病又被称为隐匿癌(occult tumor)。此类情况并不常见,约占专科医院就诊病人的5%左右。很小的扁桃体和舌根部肿瘤临床通常不容易发现而仅出现增大的颈部淋巴结,此时也容易被诊断为原发灶不明的肿瘤。头颈部原发灶不明的肿瘤多见于40~50岁的病人,是一种容易治愈的疾病。对于出现颈部肿块后被证实是肿瘤转移的病人,应通过全面仔细的头颈部、胸部及身体其他部位的检查,转移淋巴结的原发病变基本能够找到。原发灶不明的颈部转移性恶性肿瘤绝大部分为上皮源性,少部分为非上皮源性,临床习惯统称为原发灶不明的颈淋巴结转移癌。

二、临床表现

颈部肿大包块是病人唯一的症状和体征。

由于原发灶的不明确,需要仔细询问病史和细致体格检查,找出蛛丝马迹。详细向病人了解包块的发现时间、生长速度、有无疼痛或压迫症状、有无全身症状以及曾经的治疗情况。体格检查应遵循淋巴结检查的要求循序进行,并准确记录肿块部位、大小、数目、质地、形状、边界、活动度、有无压痛、有无波动和搏动、皮肤颜色与温度、有无血管杂音等。根据预估的原发灶部位,全身的体格检查既要全面又要有针对性。

三、诊断及鉴别诊断

（一）诊断原则

1. 全身除颈部外,无其他部位淋巴结肿大,且颈部淋巴结经病理证实为转移性癌;

2. 经多方努力寻找均难以发现相应的原发肿瘤(为排外检查不仔细所造成的遗漏,有学者认为治疗后6个月内出现原发灶者均不属于此病);

3. 无全身其他恶性肿瘤病史;

4. 在治疗结束前,无颈部以外的转移灶;

5. 排外原发于淋巴结本身的原发性恶性肿瘤,如少见的鳃裂源癌、颌下腺鳞癌。

实际上约有1/3病例经临床努力寻找可发现原发灶,1/3病例在治疗中或治疗后6月内可发现明显的原发灶,而剩下1/3病例直至死亡也不能寻找到相应的原发灶。

（二）常用的检查方法及应用

1. 影像学检查　临床上主要通过影像学检查来发现原发灶。

（1）B超检查对甲状腺、乳腺、肝脏、胰腺病变有一定的诊断价值。

（2）增强CT和MRI可以很好的发现淋巴结的位置、数目、大小和中心有无坏死。值得注意的是,头颈部CT或MRI扫描范围应该从鼻咽开始扫至锁骨头下缘以包括整个颈部,并且层距以3mm为宜,有利于发现较小的头颈部病灶。

（3）PET/CT在原发灶不明的颈部转移癌诊断中应用越来越广泛,当临床和CT都未发现病灶时,PET/CT可以发现25%的原发灶。有报道PET/CT诊断颈淋巴结转移癌的灵敏度、特异性、准确度分别达到 95.0%、87.5%、92.9%。PET/CT 的另一优势在于可一次性进行全身检查,对原发灶的发现有快速、全面的益处。缺点是 PET/CT 有一定的假阳性。

2. 肿瘤标志物检测　许多恶性肿瘤都有特有的肿瘤标记物,该标记物含量增高提示着某种肿瘤的存在。当原发灶不明的颈部转移癌病人某种肿瘤标记物增多时,可以为原发灶的寻找提供重要的方向。临床上常用的肿瘤标记物有:

(1) EB 病毒抗体:包括 VCA-IGA、EA-IGA 和 DNA 酶抗体,是诊断鼻咽癌的重要指标。

(2) 甲胎蛋白(AFP):72% 的原发性肝细胞癌 AFP 升高,胰腺癌、胃癌、肺癌、结肠癌等均有部分阳性者。

(3) 癌胚抗原(CEA):对原发灶的诊断意义不大,但可提示消化道腺癌的机会较大。

(4) β-绒毛膜促性腺激素(β-HCG):非精原细胞瘤性睾丸癌约 70% 升高,卵巢腺癌有 40% 升高,肺癌、其他胚胎性癌、乳腺癌、胃肠道癌等,均有 10% ~30% 的病例会升高。

(5) 甲状腺球蛋白:血清甲状腺球蛋白超过 5000ng/ml 时,应认真排除甲状腺癌。

(6) 雌激素受体(ER):乳腺癌、食管癌、胃癌、前列腺癌等转移癌组织的 ER 可能会有帮助。

(7) 前列腺特异抗原(PSA):虽然前列腺癌转移至颈部机会较少,但如果病人血清中 PSA 升高,提示前列腺内可能存在微小病灶。

3. 内镜检查　颈部转移癌,高度怀疑有头颈部肿瘤的病人,应对头颈部各器官进行重点专科检查,包括口腔、口咽、鼻咽、鼻腔、喉、下咽等部位,注意器官活动功能、大小形态、溃疡、息肉、接触出血、分泌物,注意关键部位不要漏诊、漏查,如舌根部、鼻中隔等处病灶均不易发现。当影像学检查、血清学检测均不能提示原发灶时,内镜检查如电子鼻咽镜、纤维支气管镜、胃肠内镜等非常必要,检查过程中发现可疑病变时应行多点病理活检。

4. 病理组织学检查　当病人经上述检查后仍未能确诊原发灶的转移淋巴结,则应该首先选用细针吸取活检术(fine needle aspiration,FNA)。应尽量避免粗针活检或切开活检,因为这可能影响或改变随后的治疗措施。当针吸活检仍无法证实时,可选择单个或数个淋巴结完整切除,以便获得组织学诊断。

(三) 鉴别诊断

原发灶不明的颈淋巴结转移癌的鉴别诊断即寻找原发灶的过程。以下特点有助于发现原发灶的位置。原发灶的寻找不是盲目,无规可循的,以下一些原则可为临床提供重点检查的线索,并为病人的诊治节省金钱和时间。

1. 转移淋巴结的部位　原发灶不明的颈部转移癌约有 75% ~80% 来源于头颈部,由耳、鼻、咽、喉、口腔和颌面部的恶性肿瘤转移而来。淋巴结转移的部位与原发灶关系密切,各种原发癌瘤的淋巴结转移有一定的途径和规律。

(1) Ⅰ区淋巴结转移主要来源于口腔、颌面部和鼻腔,如牙龈癌、唇癌、扁桃体癌、鼻腔癌、舌癌、颌下腺癌等。

(2) Ⅱ区淋巴结转移主要考虑鼻咽癌,尤其是在高发区,来源于鼻咽部的可能性更大。扁桃体癌、口咽癌、腮腺癌和舌根癌的淋巴结转移也常发生在Ⅱ区。约有 57% 的原发灶不明的转移淋巴结发生于Ⅱ区,原因是由于大多数头颈肿瘤淋巴结扩散的第一站就是该区域。

(3) Ⅲ区淋巴结转移主要考虑鼻咽癌、喉癌、下咽癌。

(4) Ⅳ区淋巴结转移主要考虑喉癌、下咽癌、口咽癌外,食管癌尤其是颈段食管癌。

(5) Ⅴ区为副神经链淋巴结,在鼻咽癌高发区常见肿大,其次为下咽癌。

(6) Ⅵ区淋巴结转移应重点寻找甲状腺病变,气管癌以及胸部肿瘤。

(7) 锁骨上区转移来源于胸腹部较多,尤其是左锁上淋巴结转移,要仔细寻找胃肠道的恶性肿瘤。若只发生于锁骨上窝的转移癌,在男性应考虑其原发处为肺癌、胃肠癌、肝癌;在女性则多考虑为肺癌、乳腺癌、子宫颈癌、膀胱癌等。

除中线部位的肿瘤如鼻咽癌、舌根癌、软腭癌经常发生双侧淋巴结转移外,大多数头颈肿瘤的淋巴结转移为单侧,转移至对侧者少见。

2. 转移淋巴结的病理类型 转移淋巴结的病理类型可为原发灶的查找提供重要线索。

(1) 鳞癌:约占70%～75%,尤其是低分化鳞癌,主要考虑来自鼻咽部,少数来源于扁桃体、舌根、梨状窝和下咽;高分化和中分化者来源于口腔、鼻窦、喉、咽、头皮、梨状窝等居多。

(2) 腺癌:应先排除甲状腺癌、涎腺的恶性混合瘤或腺样囊腺癌,然后重点检查乳腺、肺、腹盆腔脏器。

(3) 未分化癌:常见部位是鼻咽和扁桃体,肺、食管、舌根和下咽也可见到。由于未分化癌细胞异型性特征有时难以明确,临床上也要考虑其他来源的可能性:如小细胞未分化癌,可能为肺小细胞未分化癌、恶性淋巴瘤、尤文肉瘤、神经母细胞瘤;大细胞未分化癌可能为大细胞型恶性淋巴瘤、睾丸外生殖细胞瘤;神经内分泌肿瘤可能为胰岛细胞瘤、类癌、肺小细胞癌、膀胱癌、宫颈癌;中线结构的未分化癌,有可能为生殖细胞肿瘤。这些应行免疫组化检查来确实。

(4) 腺样囊性癌:应重点寻找腮腺、颌下腺等涎腺,以及鼻咽、甲状腺等部位。

(5) 单纯锁上淋巴结转移的病理与原发灶也有十分重要的联系。黏液腺癌应重点考虑胃和肺;乳头状腺癌、未分化癌以肺癌多见;髓样癌以胃和乳腺肿瘤多见;

(6) 腺癌要重点查找肠道、胆道、胰腺、卵巢、子宫内膜、宫颈等部位;若为鳞癌,左锁上要考虑鼻咽癌和食管癌,右锁上则要首先考虑肺癌。

四、治疗原则

1. 对腺癌病人应争取行广泛性颈淋巴结清扫术(包括Ⅰ～Ⅲ区淋巴结)。如果转移腺癌在颈部的高位,颈淋巴结清扫术的同时可能需要行腮腺切除术。

2. 对 N_1 期淋巴结转移可单纯手术切除;术后≥3个淋巴结阳性和(或)有淋巴结包膜侵犯者需要术后放射治疗;对 N_2～N_3 病人需行同步放化综合治疗。

3. 对于低分化或非角化鳞癌病人可选择行广泛性颈淋巴结清扫术(包括Ⅰ～Ⅴ区淋巴结)。也可以选择同步放化疗或诱导化学治疗+同步放化疗。

4. 对于未分化癌病人应选择诱导化学治疗+同步放化疗。

5. 对于已行广泛性颈淋巴结清扫术后发现以下高危因素之一者,应行术后的同步放化疗:
(1) 临床分期 N_2 或 N_3;
(2) 淋巴结侵犯神经和(或)血管;
(3) 淋巴结包膜受侵;
(4) 淋巴结5个以上或单个淋巴结≤5cm。

6. 对于转移淋巴结病理报告为低分化鳞癌或未分化癌以及EB病毒血清学和(或)HPV阳性者放射治疗照射范围应包括鼻咽和口咽;酌情配合化学治疗。

7. 同步放化疗应选用顺铂 $100mg/m^2$/次,每隔3周重复;或者 $30mg/m^2$/周,用至放射治疗结束。

8. 放射治疗
(1) 推荐使用IMRT等精确治疗技术。
(2) 照射范围应包括多发的、可疑的原发部位,这样有机会将微小的隐匿原发灶杀灭。
(3) 转移淋巴结仅累及单侧颈部者,同时估计原发灶来源于中线器官(如鼻咽、舌根、喉等)的可能性较少时,放疗可以只照射同侧颈部。
(4) 靶区勾画及照射剂量:
1) 术后放疗:高剂量照射区域(CTV1)为手术瘤床(有包膜外侵犯者应包括影像学所显示的范围),DT 60～64Gy。低剂量照射区域(CTV2)为预防区域,包括Ⅰ～Ⅴ区的范围,DT 50～54Gy。其中 N_1

者预防 Ⅰ$_b$、Ⅱ、Ⅲ、Ⅳ区和咽后淋巴结,N$_{2～3}$者除上述区域外,还应预防照射Ⅴ区。

2)单纯放疗:

①大体肿瘤区(GTV):为临床检查及影像学所发现的阳性淋巴结,DT 66～70Gy/30～35 次。

②CTV1:单侧淋巴结转移者,包括同侧Ⅰ～Ⅴ区;双侧或对侧淋巴结转移者(N$_{2c}$),CTV1 包括双侧Ⅰ～Ⅴ区,DT 60～64Gy。

③CTV2:单侧淋巴结转移者,包括对侧Ⅰ～Ⅴ区和高度怀疑的原发灶部位黏膜;双侧或对侧淋巴结转移者,CTV2 为高度怀疑的原发灶部位黏膜,DT 50～54Gy。

④病理为腺样囊性癌等可给至 DT 70～76Gy。

（韩 非）

第一节　食管癌

一、概述

食管癌(esophagus cancer)是指原发于食管黏膜上皮的恶性肿瘤,其发生有明显的地域性分布,据 2016 年中国国家癌症中心最新数据,2015 年我国预计新发病例数 47.8 万,在所有恶性肿瘤中排第三位;预计死亡人数 37.5 万,在所有恶性肿瘤中排第四位。河北省磁县及河南省林县等是高发区。好发年龄为 50~65 岁(60% 以上),男性多于女性。食管癌的病因与不良的饮食生活习惯,尤其是吸烟、饮酒、进食粗糙或热辣食物、真菌毒素等物理和化学的长期刺激、营养缺乏、生物及遗传等因素有关。

(一)食管的解剖

食管是一个管状肌性器官,上端起自咽部(环状软骨),相当于 C_6 下缘,于 T_{11} 水平止于贲门。成人的食管长度通常为 25~30cm,自门齿到食管入口约为 15cm、到气管分叉水平约为 26cm、自门齿到食管末端约为 40cm。食管有三个生理狭窄,分别位于食管入口、主动脉弓和食管膈肌入口处。AJCC 于 2009 年重新制定了食管癌新分段标准。以肿瘤上缘所在的食管位置决定,以上切牙到肿瘤上缘的距离来表示具体位置:①颈段食管:上接下咽,向下至胸骨切迹平面的胸廓入口,前邻气管、两侧与颈血管鞘毗邻,后面是颈椎,内镜检查距门齿 15cm 至<20cm;②胸上段食管:上自胸廓入口,下至奇静脉弓下缘水平,其前方由气管、主动脉弓及分支和大静脉包绕,后面为胸椎。内镜检查距门齿 20cm 至<25cm;③胸中段食管:上自奇静脉弓下缘,下至下肺静脉水平,前方是两个肺门之间结构,左邻胸降主动脉,右侧是胸膜,后方为胸椎。内镜检查距门齿 25cm 至<30cm;④胸下段食管及食管胃交界:上自下肺静脉水平,向下终于胃,由于这是食管的末节,故包括了食管胃交界(esophagogastric junction,EGJ)。其前邻心包,后邻脊椎,左为胸降主动脉,右为胸膜。该段食管穿越膈肌,在腹腔走行距离长短不一,在某些情况如食管裂孔疝时,腹段食管可消失,故腹段食管包括在胸下段食管中。

(二)食管的淋巴引流

食管的淋巴引流主要集中在食管壁的黏膜下与肌层间的淋巴管网,两者相互沟通后汇集成淋巴管穿出管壁。一部分上行进入食管旁、锁骨上及颈深淋巴结,主要收集颈段和大部分胸上段的淋巴组织;另一部分则下行进入贲门旁及胃左动脉旁淋巴结,主要收集胸中段和胸下段食管的淋巴组织;部分胸中段的淋巴管引流到气管隆突下淋巴结,同时还向上、下两个方向引流;部分胸下段的食管淋巴组织进入到气管或食管旁淋巴结(图 4-3-1)。

二、病理

(一)早期食管癌的病理形态

早期食管癌指病变局限于黏膜或黏膜下层,无肌层侵犯、淋巴结和远处转移。早期食管癌的病理学形态可分为:

1. 隐伏型　是食管癌的最早阶段,多为原位癌。仅有食管黏膜的轻度充血或仅表现为小区黏膜的粗糙改变,肉眼难以辨认。

2. 糜烂型　原位癌和早期浸润癌各占 50% 左右。病变处的食管黏膜表现为轻度的糜烂,呈不规则的地图样改变,与周围正常的食管黏膜境界较清,多伴有糜烂边缘的轻度隆起。

3. 斑块型　多为早期浸润癌。病变处的食管黏膜呈现出肿胀隆起,正常纵行皱襞中断、紊乱和增粗。多侵犯范围较广,部分病例可侵及食管全周。

4. 乳头型　绝大多数为早期浸润癌。肿瘤呈乳头状或息肉状向食管腔内生长,边缘清楚。

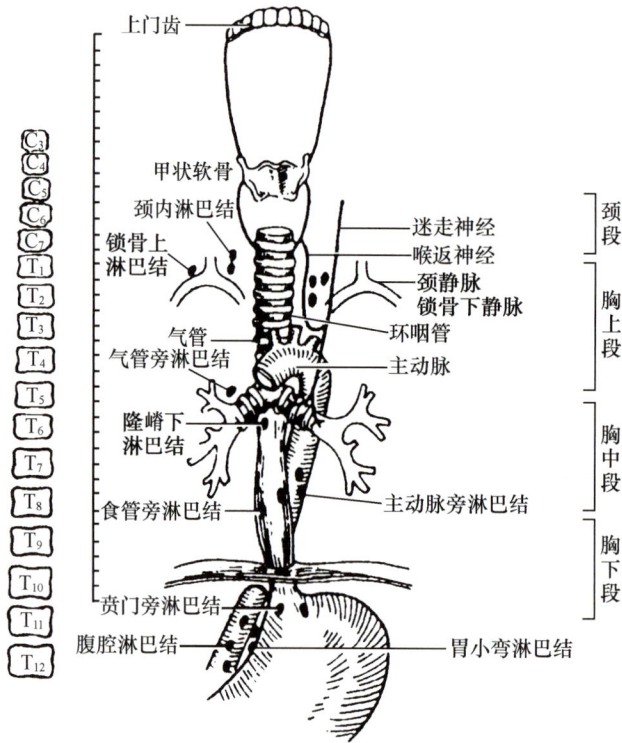

图4-3-1　食管解剖及淋巴引流示意图

（二）中、晚期食管癌的病理形态

中、晚期食管癌占全部病例的90%以上，形态学分为五型：

1. 髓质型　最多见，肿瘤组织在管壁内呈浸润性生长，通常范围较广，大多侵犯食管壁半周以上，并向管腔外扩展，表面多伴有深浅不一的溃疡。临床梗阻症状比较明显，对放射治疗中度敏感，预后较差。

2. 蕈伞型　较少见，肿瘤向食管腔内呈蘑菇样突起，边缘与正常食管黏膜界限较清，表面多伴有不同程度的溃疡。临床梗阻症状较轻，对放射治疗比较敏感。

3. 溃疡型　少见，瘤体表面有溃疡，边缘多比较整齐，溃疡底部凹凸不平，常深达肌层或侵入食管周围组织。临床梗阻症状较轻，易穿孔。

4. 缩窄型　少见，瘤体常累及食管全周，呈明显的环形狭窄，近端食管多明显扩张。临床梗阻症状明显，对放射治疗敏感性差。

5. 腔内型　最少见，肿瘤向食管腔内突出生长，瘤体常较大，表面多有糜烂，较少外侵。临床梗阻症状不明显，对放射治疗较敏感。

（三）病理组织学分类

在我国，食管癌的病理组织学类型中以鳞状细胞癌最多见，约占97.6%，其次为腺癌，其他如黏液表皮样癌、腺样囊性癌、未分化癌、癌肉瘤等极少见。而在西方国家则以腺癌为主（60%以上），且主要发生于胸下段食管。

三、临床表现

（一）早期食管癌

发病较隐匿，症状轻微且多为非特异性，常间歇、反复发作，易受饮食及情绪等因素的影响而被忽

视,可持续数日甚至2~3年。临床上常见的早期症状如下:

1. 吞咽哽噎感、异物感或停滞感最常见,常于吞咽大口食物时出现。

2. 胸骨后烧灼样、针刺样疼痛、闷胀感及咽部紧缩或不适等。

3. 胸下段食管癌可有上腹部不适、呃逆或嗳气等。

(二) 中期食管癌

1. 典型的吞咽困难及梗阻 症状是大多数病人的首发症状。多呈进行性加重,严重时滴水不进,病情发展至此一般需要6个月左右的时间。吞咽困难的程度与病理类型和病变程度有关,如蕈伞型、腔内型或溃疡型则症状相对较轻,而髓质型、缩窄型的病人则症状较重。

2. 梗阻及呕吐泡沫样黏液 由于癌肿导致食管管腔狭窄,使唾液反射性的分泌增多,不能正常排入胃内而引起食管的逆向蠕动所致,梗阻严重时尤为明显。

3. 胸背疼痛 多见于溃疡型和髓质型病人。多表现为隐痛、刺痛或烧灼样疼痛,与病变位置基本一致。原因是癌肿向食管腔外的浸润和炎症刺激所致。若疼痛剧烈并同时伴有发热时,应注意是否有穿孔的可能。

4. 体重下降、脱水及营养不良等。

5. 出血、呕血或黑便 多见于溃疡型的病人。此型癌肿若外侵穿透主动脉等大血管时,可引发致死性大出血。蕈伞型、髓质型的出血多为肿瘤坏死破溃所致。

(三) 晚期食管癌

1. 呛咳、声音嘶哑及呼吸困难 呛咳是由于食物反流进入气道或肿瘤侵透支气管壁致食管支气管瘘所致。声嘶是因癌肿的直接侵犯和(或)转移淋巴结压迫喉返神经所致,临床上以左侧喉返神经受侵而表现为左侧声带麻痹常见。侵犯膈神经时可致膈肌麻痹,发生膈肌的反常运动。

2. 恶病质、脱水、电解质紊乱、上腔静脉综合征、大出血、全身衰竭等。

3. 肝、脑、肺及腹腔的转移可致肝脏肿大、黄疸、腹水、肝功能衰竭、脑神经受侵定位症状、呼吸困难等。

四、诊断与鉴别诊断

(一) 诊断

食管癌的早期诊断十分重要。我国的食管癌病人在临床确诊时已有80%~90%为中、晚期病例,治疗效果不尽人意。因此,临床上凡年龄在40岁以上,出现进食后的胸骨后不适感、停滞感及咽下困难时,应及时作如下相关检查。

1. X线检查 X线检查简单且准确性高,在食管癌的诊断中占有重要位置,中晚期食管癌的诊断符合率达70%~94%。常用食管钡餐透视或点片,除可以观察食管病灶的部位、长度、梗阻程度、溃疡大小、深度及有无穿孔等,还可以观察食管黏膜及其运动功能的改变。早期食管癌可表现为局限性黏膜皱襞增粗或断裂、局部管壁僵硬、小的充盈缺损或龛影;中、晚期主要表现为充盈缺损、食管腔不同程度的狭窄和梗阻,病变较长者的近端食管可有明显的扩张。另外,食管癌穿孔前在X线片上会表现为食管明显的扭曲成角、较大龛影或尖刺状突出等。但是,X线检查在判断肿瘤的大小及浸润深度上仍有一定的局限性。

2. CT检查 CT扫描检查有益于准确地判断中、晚期食管肿瘤的范围、病变的食管腔外侵程度、邻近器官的受累程度以及淋巴结转移情况等,为临床正确的分期、手术切除可能性的判定、放射治疗靶区的确定以及照射野的设计等提供重要依据,便于临床制定与实施正确、合理的治疗方案。通常CT上显示的正常食管黏膜厚度为3~5mm,当超过5mm并且与周围器官分界模糊时应视为异常。当CT上显示食管管壁不规则增厚、与周围器官间的脂肪层消失、分界不清或由于肿瘤压迫邻近器官,使其移位或变形时均可视为肿瘤已侵犯邻近的器官。CT上正常纵隔淋巴结的短径一般不超过

10mm,直径 10 ~ 15mm 的淋巴结可视为可疑,直径若>15mm 或食管旁和气管食管沟淋巴结长径≥5mm 可视为异常。

3. 纤维食管镜检查 该检查不仅能够直接观察病变的范围和性状,而且能够直接获取病理以明确诊断。但是,若肿瘤致食管的管腔狭窄明显,镜身无法通过时,则往往不能准确的判定病变的长度,此时应结合 X 线钡餐透视检查。

4. 超声波内镜检查 食管壁的超声波内镜显像分为黏膜表层、黏膜深层、黏膜下层、肌层和外膜共5 层。诊断标准为:病变局限于 1 ~ 3 层者为 T_1,侵及第 4 层者为 T_2,侵及第 5 层者为 T_3,侵及邻近器官时为 T_4。该检查对 T 分期的准确率可达86% ~ 92%,因此,可以准确地判定病变的浸润深度和范围,利于明确临床分期,为治疗方法的选择提供可靠的依据;还可以量化治疗前和治疗中肿瘤的变化,有效的预测疗效。

5. 淋巴结活检 对经全面检查仍原发灶不明、且伴有颈部淋巴结转移的病人,可行颈部淋巴结活检确诊。

6. PET-CT 检查 ^{18}F-FDG PET-CT 显像对食管鳞癌有较高的灵敏性,其摄取程度与肿瘤侵犯食管的深度相关。PET-CT 上可表现为管腔狭窄和(或)管壁增厚,部分病例还可以显示脂肪线消失及周围组织受侵。

7. MRI 弥散加权成像（diffusion weighted imaging，DWI） 根据组织内部水分子弥散运动的改变判断其内组织结构的变化。肿瘤细胞胞核增大,核浆比增高,单位体积内肿瘤细胞排列紧密,导致细胞外间隙减小,水分子扩散受限,因而 ADC 值(表观弥散系数)较正常组织降低。可用于食管癌的早期诊断、分期评估、预后及疗效监测。

8. 其他 除以上各项检查外,食管癌病人在治疗前还应常规进行腹部超声检查,尤其应注意对肝脏及腹腔淋巴结的检查,若发现有异常时则应行腹部增强 CT 或 MRI 等相关检查。

（二）鉴别诊断

早期食管癌常被误诊,尽管根据临床表现和体征,结合食管钡透、CT、MRI 等影像学检查以及纤维食管镜病理活检等,通常不难作出食管癌的正确诊断。但是,临床上往往需要和食管的各种外压性改变如先天性血管异常、主动脉瘤、胸内甲状腺、纵隔原发或转移性肿瘤、纵隔内肿大淋巴结、食管的良性肿瘤如平滑肌瘤、食管功能性改变如食管贲门失迟缓症、食管痉挛以及食管其他恶性肿瘤如恶性淋巴瘤、恶性黑色素瘤、平滑肌肉瘤等相鉴别。

五、分期

食管癌的分期采用美国癌症联合委员会(AJCC) 2010 年第七版 TNM 分期标准。

（一）原发肿瘤（T）

T_x 原发肿瘤无法评价

T_0 无原发肿瘤证据

T_{is} 高级别上皮内瘤变

T_1 肿瘤浸润黏膜固有层、黏膜肌层、或黏膜下层

T_{1a} 肿瘤浸润黏膜固有层或黏膜肌层

T_{1b} 肿瘤浸润黏膜下层

T_2 肿瘤浸润固有肌层

T_3 肿瘤侵及纤维膜

T_4 肿瘤侵及邻近器官结构

T_{4a} 手术可切除的肿瘤如侵及胸膜、心包、膈肌

T_{4b} 手术不可切除的肿瘤如侵及其他邻近器官如主动脉、椎体、气管

（二）**区域淋巴结（N）**

N_x　区域淋巴结不能评价

N_0　无区域淋巴结转移

N_1　1~2 枚区域淋巴结转移

N_2　3~6 枚区域淋巴结转移

N_3　≥7 枚区域淋巴结转移

（三）**远处转移（M）**

M_x　有无远处转移无法确定

M_0　无远处转移

M_1　有远处转移

（四）**组织学分级（G）**

G_X　分级无法评估-分期中定为 G_1

G_1　高分化

G_2　中分化

G_3　低分化

G_4　未分化-鳞状细胞癌分期中定为 G3

鳞状细胞癌分期：

分期	T	N	M	G	肿瘤部位
0 期	T_{is}（HGD）	N_0	M_0	1,X	Any
Ⅰ$_A$期	T_1	N_0	M_0	1,X	Any
Ⅰ$_B$期	T_1	N_0	M_0	2,3	Any
	$T_{2~3}$	N_0	M_0	1,X	下段,X
Ⅱ$_A$期	$T_{2~3}$	N_0	M_0	1,X	上段,中段
	$T_{2~3}$	N_0	M_0	2,3	下段,X
Ⅱ$_B$期	$T_{2~3}$	N_0	M_0	2,3	上段,中段
	$T_{1~2}$	N_1	M_0	Any	Any
Ⅲ$_A$期	$T_{1~2}$	N_2	M_0	Any	Any
	T_3	N_1	M_0	Any	Any
	T_{4a}	N_0	M_0	Any	Any
Ⅲ$_B$期	T_3	N_2	M_0	Any	Any
Ⅲ$_C$期	T_{4a}	$N_{1~2}$	M_0	Any	Any
	T_{4b}	Any	M_0	Any	Any
	Any	N_3	M_0	Any	Any
Ⅳ期	Any	Any	M_1	Any	Any

腺癌分期：

分期	T	N	M	G
0 期	T_{is}(HGD)	N_0	M_0	1,X
I_A期	T_1	N_0	M_0	1~2,X
I_B期	T_1	N_0	M_0	3
	T_2	N_0	M_0	1~2,X
II_A期	T_2	N_0	M_0	3
II_B期	T_3	N_0	M_0	Any
	$T_{1~2}$	N_1	M_0	Any
III_A期	$T_{1~2}$	N_2	M_0	Any
	T_3	N_1	M_0	Any
	T_{4a}	N_0	M_0	Any
III_B期	T_3	N_2	M_0	Any
III_C期	T_{4a}	$N_{1~2}$	M_0	Any
	T_{4b}	Any	M_0	Any
	Any	N_3	M_0	Any
IV期	Any	Any	M_1	Any

六、治疗

（一）综合治疗原则

食管癌治疗方法的选择应根据临床分期、病变部位和长度、侵犯范围、有无穿孔前和出血征象、病人的一般状况、是否伴有严重的内科疾病以及有无转移等具体情况,制订合理的、经济的个体化治疗方案。放射治疗是目前治疗食管癌主要的有效治疗手段之一。

1. 早期食管癌应首选手术治疗,因内科疾病不能手术或拒绝手术时,可行根治性放射治疗;对部分局部晚期、单纯手术切除困难者可行术前放射治疗;中、晚期病人应选择以放射治疗为主的综合治疗。

2. 颈段及胸上段食管癌,由于手术比较困难,且发生合并症的危险性大,而放射治疗的效果较好,故应首选根治性放射治疗。

3. 胸中段食管癌因手术和放射治疗的疗效接近,则应根据病人的具体情况选择手术或放射治疗。

4. 胸下段食管癌因手术切除率较高应首选手术,但易发生腹腔等处淋巴结转移,应辅以术后的综合治疗。

（二）放射治疗

1. 根治性放射治疗 适用于一般情况好,病变比较短,食管病变处狭窄不明显(能进半流食),无明显的外侵征象如胸背痛,无出血、食管穿孔前征象,无远处转移,无严重并发症的病人。对于完全梗阻、严重贫血、恶病质、有穿孔前征象或已发生食管穿孔、纵隔炎者或多发远处转移者,不推荐根治性放疗。

2. 姑息性放射治疗 主要目的为减轻病人痛苦(如骨转移的止痛放疗,转移淋巴结压迫症状等),缓解进食困难,延长寿命。对于已有食管穿孔、恶病质者不推荐放疗。

3. 术后放射治疗 II~III期病人术后需行预防照射。根治性手术后有以下高危因素之一者需行术后放疗:淋巴结阳性、切缘阳性、淋巴结清扫不彻底、估计有亚临床病灶。

4. 放射治疗技术

（1）常规放射治疗:模拟机定位,一般为三野等中心照射(一前野两后斜野),后斜野机架角±130°。野宽4.5~5cm,照射野长度为肿瘤上下各放3~5cm(图4-3-2)。

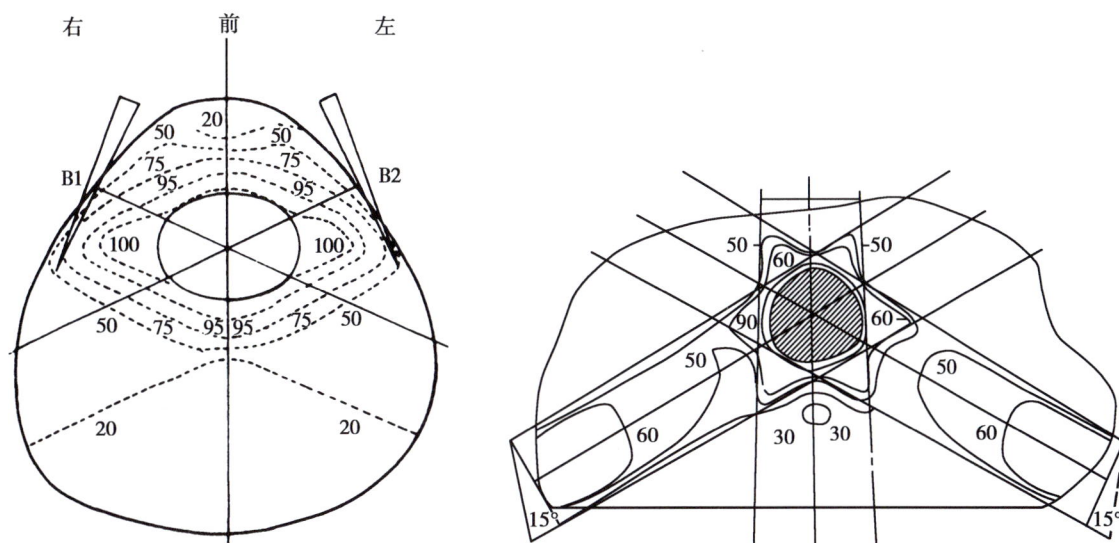

图 4-3-2 食管癌常规放疗照射野

（2）三维适形放射治疗、调强放射治疗、图像引导放射治疗:三维适形放射治疗指在三维空间上高剂量分布区域与治疗靶区的几何形状相符的治疗技术。调强放射治疗是通过计算机的逆向运算来达到剂量分布与靶区吻合。图像引导放射治疗是将放疗机与影像设备相结合,在治疗前采集相关影像学信息来确定靶区是否与治疗前计划靶区一致,从而校正病人摆位误差、调整后续放疗计划或引导射线束实时照射。

工作流程:体位固定→胸部增强 CT 扫描→局域网传送 CT 扫描图像→医师勾画肿瘤靶区及危及器官→物理师设计照射野及放射治疗计划→医师认可治疗计划→放射治疗计划验证→由医师/物理师等放疗的技术人员共同在加速器校对照射野和治疗位置验证→实施照射计划。

食管癌放射治疗靶区定义:

GTV(gross tumor volume):为食管的原发病灶。指 CT 所显示食管原发肿瘤,长度结合食管造影、食管镜和/或超声内镜所示的肿瘤长度。包括转移的淋巴结。必要时可参考 PET-CT/MRI 所显示的病变范围。

CTV(clinical target volume):GTV 左右前后方向外放0.5~1cm,上下外放3~5cm,外放后按解剖屏障调整。颈段及上段食管癌需包锁骨上淋巴结引流区。术后 CTV 为原发病变长度+病变上下各外放5cm+相应淋巴引流区。

PTV(planning target volume):由物理师和医师根据本单位的摆位误差大小进行外放,一般为 CTV 外放0.5cm(图4-3-3/文末彩色插图4-3-3)。

（3）照射剂量:95% PTV 60~66Gy/30~33 次。锁骨上区预防照射剂量为50Gy。术后辅助放疗剂量50Gy(图4-3-4/文末彩色插图4-3-4)。

（三）放化综合治疗

放射治疗作为一种有效的局部治疗手段能提高食管癌的局控率,但由于局部复发和远处转移是中、晚期食管癌治疗失败主要原因,目前,食管癌治疗的首选方案仍为多学科综合治疗。放化综合治疗不仅

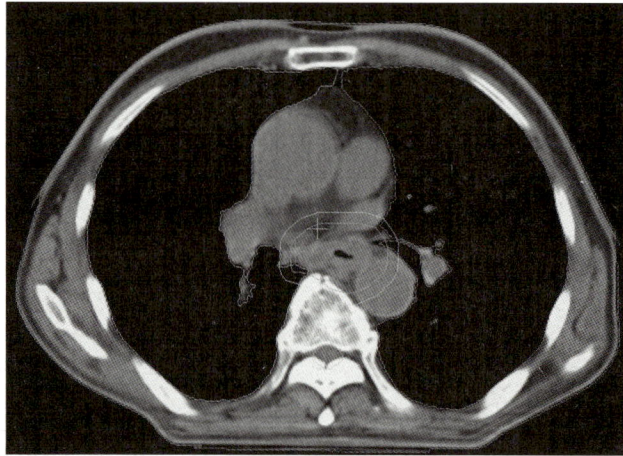

图 4-3-3 食管癌三维适形放疗靶区勾画
红色线为 GTV,绿色线为 CTV,黄色线为 PTV

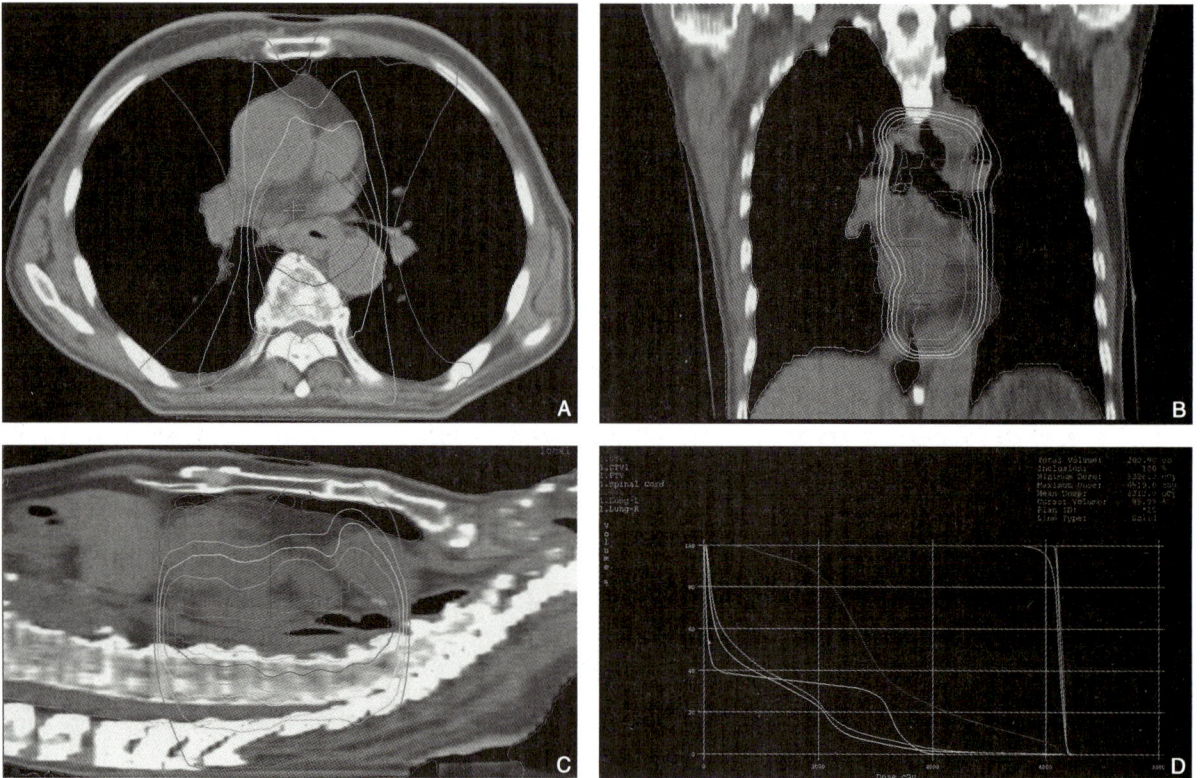

图 4-3-4 食管癌三维适形放疗剂量分布图
A. 轴位剂量分布;B. 冠状位剂量分布;C. 矢状位剂量分布;D. 剂量体积直方图。红色、绿色、黄色、蓝色、粉色线分别表示 60Gy、50Gy、40Gy、30Gy、20Gy 剂量曲线

可以对肿瘤原发灶起到良好的局部控制作用,同时使全身的亚临床病灶得到有效的控制,达到既降低局部复发率又减少远处转移,提高了近期疗效和远期生存率。

食管癌的综合治疗中,目前认为治疗食管癌最有效的联合化学治疗方案中仍以 PF 方案(顺铂、5-氟尿嘧啶)最为常用,有效率可达 25% ~ 35%。近几年来,多种新药已经被验证试用,包括紫杉醇、多西紫杉醇和伊立替康等。临床前期以及临床早期的数据均证明上述单药治疗食管癌疗效突出,与 DDP 和

(或)5-FU联合治疗晚期食管癌其有效率可达50%以上。新的分子靶向药物正逐渐应用于胃肠道恶性肿瘤,包括:单克隆抗体,表皮生长因子受体酪氨酸激酶抑制剂以及血管内皮生长因子受体抑制剂,但在食管癌中疗效尚未明确。

（四）影响预后的因素及疗效评价

1. 影响预后的因素

（1）局部病期的早晚(原发肿瘤的浸润深度):由于非手术科室的医师很难明确掌握肿瘤浸润状况,目前常规判断方法是:病变的长度;钡餐造影显示病变的早晚;有一定的扩张度,表明肿瘤浸润不深或非全周性的浸润;食管腔内超声检查。

（2）淋巴结转移情况:治疗前是否有淋巴结转移、转移部位不同、淋巴结转移多少均与生存率有一定相关性。

（3）食管癌的放射敏感性:治疗前X线分型腔内型、蕈伞型较其他类型敏感。

2. 疗效评价　治疗后X线改善的情况判断为基本正常、明显改善、改善、不变或恶化;或者采用我国1989年提出的食管癌放射治疗后近期疗效评价标准如下:①完全缓解(CR):肿瘤完全消失,食管边缘光滑,钡剂通过顺利,但管壁可稍显强直,管腔无狭窄或稍显狭窄,黏膜基本恢复正常或增粗;②部分缓解(PR):病变大部分消失,无明显的扭曲或成角,无向腔外溃疡,钡剂通过顺利,但边缘欠光滑,有小的充盈缺损和(或)小龛影,或边缘虽光滑,但管腔有明显狭窄;③无缓解(NR):放疗结束时,病变有残留或看不出病变有明显好转,仍有明显的充盈缺损及龛影或狭窄加重。

（五）放射治疗后局部复发的处理

根治性放疗后多数病人在1~2年复发,同时伴有放疗后纤维化,且放疗后仍有一定比例的病人为局部无癌或重度放疗反应。因此,在选择治疗前,明确诊断是必不可少的。治疗方法有以下几种。

1. 手术治疗　是治疗放疗后复发的手段之一。根治性放疗后手术难度大,手术死亡率和并发症较单一手术组高,但手术成功后的效果较其他方法要好。因此,一旦确诊为复发,在病人身体状况较好,无远处转移,能手术者争取手术治疗以取得更好的效果。但在首程放疗者多数是病期偏晚,已失去手术机会者居多。因此,能手术治疗的病人并不多。

2. 放射治疗　复发后放射治疗的效果各家意见不一。再程放疗确有延长生存期的作用,但是,在放疗过程中有25.5%的病人因全身情况及症状恶化或因食管穿孔、大出血死亡而终止治疗。因此,有以下情况者不宜再做放射治疗:全身情况不佳,年迈体弱者;梗阻严重,只能进流食者;食管钡剂造影有明显的尖刺突出或有大龛影者。但上述情况是相对而言。目前的治疗手段和静脉营养较前有明显改善,而且对食管穿孔或尖刺认为感染是主要原因。因此,可考虑加强营养,积极有效抗感染治疗,或食管支架改善进食困难的同时,试探性放射治疗,建议放疗剂量在50~60Gy最佳。

七、放射治疗的不良反应及处理

（一）全身放射治疗反应

多数病人无明显的全身反应或仅有轻微的反应,无需处理。少数病人可出现较明显的反应,主要表现为乏力、食欲缺乏、白细胞下降等,可给予加强营养、输液支持治疗及相应的药物治疗,以保证放射治疗顺利完成。

（二）局部放射治疗反应

1. 放射性食管炎　多数病人表现为轻度吞咽疼痛,进食困难较前加重,多在照射剂量达DT(20~40)Gy/(2~4)周左右时出现,可不做处理;严重者可出现局部疼痛或胸骨后烧灼感,进食时加重等症状。主要原因为照射所致食管黏膜充血、水肿、渗出及糜烂。处理方法:首先要向病人解释该反应是放射治疗中的必然过程,而不是病情加重。对于症状较轻的病人给予观察并嘱其进流食或半流食,增加营养,重者需给予输液等治疗,适当少量的激素和抗生素治疗可获得较好的效果。

2. 放射性气管炎　主要表现为刺激性干咳或痰不易咳出。轻者无需处理或对症治疗,加有糜蛋白酶和激素等的雾化吸入有助于排痰。反应严重者应暂停放射治疗。

3. 穿孔　穿孔是食管癌治疗中最严重的并发症之一,发生率约为3%,其诊断与处理非常关键。

(1) 原因:食管癌放射治疗过程中发生穿孔的机制为:肿瘤消退的速度与正常组织修复速度不均衡所致。

(2) 临床表现:①进食或饮水呛咳;②发热,常为低热;③胸背痛或胸部不适;④白细胞尤其是中性粒细胞数增高。

(3) 处理:

1) 对于放射治疗前X线片即显示有穿孔前征象(如尖刺、龛影或扭曲变形等)的病人,应采用常规外照射,并随时观察病人的临床表现,加强抗感染和促进正常组织修复能力的相应治疗,注意及时补充营养、蛋白,并及时纠正贫血等。同时,应经常行X线透视以便动态观察食管癌治疗过程中病变的转归和穿孔前征象的变化。

2) 放射治疗中和放射治疗后发生穿孔时的处理:①禁食水并中止放射治疗;②进行积极有效的抗炎、高营养、高蛋白等治疗;③可行食管被覆支架介入治疗。

4. 出血　发生率为1%,可发生在治疗中的任何时期。多无明显先兆症状,出血量多少不一,甚至大出血。对治疗前就有明显的溃疡,尤其是伴有毛刺状的较深溃疡者应特别谨慎,应经常行X线透视检查,根据病变的情况,通过酌情减少单次照射剂量、延长总的治疗时间等避免其发生。

5. 食管单纯瘢痕狭窄　多发生于放射治疗结束后3～6个月,主要表现为进食哽噎症状重新出现或有加重趋势。钡餐显示原病变处高度狭窄、扩张差或不扩张、狭窄上缘光滑;纤维食管镜则显示黏膜正常或部分瘢痕、局部弹性差,但无新生物,病理或细胞学检查为阴性。目前尚无狭窄严重程度的统一评价标准。轻者可无需处理,狭窄较严重者应视情况选择物理扩张或手术治疗。

第二节　原发性支气管肺癌

一、概述

原发性支气管肺癌(pulmonary carcinoma),简称肺癌,是指来源于支气管黏液腺、细支气管上皮及肺泡上皮的恶性肿瘤。肺癌已经成为我国发病率和致死率均第一位的恶性肿瘤。发病率在城市中居首位,年发病人数近80万,男女比例约为3～7∶1。肺癌是由环境因素引起的疾病,80%～90%的肺癌与主动或被动吸烟相关,此外还有空气污染、职业性因素及家族易感因素等。肺癌的发生与每日吸烟的支数及年限等成正比。由于经常处于"被动吸烟"环境中或长期接触厨房油烟等因素,女性肺癌病例呈增加趋势。在我国,早期非小细胞肺癌中可手术切除者仅占15%～20%,大多数病人确诊时已为局部晚期,需要接受放射治疗在内的综合治疗。肺癌的局部未控是发生远处转移的根源,最终导致治疗的失败。影响肺癌预后的因素包括病人情况、肿瘤相关情况和治疗相关情况,其中,最重要的是临床分期,而且,分期决定了治疗方案的选择。按组织学分类鳞状细胞癌的预后最好,其次是腺癌和大细胞未分化癌,小细胞未分化癌的预后最差。非小细胞肺癌病人总的5年生存率仅为18%左右。

(一) 肺的解剖

肺脏位于胸廓内纵隔的两侧,表面覆盖有脏层胸膜,壁层胸膜则附在胸壁内侧、膈肌和纵隔上。左肺2个叶,右肺3个叶,气管于胸腔入口进入上纵隔,在T_5水平分为左、右支气管。左、右支气管,肺动、静脉,支气管动、静脉和淋巴组织等组成了肺门结构。

(二) 肺的淋巴引流

肺脏的淋巴分布非常丰富,通常分为深浅两部分,浅层与脏层胸膜相并行,深层与支气管、肺血管相

并行,深、浅两部分淋巴引流最后汇集在肺门部
(图 4-3-5)。

胸腔淋巴结可分为 14 个区,掌握淋巴结的分
区对正确的勾画靶区非常重要。

1 区为上纵隔上部淋巴结;

2 区为气管旁淋巴结;

3 区为气管前、血管后淋巴结;

4 区为气管支气管淋巴结;

5 区为主动脉弓下(主动脉肺动脉窗)淋
巴结;

6 区为主动脉弓旁淋巴结(升主动脉或膈神
经);

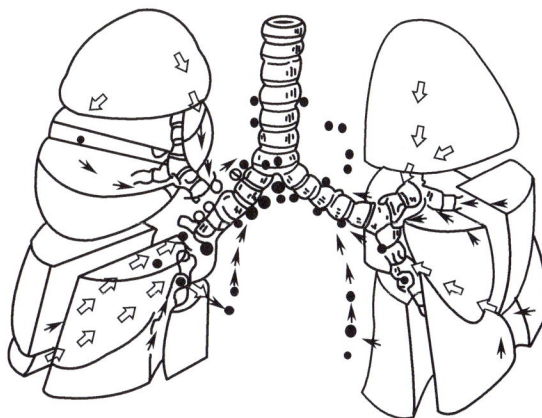

图 4-3-5　肺的淋巴引流

7 区为隆突下淋巴结;

8 区为食管旁淋巴结;

9 区为肺韧带淋巴结(1~9 区淋巴结称为纵隔淋巴结);

10 区为气管周围、肺门淋巴结;

11 区为叶支气管间淋巴结;

12 区为叶支气管周围淋巴结(10~12 区淋巴结称为肺门淋巴结);

13 区为段支气管周围淋巴结;

14 区为亚段支气管周围淋巴结(13、14 区淋巴结称为肺内淋巴结)。

肺癌的淋巴转移顺序:通常先转移至同侧肺门,后到隆突下淋巴结、纵隔淋巴结、锁骨上淋巴结,最
后进入血液循环。左肺癌除了同侧纵隔淋巴结受侵外,常累及对侧纵隔淋巴结;左肺上叶癌也经常侵及
隆突下淋巴结。右肺癌主要扩散到气管、支气管上方淋巴结,后累及右上纵隔淋巴结,再向气管旁淋巴
结扩散,最后到右侧斜角肌淋巴结或颈深淋巴结。右肺上叶癌很少累及隆突下淋巴结和对侧纵隔淋巴
结;右肺下叶癌可扩散到隆突下淋巴结,也可累及对侧纵隔淋巴结。

二、病理

(一)大体分型

1. 根据肺癌的发生部位分为三型

(1)中心型肺癌:肿瘤发生在肺叶、段以上的支气管,位于肺门附近,以鳞癌或小细胞癌最多见。

(2)周围型肺癌:肿瘤发生在肺段以下的小支气管和细支气管,腺癌多见。

(3)弥漫型肺癌:肿瘤发生于细支气管或肺泡,多为腺癌和肺泡细胞癌。

2. 根据肺癌的生长方式可分为五型

(1)管内型:肿瘤局限于支气管腔内,呈息肉或菜花状,无肺组织侵犯。

(2)管腔浸润型:肿瘤组织破坏支气管壁并侵犯到肺组织内。以上两型多见于中心型肺癌。

(3)肿块型:肿瘤形状不规则,与周围正常的肺组织境界不清。

(4)球型:肿瘤呈球形生长,与周围肺组织界限清晰,与支气管关系不确切。以上两型多见于周围
型肺癌。

(5)弥漫浸润型:肿瘤组织呈弥漫性生长,多累及大部分的肺叶或肺段,甚至全肺,见于肺泡细胞
癌或弥漫型肺癌。

(二)组织学分类

1997 年 WHO 将肺癌的组织学类型分为以下八类:

1. 鳞状细胞癌 包括乳头状癌、透明细胞癌、小细胞样癌、基底细胞癌。占肺癌的42.5%左右,多为中心型,男性多见,与吸烟关系密切,2/3为中心型,1/3为周围型。生长较缓慢,中心常发生坏死而伴有偏心厚壁空洞,多伴有肺门淋巴结的转移,血行转移较晚,对射线中度敏感。

2. 腺癌 包括腺泡状腺癌,乳头状腺癌,细支气管-肺泡细胞癌及混合型癌。占37.6%~42.5%,多为周围型,女性多见,近年发病率明显上升,与被动吸烟关系密切,早期即可出现淋巴、血行或胸膜的转移,对放射治疗、化学治疗敏感性均较差。

3. 小细胞癌 包括雀麦细胞癌和复合雀麦细胞癌。占8.5%~11.1%,男性多见,与吸烟关系密切,多为中心型,病情进展迅速,恶性度极高,常侵犯周围组织,早期即可出现广泛的淋巴及血行转移,对放射治疗和化学治疗均敏感。

4. 大细胞癌 包括大细胞神经内分泌性癌、透明细胞癌、淋巴上皮样癌、大细胞伴横纹肌样癌。约占2.2%~8.6%,周围型多见,常伴有淋巴结转移,对射线中度敏感。

5. 腺鳞癌 少见,约占1%~3%。对放射治疗、化学治疗低度敏感,需综合治疗。

6. 类癌 极少见,对射线不敏感。

7. 支气管唾液腺癌 包括腺样囊性癌,黏液表皮样癌等,偶见,对射线不敏感。

8. 多形性癌伴肉瘤样成分,极少见,对射线不敏感。

由于肿瘤的生物学行为不同,为临床治疗方便,将肺癌分为两大类:小细胞肺癌(small cell lung cancer,SCLC)和非小细胞肺癌(non-small cell lung cancer,NSCLC)。后者包括除小细胞肺癌以外的其他所有上皮源性肺癌。

三、临床表现

肺癌的临床症状主要取决于肿瘤的发生部位、病理类型、肿块的大小和发展速度等。周围型肺癌早期无明显症状,中心型肺癌的症状出现早而且明显。

(一)症状

1. 咳嗽 刺激性干咳是中心型肺癌最早出现的症状。常为阵发性,夜间和清晨为重。

2. 咳痰 多数病人以咳痰为主要症状,有少量白色泡沫痰,合并有感染时可出现黄痰。

3. 血痰和咯血 多为肿物破溃所致,常为间断性、反复的少量痰中带血丝,如肿瘤侵蚀大血管则出现咯血量增加,甚至发生致死性大咯血。

4. 胸闷、气急 多见于中心型肺癌,由于肿瘤阻塞支气管引起管腔狭窄甚至闭塞、出现肺不张和胸水而导致胸闷、气急;或因病变广泛、纵隔内淋巴结转移压迫气管、支气管以及心包转移引起的心包积液、上腔静脉受阻等,均可出现气急症状,并随活动而加重。

5. 胸痛 当病变累及胸膜和胸壁时可出现胸痛。常表现为胸闷和钝痛,随着用力、体位变化、咳嗽或深呼吸而加重。开始疼痛部位不固定,当肿瘤发展到一定程度时部位逐渐固定。

6. 发热 肺癌的发热有两种:一种是由于肿瘤引起支气管狭窄和(或)阻塞而发生阻塞性肺炎时出现;另一种则是由于肿瘤细胞本身的坏死、吸收引起的"肿瘤热"。后者抗生素治疗常无效。

7. 声音嘶哑 常因主动脉弓下方淋巴结转移和(或)肿瘤直接侵及左侧喉返神经引起左侧声带麻痹;右侧锁骨上淋巴结转移压迫右侧喉返神经引起右侧声带麻痹。表现为声音嘶哑和呛咳。

8. 吞咽困难 因纵隔内较大肿块、淋巴结压迫或侵及食管所致。

9. 心脏症状 因心包或心肌的直接受累或转移而引起的心包积液、心动过速、心律不齐或心力衰竭等。

10. 全身症状 发热、食欲缺乏、体重下降、乏力甚至恶病质。

(二)体征

1. 霍纳综合征(Horner syndrome,又称颈交感神经麻痹综合征) 为肿瘤压迫交感神经节所致,表现为患侧眼球内陷、上睑下垂、眼裂狭窄、瞳孔缩小、患侧颜面无汗和发红等。

2. 上腔静脉压迫综合征（superior vena cava syndrome，SVCS）　由于纵隔内淋巴结转移压迫和（或）肿瘤直接压迫上腔静脉而产生的急性或亚急性综合征。主要体征是头颈部及胸部静脉曲张、颜面及口唇发绀、面部肿胀、部分病人表现上肢水肿或眼结膜水肿、视力模糊等。SVCS 是肺癌病人的一种急症,应积极进行治疗。

3. 肺上沟癌（又称 Pancoast 瘤或肺尖癌）　指肺尖发生的支气管肺癌,常为低度恶性的鳞状细胞癌,生长较缓慢,手术不易彻底切除,常选择术后放射治疗。Pancoast 综合征是因该肿瘤所致的一系列综合征,即由于其位于胸腔入口处,易侵犯胸腔内的筋膜淋巴管、臂丛下神经根、肋间神经、交感神经节链以及邻近的肋骨和锥体,而产生剧烈的疼痛和霍纳综合征。疼痛为顽固性或烧灼性,多为阵发性加重,有时伴有皮肤感觉的异常和不同程度的肌肉萎缩。

4. 膈肌麻痹　膈肌受累时常表现为呼吸时患侧膈肌出现反常运动。

5. 副瘤综合征

（1）杵状指（趾）和肥大性骨关节病:由于长期乏氧导致双下肢及踝部关节肿胀、疼痛,X 线片可有骨膜改变,常见于鳞状细胞癌,肿瘤切除后症状减轻或消失。

（2）内分泌失常:多见于小细胞肺癌。肿瘤若分泌促肾上腺皮质激素（ACTH）,可引起库欣综合征（Cushing syndrome）;分泌抗利尿激素可引起水潴留,稀释性低钠血症,伴有全身的水肿、嗜睡、定向障碍等水中毒症状,称之为抗利尿激素分泌失调综合征;若肿瘤分泌促性腺激素,可引起男性乳房发育,常伴有肥大性骨关节病。

（3）神经肌肉综合征:多见于小细胞肺癌,表现为重症肌无力、小脑运动性失调、眼球震颤及精神改变等。

（4）高钙血症:多见于鳞状细胞癌,肺癌发生骨转移或分泌甲状旁腺激素时可引发高钙血症,出现恶心、呕吐、嗜睡、烦渴、多尿和精神紊乱等症状。

（三）远处转移征象

1. 脑或脊髓转移时,可出现头晕、头痛、呕吐、共济失调、肢体感觉或运动障碍等症状和相应的神经定位症状或体征。

2. 锁骨上区和（或）腋下淋巴结转移时,可触及局部的结节或包块。

3. 肝脏转移时,可出现厌油腻饮食、肝区胀痛、肝脏肿大,严重时可出现黄疸和腹水。

4. 骨转移时,常转移到肋骨、脊柱或骨盆,可表现为不同程度的局部疼痛或压痛、叩击痛等,严重者可发生病理性骨折。

5. 皮肤转移时,表现为全身多处的皮下结节。

四、诊断与鉴别诊断

（一）诊断

对可疑者除应详细的了解病史、临床表现和体征外,还应进行如下相关检查,其中,病理组织学是诊断肺癌最确切的依据。随着精准医学时代的到来,分子病理学在肺癌的诊断和治疗中起到了重要的作用。

1. X 线检查　胸部正侧位片可作为临床进行肺癌普查和诊断的最初依据。可以显示肿瘤的大小、部位、形状以及由肿瘤造成的支气管狭窄或阻塞导致的肺部间接影像,如阻塞性肺炎或肺不张等。还可以观察到肿瘤侵犯或转移引起的肺内和胸内、外的改变。

2. CT 检查　CT 是诊断肺癌最有价值的影像学检查手段。只要可能,不论在 CT 检查或行 CT 模拟定位时应该用静脉造影剂增强扫描,除了可较明确的观察肿瘤的形状、大小、边缘性状、支气管有无狭窄或阻塞,发现纵隔内的肿大淋巴结、确定肿瘤是否侵犯大血管、其他脏器及侵及胸膜的范围等,对 X 线片很难发现的肺尖癌、脊柱旁肿瘤、心后区及奇静脉食管窝的肿瘤有诊断价值外,更利于精确的勾画靶区和正常组织。还可为纤维支气管镜检查做向导,对周围型肺肿块进行穿刺活检等。对确定临床分期、制定治疗原则具有非常重要的作用,还可用于随访中以判断肿瘤是否复发和转移。

3. MRI 检查 增强 MRI 较容易区别纵隔内大血管和肿大淋巴结,对肿瘤是否侵及邻近的大血管、心脏等的判断有重要意义。

4. 痰脱落细胞检查 对中心型肺癌的诊断价值较高,连续痰检 3 次以上的阳性率可达 69% ~ 91%,但对周围型肺癌诊断的阳性率较低。通常痰脱落细胞和病理诊断的阳性符合率为:鳞癌为 75% ~ 91%,腺癌为 80% ~ 95%,小细胞癌为 80% 左右。

5. 纤维支气管镜检查 可直视病变的部位和范围,通过获取病理组织和细胞、肺泡灌洗液检查、肺活检、针吸、腔内超声等手段提高阳性诊断率及临床分期的准确性。此外,还可以进行腔内高剂量率后装放射治疗。

6. 经皮针刺活检 在 CT 或超声引导下对肺内结节性肿物进行经皮针刺活检,对周围型肺癌的诊断具有重要价值,阳性率达 80% 以上。主要合并症有气胸、肺出血及血痰等,大多无需特殊处理可自行缓解或消失。

7. 淋巴结活检术 对颈部、锁骨上区、腋下等浅表淋巴结疑有转移时,可行切取或穿刺吸取活检。

8. 纵隔镜检查 可直视下检查气管旁淋巴结是否肿大,并进行病理活检判断有无转移。对明确诊断及分期有重要意义。

9. 超声波检查 对颈部、锁骨上区及上腹部,尤其对判断有无肝、肾上腺及腹膜后的转移有肯定意义,也可对邻近胸壁的肿块、皮下结节性质及有无胸水等作出判定。

10. 肿瘤标志物检查 目前临床上用于肺癌的肿瘤标志物较多,有蛋白质、各种肽类、酶类、内分泌物质和各种抗原物质等,除 SCC 常用于肺鳞状细胞癌的检查外大多缺乏特异性,多作为临床上观察病情经过的参考指标。

11. 骨 SPECT 检查 可较 X 线检查提前 3 ~ 6 个月发现是否有骨转移及其部位,是肺癌临床分期、疗效判定和随访的常规方法之一。

12. PET-CT/MRI 检查 对肺癌的早期发现、肺内孤立性结节良恶性的鉴别诊断、尤其是对纵隔内直径小于 10mm 的淋巴结性质的判定、临床分期及远处转移的发现、疗效的判定、随访有无复发或转移及预后等均有重要价值。由于 PET-CT 的敏感性和特异性从单纯 CT 的 70% ~ 80% 提高至 90%,因此,PET-CT 在肿瘤中的应用提高了 25% ~ 50% 病人靶区勾画的准确性。对肺癌伴有阻塞性肺不张的病人,在靶区勾画时应尽量行该项检查,以区分肺不张和肿瘤,对准确的靶区勾画具有重要意义。目前,通过利用该技术的乏氧等特异性显像,对肺癌等恶性肿瘤的精确放射治疗中生物靶区的勾画及预后的评价等已经应用于临床工作中。

(二)鉴别诊断

早期肺癌常被误诊。尽管根据临床症状、体征以及 CT、MRI、纤维支气管镜检查等通常不难做出肺癌的正确诊断。然而,临床上仍需要与肺结核、肺炎、结核性胸膜炎、肺脓肿、错构瘤、平滑肌瘤、纤维瘤、炎性假瘤等良性疾病及纵隔肿瘤、肺内孤立性转移瘤以及肺内其他恶性肿瘤:如纤维肉瘤、恶性淋巴瘤及结节病(sarcoidsis)等相鉴别。

五、分期

肺癌的分期采用 NCCN 指南于 2009 年制定的 TNM 分期,该分期已经被 UICC 和 AJCC 采纳。

(一)原发肿瘤(T)

T_0 无原发肿瘤

T_1　肿瘤≤3cm,被肺或脏层胸膜包绕,未累及主支气管

T_2　肿瘤>3cm或肿瘤具有以下任一项:侵犯脏层胸膜,累及主支气管但距隆突≥2cm,肺不张/阻塞性肺炎蔓延至肺门但未累及全肺

T_3　肿瘤直接侵犯胸壁(包括肺上沟癌)、膈肌、纵隔胸膜、心包,或肿瘤位于主支气管但距隆突<2cm,全肺肺不张/阻塞性肺炎

T_4　任何大小肿瘤侵犯至纵隔、心脏、大血管、气管、食管、椎体或隆突,或同一肺内出现多个病灶,或恶性胸水

（二）淋巴结转移（N）

N_0　无区域淋巴结转移

N_1　转移至同侧支气管旁和(或)肺门周围淋巴结及肺内淋巴结,包括直接侵犯

N_2　转移至同侧纵隔淋巴结和(或)隆突下淋巴结

N_3　转移至对侧纵隔淋巴结、对侧肺门淋巴结、同侧或对侧斜角肌淋巴结、锁骨上淋巴结

（三）远处转移（M）

M_0　无远处转移

M_1　有远处转移

肺癌的临床TNM分期标准:

0期　原位癌

I_A期　$T_1N_0M_0$

I_B期　$T_2N_0M_0$

II_A期　$T_1N_1M_0$

II_B期　$T_2N_1M_0$,$T_3N_0M_0$

III_A期　$T_{1\sim2}N_2M_0$,$T_3N_1M_0$

III_B期　$T_{1\sim4}N_3M_0$,$T_4N_{0\sim2}M_0$

IV期　任何T,任何N,M_1

由于小细胞肺癌恶性度高,多数病人在确诊时已为III、IV期而不适合进行TNM分期,临床上仍采用美国退伍军人医院制定的分期:①局限期(limited disease)指肿瘤局限于一侧胸腔、有和(或)无同侧肺门及纵隔、前斜角肌及锁骨上淋巴结转移,但不能有明显的上腔静脉压迫、声带麻痹和胸腔积液;②广泛期(extensive disease)指肿瘤的发展已扩展到胸腔外,已超过局限期。

六、治疗

不论何种恶性肿瘤,正确的分期对于治疗方案的制定和预后的评估都是非常重要的。在我国,由于大多数的肺癌病人在临床确诊时已属中、晚期,因此,应根据病人的一般状况、部位及范围、病理类型、临床分期和发展趋向,结合分子病理学,有计划地、合理地应用现有的多种治疗手段进行多学科综合、有效的治疗,以最适宜的经济费用取得最好的治疗效果,同时最大限度地改善病人的生活质量,提高生存期。

（一）综合治疗原则

1. 非小细胞肺癌的治疗原则

（1）I、II及III_A期:只要无手术禁忌证,应首选手术或手术为主的综合治疗,术后应根据不同的病理类型和临床分期,酌情配合放、化综合治疗。对因高龄或内科原因不能手术或拒绝手术的病例,SBRT可作为一种根治性治疗手段,可获得和手术相似的局部控制率。

（2）III_B期:由于已有纵隔器官受累和(或)伴有锁骨上区的转移等已不适合手术,可根据病理类型合理的采用根治性放射治疗、化学治疗或放化综合治疗。

（3）IV期:如病人一般情况尚可,可适当进行全身的化学治疗,或采用以减轻症状、改善生存质量

为目的的局部减症性放射治疗或支持治疗。

（4）对术后病理证实断端阳性、肺门和（或）纵隔淋巴结转移、手术切除不彻底、肿瘤残留在胸腔内的病例，应结合影像学、病理及手术中局部留置的银夹等定位，行术后放射治疗。

2. 小细胞肺癌的治疗原则

（1）对临床分期为Ⅰ期者，可行肺叶切除术加纵隔淋巴结清扫；其他局限期应采用以化学治疗为主的综合治疗，辅以原发肿瘤的局部手术或放射治疗。对治疗后肿瘤达到完全消失者行全脑预防性照射。

（2）广泛期一般以化学治疗为主，对症状明显部位或化学治疗后的局部残存病灶行放射治疗。

（二）放射治疗

放射治疗是肺癌治疗的一个重要手段。临床上就诊的非小细胞肺癌（non-small cell lung cancer，NSCLC）中，早期仅占20%左右，中、晚期占70%以上，因此，绝大多数肺癌病人需要接受放射治疗。

1. 非小细胞肺癌的根治性放射治疗

（1）适应证：

1）因高龄或内科原因不能手术或拒绝手术的Ⅰ、Ⅱ期病人；

2）病变局限于一侧胸腔，照射面积≤100cm^2；

3）KPS≥60分，白细胞计数>3.5×10^9/L，血红蛋白>100g/L；

4）无严重内科疾病；

5）无远处转移。

（2）照射范围：目前在临床实施的各种精确放射治疗中，通常只进行累及野的照射，不做淋巴结引流区的预防性照射。

1）Ⅰ期：多因一般状态或心、肺功能较差未能或无法接受手术，因此，照射范围不宜过大，仅包括CT等影像学可见肿瘤，不做淋巴结引流区的预防性照射。

2）Ⅱ、Ⅲ$_A$期：照射范围应包括原发病灶、肺门和纵隔淋巴结，照射面积不宜超过100cm^2。对一般状况不佳或伴有内科疾病者，应尽量缩小照射范围。

3）Ⅲ$_B$期：此期病人治疗失败的原因主要是远处转移，因此，照射范围仅包括CT等影像学所显示的肿瘤和转移淋巴结，可不作淋巴结引流区的预防性照射。

4）肺尖癌的照射范围要包括原发病灶、同侧的锁骨上区，如无肺门淋巴结肿大则不必包括肺门及纵隔。

5）对诱导化学治疗后接受精确放射治疗的病人，GTV应包括化学治疗后所见肿瘤和化学治疗前的异常淋巴结；若经化学治疗后达CR者，GTV应包括治疗前的肿瘤和淋巴结；若化学治疗期间肿瘤进展，GTV则应包括进展后的所见肿瘤。

（3）布野方法：

1）设野原则：

A. 放射治疗计划的设计应满足全靶区照射，照射范围应先大野后小野，即先对原发病灶加纵隔淋巴引流区照射DT 36~40Gy后避开脊髓，对残留病灶应再缩成小野并适当追加剂量；

B. 最大限度的包括肿瘤组织，尽量减少正常肺及心脏的受照射体积和剂量；

C. 在照射野必须包括脊髓、心脏等重要器官时，应注意及时缩野，以控制其所受剂量在耐受范围之内，脊髓受照射最高剂量应<DT 45Gy/4~5周；

D. 同时照射锁骨上区时，应注意和胸部照射野交界处的剂量分布；

E. 照射野面积不宜超过100cm^2，靶区剂量应均匀。

2）布野方法：

A. 上叶肺癌的照射野至少应超过可见肿瘤边界1~1.5cm；

B. 下叶肺癌因呼吸移动度较大,照射野应超过病灶 1.5~2cm;

C. 下叶周围型肺癌常转移到食管旁及下肺韧带淋巴结,因此纵隔野的下缘要达膈肌水平;

D. 纵隔野上缘起自胸腔入口,下至隆突下 4~5cm,侧缘达对侧的纵隔边缘外 0.5cm 处;

E. 有肺不张的病人应随时行影像学检查,肺复张后应及时重新定位;

F. 有锁骨上区淋巴结转移时,锁骨上野的上界应达环状软骨水平,下界至胸腔入口,即达纵隔野的上缘,两侧外界达肱骨头内侧缘。需要注意的是:如原发灶与肺门或纵隔转移淋巴结距离较远时,应分为两个照射野进行照射;如上纵隔有淋巴结转移时,最好与胸部同设为一个照射野。不同部位肺癌常规照射范围见图 4-3-6。

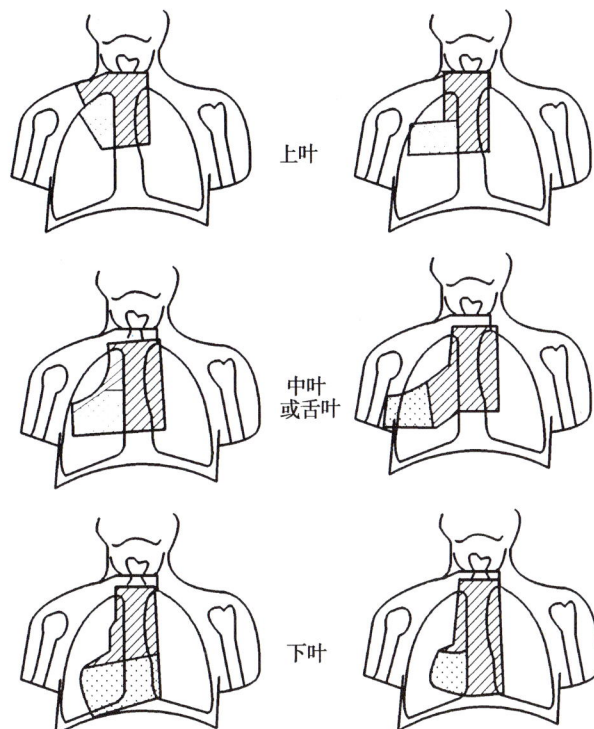

图 4-3-6　不同部位非小细胞肺癌照射范围示意图

（4）放射源的选择:通常应用 6~15MV-X 射线,无条件单位亦可选^{60}Co-γ 线。

（5）剂量:根治性剂量:鳞状细胞癌 DT 60~66Gy/6~7 周;腺癌 DT 60~70Gy/6~8 周;锁骨上淋巴结转移的照射剂量一般为 DT 60~66Gy/6~7 周。

2. 小细胞肺癌的根治性放射治疗　小细胞肺癌的生物学特点是恶性度高,早期即可发生远处转移,对放射治疗和化学治疗敏感。因此,治疗前应尽快行全身详细的检查和准确的分期后即可实施治疗。需要注意的是:放疗介入治疗的时间越早预后越好,一般不应晚于化疗的 1~2 个周期;总的放化疗时间也决定了 SCLC 病人的总生存,总的治疗时间越短预后越好。

（1）适应证:

1）KPS≥60 分,白细胞计数>3.5×10^9/L,血红蛋白>100g/L;

2）无远处转移;

3）手术禁忌或拒绝手术的周围型孤立病变;

4）无严重内科疾病。

（2）照射范围:局限期 SCLC 经过数周期的化学治疗后,肿瘤会有不同程度的退缩,此时放射治疗的靶区应包括化学治疗后影像学所显示的肿瘤范围;即使化学治疗后达到肿瘤完全消失者仍需行放射治疗,靶区应包括化学治疗前肿瘤的范围。

广泛期 SCLC 应在化学治疗的同时,对有明显临床症状的转移灶行姑息性放射治疗。

（3）布野方法:

1）局限期 SCLC 的照射野应包括:

A. 原发病灶及同侧肺门外 1.5~2.0cm;

B. 全纵隔照射野上起自胸腔入口,下界达膈肌水平;

C. 包括两侧锁骨上淋巴引流区。

2）广泛期 SCLC 仅行姑息治疗,照射野不宜过大。

（4）放射源的选择:通常采用 6~15MV-X 射线,锁骨上区可用混合线治疗。

（5）剂量:提高局部放射治疗剂量和有效的全身化学治疗是 SCLC 治疗的关键。常规放射治疗的剂量为 DT 60~70Gy。目前常用加速超分割照射,总剂量 45Gy,1.5Gy/次,每日照射两次。应注意的是:合并使用化学治疗时放射治疗的剂量应酌减。

3. 脑预防性照射（prophylactic carnial irradiation，PCI）　脑是 SCLC 远处转移的好发部位,发生率可高达 50% 左右。而 SCLC 经过系统的放化综合治疗后生存 3 年以上的病人中,其发生率可达 60%~70%。目前已经公认:不应该不加选择的实施 PCI。

脑预防性照射的适应证是:①根治性手术,没有发现新的转移病灶者;②局限期,经过放化综合治疗后达到完全缓解。通常采用两侧野全脑对穿进行常规照射,以颅中间平面计算（图 4-3-7）,剂量 DT 25Gy,2.5Gy/次,每日一次。

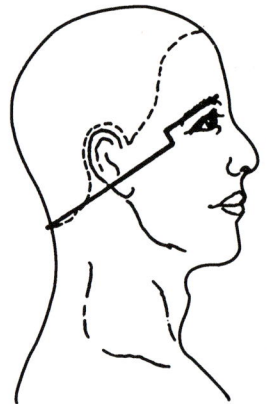

图 4-3-7　全脑照射野示意图

4. 术后放射治疗　肺癌的术后放射治疗可以杀灭残存的肿瘤或亚临床病灶,具有重要意义。通常应在术后 4 周内尽早接受放射治疗。

（1）适应证:

1）有明确的肿瘤残留者;

2）手术切缘靠近肿瘤或阳性;

3）术中没有行区域淋巴结清扫;

4）术后病理证实有肺门或纵隔淋巴结转移而清扫不彻底者;

5）肿瘤穿破淋巴结的包膜进入周围组织;

6）任何 T_4 病变（除外同侧肺内多个孤立性结节或恶性胸腔积液）。

（2）照射范围:

1）已行纵隔淋巴结清扫,病理证实没有淋巴结转移,仅有原发肿瘤残留或切缘阳性时,照射野只包括残留部位或切缘。

2）$N_{1~2}$ 时的照射野应包括残留的转移淋巴结区域;原发病灶位于两肺上叶时应包括同侧肺门和两上纵隔;原发病灶位于两肺下叶时应包括全纵隔。上纵隔内有淋巴结残留时应同时包括锁骨上区。

3）肿瘤残留同时有 $N_{1~2}$ 时,照射野应包括残留原发病灶和同侧肺门及纵隔淋巴结引流区。

4）切缘残留和切缘距离肿瘤边缘不足 0.5cm 时,应给予足量照射。

值得注意的是:①对 I 期、原发病灶已经彻底切除且切缘阴性,术后病理证实又无淋巴结转移的病例,无需接受术后放射治疗;②如果手术切缘阴性,而纵隔淋巴结阳性,应先给予 2~4 个周期的辅助化学治疗后行局部放射治疗;若手术切缘阳性,则应首先给予术后的放射治疗,然后行辅助的化学治疗;③对于诱导化学治疗后接受手术的病人,术后放射治疗的适应证相同。

（3）布野方法:术后残留者应按根治性放射治疗原则处理,参照 NSCLC 的照射野;预防性放射治疗可按亚临床病灶处理。

（4）放射源的选择：术后照射通常采用 6~15MV-X 射线。

（5）剂量：常规照射，1.8~2.0Gy/次，1 次/天，5 次/周，总剂量为 DT 40~46Gy 后，改为小野避开脊髓后补充至根治剂量 DT 50~60Gy。

关于肺部的放射治疗剂量在某些特殊情况下应予注意：在相同照射条件下，肺实质性肿瘤受照射的剂量比软组织中的肿瘤受照射剂量大 20%~40%。虽然在制订计划时可进行校正，但由于在治疗过程中，随着原有肺不张的复张、因炎症而发生肺实变及肿瘤体积的变化等，肺组织实际的密度会发生相应的变化，致使受照剂量亦会有所变化。因此，临床上经常核查并及时地修改治疗计划非常必要。

5. 三维适形或调强适形放射治疗　3D-CRT 技术是目前放射治疗的主要手段。由于肺癌的根治剂量大大超过了正常肺组织的耐受剂量，而 3D-CRT 可以实现更准确的靶区勾画，有效地避免了肿瘤周围正常组织的受照射，因此，3D-CRT 适合于大部分肺癌的放射治疗，有条件的医院应积极地使用该技术。但是，肺癌在实施 3D-CRT 中还存在靶区的移动这个难题，即肿瘤会随着呼吸运动而移动，可导致肿瘤部分漏照。为了解决这个问题，目前国内已普遍开展的 IGRT 技术已经可以实现真正意义上的精确治疗。

（1）工作流程：

体位固定→胸部增强 CT 模拟定位→传送 CT 图像→勾画靶区及正常组织→设计放射治疗计划→治疗计划评估→治疗计划验证→实施治疗。

（2）靶区勾画：尽管 3D-CRT 技术已经成为肿瘤放射治疗的主流，但是，肺癌在实施 3D-CRT 时的靶区勾画尚无国际统一标准。

目前在我国，通常将 GTV 定义为 CT 等影像学上可见的病变和（或）CT 上短径大于 1cm 的肿大淋巴结；肺癌的肺内侵犯需要在肺窗上进行勾画，纵隔转移淋巴结需要在纵隔窗上进行勾画。

CTV 定义为包括大体肿瘤和显微镜下的浸润病变。影像和组织病理研究证实 GTV 到 CTV 外扩的距离，在鳞癌中为 6mm，腺癌中为 8mm，才能够覆盖 95% 的大体肿瘤和显微镜下病变。纵隔的 CTV 外扩距离也没有严格确定，经验上使用 8mm 作为受累淋巴结的外扩距离。

PTV 定义为 CTV 外扩 8~12mm 的范围，主要是考虑到肿瘤的运动和摆位的不确定性。

ITV 是由 ICRU62 号报告定义的对靶区运动进行了测量后对 CTV 进行的外扩。可通过 4D-CT 来评价病人实时呼吸中的影像和器官运动。通过 4D-CT 确定 ITV，肿瘤体积是在 4D 影像上的呼气相上进行勾画，然后在其他的时相上进行评估，重建一个包括所有靶区位置的融合靶区。

肺癌在 3D-CRT 或 IMRT 的靶区勾画时还需注意：①肿瘤的勾画应在 CT 的肺窗上确定；②伴有肺不张的病例，加用 PET-CT 比 CT 更有助于 GTV 的勾画；另外，PET-CT 还特别有助于纵隔淋巴结转移和小的转移性软组织影的勾画；③肺上沟癌可借助 MRI 勾画靶区。

尽管 IMRT 的高剂量梯度和适形度均要求剂量的分布、肿瘤位置有较高的准确性，但是，由于 IMRT 可导致较多的正常肺组织接受低剂量的照射，易诱发肺损伤，所以，该技术适用于一些可选择的病例，如①局部体积较大的病灶；②与纵隔固定且肿瘤实际运动范围小的病灶；③复发病例。但是，对肿瘤侵犯椎体或靠近脊髓、肺上沟癌和侵及双侧纵隔时，使用 IMRT 技术可避免肺组织的过度照射。

（3）剂量体积限制：精确放疗中对肿瘤靶区的照射已经非常精准，因此，为了提高对肿瘤的局部控制率，放疗照射剂量也有所提升。需要注意的正常组织照射限量包括肺、食管、脊髓、心脏等。肺是主要的风险器官，对于正常的肺组织的耐受剂量需要严格限制。已有研究显示，V_{20}、V_{30} 及平均肺剂量（MLD）等参数与放射性肺炎的发生密切相关。常用的剂量体积限制如表 4-3-1 所示。

表 4-3-1　正常组织的剂量体积限制

器官	单纯放疗	同步放化疗	同步放化疗 + 手术
脊髓	50Gy	45Gy	45Gy
肺	MLD<20Gy	MLD<20Gy	MLD<20Gy
	V_{20}<40%	V_{20}<35%	V_{20}<20%
		V_{10}<45%	V_{10}<40%
		V_5<65%	V_{40}<55%
心脏	V_{40}<50%	V_{40}<50%	V_{40}<50%
食管	D_{max}<75Gy	D_{max}<75Gy	D_{max}<75Gy
	V_{60}<50%	V_{55}<50%	V_{55}<50%

6. 图像引导放射治疗（image-guided radiation therapy，IGRT） 以往肺癌的放射治疗效果不理想的主要原因有：

（1）靶区勾画不准确：由于以往影像学检查的不够完善和靶区勾画的不精确，造成了靶区勾画出现不同程度的误差。近年来，PET-CT 在肿瘤的诊断和治疗中的广为应用，为肺癌的分期和靶区勾画提供了更加准确的影像学信息，可提高 25%～50% 的肺癌病人靶区勾画的准确性，因而改变了治疗方案和计划。

（2）肿瘤的移动：50% 以上的肺部肿瘤在放射治疗过程中，会随着呼吸运动而发生超过 5mm 的位置移动，因此造成肿瘤靶区的漏照和增加了正常组织的受照射体积。

（3）照射剂量不足：由于目前标准的照射剂量并未能够取得更好的局部控制率，局部失败率为 40%～50%，期待通过提高照射剂量来提高局部控制率、改善病人的生存率。但是，提高剂量的同时带来的不良反应也会明显地增加。

鉴于以上理由，正在国内外广为开展的 IGRT 技术，充分考虑了如呼吸和蠕动运动、日常摆位误差、靶区收缩等造成的在治疗过程中和分次治疗间产生的移动和（或）位移误差，而引起放射治疗剂量分布的变化和对治疗计划的影响等因素，在病人进行治疗前、治疗中，通过实施 4D-CT 扫描等多种模式及融合影像，对肿瘤及正常器官进行适时的监控并调整治疗条件，使照射野紧随靶区而改变，照射靶区更加精确，同时采用呼吸门控技术，即在呼吸周期中的特定时相同步进行高剂量的放射治疗，减少肿瘤的漏照，并使正常组织的不良反应在可耐受的范围之内，期待提高肿瘤的局部控制率和生存期。

放射治疗中应用的呼吸门控技术是一种用来减轻呼吸运动对放射治疗影响的有效方法。临床上通常选用呼气末照射法，因为这一时相在呼吸周期中时间最长，并且可重复性强。

7. 体部立体定向放射治疗（stereotactic body radiation therapy，SBRT） SBRT 是应用立体定位技术和特殊射线装置，将多源、多线束或多野三维空间聚焦的高能射线聚焦于体内某一靶区以达到陡峭的剂量梯度，实现高精度的定位和高剂量的分割照射，在降低正常组织受照射的同时增加肿瘤剂量并缩短疗程，从而有效地提高局部控制率，且不良反应小，生活质量高的一类放射治疗技术的总称，在放射生物学上具有显著的高生物学等效剂量，局部控制率超过了 90%。采用 γ 射线所完成的 SBRT 简称为 γ-刀，采用 X 射线所完成的 SBRT 简称为 X-刀。

使用影像引导的 SBRT 技术，当 BED>100Gy 时，对于治疗外周型不可手术的 I 期和选择性的部分 II 期病人是可行且安全的；3～5 年的局部控制率和总体生存率远好于常规放射治疗，毒性作用很小。特别是对于 I_A($T_1N_0M_0$) 期病人，SBRT 的疗效可以达到和手术切除相同甚至更好的远期效果。SBRT 已经成为不可手术及拒绝手术的 I 期 NSCLC 的可选标准治疗。SBRT 也是手术高危病人的合适选择（能接受亚肺叶切除，但不能耐受肺叶切除，如年龄 ≥75 岁，肺功能差）。SBRT 和亚肺叶切除获得相似的癌症特异生存和原发肿瘤控制。对孤立或局限性转移灶（寡转移）采用 SBRT 也是一个合适的选择。

目前 SBRT 的剂量和分割次数的最佳方案尚无结论。目前常用的剂量及分割方式如表 4-3-2 所示。

表 4-3-2　肺癌 SBRT 常用剂量表

总剂量	分次	适应证
25～34Gy	1	周围型,小肿瘤(<2cm),特别是距离胸壁>1cm
45～60Gy	3	周围型,且距离胸壁>1cm
48～50Gy	4	中央型或周围型肿瘤<4～5cm,特别是距离胸壁<1cm
50～55Gy	5	中央型或周围型肿瘤,特别是距离胸壁<1cm
60～70Gy	8～10	中央型肿瘤

　　SBRT 是高度精确的放射治疗,因此体位固定显得更为重要。国内外普遍采用真空负压体膜或热塑体膜和激光定位系统固定体位。此外,还需注意呼吸运动引起的病灶移动,这些方法包括腹部压迫强迫浅呼吸,加速器射线束呼吸周期门控,实时肿瘤跟踪,主动呼吸控制(ABC)。目前采用的图像引导下立体定向放射治疗能较直接观察治疗时靶区是否位于计划的 PTV 内,给精确治疗提供保证。SBRT 的治疗计划设计如图 4-3-8/文末彩色插图 4-3-8 所示。

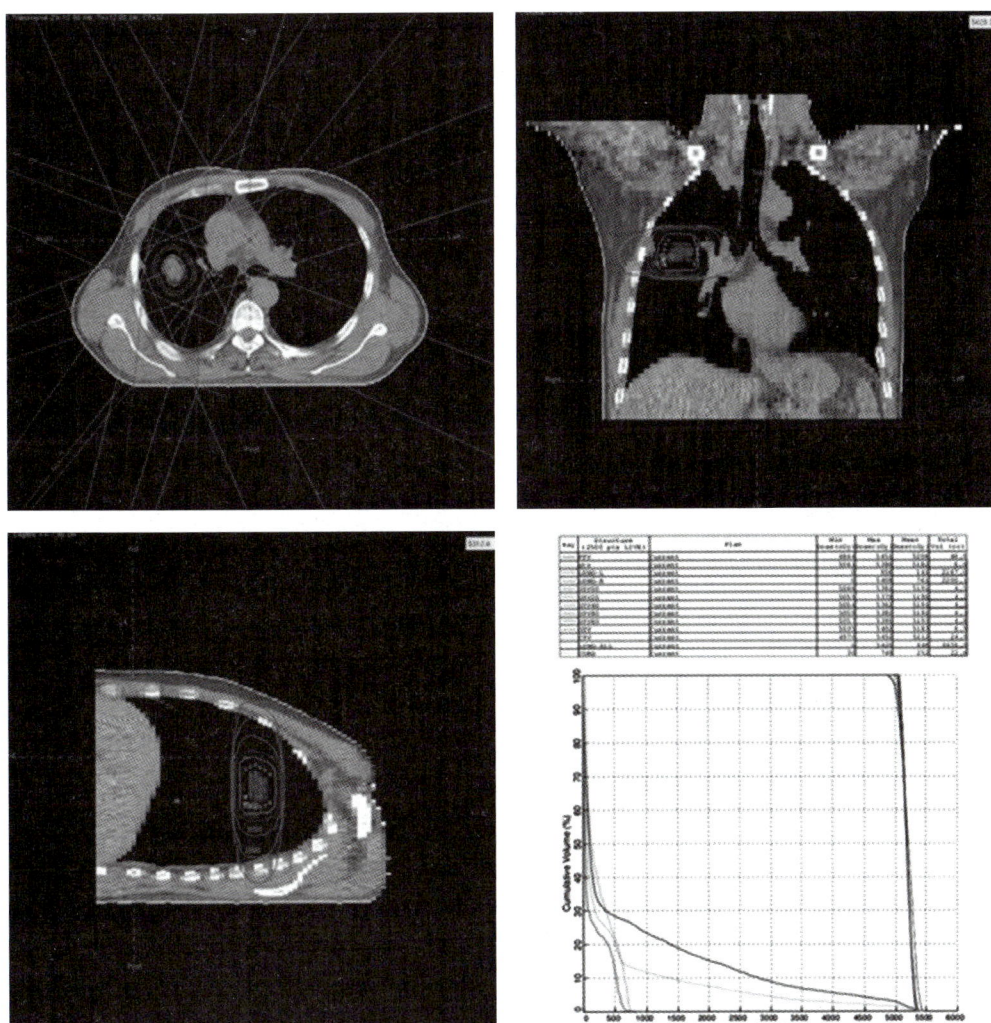

图 4-3-8　Ⅰ期非小细胞肺癌的立体定向放射治疗计划

SBRT 由于照射时靶区的高剂量,因此,靶区应尽量远离危及器官如心脏、大血管、主支气管、气管、食管和脊髓等。SBRT 治疗早期肺癌的急性毒副作用有乏力,咳嗽,胸壁疼痛,呼吸困难,晚期毒副作用有放射性肺损伤,臂丛神经损伤,肋骨骨折,脊柱骨折,胸壁疼痛。正常组织的剂量体积限制如表 4-3-3 所示。

表 4-3-3　SBRT 正常组织最大剂量限制

危及器官/方案	1 分次	3 分次	4 分次	5 分次
脊髓	14Gy	18Gy(6Gy/fx)	26Gy(6.5Gy/fx)	30Gy(6Gy/fx)
食管	15.4Gy	27Gy(9Gy/fx)	30Gy(7.5Gy/fx)	105% PTV 处方
臂丛	17.5Gy	24Gy(8Gy/fx)	27.2Gy(6.8Gy/fx)	32Gy(6.4Gy/fx)
心脏/心包	22Gy	30Gy(10Gy/fx)	34Gy(8.5Gy/fx)	105% PTV 处方
大血管	37Gy	NS	49Gy(12.25Gy/fx)	105% PTV 处方
气管、近端支气管	20.2Gy	30Gy(10Gy/fx)	34.8Gy(8.7Gy/fx)	105% PTV 处方
肋骨	30Gy	30Gy(10Gy/fx)	40Gy(10Gy/fx)	32.5Gy(6.5Gy/fx)
皮肤	26Gy	24Gy(8Gy/fx)	36Gy(9Gy/fx)	32Gy(6.4Gy/fx)
胃	12.4Gy	NS	27.2Gy(6.8Gy/fx)	NS

8. 姑息减症放射治疗　肺癌的根治性放射治疗主要用于早期不能手术或局部晚期手术不能切除而又无远处转移的病例;而姑息减症放射治疗则多用于能够耐受治疗的任何期别有症状的病例。以下紧急情况:如严重的大气道的堵塞、大咯血、上腔静脉阻塞、有症状的骨转移和脑转移,应首选单纯放射治疗,加或不加化学治疗,以达到缓解症状、控制病情和提高生存质量的目的。

对一些高龄、肺功能差及肿瘤过大的肺癌病人,接受诱导化疗后的照射靶区可以仅包括所见的肿瘤;对淋巴结引流区域仅进行累及野照射。

因肺癌引起的上腔静脉综合征约占75%~86%,其中发生于右肺者占2/3以上。放射治疗见效快、效果确切,经积极的治疗可部分或完全缓解症状,仍会有10%~20%肺癌病人的生存期超过2年。上腔静脉综合征属肿瘤急症,放射治疗应尽早开始,仅照射受压的上腔静脉区域或包括原发肿瘤,采用高能射线,前、后两野对穿垂直照射。放射治疗剂量和分割次数可视病人的具体情况而定,通常采用大分割照射法。对于压迫症状严重不能平卧者可采用4Gy/次,每天或隔日照射,症状缓解后改用常规照射或3Gy/次,1 次/天,5 次/周。对局限期的推荐剂量为 DT(60~70)Gy/(6~7)周。放射治疗的同时应酌情使用脱水剂(如20%的甘露醇和地塞米松等)或利尿剂(速尿)。

9. 肺癌的腔内后装放射治疗
(1) 适应证:
1) 原发肿瘤表浅者;
2) 足量的外照射结束时,气管内局部仍有原发灶残留;
3) 气管、支气管腔内肿瘤阻塞引起的肺不张或阻塞性炎症;
4) 外照射后气管内局部复发者;
5) 术后支气管残端阳性或术后残端复发者。
(2) 治疗方法:
1) 治疗前禁食水;
2) 根据 X 线或 CT 等影像学所见了解病变部位及长度;
3) 将施源器经纤维支气管镜自病人口腔或鼻腔插至肺内病变部位后,在模拟机下调整和校正施源器的位置并固定施源器;
4) 在施源器内插入定位标尺、拍摄正侧位定位片;
5) 由医生在定位片上确定治疗靶区,通常治疗长度应超出肿瘤两端各 1~2cm。由物理师设计治

疗计划及剂量分布曲线图;

　　6）医生对该计划进行核查;

　　7）将病人送入治疗室,将施源器与高剂量率¹⁹²Ir后装治疗机相连接后,在隔室开始治疗;

　　8）通常在外照射结束后1~3周内进行,参考点选在距离治疗中心10mm处,剂量5~7Gy/次,1次/周,共2~3次,总剂量达DT 10~21Gy。治疗后应注意观察病人的局部及全身反应。

　　10. 放化综合治疗　　目前,放化综合治疗是局部晚期肺癌病人的标准治疗。

　　（1）非小细胞肺癌的放化综合治疗:对于不能手术的局部晚期NSCLC,放射治疗是一种有效的局部治疗手段,联合化学治疗可有效地延长无瘤生存期和总生存期。同时,部分药物还对放射治疗有增敏作用,如顺铂、紫杉醇等。目前肺癌的综合治疗中,放化综合治疗的模式主要有序贯放化疗及同步放化疗。同步放化疗病人的总生存率优于序贯放化疗,同步放化疗中,最常用的方案有EP(顺铂、依托泊苷)方案、TC(紫杉醇、卡铂)方案等。

　　（2）小细胞肺癌的放化综合治疗:尽管SCLC恶性程度高、进展迅速、早期即可出现远处转移、自然生存期短、对化学治疗敏感等特有的生物学特性。单纯的化学治疗只能获得40%~68%的完全缓解率,局部和区域的复发率为75%~80%,而放化综合治疗的复发率为30%~60%。因此,放化综合治疗已经成为SCLC的标准临床治疗模式,几乎适用于所有的SCLC病例,在局限期或一般状态较好的广泛期病人中疗效更佳,其中,同步放化综合治疗局限期SCLC已成为规范。通常共需进行4~6个周期的化学治疗,在化学治疗开始1~2个周期后即开始放射治疗病人的无疾病进展生存率和总生存率均较晚开始放射治疗病人为佳,延迟放射治疗的开始时间生存率则明显降低。不足是增加了正常组织的毒性,其中,治疗相关的肺和食管的毒性反应是两个最重要的剂量限制性因素。采用放化综合治疗后的局限期SCLC的有效率为70%~90%,5年生存率为5%~20%;广泛期SCLC的有效率为50%~70%,5年生存率不足1%。另外,放化综合治疗的总治疗时间也是影响预后的重要因素之一,机制是短时间内肿瘤克隆原被有效地杀灭。

　　随着对肿瘤分子生物学行为的进一步研究,肺癌治疗中不断应用了一些新的化疗药物、靶向药物及抗血管生成等药物,但是如何在放射治疗中发挥作用仍期待更多的临床研究结果。

七、放射治疗的不良反应及处理

（一）急性放射反应

　　1. 放射性食管炎　　较常见,多为一过性,常于放射治疗开始2周左右出现,是胸部肿瘤接受放射治疗时出现的剂量限制性反应。其发生率及其严重程度与放射治疗剂量、分割方式、食管受照射的体积（尤其食管壁的长度）和是否合并使用化学治疗药物等因素相关。常规分割照射时的发生率为3%,加速超分割照射时发生比率有所增加。与化学治疗药物如环磷酰胺、顺铂、5-氟尿嘧啶等合用时可增加或提前发生,其程度与两者的应用方式、剂量等因素有关。主要表现为胸骨后异物感、烧灼感、吞咽困难伴吞咽疼痛。通常无需特殊处理,中度者可应用止痛、局麻、黏膜保护剂等药物,必要时暂停放射治疗,可行静脉维持营养,部分病人可使用抗生素,必要时可应用少量激素。一般不留后遗症。

　　2. 急性放射性肺病　　精确放疗时代已经不多见,多发生在肺组织受照射DT 30~40Gy/3~4周后,到放射治疗结束后2个月达高峰。约15%左右的病人因遗传等因素对放射线高度敏感,仅照射DT 20~25Gy也会产生此并发症。在肺部肿瘤的放射治疗中,肺组织往往会因受到不同程度的照射而发生不同程度的间质渗出性炎症反应。常见的症状为刺激性干咳及胸闷,出现在放射治疗开始后的1~3个月,多见于45天左右,持续时间可达1~4个月,多无需治疗而自行缓解。若症状严重或合并感染时则症状加剧,出现咳嗽、咳痰、发热、端坐呼吸、甚至呼吸窘迫等症状。诊断要点是影像学显示与照射野一致的弥漫性片状密度增高影。其中CT诊断的敏感程度最高,显示与照射野一致肺炎样改变。

　　放射性肺病的发生与以下因素有关:①肺功能差和一般状况差者;②肺受照射体积、照射剂量及相关剂量体积参数;③放射源的能量和分割方法;④与某些化学治疗药物合并使用时,如吉西他滨、博来霉素、环磷酰胺、甲氨蝶呤等可增加放射性肺病的发生概率;⑤血液相关因子表达量:如 TGF-β、IL-6/10、ACE、KL-6 及血栓调节蛋白(TM)等。采用 3D-CRT 治疗肺癌时,肺的平均剂量(MLD)、V_5、V_{13}、V_{20} 和 V_{30} 与其发生相关。

放射性肺病的预防比治疗更重要。在对肺部病变进行放射治疗时应注意以下事项:①了解病人的一般状况、既往肺病史、肺功能、是否接受过化学治疗;②了解照射时正常肺的受照射体积、剂量,确保肺的照射剂量在耐受剂量范围内。尽量采用多野、较小野照射。合理地选择单次照射剂量和总剂量;③放射治疗中应密切观察病情的变化,及早发现并给予恰当的处理,如使用抗生素等可有效地避免病情进展。同时应使用祛痰、支气管扩张剂等以保持呼吸道的通畅,必要时可低流量吸氧。肾上腺皮质激素可有效地减轻病变部位的间质水肿等炎性反应,根据病人的具体情况确定地塞米松的用量,一般为 10 ~ 20mg,连续用药 2 ~ 4 周,待急性症状得到有效的控制后,根据病情适当的继续使用激素类药物数日到数周后逐渐减量至停药,以防止突然停药时导致的肺损伤加重。抗生素的使用是作为预防性用药,合并有感染时,可根据感染的细菌种类和药敏试验选择用药。

3. 放射性心脏炎　精确放疗时代临床上已经少见,主要是指瓣膜损害和心脏传导异常。临床上表现不同、出现的时间早晚不定,通常是亚临床的。表现为心电图 ST 段改变、心肌收缩力减弱及血压变化等。某些化学治疗药物如阿霉素类可以增加射线对心脏的损伤,治疗时应尽量避免两者同时使用。

(二)晚期放射损伤

1. 放射性肺纤维化　主要为肺的间质性纤维化,通常发生于照射后的 3 个月左右,逐渐加重,1 ~ 2 年后趋于稳定。其形成与肺的受照射体积、分割剂量及照射剂量有关。有吸烟史、肺部慢性疾病史或合用化学药物时可加重肺损伤。多数病人有轻微的咳嗽,易合并继发性感染。目前尚无特殊的治疗方法。

2. 放射性食管损伤　与急性反应不同,后期反应指在开始照射的 90 天后出现的反应。主要表现为吞咽困难或胸骨后疼痛。原因是良性狭窄的形成以及由于肌肉神经损伤导致的动力学改变。与照射剂量、分割方式、是否接受近距离治疗等有关。

3. 放射性心脏损伤　极少见。由于心包是放射治疗过程中最容易发生损伤的部位,因此以心包疾病引起的晚期并发症最常见,同时心肌、冠状动脉等也会受到不同程度的损害。其发生与心脏的受照射体积、照射剂量、照射技术、是否合用化学药物尤其是蒽环类药物(如阿霉素、柔红霉素等)、肿瘤生长部位、分子病理分型及个体差异等因素有关。主要表现为心肌功能异常症状及严重心包炎的临床表现,可伴有不同程度的心功能衰竭。临床上尚无有效的办法,避免放射性心脏损伤重要手段是通过采取各种措施,如采用精确放疗技术、实施精准放射治疗计划设计以减少心脏、尤其是冠状动脉的受照射体积、调整与化学治疗药物合用时的照射剂量等。

4. 放射性脊髓炎　罕见。由于脊髓的受照射剂量超过了脊髓的耐受剂量所致,也是放射治疗的严重晚期并发症之一,是接受根治性放射治疗时存在的固有的潜在性危险,应以预防为主。当脊髓的受照射长度超过 10cm、剂量超过 DT 40Gy 时的发病概率明显增高,潜伏期长达 6 个月甚至几年,主要是脊髓的横贯性损害,多表现为下肢的麻木,重者出现受损平面以下的瘫痪。

目前,采用精确放疗技术,同时进行精确的靶区勾画和治疗,可将脊髓受照射剂量严格控制在脊髓耐受剂量范围内,可完全避免脊髓损伤。

第三节　纵隔肿瘤

一、概述

(一)纵隔的解剖

纵隔位于胸腔正中、两侧胸膜腔之间。上界为 T_1 与胸骨柄形成的胸廓入口,下界为膈肌,前方为胸骨,后界为脊柱及其两侧椎旁沟。

　　由于纵隔肿瘤在纵隔内有相应的好发部位,所以纵隔分区对其诊断十分重要。纵隔的四区分法在临床上最为常用,即将纵隔分为上纵隔、前下纵隔、中下纵隔及后下纵隔。以胸骨角与第4椎间盘做一连线,相当于主动脉弓水平面以上为上纵隔区;再以气管分界,气管前为前上纵隔,气管后为后上纵隔;下纵隔以心包为界分为三个区,心包前缘前为前下纵隔;心包后缘后为后下纵隔,心包前、后缘之间为中纵隔。

(二) 纵隔肿瘤与解剖部位的关系

　　纵隔的各个分区均可发生肿瘤,胸腺肿瘤、神经源性肿瘤、畸胎类肿瘤、各类囊肿和胸腔内甲状腺肿等占原发纵隔肿瘤的80%～90%,而前三种占2/3。成人较常见的前上、前下、中下和后下纵隔肿瘤的发病率为20%、20%、20%和30%;儿童比较常见的前、中和后纵隔肿瘤的发病率为26%、11%和63%。纵隔肿瘤多为良性,成人恶性肿瘤占10%～25%,儿童则半数为恶性肿瘤。纵隔肿瘤的常见好发部位(图4-3-9)。

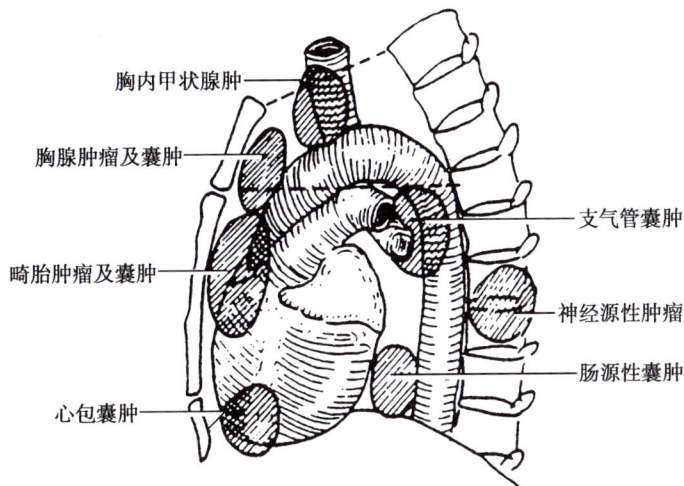

图4-3-9　纵隔肿瘤常见的好发部位

　　纵隔各区的解剖和肿瘤的分类(表4-3-4)。前上纵隔肿瘤主要为胸腺瘤,中纵隔最常见的是囊性肿瘤,后纵隔以神经源性肿瘤最常见。

表4-3-4　纵隔各区解剖和肿瘤分类

项目	前上纵隔	中纵隔	后纵隔
解剖结构	动脉和大血管 胸腺 淋巴结	心脏和心包 气管、支气管 肺静脉、淋巴结	交感神经链、迷走神经 食管、淋巴结 胸导管、降主动脉
纵隔肿瘤和囊肿	胸腺瘤 淋巴瘤 生殖细胞肿瘤 内分泌肿瘤 甲状腺肿瘤 间质性肿瘤 肺癌 囊肿	淋巴瘤 肉瘤 心脏和心包肿瘤 气管肿瘤 动脉瘤 囊肿	神经源性肿瘤 淋巴瘤 食管肿瘤 内分泌肿瘤 脊柱肿瘤 肺癌

（三）综合治疗原则

除已明确有远处转移外,原发纵隔肿瘤应首选外科手术。即便是良性肿瘤,也可因为肿瘤的体积增大、压迫周围重要的组织或器官、恶变等产生不良后果。因此,一旦确诊为纵隔肿瘤,只要无外科手术禁忌证,均应行开胸探查并力争切除肿瘤,对不能完整切除或无法切除者,在取得组织学病理诊断后应标记肿瘤的范围,以便术后放射治疗或化学治疗。

（四）放射治疗

根据病人和肿瘤两方面的情况分为根治性放射治疗、姑息性放射治疗、诊断性放射治疗及术后放射治疗。由于纵隔内空间狭小,重要器官众多,大多为放射敏感组织,放射治疗技术推荐应用 3D-CRT/IM-RT。

1. 根治性放射治疗　主要用于淋巴瘤、不宜手术的胸腺瘤和纵隔生殖细胞肿瘤等。推荐应用基于 CT 模拟定位的三维适形放疗或调强放射治疗技术,要求靶区剂量分布均匀,重要器官限于耐受剂量以下。照射剂量根据病理和放射敏感性而定,通常 DT 46~60Gy/4.5~6 周。治疗过程中应根据肿瘤的退缩情况及时缩野并修改治疗计划。

2. 姑息性放射治疗　主要用于晚期病人,以解除痛苦、缓解症状为目的。DT 20~40Gy/2~4 周。建议应用三维适形放疗或调强放射治疗技术。

3. 与手术相结合的放射治疗　术前评估肿瘤与周围组织粘连难以完全剥离者,行术前放疗 DT 30~40Gy/3~4 周,放疗后 2~4 周手术。术后肿瘤残留者,应给予瘤床放置金属标志,术后 2~4 周开始放疗。

二、胸腺瘤

（一）概述

胸腺瘤是前纵隔内最常见的肿瘤,发病率占纵隔肿瘤的 20% 左右,无明显性别差异,好发于 40~70 岁成年人。典型的胸腺瘤是指原发于正常胸腺上皮样细胞的肿瘤。儿童发病率虽较低,但多为恶性。胸腺瘤与其他肿瘤的不同之处在于其局部侵犯倾向和肿瘤相关的全身综合征,最常见的是重症肌无力（myasthenia gravis,MG）。肿瘤的浸润性是决定预后的最重要因素。非浸润性胸腺瘤绝大多数可完整切除,局部复发率为 1%~5%,5 年生存率为 85%~100%;浸润性胸腺瘤仅 58% 可完整切除,局部复发率为 20%,5 年生存率为 33%~55%。

（二）胸腺的解剖

正常胸腺位于前上纵隔,完全发育的胸腺功能相当于一个淋巴器官,是细胞免疫过程中具有活性的 T 淋巴细胞成熟的场所。胸腺在胎儿末期相对最重,10~15g,但在青春期其绝对重量增至最大,30~40g,成年以后胸腺逐渐萎缩并主要被脂肪组织所取代。胸腺略呈三角形或锥体形,下宽而上尖,有 2 个不对称的左、右侧叶,两叶中间为峡叶。胸腺分甲状腺韧带部（颈部）和胸腺体部（胸部）。

（三）病理

1. 大体病理　肿瘤大小不一,多为实质性、结节状,切面呈灰色或灰黄色,常见纤维组织分隔成多个小体,可有出血或钙化。胸腺瘤多呈膨胀性生长,有时虽体积巨大,但仍有完整的包膜,与周围组织无粘连或仅有纤维性的粘连,手术易完整切除,此类称为非浸润性胸腺瘤。另有约 40% 的胸腺瘤无完整的包膜或无包膜,呈浸润性生长,常侵犯包膜或包膜外周围脂肪组织和器官,如胸膜、肺、心包、纵隔大血管和胸壁等,称之为浸润性胸腺瘤（恶性胸腺瘤）。

2. WHO 胸腺上皮性肿瘤分类

将分为 A、AB、B1、B2、B3 型胸腺瘤和胸腺癌,具体如下:

A 型:上皮细胞呈梭形,髓质型（相当于传统分类梭形细胞型）

AB 型:混合性,兼有 A 型和 B 型特征,（相当于传统分类混合细胞型）

B1 型:富于淋巴细胞、淋巴细胞型、皮质为主型、器官样(相当于传统分类淋巴细胞为主型)

B2 型:皮质型(相当于传统分类混合细胞型)

B3 型:上皮性、非典型性、鳞状样、分化好胸腺癌,(相当于传统分类上皮细胞为主型)

胸腺癌:胸腺癌不同于侵袭性胸腺瘤,根据不同病理分型包括鳞癌、黏液表皮样癌等。

(四) 临床表现

胸腺瘤通常生长较缓慢,约 30% ~40% 的胸腺瘤病人无症状,常于体检或胸片检查时偶然发现。临床症状和体征多由伴随疾病造成。

1. 重症肌无力(MG)　是一种神经肌肉传递障碍的自身免疫性疾病。临床上 30% ~50% 的胸腺瘤病人合并 MG。伴 MG 的胸腺瘤比不伴 MG 发生浸润性生长的机会少。通常起病比较隐匿,主要表现为受累肌肉无力和易疲劳,晨轻暮重,休息或使用抗胆碱酯酶类药物后症状减轻或消失。常累及眼外周肌肉、面颈部肌肉、咽肌及近端肢体肌肉,严重者可累及呼吸肌导致呼吸麻痹。

2. 单纯红细胞再生障碍性贫血　发生率为 5%,表现为贫血,胸腺切除后 30% 的病人可得到缓解。

3. 获得性丙种球蛋白缺乏症　发生率为 5% ~10%,表现为病人的免疫功能下降,易感染,尤其是腹泻。

4. 合并系统性红斑狼疮、硬皮病或库欣综合征等。

5. 当胸腺瘤较大压迫肺或支气管时,可有咳嗽、胸骨后疼痛、气急等,晚期可出现颈部淋巴结肿大、上腔静脉压迫及胸腔积液、心包积液及膈肌包块等,均提示为浸润性胸腺瘤。

6. 胸腺瘤可发生局部转移,最常见为种植于胸膜表面或转移至纵隔淋巴结,很少经血行转移至胸部以外。远处转移几乎都发生在浸润型胸腺瘤中,以肝、肺、骨为最常见的转移部位。

(五) 诊断与鉴别诊断

1. 诊断

(1) 应详细地询问病史及相关症状,并行全面的体格检查。

(2) 影像学检查:胸片提供的诊断信息十分有限,胸部增强 CT 是诊断胸腺瘤的首选方法,能显示出肿瘤范围、有无周围组织浸润。MRI 平扫能准确分辨纵隔淋巴结和血管。全身检查主要评估肿瘤是否存在身体其他部位转移,包括腹部超声等检查。PET-CT 对胸腺肿瘤的早期诊断和良恶性鉴别具有指导性,并可以在一定程度上预测胸腺瘤的恶性程度。

(3) 实验室检查:血常规、尿常规及生化检查,对可疑者可做血清抗乙酰胆碱受体抗体水平测定来确定是否合并 MG。

(4) 病理检查:可手术切除的胸腺瘤应避免穿刺活检。对于晚期不可手术切除的病人建议行穿刺活检或手术活检。疑似恶性胸腺瘤活检时应避免胸膜腔入路。

2. 鉴别诊断　胸腺瘤需与纵隔内的其他肿瘤,如生殖细胞瘤、淋巴瘤、类癌、胸内甲状腺肿、心包囊肿、神经源性肿瘤等相鉴别。

(六) 分期

改良的胸腺瘤 Masaoka 分期

Ⅰ期　肿瘤局限在胸腺内,肉眼及镜下均无包膜浸润

Ⅱₐ期　肿瘤镜下浸润包膜

Ⅱ_b期　肿瘤肉眼可见侵犯邻近脂肪组织,但未侵犯至纵隔胸膜

Ⅲ期　肿瘤侵犯邻近组织或器官,包括心包、肺或大血管(Ⅲₐ期不侵犯大血管,Ⅲ_b期侵犯大血管)

Ⅳₐ期　肿瘤广泛侵犯胸膜和(或)心包

Ⅳ_b期　肿瘤扩散到远处器官

胸腺瘤 WHO TNM 分期(2004 年)

T_1　包膜完整

T_2 肿瘤浸润包膜外结缔组织

T_3 肿瘤浸润邻近组织器官,如:心包、纵隔胸膜、胸壁、大血管及肺

T_4 肿瘤广泛侵犯胸膜和(或)心包

N_0 无淋巴结转移

N_1 前纵隔淋巴结转移

N_2 N_1+胸内淋巴结转移

N_3 前斜角肌或锁骨上淋巴结转移

M_0 无远处转移

M_1 有远处转移

临床分期:

Ⅰ $T_1N_0M_0$

Ⅱ $T_2N_0M_0$

Ⅲ $T_{1\sim2}N_1M_0$,$T_3N_{0\sim1}M_0$

Ⅳ $T_4N_{0\sim3}M_0$,$T_{1\sim4}N_{2\sim3}M_0$,$T_{1\sim4}N_{0\sim3}M_1$

(七)综合治疗原则

1. 无论是非浸润型或浸润型胸腺瘤,除非已有广泛胸内、外转移者,首选的治疗方法是外科手术。应尽可能完整地切除肿瘤,不能切除的则取病理活检或尽可能多的切除肿瘤后,用金属夹对肿瘤范围作出标记,以便行术后放射治疗。

2. 对浸润型胸腺瘤,即使外科医生认为肉眼"完整切除"的,术后应给予根治性放射治疗。

3. 对Ⅰ期非浸润型胸腺瘤建议手术完整切除整个胸腺,不推荐行术前和术后放疗及化疗。术后密切观察,一旦复发应争取再次手术后加根治性放射治疗。对于因医学原因不能耐受手术的Ⅰ期病人可行放化疗或单纯放疗。

4. R1 切除的胸腺瘤建议术后放疗,胸腺癌则建议术后放疗+化疗。

5. R2 切除的胸腺瘤及胸腺癌均建议术后放疗±化疗。

6. 对晚期胸腺瘤包括已有胸内、外转移者,只要病人情况许可,不应轻易放弃治疗,而应给予积极的局部放射治疗,采用适当的化学治疗,仍有可能获得长期生存。

(八)放射治疗

放射治疗在胸腺肿瘤的治疗中占有重要地位,推荐行基于 CT 模拟定位的 3D-CRT、IMRT、IGRT 等技术给予共面和/或非共面的多野照射。

1. 适应证

(1)浸润性胸腺瘤术后;

(2)胸腺瘤未能完全切除者,或仅行切检的晚期病人;

(3)部分胸腺瘤的术前放射治疗;

(4)复发病例。

2. 照射范围

GTV:为大体肿瘤体积,包括所有肉眼可见肿瘤,外科银夹标记的肉眼残存肿瘤。

CTV:GTV 外放 1cm,对于部分切除的病人 CTV 建议与外科医生共同确定,应包括全胸腺及所有可能的潜在残余。

PTV:考虑靶区的移动、摆位误差及机械误差等,多由 CTV 各方向均匀外放形成,外放范围根据各单位具体情况决定。

对于术后病人,靶区勾画应结合病人术前、术后影像学资料。由于胸腺瘤转移至区域淋巴结不常见,故不推荐行扩大的选择性淋巴结(包括纵隔及锁骨上淋巴结区)。

3. 放射剂量　病变无法切除的病人,总剂量 60~70Gy/6~7 周;手术完整切除的浸润性胸腺瘤,术后放疗 DT 45~50Gy/4~5 周;切缘镜下阳性的病人,放疗剂量 DT 54Gy;肿瘤肉眼残留的病人术后放疗总剂量应达 60Gy 以上,1.8~2.0Gy/次。

4. 计划评估　处方剂量至少包 95% PTV,PTV 外的任何地方不能出现>110% 处方剂量。危及器官限量:双肺 $V_{20}\leq25\%$,脊髓 $\leq45Gy$,食管 $V_{50}\leq50\%$ 。推荐对于所有正常组织使用更为保守的剂量限制,大部分病人具有较长的预计生存期,心脏总剂量应限制 $V_{30}<40\%$, $V_{40}<30\%$ (图 4-3-10/文末彩色插图 4-3-10)。

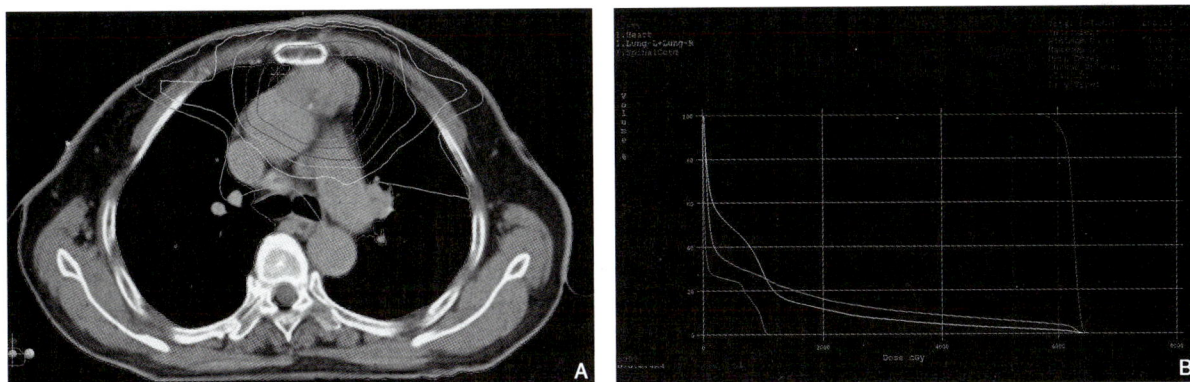

图 4-3-10　胸腺瘤调强放疗照射剂量分布图及剂量-体积直方图
A. 轴位剂量分布;B. 剂量-体积直方图。红色、蓝色、橙色、黄色、绿色线分别表示 60Gy、50Gy、40Gy、30Gy、20Gy 剂量曲线

需要注意的是,对不伴 MG 的胸腺瘤进行放射治疗时,2Gy/次,1 次/天,5 次/周。应经常检查肿瘤的缩小情况,并在 DT 30~40Gy 后及时缩野,尽量避免放射性肺炎的发生。对胸腺瘤伴 MG 者进行放射治疗时,应在治疗前使用抗胆碱酯酶药物控制症状,并从低剂量 1Gy/次开始,逐渐加量至 2Gy/次。治疗中应密切注意 MG 症状的变化并进行处置。

(九) 重症肌无力的处理

MG 的治疗首先用抗胆碱酯酶药物新斯的明控制肌无力,可从小剂量开始,每日肌注新斯的明 1~2.5mg 或口服 15mg,多数病人服用新斯的明 15~45mg 或相当剂量的溴化吡啶斯的明(60~180mg),可取得满意效果。如药量过大而出现腹痛、腹泻、呕吐、出汗、流涎等胆碱能危象时,可用阿托品缓解。治疗中还应配合使用其他免疫抑制治疗,一旦出现肌无力加重,应及时应用肾上腺皮质激素,从大剂量开始(泼尼松 60~100mg),症状好转后逐渐减量。放射治疗前应了解肌无力的程度、生命体征和新斯的明用量,在使用新斯的明后进行,一般开始为 0.5~1Gy/天,逐渐增加到 2Gy/天,DT 40Gy/4~5 周。同时使用新斯的明等药物,即使放射治疗后 MG 消失,还需继续服用一段时间并逐渐减量。MG 等症状改善很慢,甚至在结束治疗后仍能持续数月。

(徐向英　刘　明)

一、概述

直肠癌(rectal cancer)发生于直肠齿状线以上至乙状结肠起始部之间,是消化道常见的恶性肿瘤。美国、欧洲和澳洲地区直肠癌发病率较高,我国近年来直肠癌发病率亦有上升趋势。直肠癌的发生主要与癌前疾病如家族性肠息肉病、直肠腺瘤尤其是绒毛状腺瘤、直肠慢性炎症、高蛋白、高脂肪和高糖膳食、胆汁酸及遗传等因素有关。手术治疗一直是直肠癌的主要治疗手段。为了提高生存率、减少复发率及远处转移率,提高病人的生存质量,以手术、放化疗为主的综合治疗日益受到重视。近年来对其进行了大量的研究并取得了一定的进展。目前,中、晚期直肠癌综合治疗的 5 年局部控制率为71% ~94% ,5年生存率为58% ~76% 。

(一) 直肠的解剖

直肠与乙状结肠相连,上界于 S_3 水平,沿骶、尾骨前面向下延伸,由两侧肛提肌组成肛管止于肛门,肛管长约3cm,其上为齿状线,作为直肠与肛管的移行部分。直肠长 12 ~15cm,以腹膜返折为界分为上段直肠和下段直肠。上段直肠前面和两侧有腹膜覆盖,前面的腹膜返折成直肠膀胱陷凹或直肠子宫陷凹,下段直肠全部位于腹膜外。

(二) 直肠的淋巴引流

直肠肛管的淋巴引流以齿状线为界分上、下两组(图 4-4-1)。上组在齿状线以上,有三个引流方向:向上沿直肠上动脉可引流至肠系膜下动脉旁淋巴结,这是直肠最主要的淋巴引流途径;向两侧经直肠下动脉旁淋巴结引流到盆腔侧壁的髂内淋巴结,延伸至骶前淋巴结;向下穿过提肛肌至坐骨肛管间隙,沿肛管动脉、阴部内动脉旁淋巴结到髂内淋巴结,沿肛内血管至髂内淋巴结。下组在齿状线以下,有两个引流方向:向下外经会阴大腿内侧皮下注入腹股沟淋巴结,然后到髂外淋巴结;向周围穿过坐骨直肠间隙沿闭孔动脉引流到髂内淋巴结。上、下两组淋巴网有吻合支,彼此相通。

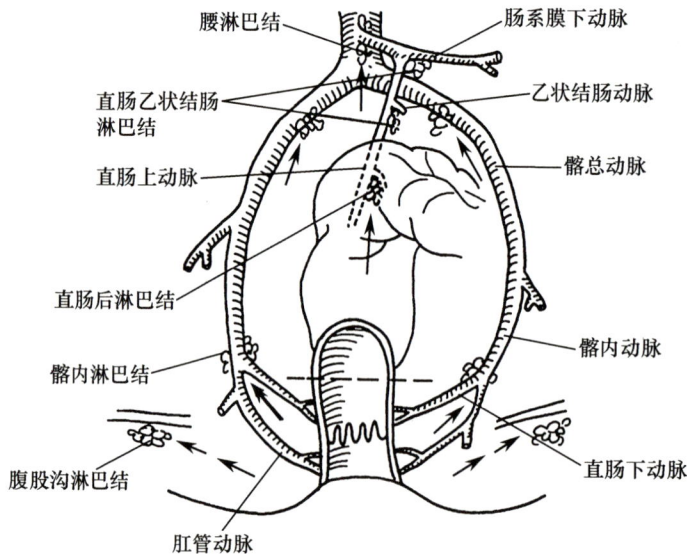

图 4-4-1　直肠肛管淋巴引流

二、病理

（一）大体类型

肉眼观察一般可分为四型：

1. 隆起型 肿瘤向腔内突出，又可分为隆起息肉型及盘状型两个亚型。镜下多为分化成熟的腺癌。

2. 溃疡型 多见，占50%以上。形状为圆形或卵圆形，中心凹陷，边缘凸起，向肠壁深层生长并向周围浸润。早期可有溃疡，易出血，此型分化程度较低，转移较早。

3. 浸润型 肿瘤向肠壁深层弥漫浸润，常累及肠管全周，使局部肠壁增厚，表面常无明显溃疡。肿瘤伴纤维组织增生，可使肠管腔周径缩小，使肠腔狭窄，分化程度低，转移早而预后差。

4. 胶样型 多见于青年人，预后较差。

（二）组织学类型

1. 乳头状腺癌 预后较好。

2. 管状腺癌 根据其分化程度可分为低分化腺癌、中分化腺癌和高分化腺癌。

3. 黏液腺癌 以癌组织内大量黏液为特征，恶性度较高。

4. 印戒细胞癌 肿瘤由弥漫成片的印戒细胞构成，胞核深染，偏于胞浆一侧，似戒指样，恶性程度高，预后差。

5. 未分化癌 癌细胞常较小，形态较一致，细胞弥漫成片或成团，预后差。

6. 腺鳞癌 肿瘤组织内有腺癌和鳞癌二种结构。

7. 鳞状细胞癌 多发生在直肠肛门附近的被覆鳞状上皮，为数较少。

8. 其他类型 小细胞癌、类癌。

三、临床表现

直肠癌早期局限于黏膜可无任何症状，偶有少量出血，肉眼尚难察觉，待癌肿增大并有溃疡及感染时可出现下列三组症状。

1. 直肠刺激症状 如便意频繁，便前肛门有下坠感，里急后重，便不尽感，并可伴腹胀，下腹不适。

2. 粪便异常 如大便表面带血、黏液便或脓血便，甚者有大便变形、变细等。

3. 梗阻症状 癌肿侵犯致肠管狭窄时，有排便困难，粪少便闭，或伴腹痛、腹胀，甚者可见肠型并有肠鸣音亢进等。

侵犯直肠周围组织器官时，可出现相应器官病变的症状，如侵犯肛管可有局部剧痛；肛门括约肌受累可致便失禁，常有脓血溢出肛外；前方侵及泌尿系统可出现尿频、尿痛、排尿困难；向后侵犯骶神经丛时，出现骶部、会阴部的持续性剧痛，并牵涉下腹部、腰部及大腿。

四、诊断与鉴别诊断

（一）诊断

局限于黏膜的早期癌肿只能靠普查及时获诊。对出现早期症状或有大便潜血阳性的病人及时检查、诊断并不困难。

1. 直肠指检 是诊断直肠癌最重要的方法，约70%的直肠癌指检可触及。指检时动作要轻柔，触及肠管全周，了解癌肿部位、距肛缘距离、大小、性质、活动度、浸润范围及与周围脏器的关系等，并注意指套有无脓血。

2. 内镜检查 包括直肠镜、乙状结肠镜和纤维结肠镜检查。门诊常规检查时可用直肠镜或乙状结肠镜检查，操作方便，无需做肠道准备，但在明确直肠癌诊断需手术治疗时应行纤维结肠镜检查，因结、直肠癌5%～10%为多发癌。内镜检查可在直视下了解病变的外观、性状、大体分型等，并可直接取活组织进行病理检查。

3. 腔内超声检查　直肠腔内超声可较细致地显示直肠癌肠壁内、外的侵及深度,可为是否需作术前放射治疗等方面提供参考依据。

4. CT 检查　CT 主要用于了解直肠的浸润状况,可以直接观察肿瘤是否侵犯盆腔肌肉、膀胱、前列腺等,也可以用来评价区域淋巴结的状态。

5. MRI 检查　可用来评价直肠肿瘤浸润至直肠系膜脂肪层(T_3期)、邻近器官(T_4期)以及评估手术阴性切缘的情况,越来越多地用于直肠癌的术前分期。MRI 的影像融合对制定放疗计划也有一定的帮助。

6. PET-CT 检查　可以很好地显示病灶范围,故运用于直肠癌的分期和靶区勾画。但是,PET 显示低摄取的区域并不能取代体格检查的结果和 CT 发现的异常病灶。

7. 胸部 X 线检查　直肠癌远处转移的常见部位为肝和肺。胸部正侧位相是治疗前最主要的分期检查之一,目的是排除肺转移。

8. 肿瘤标志物　目前公认的在大肠癌诊断和术后监测有意义的肿瘤标志物是癌胚抗原(CEA)。CEA 不具有特异性诊断价值,但在淋巴结转移病人中有 50% 高于正常值,对估计预后、术后复发及随访观察等方面有一定帮助。

(二) 鉴别诊断

直肠癌应与痔、肛裂、慢性直肠炎、直肠息肉及痢疾等疾病相鉴别。

五、分期

采用 AJCC 于 2010 年制定的 TNM 分期标准。

原发肿瘤(T)

T_x　　原发肿瘤无法评价

T_0　　无原发肿瘤证据

T_{is}　　原位癌:局限于上皮内或侵犯黏膜固有层

T_1　　肿瘤侵犯黏膜下层

T_2　　肿瘤侵犯固有肌层

T_3　　肿瘤穿透固有肌层到达浆膜下层,或侵犯无腹膜覆盖的结直肠旁组织

T_{4a}　　肿瘤穿透腹膜脏层

T_{4b}　　肿瘤直接侵犯或粘连于其他器官或结构

区域淋巴结(N)

N_x　　区域淋巴结无法评价

N_0　　无区域淋巴结转移

N_1　　有 1~3 枚区域淋巴结转移

N_{1a}　　有 1 枚区域淋巴结转移

N_{1b}　　有 2~3 枚区域淋巴结转移

N_{1c}　　浆膜下、肠系膜、无腹膜覆盖结肠/直肠周围组织内有肿瘤种植(tumor deposit,TD),无区域淋巴结转移

N_2　　有 4 枚以上区域淋巴结转移

N_{2a}　　4~6 枚区域淋巴结转移

N_{2b}　　7 枚及更多区域淋巴结转移

远处转移(M)

M_0　　无远处转移

M_1 有远处转移

M_{1a} 远处转移局限于单个器官或部位(如肝,肺,卵巢,非区域淋巴结)

M_{1b} 远处转移分布于一个以上的器官/部位或腹膜转移

解剖分期/预后组别

期别	T	N	M	Dukes	MAC
0	T_{is}	N_0	M_0	–	–
I	T_1	N_0	M_0	A	A
	T_2	N_0	M_0	A	B1
II$_A$	T_3	N_0	M_0	B	B2
II$_B$	T_{4a}	N_0	M_0	B	B2
II$_C$	T_{4b}	N_0	M_0	B	B3
III$_A$	$T_{1\sim2}$	N_1/N_{1c}	M_0	C	C1
	T_1	N_{2a}	M_0	C	C1
III$_B$	$T_{3\sim4a}$	N_1/N_{1c}	M_0	C	C2
	$T_{2\sim3}$	N_{2a}	M_0	C	C1/C2
	$T_{1\sim2}$	N_{2b}	M_0	C	C1
III$_C$	T_{4a}	N_{2a}	M_0	C	C2
	$T_{3\sim4a}$	N_{2b}	M_0	C	C2
	T_{4b}	$N_{1\sim2}$	M_0	C	C3
IV$_A$	任何 T	任何 N	M_{1a}	–	–
IV$_B$	任何 T	任何 N	M_{1b}	–	–

注:1. cTNM 是临床分期,pTNM 是病理分期;前缀 y 用于接受新辅助(术前)治疗后的肿瘤分期(如 ypTNM),病理学完全缓解的病人分期为 $ypT_0N_0cM_0$,可能类似于 0 期或 I 期。前缀 r 用于经治疗获得一段无瘤间期后复发的病人(rTNM)。

Dukes B 期包括预后较好($T_3N_0M_0$)和预后较差($T_4N_0M_0$)两类病人,Dukes C 期也同样(任何 TN_1M_0 和任何 TN_2M_0)。MAC 是改良 Astler-Coller 分期。

2. T_{is} 包括肿瘤细胞局限于腺体基底膜(上皮内)或黏膜固有层(黏膜内),未穿过黏膜肌层到达黏膜下层。

3. T_4 的直接侵犯包括穿透浆膜侵犯其他肠段,并得到镜下诊断的证实(如盲肠癌侵犯乙状结肠),或者位于腹膜后或腹膜下肠管的肿瘤,穿破肠壁固有基层后直接侵犯其他的脏器或结构,例如降结肠后壁的肿瘤侵犯左肾或侧腹壁,或者中下段直肠癌侵犯前列腺、精囊腺、宫颈和阴道。

4. 肿瘤肉眼上与其他器官或结构粘连则分期为 cT_{4b}。但是,若显微镜下该粘连处未见肿瘤存在则分期为 pT_3。V 和 L 亚分期用于表明是否存在血管和淋巴管浸润,而 PN 则用以表示神经浸润(可以是部位特异性的)。

六、治疗

(一)综合治疗原则

1. 早、中期直肠癌病人,若基本情况允许应首选手术治疗;

2. 建议对 II、III 期直肠癌病人进行以手术为主,辅助放化疗综合治疗方案。无论术前放化疗还是术后的同步放化疗均是 II、III 期可切除直肠癌的标准辅助治疗方案;

3. 对局部晚期、各种原因不能手术以及术后复发的病人,可以采用单纯性放射治疗。

（二）放射治疗

1. 适应证　一直以来放射治疗在直肠癌治疗中都有着较高的地位。主要适应证为：

（1）Ⅱ/Ⅲ期直肠癌的术前放疗；

（2）Ⅱ/Ⅲ期直肠癌的术后放疗；

（3）早期直肠癌经肛门肿物切除后的放疗；

（4）局部晚期直肠癌（T_4）的放疗；

（5）复发后再程治疗直肠癌的放疗。

2. 禁忌证

（1）完全性肠梗阻、恶病质等不能耐受放疗；

（2）既往已做盆腔高剂量照射，盆腔部位不能再接受放疗。

3. 术前、术后放射治疗的靶区勾画和定义

（1）GTV　影像图像上确认的大体肿瘤范围，包括原发病灶和转移性淋巴结。

（2）CTV　①术前放疗CTV：GTV及直肠周围系膜区、骶前、骶$_3$上缘以上（梨状肌起始部）髂外血管淋巴结引流区、全部髂内血管淋巴结引流区、闭孔淋巴结引流区。病变位于上中段时，不必包括坐骨肛门窝，如果病变位于腹膜返折以下则需要包括坐骨肛门窝。T_4的病变如侵犯前列腺（男性）、阴道中下段（女性），可考虑包括髂外淋巴结引流区；②术后放疗CTV：瘤床、骶前、骶$_3$上缘以上的髂外血管和部分髂总血管淋巴结引流区、全部髂内血管淋巴结引流区、闭孔淋巴结引流区、手术疤痕（Mile's术后）。上界为L_5锥体下缘，上段直肠癌CTV的下界为吻合口下$2 \sim 3cm$，不必包括坐骨肛门窝。中下段直肠癌CTV的下界为吻合口下$2 \sim 3cm$，包括坐骨肛门窝。

（3）PTV　在CTV的范围基础上头脚方向外放10mm，左右外放$5 \sim 10mm$，腹背外放$5 \sim 10mm$。

（4）正常组织和器官的勾画　包括双侧股骨头、膀胱、照射范围内的小肠（需勾画到PTV最上层的上两层）和睾丸。

4. 术前、术后放疗的处方剂量

（1）处方剂量95% PTV　DT45 $\sim$ 50.4Gy/1.8 $\sim$ 2Gy/25 $\sim$ 28F。

（2）最高剂量<110% $\sim$ 115%处方剂量，高剂量区不能落在小肠或残段直肠上。

（3）最低剂量>93%处方剂量。

（4）正常组织限量　①膀胱：D50% ≤50Gy；②小肠：D50% ≤20 $\sim$ 30Gy，Dmax ≤45 $\sim$ 50Gy；③股骨头：D5% ≤50Gy；④睾丸：评价最高剂量和平均剂量。

（5）有肿瘤和/或残留者，全盆腔照射后局部缩野加量照射DT10 $\sim$ 20Gy。

5. 直肠癌放疗与手术的时间安排

（1）术前放疗与手术的时间间隔：放疗与手术的时间间隔需合理，对于术前放疗而言，放疗结束后盆腔处于充血、水肿状态，过早手术可能会增加手术的并发症，但若时间拖得过久，放射区域内的纤维化可能增加手术的难度。目前，推荐放疗结束后4 $\sim$ 6周复查进行疗效评估，6 $\sim$ 8周行手术治疗。

（2）术后放疗与手术的时间间隔：有术后放疗指征的病人（病理诊断为Ⅱ/Ⅲ期者）建议在手术恢复后及早开始放疗，一般说来大便成形、规律后可开始治疗（术后4 $\sim$ 8周左右）。

6. 直肠癌的单纯放射治疗

（1）无法耐受手术或手术无法切除的直肠癌病人，控制局部症状最好的办法是放射治疗；

（2）有手术指征，但坚决拒绝手术或有手术禁忌证的病人，可考虑行根治性放射治疗，肿瘤区放疗DT66 $\sim$ 70Gy，可序贯加量或同步加量照射；

（3）根治性放射治疗应以外照射为主，必要时辅以后装治疗；

（4）对病灶小，局限于肠壁浅层、分化良好的直肠癌病人，可选择行后装治疗；

（5）放射治疗结束时肿块残余未必就是放射治疗不敏感者,不必急于追加治疗或改用其他治疗方法。

7. 直肠癌局部复发的放射治疗

（1）一般手术复发病人就诊时复发灶常已较广且紧贴盆壁生长,手术难以完全切除,应行放射治疗;

（2）单纯止痛放射治疗的方案推荐小剂量照射。盆腔设野,每疗程 DT20Gy,疼痛症状可以完全消失,以后复发再给予 DT20Gy;

（3）部分病人也可以采取根治性放射治疗,剂量>DT50Gy;

（4）直肠癌术后、放射治疗后复发,照射野应仅局限于复发肿瘤区域,有条件者应尽量应用三维适形技术或适形调强放射治疗技术,以减少正常组织受到照射。

8. 放射治疗技术

（1）病人体位及固定:为了确保摆位的可重复性,直肠癌病人可采用仰卧位体膜固定或其他固定装置,也可采用俯卧位腹板固定以减少肠道的照射,不同单位可根据实际情况选用。

（2）膀胱充盈/排空状态:膀胱充盈或排空状态在放疗时也需要考虑,尤其是直肠癌使用调强放疗时。膀胱充盈状态可减少进入盆腔的肠道照射;膀胱排空状态可得到更好的重复性。

（3）CT 模拟定位:病人定位 1 小时前排空膀胱,20% 泛影葡胺 20ml+清水 800～1000ml 分 3～4 次饮入,充盈膀胱。定位开始前,肛门口放置铅点（Mile's 术后病人将铅丝放于手术疤痕）,女性病人可内置阴道栓。定位时静脉应用造影剂（通常 100ml 碘海醇）,以便于盆腔血管和 GTV 的靶区勾画,但如果病人对造影剂过敏或高龄、有合并症时,可以不作增强。扫描范围:腰椎 1～2 至坐骨结节下 10～15cm,层厚 5mm。

（4）外照射:直肠癌的放疗技术包括外照射、后装腔内放疗和术中放疗等,目前应用最广泛的是外照射。有条件的单位外照射治疗时可应选用 IMRT 和 IGRT,无条件的单位可用 3D-CRT,这样可以提高治疗的准确性以及保护直肠周围重要的正常组织和器官。目前,常规外照射技术仅用于直肠癌的姑息减症治疗。

（5）术中放疗:对术中发现不能切除的肿块,或明确有肿瘤残余的高危险区,有术中照射设备的单位均可实行术中放疗。对局部晚期或复发的直肠癌,或其他原因不能切除的癌块,因受小肠耐受剂量限制,难以达到根治剂量,可在外照射 DT50Gy 后手术,术中推开小肠、输尿管,暴露肿瘤一次给予术中放疗 DT15Gy,可使肿瘤得到比较满意的控制。

七、放射治疗的不良反应及处理

1. 放射范围内的皮肤

（1）急性反应:可出现皮肤瘙痒、色素加深、滤泡样红斑、脱皮、水肿等表现。

处理:瘙痒可用 3% 薄荷淀粉外敷。局部可外涂清地油、有破损者可使用生长因子促进其愈合。

（2）晚期反应:局部皮肤萎缩、皮下组织僵硬等。

2. 消化系统:放射性肠炎

（1）急性反应:腹痛、腹泻、黏液分泌增多、血性分泌物等,若病变位置低,照射野距离肛门近,还可出现肛门坠胀不适。

处理:止泻治疗,温水坐浴改善局部血液循环促进黏液恢复,严重者暂停放化疗。

（2）晚期反应:腹泻、大便次数增多、便失禁、便血、大便变细、肠道梗阻、穿孔等。

处理:慢性腹泻或便失禁者可考虑止泻药、硬化大便、调节饮食,严重出血、肠梗阻或穿孔者需外科就诊。

3. 骨髓系统　出现骨髓抑制,包括白细胞、红细胞、血小板低下等,放疗期间仍需保证营养供给,维持体重稳定,若骨髓抑制,需升白细胞等治疗。白细胞低者,注意预防感染。

4. 泌尿生殖系统

(1) 泌尿:排尿不适,疼痛、尿急、尿痛甚至血尿(非常少见)等,治疗期间建议多饮水,症状持续者需泌尿外科会诊。

(2) 生殖:绝经前女性盆腔放疗后可出现激素紊乱甚至提早绝经并出现相应的症状。放疗也可以影响病人的生育功能,有生育要求者建议疗前详细咨询放疗科医生,并请生殖医学医师评估风险。

第二节　原发性肝癌

一、概述

原发性肝癌(primary carcinoma of liver)是指肝细胞或肝内胆管细胞发生的恶性肿瘤。肝癌是我国常见恶性肿瘤之一,以东南沿海地区高发。近年来发病率有增高的趋势,其死亡率已占恶性肿瘤死亡率的第二位,发病年龄为40~50岁,男女比约3:1,其发病原因和发病机制尚不清楚,目前认为与肝硬化、乙型肝炎、黄曲霉素、某些化学致癌物质和环境因素有关。肝癌系高度恶性,预后极差的肿瘤之一,未经治疗一般生存期为1~4个月。治疗分以手术为主的根治性治疗和以动脉栓塞灌注化疗、三维适形放射治疗等为主的姑息治疗。

(一)肝脏的解剖

肝位于右季肋部,上界相当于右侧第5~6肋间,并随呼吸运动。成人肝下缘不超过右侧肋弓,剑突下约3cm。门静脉、肝固有动脉和胆总管在肝的脏面横沟各自分向左右侧的支干,再进入肝实质内,此处为第一肝门。3条主要肝静脉在肝脏后上方的静脉窝进入下腔静脉,此处为第二肝门。肝的脏面借H形沟分为四叶,右纵沟右侧为右叶;左纵沟左侧为左叶;左、右纵沟之间在横沟前方为方叶;横沟后方为尾叶。

肝脏是体内双重供血器官,一是门静脉;二是腹腔动脉分支而来的肝动脉。正常肝脏70%~80%的血供来自门静脉,20%~30%的血供来自肝动脉。而原发性肝癌血供与正常肝脏相反,约98%来自肝动脉。

(二)肝脏的淋巴引流

肝脏的淋巴引流分深浅两层:浅层淋巴管位于肝被膜的深面,形成淋巴管网,与深层淋巴管相通,引流至腹腔淋巴结;深层淋巴引流至肝门和膈淋巴结。

二、病理

(一)大体分型

1. 大体病理形态分型

(1) 巨块型:肿瘤为一实体圆形巨块,直径>10cm,多位于肝右叶,常伴有出血坏死,瘤体周边常有散在的卫星结节。

(2) 多结节型:最多见,常发生于肝硬化的肝内。瘤结节多个散在,圆形或椭圆形,大小不等,直径数毫米至数厘米,有的相互融合形成较大的结节。被膜下的瘤结节向表面隆起。

(3) 弥漫型:癌组织在肝内弥漫分布,无明显的结节形成,此型少见。

2. 按肿瘤大小分类

(1) 微小肝癌(直径≤2cm);

(2) 小肝癌(>2cm,≤5cm);

(3) 大肝癌(>5cm,≤10cm);

（4）巨大肝癌（>10cm）。

（二）组织学分型

1. 肝细胞癌　最多见，是由肝细胞发生的肝癌。

2. 胆管细胞癌　较少见，是由肝内胆管上皮发生的癌。

3. 混合细胞型肝癌　癌组织中具有肝细胞癌和胆管上皮癌两种结构，最少见。

三、临床表现

原发性肝癌早期无典型的症状，中、晚期癌常见的症状如下：

1. 肝区疼痛　有半数以上的病人为首发症状，多为持续性钝痛、刺痛或胀痛，主要由肝被膜张力增加所致。当癌结节发生破裂引起腹腔出血时，可表现为上腹剧痛、压痛及急腹症表现。

2. 全身和消化道症状　主要表现为乏力、消瘦、食欲减退和腹胀等。部分病人可伴有恶心、呕吐、发热、腹泻等症状。晚期则出现贫血、黄疸、腹水，皮下出血及恶病质等。

3. 肝肿大　肝肿大为中、晚期肝癌最常见的体征。肝肿大呈进行性，质地坚硬，边缘不规则。

此外，如发生肺、骨、脑等转移可出现相应症状。晚期肝癌常并发肝性昏迷、上消化道出血、癌肿破裂出血及继发感染等。

四、诊断与鉴别诊断

肝癌晚期症状典型，诊断并不困难。早期症状不典型，所以，凡是中年以上，特别是有肝病史的病人，如有原因不明的肝区不适、厌油腻、消瘦、进行性肝肿大者，应及时作详细检查。

（一）诊断

1. 肝癌血清标志物检查

（1）血清甲胎蛋白（AFP）测定：AFP为肝细胞癌诊断中最特异的肿瘤标志物。我国肝癌病人60%~70%的AFP高于正常值。放射免疫法测定持续血清AFP≥400μg/L，并能排除妊娠、活动性肝病、生殖腺胚胎源性肿瘤等，即可考虑为肝癌。对AFP低度升高者应行动态观察，并结合生化及影像学检查加以综合分析判断。

（2）γ-谷氨酰转肽酶（γ-GT）：肝癌病人血清中γ-GT或γ-GT同工酶Ⅱ可高于正常，但缺乏特异性，多作为辅助诊断。

2. 影像学检查

（1）超声检查：是目前肝癌最常见的定位诊断方法，可显示肿瘤的大小、形态、所在部位以及肝静脉或门静脉内有无癌栓等。彩色超声更有助于了解占位性病变的血供情况，对肝癌与肝血管瘤的鉴别诊断有重要帮助。

（2）CT检查：CT具有较高的分辨率，对肝癌的诊断符合率可达90%以上，应用动态增强扫描可提高分辨率，有助于鉴别血管瘤。

（3）MRI检查：MRI的诊断价值与CT相仿，对血管瘤的鉴别优于CT。

3. 肝穿刺行针吸细胞学检查　此项检查有确定诊断意义，目前多采用在超声引导下行细针穿刺。

（二）鉴别诊断

主要应与肝硬化、继发性肝癌、肝良性肿瘤、肝脓肿等疾病相鉴别。

五、Child-Pugh肝功能分级

我国原发性肝癌病人大多数有慢性肝炎及肝硬化病史。肝硬化的严重程度是影响原发性肝癌病人治疗及预后的重要因素。目前，临床上普遍采用Child-Pugh分级来评价肝硬化的严重程度，分级越高表明肝硬化程度越严重，并以此作为选择治疗方式和评价预后的重要指标（表4-4-1）。

表 4-4-1　Child-Pugh 肝功能分级

实验室检查	评分		
	1	2	3
总胆红素（mg/dl）	≤2	2~3	≥3
白蛋白（g/dl）	≤3.5	2.8~3.5	≤2.8
凝血酶原时间延长（秒）	1~3	4~6	>6
腹水	无	少量	中等量
肝性脑病	无	1~2	3~4

A 级：5~6 分；B 级：7~9 分；C 级：10~15 分

六、分期

（一）国际抗癌联盟（UICC）的肝癌 TNM 分期标准

1. 原发肿瘤（T）

T_X　原发肿瘤无法评估

T_0　没有原发肿瘤的证据

T_1　孤立的肿瘤，无血管浸润

T_2　孤立的肿瘤伴血管浸润或多发肿瘤最大径≤5cm

T_3　多发肿瘤最大径>5cm 或者肿瘤侵犯门静脉或肝静脉的大分支

T_4　肿瘤直接侵犯邻近器官（除外胆囊）或者穿透脏腹膜

2. 区域淋巴结（N）　肝门淋巴结、肝十二指肠韧带淋巴结、腔静脉淋巴结、其中最突出的是肝动脉和门静脉淋巴结。超越这些范围的淋巴结应视为远处转移。

N_X　不能确定有无区域淋巴结转移

N_0　无区域淋巴结转移

N_1　区域淋巴结转移

3. 远处转移（M）

M_0　无远处转移

M_1　有远处转移

肝癌的 TNM 临床分期标准

Ⅰ期　$T_1N_0M_0$

Ⅱ期　$T_2N_0M_0$

Ⅲ$_A$期　$T_3N_0M_0$

Ⅲ$_B$期　$T_4N_0M_0$

Ⅲ$_C$期　任何 TN_1M_0

Ⅳ期　任何 T　任何 N　M_1

（二）我国 1977 年肝癌的分期标准

Ⅰ期（亚临床期）　无明确肝癌症状和体征

Ⅱ期（临床期）　超过Ⅰ期标准而无Ⅲ期证据

Ⅲ期（晚期）　有明确恶病质、黄疸、腹水或远处转移之一者

七、治疗

（一）综合治疗原则

我国原发性肝癌病人发现时多为中晚期,多有慢性肝病的背景。单一手术或其他治疗难以解决所有问题,有必要采取多学科综合治疗。由于原发性肝癌的恶性程度高,进展迅速,对于不能手术切除的病人目前尚没有明显优势的治疗手段,需要包括放疗在内的多学科综合治疗体系共同应对。放疗与手术、放疗与 TACE 以及放疗与系统性药物的结合已成为治疗原发性肝癌肝内或肝外病灶的重要组成部分。

（二）放射治疗

20 世纪 90 年代以前,由于放疗的效果差,且对肝脏损伤也大,因此原发性肝癌病人较少进行放疗。90 年代中期之后,随着现代精确放疗技术的发展,出现了三维适形放疗(3D-CRT)、调强适形放疗(IMRT)和立体定向放疗(SBRT)等技术。为放疗治疗原发性肝癌提供了新的机会。国内、外学者已经陆续报告采用现代精确放疗技术治疗不能手术切除、经过选择的病人,放疗后 3 年生存率可达 25% ~ 30%。估计有 65% 的原发性肝癌病人在疾病发展的某一阶段需要接受放射治疗。

1. 适应证 一般认为,下述原发性肝癌病人可考虑放疗:

（1）肿瘤局限,因肝功能不佳不能进行手术切除;肿瘤位于重要解剖结构在技术上无法切除;病人拒绝手术;

（2）一般情况好,如 KPS≥70 分,肝功能 Child-Pugh A 级,单个病灶手术后有残留病灶者;

（3）肝癌的放疗联合肝动脉介入治疗;

（4）外科或介入治疗后出现的癌栓以及原发灶的癌栓;

（5）远处转移灶的姑息治疗,如淋巴结转移、肾上腺转移及骨转移。

2. 禁忌证

（1）全身状况差,Karnofsky≤50 分;

（2）炎症型肝癌;

（3）肝功能 Child-Pugh C;

（4）肿瘤巨大,伴大量腹水和(或)广泛转移者;

（5）多种并发症,如肝昏迷、消化道出血,特别是脾功能亢进明显者等。

3. 靶区勾画和定义

（1）肿瘤靶区(GTV):影像图像上确认的大体肿瘤范围,包括原发病灶和转移性淋巴结。

（2）临床肿瘤体积(CTV):为 GTV 外加 5 ~ 10mm。

（3）计划体积(PTV):在使用呼吸协调系统装置条件下为 CTV 外扩 5 ~ 20mm,在没有使用呼吸协调系统时更要根据病人的呼吸来确定。

4. 肝癌放疗剂量

（1）大分割照射,如 5Gy/次,3 次/周,总剂量 50Gy,对肿瘤的杀灭效应强,但是对正常肝脏的放射损伤也大。

（2）常规分割放射,如 2Gy/次,1 次/日,5 次/周,总剂量 50 ~ 62Gy,正常肝脏的耐受性好,对肿瘤也有明显的抑制。

对于选取上述哪种方法,还需进一步的临床实践和研究比较,但是对需要在短期缓解临床症状的病人,更适用于大分割放疗,因为肿瘤的退缩较快,症状改善明显。

（3）正常组织限量 国内资料表明:我国肝癌病人肝脏的耐受剂量(全肝平均剂量)是:Chlild-Pugh A 级病人 23Gy,Chlild-Pugh B 级病人可能是 6Gy。

5. 放疗技术

（1）呼吸运动控制:肝脏会随着呼吸产生较大的移动,强烈建议采用多种技术的呼吸协调系统对呼吸运动进行控制,如主动呼吸控制、腹部压迫等。呼吸协调系统应该由不衰减放疗剂量的材料组成,并且不应干扰共面及非共面射野时机架入射的方向。

(2) CT 模拟定位:在模拟定位和整个放疗过程中都可以采用半身或全身固定,最好使用真空垫固定,双手上举,以便体位重复及射野方向在空间上自由设置。增强造影的 CT 模拟定位是必要的,用于获得多时相的图像。通常,具有活性的原发性肝癌在动脉期 CT 扫描显示最好(最亮),在静脉期及延迟期图像中相对于肝组织增强不是很明显。肿瘤侵犯血管结构(如门静脉或下腔静脉)的情况,通常在静脉期或延迟静脉期 CT 图像中能较好地显示。如果有 CT 造影剂禁忌证,也可以事先使用多时相动态 MRI 扫描,采用图像融合的方法对定位时获取的平扫 CT 进行补充,以便更好地勾画靶区。

(3) 外照射:原发性肝癌的放疗目前应用最广泛的是外照射,3D-CRT 已经成为原发性肝癌的标准治疗技术。IMRT 可能有助于增强肿瘤靶区的覆盖率,同时减少正常组织的照射,尤其对于不规则形状的靶区照射,肝癌体积较大以致正常肝受到较大剂量照射,或者肝硬化严重不能耐受大剂量照射的病人。SBRT 近年来也在开始使用。由于每天肝脏位置的变化,也需考虑进行图像引导的放射治疗(IGRT)。不同的受照射的肝脏体积和胃肠组织需应用个体化的处方剂量。常规外照射技术仅用于原发性肝癌的姑息减症治疗。

(三)肝动脉栓塞化学治疗(TACE)与放射治疗的综合治疗

肝动脉栓塞化学治疗(transcatheter hepatic arterial chemoembolization,TACE)是目前治疗不能手术原发性肝癌的主要方法,但由于栓塞后侧支循环形成及门脉血供等原因,单纯 TACE 难以使肿块直径>5cm者完全缺血坏死,所以其近期疗效好,远期疗效差。与单独 TACE 比较,TACE 与放射治疗的综合治疗可以明显提高病人的生存率,对病灶的局部控制率也有提高。两者可以起到互补的作用:①放射治疗能抑制TACE 治疗后残存的癌细胞,尤其是对肿瘤边缘区由门静脉血供、氧合较好的癌细胞,放射治疗的作用更强;②TACE 中应用的化学治疗药物对放射治疗均有增敏作用;③TACE 后肿瘤缩小,可以减少放射治疗的范围,减少对正常组织的损伤;④碘油的沉积有利于在模拟机下的定位和验证。一般先进行 3~5 次 TACE,休息 1个月后再做放射治疗。根据情况可采用三维适形放射治疗或常规放射治疗,剂量一般 DT50~60Gy。

(四)原发性肝癌伴脉管癌栓的放射治疗

肝细胞癌病人伴门静脉和(或)下腔静脉癌栓的发生率相当高,尸检资料显示为 44%~84%;临床资料显示为 34%~50%,严重影响病人的生活质量。外科手术取栓很困难,且疗效不佳。如果门脉主干完全阻塞,侧支循环未形成时肝动脉栓塞化学治疗属禁忌。放射治疗对此可以起到较好的姑息治疗作用,常规分割,剂量 DT50Gy 左右。

八、放射治疗的不良反应及处理

(一)急性期(放疗期间)毒副作用主要包括:

1. 厌食、恶心、呕吐,较严重的有上消化道出血;

2. 急性肝功能损害:胆红素升高,血清 ALT 升高,急性肝损伤往往可逆、易修复;

3. 骨髓抑制。

(二)放疗的后期(4 个月内)损伤

主要是放射诱导的肝病(radiation induced liver disease,RILD),临床表现和诊断标准如下:既往接受过肝脏高剂量的放疗;在放疗结束后发生。

临床表现有两种:

(1) 典型的 RILD:发病快,短期内迅速出现大量腹水和肝脏肿大,伴 AKP>正常值的 2 倍,或 ALT>正常值的 5 倍。

(2) 非典型 RILD:仅有肝脏功能的损伤,没有肝脏肿大和腹水,能排除肝肿瘤发展造成的临床症状和肝功能损害。

（三）放疗的后期（4 个月后）损伤

RILD 是一种严重的放射并发症,不可逆,一旦发生,死亡率高达 80%。

（四）治疗

卧床,给予高蛋白、高热量饮食,并限制盐的摄入量,服用利尿剂,必要时放腹水及使用激素。发生放射性肝炎往往预后差,主要靠预防,要尽可能采用精确定位、精确设计和精确放射治疗,避免 RILD 发生的关键是在设计放疗计划时,把正常肝脏受照剂量限制在能够耐受的范围内。

第三节　胰腺癌

一、概述

胰腺癌(carcinoma of pancreas)是一种较常见的恶性肿瘤,其发病率近年有逐渐增多的趋势,在我国胰腺癌居恶性肿瘤的第 10 位。胰腺癌早期缺乏典型临床症状,待明确诊断时往往已属晚期。40 岁以上好发,男性比女性多见。胰腺癌的病因不明,吸烟、饮酒、高脂肪和高动物蛋白饮食、饮咖啡和糖尿病等因素可能与其发病有关。胰腺癌的预后极差,确诊后的中位生存期为 4~5 个月,1 年生存率<10%,5年生存率仅为 4%。近年来,随着精确放射治疗的开展,放射治疗在该肿瘤治疗中的应用逐渐增多。

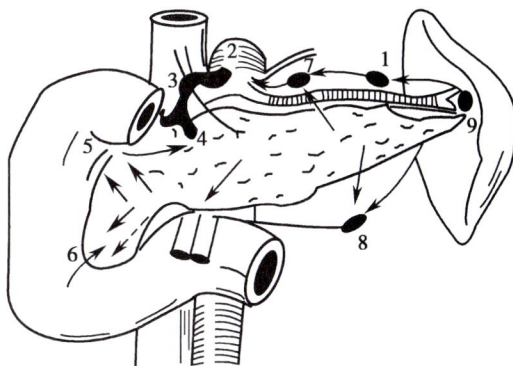

图 4-4-2　胰的淋巴流向和淋巴结
1. 胰上淋巴结;2. 腹腔淋巴结;3. 肝淋巴结;4. 幽门下淋巴结;5. 胰十二指肠上淋巴结;6. 胰十二指肠下淋巴结;7. 肠系膜上淋巴结;8. 中结肠淋巴结;9. 脾淋巴结

（一）胰腺的解剖

胰腺为一狭长形腺体,横卧于腹后壁前方,相当于 L$_1$、L$_2$ 水平。胰腺分头、颈、体和尾四部分,并与周围许多重要脏器相连,其中包括胃、十二指肠各部、胆总管、横结肠、小肠、肾及腹主动脉、下腔静脉、肠系膜上动、静脉等。胰腺的血供丰富,大部分来自腹主动脉分支,小部分来自肠系膜上动脉。胰腺的静脉回流通过脾静脉及胰十二指肠上、下静脉进入门静脉。胰腺痛觉神经沿交感神经走行经腹腔丛分布至胰腺,胰腺癌病人的疼痛症状与肿瘤侵犯神经丛有关。

（二）胰腺的淋巴引流

胰腺有丰富的淋巴引流。胰头部淋巴引流经胰十二指肠上淋巴结至腹腔淋巴结,或经胰十二指肠下淋巴结引流至肠系膜上淋巴结。胰体上部淋巴引流可经肝淋巴结入腹腔淋巴结,下部入肠系膜上淋巴结。胰尾部的淋巴引流主要入脾淋巴结(图 4-4-2)。

二、病理

1. 大体分型　根据胰腺癌的发生部位可分为胰头癌、胰体癌、胰尾癌及全胰癌,其中胰头癌约占 60%~70%。

2. 组织学分类　90% 的胰腺癌为导管腺癌,少见囊腺癌、导管内乳头状黏液腺癌、腺泡细胞癌、胰母细胞癌、实性假乳头状癌等。

三、临床表现

早期胰腺癌的病灶仅局限在胰管内,此时可以没有任何症状。待肿瘤发展、增大,累及胆、胰管或胰

周围组织时,才会出现症状,此时的病程往往已超过半年。常见的症状如下:

1. 疼痛 常为上腹部疼痛,以隐痛开始。阵发性疼痛提示胆道有梗阻;持续性疼痛提示神经受累;向两季肋部延伸至腰背部,提示腹腔神经丛受累,疼痛持久而严重,常提示病变已属晚期。

2. 黄疸 多为梗阻性黄疸,是胰头癌的突出表现,发生率可超过90%。黄疸常呈持续性且进行性加深,大便色泽变淡,甚至呈陶土色,皮肤黄染呈棕色或古铜色,有皮肤瘙痒症。

3. 消化道症状 食欲减退、腹胀、消化不良及消瘦是胰腺癌常见表现。因胆汁和胰液分泌及排泄障碍;或疼痛使睡眠不佳,引起十二指肠功能障碍,出现上述症状;肿瘤侵犯十二指肠使肠腔变窄,可出现呕吐;侵犯胃及十二指肠,出现胃肠道出血。

4. 其他 上腹可扪及肿块,腹水征阳性及恶病质等。

四、诊断与鉴别诊断

(一) 诊断

早期多无明显的症状,故诊断比较困难。对40岁以上有进行性阻塞性黄疸、不明原因上腹部隐痛、消化功能紊乱、伴有明显的体重减轻、不明原因的腹泻时,应注意有发生胰腺癌的可能,应做以下检查:

1. 血清标志物检查 CA199是目前临床上诊断胰腺癌最有价值的肿瘤相关抗原,其敏感性可达80%,但特异性不高,为50%~60%。为了提高诊断的准确性,多联合其他肿瘤标志物共同检测,尤其是CA199联合CA242可作为临床诊断胰腺癌的最佳选择。

2. 影像学检查

(1) 超声检查:超声检查是胰腺癌的首选无创性检查。由于胰腺部位较深,因此超声检查能发现的胰腺肿瘤大都已在2cm以上。在发现胆管扩张,特别是病人有黄疸,亦未发现胆石症时,应警惕存在早期壶腹周围肿瘤的可能,必须做进一步检查。

(2) CT检查:目前对胰腺癌进行诊断和分期的标准检查方法是多排螺旋CT薄层双期增强扫描。但在诊断直径<2cm的肿瘤时仍有相当难度,应配合其他方法检查。

(3) 内镜超声检查:内镜超声是一种比较新的技术,它可以精确显示胰腺癌局部受侵情况和淋巴结转移情况,检查结果类似双期多排CT。但由于设备价格昂贵,需要训练有素的内镜专家,目前在国内尚难普及。

(4) PET-CT检查:PET-CT有助于诊断<2cm的肿瘤,并能发现腹膜或网膜等胰腺外组织的转移。

3. 组织学检查

(1) 目前应用较多的是在超声或CT引导下经皮穿刺活检,阳性率可达80%。细针穿刺所致的并发症并不严重,少数可有出血或胰瘘,但均可经非手术治疗而治愈;

(2) 在剖腹探查手术中,穿刺活检常被推荐;

(3) 在胰腺癌诊断中具有明显优势的另一种技术是经内镜逆行胰胆管造影(endoscopic retrograde cholangiopancreatography,ERCP),它可以直接观察十二指肠乳头部情况,取得活检,放置胆道支架,并且无创;在行ERCP检查时,用促胰液素刺激后获得的胰液做细胞学检查,对胰腺癌有高度特异性,其敏感性达84%。用细胞刷获得狭窄处的细胞比用脱落在胰管内的细胞进行病理诊断更准确。

(二) 鉴别诊断

本病应与黄疸性肝炎、胆石症、原发性肝癌、胃溃疡及变异性心绞痛相鉴别。

五、分期

胰腺癌的分期采用AJCC于2002年制定的TNM分期标准。

(一) 原发肿瘤(T)

T_X 原发肿瘤无法评价

T_0　未见原发肿瘤

T_{is}　原位癌

T_1　肿瘤局限于胰腺,最大径≤2cm

T_2　肿瘤局限于胰腺,最大径>2cm

T_3　肿瘤超出胰腺,未累及腹腔干或肠系膜上动脉

T_4　肿瘤侵及腹腔干或肠系膜上动脉(原发肿瘤不能切除)

(二)区域淋巴结(N)

N_X　局部淋巴结无法估计

N_0　无区域淋巴结转移

N_1　有区域淋巴结转移

pN_{1a}　区域单个淋巴结转移

pN_{1b}　多个区域单个淋巴结转移

(三)远处转移(M)

M_X　无法估计

M_0　无远处转移

M_1　有远处转移

胰腺癌的临床 TNM 分期标准:

0 期　$T_{is}N_0M_0$

Ⅰ$_A$期　$T_1N_0M_0$

Ⅰ$_B$期　$T_2N_0M_0$

Ⅱ$_A$期　$T_3N_0M_0$

Ⅱ$_B$期　$T_{1\sim3}N_1M_0$

Ⅲ期　T_4任何NM_0

Ⅳ期　任何 T 任何NM_1

六、治疗

(一)综合治疗原则

1. 临床分期为Ⅰ期、Ⅱ期的胰腺癌,应争取根治性切除;

2. 根治性切除术后 T_3 或 N_+,M_0 者可以考虑给予术后同步化放疗;

3. 非根治性切除有肿瘤残存病例,应给予术后同步化放疗;

4. 无远处转移的局部晚期不可手术切除胰腺癌,如果病人一般情况允许,应给予同步化放疗,期望取得可手术切除的机会或延长病人生存时间;

5. 不可手术晚期胰腺癌出现严重腹痛、骨或其他部位转移灶引起疼痛,严重影响病人生活质量时,如果病人身体状况允许,通过同步化放疗或单纯放疗可起到很好的姑息减症作用;

6. 术后同步化放疗在术后 4~8 周病人身体状况基本恢复后进行,化疗方案以5-氟尿嘧啶或吉西他滨为基础。

(二)放射治疗

1. 适应证　近年来随着放射治疗设备的改进,放射治疗在胰腺癌治疗中的地位明显升高。主要适应证为:

(1)局部晚期胰腺癌;

(2)晚期胰腺癌的镇痛治疗;

(3)胰腺癌术后 T_3 或 N_+ 或切缘阳性或肿瘤残留者;

（4）术后局部复发者；

（5）早期胰腺癌拒绝或者估计不能耐受手术者。

2. 禁忌证

（1）晚期胰腺癌全身多处转移一般情况差者；

（2）梗阻性黄疸肝功能损伤明显者。

3. 靶区勾画和定义

（1）GTV：影像图像上确认的大体肿瘤范围，包括原发病灶和转移性淋巴结。

（2）CTV：①术后放疗：根据术前 CT 或者术中所见或术中放置的金属标记确定术后放疗的区域，原则上应包括原发肿瘤所在区域和区域淋巴结；②不可切除胰腺癌：GTV 外放 10～15mm，不做区域淋巴结预防照射；不做全胰腺照射。

（3）PTV：在 CTV 的基础上，外放 10～15mm。

（4）ITV：如果有金属标记，在普通模拟定位机上或在 4D-CT 引导下确定 ITV 外放边界。

（5）正常组织和器官的勾画：包括胃、双肾、肝脏、十二指肠、照射范围内的小肠、结肠（需勾画到 PTV 最上层的上两层）和脊髓。

4. 处方剂量

（1）处方剂量 95% PTV DT45～54Gy/1.8～2.0Gy/F（术后放疗）或 DT50～60Gy/1.8～2.0Gy/F（不可手术切除胰腺癌的放疗）或大分割照射（DT 30Gy/10F/2w）。

（2）最高剂量<110%～115% 处方剂量。

（3）最低剂量>93% 处方剂量。

（4）正常组织限量　①60% 肝脏接受的最大剂量≤30Gy；②双肾 D33%≤15～25Gy，平均剂量≤15Gy；③小肠：D50%<20～30Gy，D_{max} 45～50Gy；④十二指肠：D_{max} 45～50Gy。

5. 放射治疗技术

（1）呼吸运动控制：对于无法手术切除的胰腺癌病人，由于胰腺自身蠕动和随着呼吸运动会产生较大的移动，强烈建议治疗时对呼吸运动进行控制。金属标记应该在定位前通过经皮、术中或内镜技术被放置，以用于呼吸运动控制的参考。呼吸运动控制技术包括呼吸门控技术、屏气训练、呼吸运动跟踪和腹部压迫等。

（2）CT 模拟定位：病人定位前 1～1.5 小时分次口服 20% 泛影葡胺 20ml+清水 800～1000ml。CT 定位时采取仰卧位，双手抱头置于额前，体膜固定，增强 CT 应用造影剂（通常 100ml 碘海醇），但如果病人对造影剂过敏或高龄、有合并症时，可以不作增强。扫描范围：胸骨角水平至髂前上棘水平，层厚 5mm。有条件的单位最好应用 4D-CT 扫描，如果采用呼吸门控技术，放疗计划制作在呼气末扫描图像上，在 4D-CT 上评估术中植入标记的移动。

（3）外照射：胰腺癌的放疗技术包括外照射、术中放疗等，目前应用最广泛的是外照射。有条件的单位外照射治疗时可应选用 IMRT 和 IGRT，无条件的单位可用 3D-CRT，这样可以提高治疗的准确性以及保护胰腺周围重要的正常组织和器官。常规外照射技术仅用于胰腺癌的姑息减症治疗。

（4）术中放疗：不论是根治性切除的病人，或者是肿瘤大体切除的病人，或者是肿瘤未切除的病人，有术中照射设备的单位均可实行术中放疗。综合考虑肿瘤是否为根治切除、切缘是否阳性、十二指肠是否在照射野内或者十二指肠卷入照射野内的体积等因素，一次性照射 DT10～20Gy。

七、放射治疗的不良反应及处理

1. 外照射急性反应　消化道急性反应，如不同程度的恶心、呕吐、食欲减退、胃炎或者胰腺炎症状。反应程度与放射治疗剂量有关，放射治疗加化学治疗时，急性反应会加重，应给予对症处理，一般能耐受，部分病人也会因此而中断治疗。

2. 外照射晚期反应 如胃肠道溃疡出血、幽门肠道梗阻、胆囊炎等。

第四节 胃癌

一、概述

胃癌(carcinoma of stomach)是常见的恶性肿瘤之一,近年来发病率呈下降的趋势。胃癌好发年龄为 40~60 岁。男女之比约为 3:1。好发部位为胃窦部,特别是小弯侧(约占75%),胃体部则少见。胃癌的病因至今未明,与地域环境及生活饮食、幽门螺旋杆菌感染、癌前病变(胃息肉、慢性萎缩性胃炎、胃部分切除后的残胃)、遗传和基因等因素有关。Ⅰ、Ⅱ、Ⅲ、Ⅳ期胃癌术后的 5 年生存率分别为86.8%、58.7%、28.4%和7.6%。

(一)胃的解剖

胃中度充盈时大部分位于左季肋部,小部分在上腹部。胃前壁与肝、膈肌、腹壁相毗邻;胃后壁与胰腺、膈肌角、左肾上腺、左肾及脾相毗邻;胃小弯被肝左叶覆盖,此处癌肿易直接浸润肝左叶(图4-4-3)。胃壁分四层,自内向外为黏膜层、黏膜下层、肌层和浆膜层。黏膜下层由疏松结缔组织形成,含有丰富的血管和淋巴管,癌肿侵及此层时,可发生淋巴转移。浆膜层包裹胃的前壁,有阻止癌肿向邻近脏器浸润的作用。

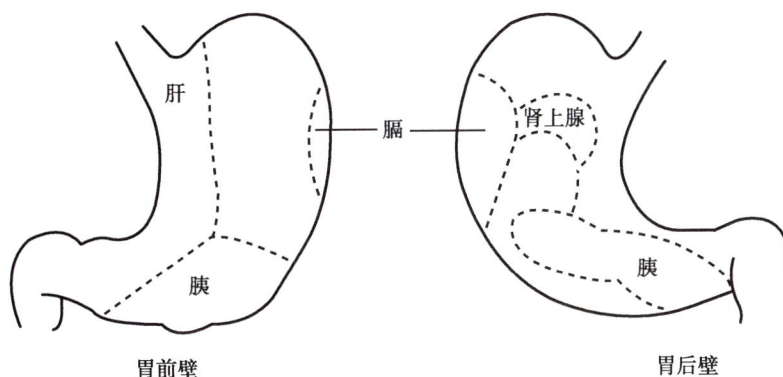

图 4-4-3 胃的毗邻

(二)胃的淋巴引流

胃淋巴引流走向与胃主要血管一致。引流胃的区域淋巴结有 16 组,依据它们距胃的距离,可分为三站。第一站为胃旁淋巴结,按照贲门右、贲门左、胃小弯、胃大弯、幽门上、幽门下淋巴结的顺序编为1~6组(图4-4-4A)。7~16 组淋巴结原则上按照动脉分支排序分别为胃左动脉旁、肝总动脉旁、腹腔动脉旁、脾门、脾动脉旁、肝十二指肠韧带内、胰后、肠系膜上动脉旁、结肠中动脉旁、腹主动脉旁淋巴结(见图4-4-4B)。全胃癌7~11 组为第二站,12~14 组为第三站。

二、病理

(一)大体分型

1. 早期胃癌 胃癌仅限于黏膜或黏膜下层者,不论病灶大小或有无淋巴结转移均为早期癌。病灶直径<10mm 称小胃癌,<5mm 为微小癌,病灶更小仅在胃镜活检时诊断为癌,但切除后的胃标本虽经全黏膜取材未见癌组织,称"一点癌"。早期胃癌根据病灶形态可分三型:Ⅰ型为隆起型,病灶突向胃腔;

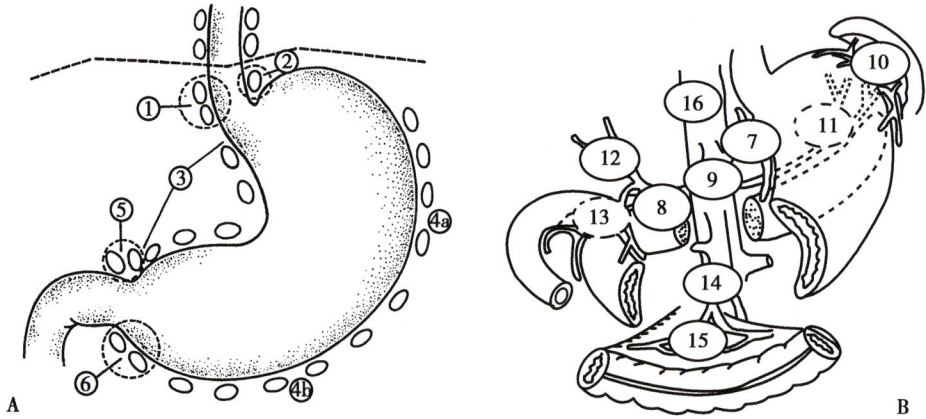

图 4-4-4　胃的淋巴示意图

Ⅱ型浅表型,癌灶比较平坦没有明显的隆起与凹陷;Ⅲ型凹陷型,为较深的溃疡。Ⅱ型还可以分为三个亚型,即Ⅱ$_a$浅表隆起型、Ⅱ$_b$浅表平坦型和Ⅱ$_c$浅表凹陷型。早期胃癌大多发生在胃的中下部,贲门部少见。

2. 进展期胃癌　癌组织超出黏膜下层侵入胃壁肌层为中期胃癌;病变达浆膜下层或超出浆膜外浸润至邻近脏器或有转移为晚期胃癌。中、晚期胃癌统称进展期胃癌。按 Borrmann 分型法分四型:

Ⅰ型(结节型):为边界清楚突入胃腔的块状癌灶;

Ⅱ型(溃疡局限型):为边界清楚并略隆起的溃疡状癌灶;

Ⅲ型(溃疡浸润型):为边界模糊不清的浸润性溃疡状癌灶;

Ⅳ型(弥漫浸润型):癌肿沿胃壁各层全周性浸润生长导致边界不清。

若全胃受累胃腔缩窄、胃壁僵硬如皮革状,称革囊胃,几乎都是低分化腺癌或印戒细胞癌引起,恶性度极高。

胃癌的好发部位以胃窦部为主,占一半以上,其次是胃底贲门部,胃体少见。

(二)组织学分型

常见的类型有:乳头状腺癌、管状腺癌、低分化腺癌、黏液腺癌及印戒细胞癌;少见的类型有:腺鳞癌、鳞状细胞癌及未分化癌等。

三、临床表现

早期胃癌多没有症状,少数仅有轻微非特异性消化不良的表现,因此,早期胃癌不易被发现。随着肿瘤生长,因其生长部位、生长方式及与周围脏器的关系不同,会出现相应的无特异性的症状和体征,此时多为晚期。

(一)症状

1. 上腹痛　上腹痛是胃癌最常见的症状,以剑突下痛最为常见。开始仅为上腹部不适、饱胀感,多见于小弯侧或幽门区溃疡型肿瘤。常出现于饭后,无间歇性,不能因进食或使用抑酸药而得到缓解。如有剧烈上腹痛且放射至背部,常提示胰腺受侵。

2. 胃纳不佳、无食欲、恶心、呕吐也是常见症状,无特异性,且与肿瘤大小无关。易饱感是指病人自觉饥感,但一进食就有胃胀感,而无食欲,是胃壁严重浸润的表现,常见于革囊胃;胃窦部肿瘤增长到一定程度可出现幽门梗阻、呕吐;当胃壁广泛浸润影响其正常运动时,也出现呕吐。

3. 出血和黑便　溃疡型肿瘤破溃或侵及血管时,有较大量出血,临床常表现为柏油便或呕吐咖啡样液。多数癌肿有长期小量渗血,而造成缺铁性贫血。晚期肿瘤转移或邻近脏器受侵可出现黄疸、腹泻、腹胀、腹水等。

（二）体征

胃癌以腹部肿块为常见,多在上腹近幽门处。胃体肿瘤有时可触及肿块,而贲门处肿瘤不易被触及,肿块质硬,有压痛;肝转移时可触及肝脏的坚硬结节,有时可触及左锁骨上内侧肿大淋巴结;卵巢受侵时右下腹常可扪及包块,伴阴道出血,出现以上体征提示病期较晚。

四、诊断与鉴别诊断

（一）诊断

胃位于腹腔内,且早期胃癌无特异性临床表现而很难被发现。对年龄在40岁以上,尤其男性,短期内出现不明原因的上腹部不适、食欲缺乏、进行性消瘦或溃疡经积极治疗症状未能改善者、慢性胃炎伴肠化生及不典型增生者应考虑胃癌的可能,需作下列检查。

1. X线钡餐检查 新型数字化X线胃肠造影技术的应用,使X线影像分辨率和清晰度大为提高,是目前诊断胃癌的首选方法。常采用气钡双重造影,通过黏膜像和充盈像的观察做出诊断。

2. 纤维胃镜检查 可直接观察胃黏膜病变的部位和范围,并可获取病变组织作病理学检查,是诊断胃癌的可靠方法。

3. 超声检查 在胃癌诊断中,超声主要用于观察胃的邻近脏器(特别是肝、胰)受浸润及淋巴结转移情况。

4. 螺旋CT检查 多排螺旋CT扫描结合三维立体重建和模拟内镜技术,是一种新型无创的检查手段,有助于胃癌的诊断和术前临床分期。

（二）鉴别诊断

应与胃溃疡、慢性胃炎、胃息肉、胃部其他肿瘤(胃平滑肌瘤、胃平滑肌肉瘤、胃原发性淋巴瘤等)等相鉴别。

五、分期

胃癌的分期采用AJCC于2010年制定的第7版TNM分期标准

原发肿瘤(T)

T_X 原发肿瘤无法评价

T_0 切除标本中未发现肿瘤

T_{is} 原位癌:肿瘤位于上皮内,未侵犯黏膜固有层

T_{1a} 肿瘤侵犯黏膜固有层或黏膜肌层

T_{1b} 肿瘤侵犯黏膜下层

T_2 肿瘤侵犯固有肌层

T_3 肿瘤穿透浆膜下层结缔组织,未侵犯脏腹膜或邻近结构

T_{4a} 肿瘤侵犯浆膜(脏腹膜)

T_{4b} 肿瘤侵犯邻近组织结构

区域淋巴结(N)

N_X 区域淋巴结无法评价

N_0 区域淋巴结无转移

N_1 1~2个区域淋巴结有转移

N_2 3~6个区域淋巴结有转移

N_3 7个及7个以上区域淋巴结转移

N_{3a} 7~15个区域淋巴结有转移

N_{3b} 16个(含)以上区域淋巴结有转移

远处转移（M）

M_0　　无

M_1　　存在

临床分期：

0 期　　$T_{is}N_0M_0$

Ⅰ$_A$期　　$T_1N_0M_0$

Ⅰ$_B$期　　$T_1N_1M_0$、$T_2N_0M_0$

Ⅱ$_A$期　　$T_1N_2M_0$、$T_2N_1M_0$、$T_3N_0M_0$

Ⅱ$_B$期　　$T_1N_3M_0$、$T_2N_2M_0$、$T_3N_1M_0$、$T_{4a}N_0M_0$

Ⅲ$_A$期　　$T_2N_3M_0$、$T_3N_2M_0$、$T_{4a}N_1M_0$

Ⅲ$_B$期　　$T_3N_3M_0$、$T_{4a}N_2M_0$、$T_{4b}N_0M_0$、$T_{4b}N_1M_0$

Ⅲ$_C$期　　$T_{4a}N_3M_0$、$T_{4b}N_2M_0$、$T_{4b}N_3M_0$

Ⅳ期　　任何 T,任何 NM_1

六、治疗

（一）综合治疗原则

不同期别胃癌的综合治疗原则如下：

1. Ⅰ期以手术切除为主；

2. Ⅱ期以手术切除为主,术后进行放射治疗和化学治疗可提高生存率；

3. Ⅲ期多侵及周围组织或出现较广泛淋巴结转移,虽以手术切除为主,但也要视情况配合化学治疗、放射治疗、免疫治疗及中药治疗；

4. Ⅳ期多数采取对症姑息治疗。

（二）放射治疗

一般认为胃腺癌的放射敏感性低,甚至是抵抗性的,而胃正常黏膜耐受量低,胃周围正常组织敏感性高,照射时急性反应和照射后迟发性损伤均较严重,因而过去很长一段时间认为放射治疗在胃癌治疗中的应用十分有限。但近年来随着放射治疗方法的改进和放射生物学研究的深入,人们对放射治疗在胃癌治疗中的效果进行了重新评价,证明了它在胃癌治疗中有一定价值。但总的来说,胃癌放射治疗的目的仍只是姑息性的和辅助性的。

1. 放射治疗的适应证

（1）单纯放疗的适应证:病理为未分化癌、乳头状腺癌或低分化腺癌,已不适合手术的胃癌病人；手术后局部复发不适合再手术者；拒绝手术治疗的较早期病人。

（2）术前放疗的适应证:适用于估计手术切除有一定困难,而且病理组织学相对敏感的局部晚期病人；未分化癌,不论肿瘤大小,可考虑行术前放射治疗。

（3）术后放疗的适应证:胃癌姑息切除有明确残留病灶或病理证实切端见癌细胞者,均可给予术后放射治疗或放化疗综合治疗。术后放射治疗一般在手术后 2~3 周内开始。

（4）术中放疗的适应证:主要用于肿瘤切除术后的瘤床及淋巴结引流区预防照射,适用于原发灶已切除、无腹膜及肝转移、淋巴结转移在两组以内、原发灶累及浆膜面或累及胰腺者或对残留以及未能切除的病灶给予治疗性照射。此处"淋巴引流区"是指腹腔动脉及肝、十二指肠韧带区淋巴结。

（5）姑息性放疗的适应证:梗阻、疼痛、出血等症状明显的病人可用姑息性放射治疗,约 50% ~ 70% 的病人可从姑息治疗中获益。

2. 禁忌证

（1）恶病质不能耐受放疗；

（2）严重的恶心呕吐不能耐受放疗。

3. 胃癌放疗的靶区勾画和定义

（1）GTV:影像图像上确认的大体肿瘤范围,包括原发病灶和转移性淋巴结。

（2）CTV:取决于原发病灶的位置、淋巴结是否转移或转移淋巴结的状态、是否手术等。如为术后病人,在确定 CTV 前需要检查外科手术记录和病理报告,并且同外科医生讨论以确定高危区域、手术方式,如全胃或部分胃切除术。区域淋巴引流区的照射需要根据不同的原发灶的位置确定。

（3）PTV:在 CTV 的范围基础上,上下、腹背扩大 10～20mm,左右扩大 5～15mm。

（4）正常组织和器官的勾画:包括全胃或残胃、双肾、肝脏、脊髓、照射范围内的小肠(需勾画到PTV 最上层的上两层)。

4. 计划确认

（1）处方剂量 95% PTV DT45～50.4Gy/1.8～2Gy/25～28F。有肿瘤和(或)残留者,大野照射后局部缩野加量照射 DT5～10Gy。

（2）最高剂量<110%～115%处方剂量。

（3）最低剂量>93%处方剂量。

（4）正常组织限量①肝脏:60%肝脏接受的最大剂量≤30Gy;②肾脏:一侧肾脏(多为右侧)33%体积接受的最大剂量≤22.5Gy,另一侧肾脏的 1/3 体积接受的剂量≤15Gy;③小肠:D50% <20～30Gy;④脊髓:≤40Gy。

5. 放射治疗技术

（1）病人体位及固定:为了确保摆位的可重复性,病人可采用仰卧位,双手上举,体膜固定或其他固定装置。

（2）CT 模拟定位:定位前病人空腹或距离上一餐时间为 3～4 小时;病人定位前 2 小时口服1000ml 水+20% 泛影葡胺 20ml(留 200ml 定位前喝)。定位时静脉应用造影剂(通常 100ml 碘海醇),以确定血管并指导临床靶区的勾画,但如果病人对造影剂过敏或高龄、有合并症时,可以不作增强。扫描范围:从膈顶(胃癌)或隆突(胃食管结合部癌或贲门癌)到第四腰椎下缘。1～2 至坐骨结节下 10～15cm,层厚 3～5mm。

（3）外照射:胃癌的放疗技术包括外照射、术中放疗等,目前应用最广泛的是外照射。有条件的单位外照射治疗时可应选用 IMRT 和 IGRT,无条件的单位可用 3D-CRT,这样可以提高治疗的准确性以及保护胃周围重要的正常组织和器官。目前,常规外照射技术仅用于胃癌的姑息减症治疗。

（4）术中放疗:肿瘤全切,仅照射亚临床病灶时用 6～9MeV 电子线,DT10～15Gy,深度 1.0～1.5cm;肿瘤虽全切但术前已侵及浆膜,与周围组织似粘连或已经粘连时用 9～12MeV 电子线,DT12～18Gy,深度 1.0～2.5cm;大块瘤体切除,肉眼可见残存淋巴结时用 9～16MeV 电子线,DT20～25Gy,深度2.0～3.0cm;瘤体基本未切时用 12～16MeV 电子线,DT20～30Gy。以上剂量均为单次给予。

当肿块侵犯一侧时,可选择斜口限光筒;当肿块侵犯两侧较对称时,可选择椭圆形限光筒;当肿块侵犯较广,甚至侵及胰腺组织、肠系膜时,可选择特制的五边形限光筒,上端与机头相接,下端以向头侧倾斜 15°角插入腹腔(图 4-4-5)。靶区中若存在不必要照射的正常组织(如胰腺、小肠)可用铅块遮挡。

七、放射治疗的不良反应及处理

胃是空腔脏器,照射后消化道反应较重,主要是恶心、呕吐、食欲不佳及全身乏力,一般不影响放射治疗进行,如反应较重可对症处理。放射治疗过程中应密切观察有无急腹症发生,如腹痛加重、发热、脉快及便血,警惕是否有穿孔的可能。术后放射治疗照射剂量不宜过大,防止吻合口瘘的发生。

术中放射治疗病人可出现一过性胰腺炎,对症处理后可自行缓解。为防止胰腺炎发生,未受肿瘤侵犯的正常胰腺组织,可用铅挡保护。

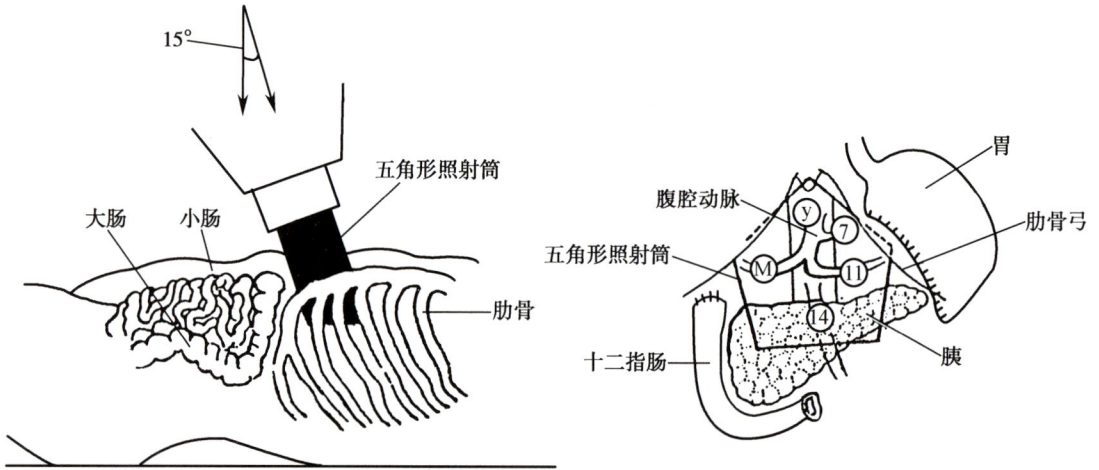

图 4-4-5　胃癌术中照射

放射性小肠炎是常见的并发症,近期可能出现腹痛、腹泻,对症处理均可缓解,不影响治疗;反应严重者停止放射治疗,能很快恢复。远期可发生小肠及十二指肠溃疡或不同程度肠梗阻,且进行性加重。遇此情况应及早诊断,并进行十二指肠、空肠吻合术。为防止小肠放射反应发生,照射时应注意保护小肠。

（李国文）

第五章　泌尿及男性生殖系统肿瘤

第一节　膀胱癌

一、概述

膀胱癌(bladder cancer)是常见泌尿系统恶性肿瘤(占全身恶性肿瘤的2%~3%),男女发病比例为3:1,诊断时中位年龄为65岁,40岁以下病人较少见。膀胱癌的发生与长期吸烟、长期接触芳香族类物质、慢性的局部刺激、长期大量地使用某些药物及遗传因素有关。根据病理、临床分期和治疗目的不同,可将膀胱癌分为三大类:①非浸润癌:治疗目的是减少复发机会并防止肿瘤进展;②浸润癌:治疗时需要考虑在不影响生存的情况下是否保留膀胱,并根据病人有无远地转移危险因素决定是单独处理原发病还是需要行全身治疗以提高治愈率;③转移性膀胱癌:治疗时考虑如何用各种治疗手段达到最佳的治疗效果。

(一)膀胱的解剖

膀胱是位于盆腔前部腹膜外的一个中空肌膜性囊性器官,其形状、大小和位置均随其充盈程度而变化。空虚时呈倒锥形,朝向前上方的尖端为膀胱顶,后下部为膀胱底,顶部和底部之间为膀胱体部。顶部和上部有腹膜覆盖,下外侧面与肛提肌、闭孔内肌和腹膜相连,前方与耻骨相连,后方上部男性借直肠膀胱凹陷与直肠相邻,女性与子宫及阴道前壁相邻。膀胱壁自内向外分为黏膜层、黏膜下层、肌层和浆膜层。膀胱内壁由两输尿管口和尿道内口形成的三角区是膀胱镜检查时的重要标志,也是肿瘤、结石等的好发部位。

(二)膀胱的淋巴引流

膀胱的淋巴引流与静脉相伴行,膀胱黏膜下层的淋巴组织汇集成较大淋巴管注入膀胱底部及后壁,再引流至髂

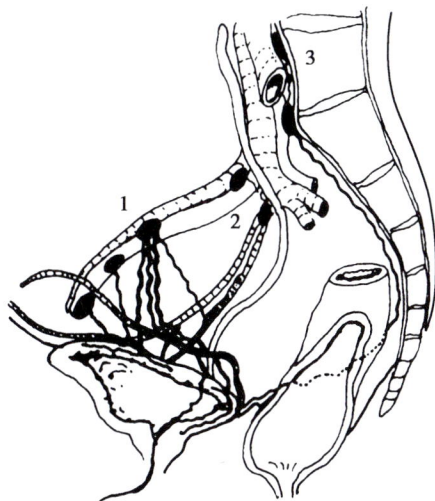

图4-5-1　膀胱的淋巴引流
1. 髂外淋巴结的内侧组;2. 髂内淋巴结的外侧组;3. 髂总淋巴结

内淋巴结和腹主动脉分叉处淋巴结,前部淋巴管注入髂内淋巴结,后部及三角区淋巴管多注入髂外淋巴结,少数注入髂内淋巴结、髂总淋巴结或骶前淋巴结。髂内、髂外淋巴液引流至髂总淋巴结,最后汇集流入腹主动脉旁淋巴结(图4-5-1)。

二、病理

1. 病理类型　移行细胞癌占所有膀胱癌的90%,鳞状细胞癌约占5%,其次为腺癌,小细胞癌、未分化癌、肉瘤、癌肉瘤和淋巴瘤等较罕见。

2. 膀胱癌病理分级如下:

当组织学为尿路上皮(移行细胞)来源时,目前世界卫生组织/国际泌尿病理协会(WHO/ISUP)推荐应用低-高分化命名的分级系统:

LG　低级别

HG　高级别

如果分级系统不具体确定时,通常应用以下系统:

G_X　分级不能评估

G_1　分化良好

G_2　分化中等

221

G$_3$　分化差

G$_4$　未分化

肿瘤分化程度对肿瘤生物学行为和临床治疗有指导意义。

三、临床表现

1. 血尿　占75%,是膀胱癌最常见和最典型的表现,特点是间歇性、无痛性的肉眼血尿,偶有镜下血尿。

2. 尿路刺激症状和梗阻症状　约近25%的病人表现为尿频、尿痛、排尿困难、尿潴留等膀胱刺激症状和梗阻症状。

3. 其他症状　约20%病人表现为无症状或有其他非特异性表现,如晚期病人可出现肿瘤侵及或压迫盆腔内的其他结构以及远处转移时导致的各种症状。

四、诊断与鉴别诊断

(一) 诊断

膀胱癌的诊断并不困难,凡40岁以上,出现不明原因的无痛性肉眼全程血尿或镜下血尿或伴有膀胱刺激症状时都应提高警惕,应行进一步详细检查。

1. 病史、症状和体格检查　多表现为无痛性血尿,不伴有其他任何症状或体征。

2. 尿常规检查　简单易行,可证实血尿的存在,判断是否合并感染或其他肾脏疾病。

3. 尿液脱落细胞学检查　连续3天检查可明显地提高阳性率,对尿细胞学检查阳性而膀胱镜检查阴性的病人应高度怀疑膀胱癌的存在。

4. 膀胱镜及病理检查　是确诊膀胱癌的手段,对怀疑有膀胱肿瘤的病人均应积极施行该项检查。膀胱镜不仅可以明确是否有肿瘤存在,还可以了解肿瘤的位置、形状、大小、侵犯范围、数目、瘤蒂的粗细、表面有无出血和溃疡、活动度以及肿瘤周围的黏膜改变和与尿道口的关系等,并在直视下获取病理组织以明确病变性质、恶性程度和侵犯范围等,为临床提供明确的分期并为治疗方法的选择提供可靠的依据。

5. 影像学检查

(1) 静脉肾盂造影(intravenouspyelography,IVP):可观察膀胱有无充盈缺损及充盈扩张不良,可检查上尿路是否存在肿瘤以及因膀胱肿瘤所致的肾盂积水等。

(2) CT:膀胱腔内结节状、息肉状、菜花状软组织影,增强扫描有中等至明显强化,基底窄或宽(有蒂或无蒂)。浸润生长的肿瘤表现为膀胱壁不规则增厚。还可见膀胱壁僵硬。早期肿瘤膀胱壁未受侵时膀胱壁光整、柔软,肌层受侵时膀胱壁僵硬及局限内陷,膀胱周围脂肪组织受侵时膀胱外壁不光整、模糊、内陷、有结节及索条影。CT可清楚显示肿瘤外侵周围器官及淋巴结。

(3) MRI:正常膀胱壁厚薄约3mm,光整,T$_1$WI呈中等信号,T$_2$WI黏膜呈中等高信号,尿液呈高信号,肌层呈中等信号。肿瘤T$_1$WI呈中等信号,T$_2$WI信号增强,对比尿液为稍低信号,增强后肿瘤信号增高强化。肿瘤呈乳头状或浸润状生长,也可混合生长,肿瘤信号不均匀,肿瘤侵犯肌层,肌层信号模糊不清或断裂,膀胱周围脂肪受侵时脂肪高信号区内出现低信号结节或索条。MRI显示淋巴结同CT。

(4) 超声检查:操作简单且无痛苦,可作为膀胱肿瘤常规的检查手段。经尿道超声检查的敏感性高于经腹部和经直肠检查。

(5) PET-CT:可了解肿瘤转移情况,但由于受尿液影响,对原发灶的判断并不甚理想。

（二）鉴别诊断

膀胱癌应与肾及输尿管肿瘤、非特异性膀胱炎、泌尿系统结核、泌尿系统结石以及膀胱炎等相鉴别。

五、分期

膀胱癌的分期采用的是 AJCC 于 2010 年制定的 TNM 分期。

T 原发肿瘤

T_x　原发肿瘤无法评估

T_0　无原发肿瘤证据

T_a　非浸润的乳头状癌

T_{is}　原位癌

T_1　肿瘤侵及黏膜下结缔组织

T_2　肿瘤侵犯肌层

　　T_{2a}　肿瘤侵犯浅肌层（内 1/2 肌层）

　　T_{2b}　肿瘤侵犯深肌层（外 1/2 肌层）

T_3　肿瘤侵犯膀胱周围组织

　　T_{3a}　镜下侵犯

　　T_{3b}　肉眼侵犯（形成膀胱外肿块）

T_4　肿瘤侵犯下列器官之一：前列腺、子宫、阴道、盆壁、腹壁

　　T_{4a}　肿瘤侵犯前列腺、子宫、阴道

　　T_{4b}　肿瘤侵犯腹壁、盆壁

N 区域淋巴结　包括一级和二级引流区域。所有腹主动脉分叉以上的淋巴结均为远处转移。

N_x　区域淋巴结无法评估

N_0　无区域淋巴结转移

N_1　真骨盆单个淋巴结转移（下腹、闭孔、髂外或骶前淋巴结）

N_2　真骨盆多个淋巴结转移（下腹、闭孔、髂外或骶前淋巴结）

N_3　髂总淋巴结转移

M 远处转移

M_x　远处转移无法评价

M_0　无远处转移

M_1　有远处转移

膀胱癌的临床分期：

0_a 期　$T_aN_0M_0$

0_{is} 期　$T_{is}N_0M_0$

Ⅰ期　$T_1N_0M_0$

Ⅱ期　$T_{2a}N_0M_0$

　　　$T_{2b}N_0M_0$

Ⅲ期　$T_{3a} \sim T_{4a}N_0M_0$

Ⅳ期　$T_{4b}N_0M_0$，任何 T，$N_1 \sim N_3$，M_0，任何 T，任何 N，M_1

临床上为方便实用，常归纳为两类：①表浅膀胱癌：T_{is}，T_a，T_1；②浸润膀胱癌：T_2，T_3，T_4。

六、治疗

（一）综合治疗原则

1. 早期非浸润性膀胱癌以手术治疗为主,术后行卡介苗或化疗药物膀胱灌注,亦可以辅以同步放化疗来达到更高的局控率及膀胱功能保存率;但对于复发性 $T_a \sim T_1$ 肿瘤及弥漫性原位癌,通常并不适合放疗;

2. 局部晚期的浸润性膀胱癌可以通过术前放疗使肿瘤缩小再行手术治疗;

3. 术后具有局部复发高风险病例(切缘残留、高分级、T_{4b}),术后可以补充同步放化疗、单纯放疗、或者化疗以提高疗效;

4. 某些晚期不可手术的病例可以通过姑息性放射治疗减轻症状,提高病人生活质量;

5. 基于顺铂、5-Fu 联合丝裂霉素 C 的同步放化疗可以增强肿瘤杀灭作用,不增加放疗的毒性。

（二）放射治疗

1. 治疗原则　放射治疗在膀胱癌的治疗中具有重要的作用。在放射治疗前应详细了解病史、完善各种相关检查、并根据肿瘤的病理类型、部位和范围、分期以及病人的一般状态制定合理的治疗方案。对伴有肿瘤出血、坏死及感染等应行相应的处理,以改善瘤临床状态,提高放射治疗效果。

放射治疗适应证:膀胱癌的放射治疗,应结合病情和身体状况选择。

（1）单纯放射治疗的适应证:

1）进展期膀胱癌;

2）有手术禁忌证的病人;

3）拒绝手术的病人;

4）术后局部复发的病人。

（2）术前放射治疗的适应证:

1）肿物较大预计手术不能切除者;

2）肿瘤已扩散到膀胱外周围组织;

3）浸润型膀胱癌;

4）多发或复发的膀胱癌。

（3）术后放射治疗的适应证:

1）手术切缘阳性者;

2）盆腔内有淋巴结转移者。对单发的远处转移(包括腹主动脉旁淋巴结转移)的病灶或病区,可行局灶性放射治疗。

2. 放疗流程

（1）定位:病人仰卧,双臂抱肘置于额上或抱肩于胸前,采用热塑体模或真空体模固定,在模拟定位和实施放射治疗时,均应尽量排空膀胱,以保证放射治疗的重复性。采用增强 CT 扫描,范围为 L_3 椎体上缘至坐骨结节下 5cm,层厚 5mm。

（2）靶区勾画:

GTV:包括临床检查可见的实体肿瘤及阳性淋巴结;

CTV1:包括膀胱、近端尿道(男性包括前列腺及其相应尿道);

CTV2:包括区域淋巴结(指髂内、髂外及闭孔淋巴结)。

（3）放疗计划设计:采用三维适形放射治疗(3D-CRT)或调强放射治疗(IMRT)技术设计多野放疗计划。采用 6~15MeV-X 射线的直线加速器,常规分割,完成全膀胱加或不加区域淋巴结照射 40~45Gy/4~5 周,然后针对 GTV 缩野补量至 64~66Gy。当仅为姑息减症时,可将单次剂量提高至 3Gy 以上。

危及器官限量为:①直肠:50Gy 照射体积小于 25%,45Gy 照射体积小于 40%,40Gy 照射体积小于 50%;②股骨头:50Gy 照射体积小于 30%,45Gy 照射体积小于 60%;③小肠:点剂量小于50Gy(图 4-5-2/文末彩色插图 4-5-2)。

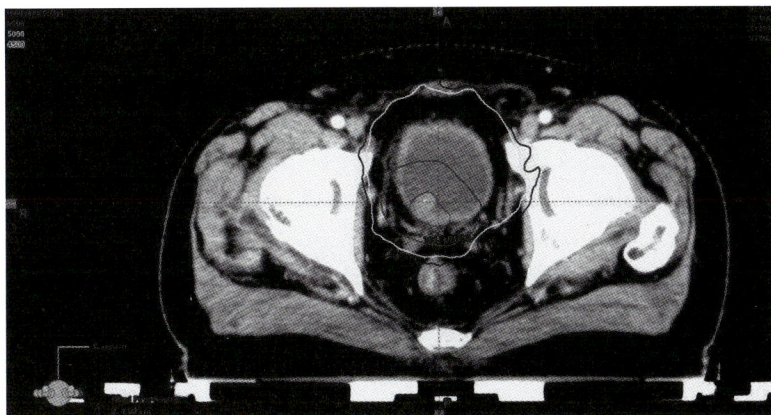

图 4-5-2　膀胱癌全膀胱照射及缩野加量剂量分布图

(4)验证:在实施治疗前需完成靶区剂量验证及误差验证。在缩野推量时,应尽可能减少膀胱正常组织接受过高剂量照射,故建议每天在图像引导下实施照射。

(5)治疗实施:基于顺铂、5-Fu(第 1～5 次及第 16～20 次期间 500mg/m² /24h 持续给药)联合丝裂霉素 C(12mg/m²第一天)的同步放化疗可以增强肿瘤杀灭作用,不增加放疗的毒性。但在单次大剂量照射时不宜化疗同步增敏。

七、放疗常见副作用及处理原则

(一)急性反应

主要有放射性膀胱炎、直肠炎及膀胱溃疡等。膀胱的放疗反应与下列因素有关:①放疗前 3 周内做过活检;②有尿路梗阻;③膀胱感染;④肿瘤有大溃疡或有坏死。

为了减轻膀胱放疗反应,凡做过膀胱手术者均应在术后 4～6 周才开始放疗。有尿路梗阻者应先缓解梗阻,有感染、溃疡及坏死等情况者应予以抗感染治疗。治疗期间嘱病人尽量多饮水、多排尿,并碱化尿液,可起到膀胱冲洗的作用。

(二)后期并发症

1. 血尿　轻者对症处理后可停止,必要时可做电灼。反复发作大量出血者需做膀胱切除术。

2. 膀胱挛缩　由膀胱壁纤维化所致。

3. 阴道膀胱瘘或膀胱直肠瘘　与放疗技术不当,剂量过高有关;也与肿瘤的侵犯程度,疗前反复做经尿道肿瘤切除等因素有关。

后期并发症的出现与放疗剂量密切相关,且为不可逆性,治疗上主要以对症治疗为主。

第二节　肾癌

一、概述

肾癌(renal carcinoma)是起源于肾小管上皮细胞的最常见的肾脏实质性恶性肿瘤,约占恶性肿瘤

1% ~3% ,确诊时的中位年龄为 65 岁,男女比例为 1.5∶1。长期吸烟、体重超重、高血压、环境因素、职业暴露、激素以及遗传因素都与肾细胞癌的发生有关。常为单侧发病,左、右肾发病率相似。分期为影响预后的独立因素,Ⅰ~Ⅲ期和部分Ⅳ期肾癌以手术为主,不可手术的Ⅳ期病人提倡综合治疗;Ⅰ~Ⅳ期病人平均 5 年生存率分别为 96% ,82% ,64% 和 23% 。

(一)肾脏的解剖

肾脏位于腹膜后间隙的上部、脊柱两侧,属于腹膜后器官,左右各一。外形似蚕豆,左肾上端平第 11 胸椎下缘,下端平第 2 腰椎下缘;右肾比左肾低 1 ~2cm,上端平第 12 胸椎,下端平第 3 腰椎。肾的位置与体形有关,瘦长型的人,肾的位置较低,矮胖型者则相对较高。肾的位置还可随体位及呼吸而改变,呼吸致肾下移可比原来低 2 ~3cm。

(二)淋巴引流

肾实质的淋巴经 4 ~5 支淋巴管沿着血管汇入肾窦,在肾门处有纤维囊下丛来的集合管随静脉走行,引流到主动脉旁和下腔静脉旁淋巴结。肾上极表面的淋巴管可经膈注入后纵隔淋巴结。

二、病理

病理类型主要分为五大类:透明细胞癌最常见,约占肾癌的 70% ~80% ,肿瘤多位于肾脏的上、下极,对放射线敏感度不高;其次为乳头状癌,约占肾癌的 10% ~15% ,预后较好;嫌色细胞瘤,占肾癌的 5% 左右,预后较好;而集合管癌较少见,占肾癌的 1% 左右,但其恶性程度最高,平均生存期约为 1 年;此外,除了上述四种肾癌以外的肾恶性肿瘤称为未分类肾癌,约占肾细胞癌的 3% ~5% 。

三、临床表现

肾癌早期症状常不明显,晚期常表现为局部和相应转移部位的症状。约有 7% 的肾癌由于其他疾病做检查时被发现,在诊断时约 45% 的病人病变局限于肾脏,约 25% 有区域淋巴结转移,约 30% 病人已有远地转移。

(一)症状

(1)局部症状:无痛性血尿是肾癌最常见、也是最重要的症状。血尿是由于肿瘤侵犯肾盏或肾盂后,表面破溃出血随尿排出。无痛性、间歇性反复发作和肉眼血尿为肾癌的典型症状。另外,腰部疼痛也为肾癌常见症状,可见于约 50% 病人。

(2)转移症状:肾癌的转移常可在相应部位引起症状。转移病人中有 75% 可见肺转移、36% 见软组织转移、20% 骨转移、18% 肝转移、8% 皮肤和 8% 中枢神经系统转移。

(3)全身症状:常见恶心呕吐、食欲减退,晚期则出现消瘦、贫血、发热、全身衰竭等。

(二)体征

主要是肾脏增大,消瘦病人用双合诊可触及肾脏及肿瘤。肿瘤边缘清楚,质坚硬,表面有隆起,未侵及肾周组织时,肿块可随呼吸而运动,如肿块固定则说明已侵犯肾周围组织。另外,体检中还应注意转移灶的体征,如骨骼压痛和骨折、肝脏增大及软组织肿块等。

(三)类癌综合征

(1)造血系统:晚期病人可出现贫血。部分病人出现红细胞增多,因肿瘤组织分泌类似促红细胞生成素增高而致。

(2)内分泌系统:库欣综合征、肾上腺性高血压、高血钙。

四、诊断与鉴别诊断

1. 诊断

(1)临床症状及体征:如病人有典型的无痛性血尿、腰痛及腹部肿块三联征,应进一步检查。

（2）影像学检查：包括腹部平片、静脉肾盂造影、超声、CT、MRI 及 PET-CT 检查等。

（3）细胞学检查：如肿瘤侵犯肾盂，可能在尿沉渣中查到癌细胞。

（4）病理检查：可行肿瘤穿刺活检或手术取得标本进行检查，此为确诊依据。

2. 鉴别诊断　需和多囊肾及肾血管瘤、肾结核、肾结石、肾炎、先天性孤立肾及错构瘤等疾病鉴别。

五、分期

肾癌的分期应用 AJCC 2010 年的 TNM 分期标准。

T 原发肿瘤

T_x　原发肿瘤无法评估

T_0　无原发肿瘤证据

T_1　肿瘤局限于肾脏且最长直径≤7cm

　　T_{1a}　肿瘤局限于肾脏且最长直径≤4cm

　　T_{1b}　肿瘤局限于肾脏且最长直径>4cm 但≤7cm

T_2　肿瘤局限于肾脏且最长直径>7cm

T_3　肿瘤侵犯大静脉或肾上腺或肾周组织，但未超过肾周（Gerota）筋膜

　　T_{3a}　肿瘤直接侵犯肾上腺或肾周和（或）肾窦脂肪但未超过肾周（Gerota）筋膜

　　T_{3b}　肿瘤大体侵犯至肾静脉或其包含肌层的分支段或横膈膜以下的下腔静脉

　　T_{3c}　肿瘤大体侵犯至横膈膜以上的下腔静脉或下腔静脉壁

T_4　肿瘤侵犯范围超过肾周（Gerota）筋膜

N 区域淋巴结　包括肾门淋巴结、腹主动脉旁淋巴结及腔静脉旁淋巴结。

N_x　区域淋巴结无法评估

N_0　无区域淋巴结转移

N_1　区域淋巴结转移

M 远处转移

M_x　远处转移无法评估

M_0　无远处转移

M_1　有远处转移

肾癌的临床分期如下。

Ⅰ期　　$T_1N_0M_0$

Ⅱ期　　$T_2N_0M_0$

Ⅲ期　　$T_{1\sim2}N_1M_0$　　　　$T_3N_{0\sim1}M_0$

Ⅳ期　　T_4，任何 N，M_0　　任何 T，任何 N，M_1

六、治疗

（一）综合治疗原则

1. 对Ⅰ～Ⅲ期病人首选手术治疗，术后可予以观察或放化疗综合治疗；

2. 对有孤立转移灶的Ⅳ期病人，如有可能，则行肾脏加转移灶切除或采取精确放射治疗；

3. 对伴有多发转移的病人，可行姑息性放疗；

4. 对无法手术切除或术后残存者可行放射治疗；

5. 复发转移和不能切除的肾细胞癌，分子靶向药物舒尼替尼、西罗莫司、帕唑帕尼、阿西替尼、索拉非尼、贝伐单抗+IFN 等及大剂量 IL-2 可作为一线治疗选择。

（二）放射治疗

1. 治疗原则 目前主要用于术后补充放射治疗和姑息性放射治疗。

（1）术后放疗：常规行术后放射治疗并无明显的临床获益，但可在以下情况考虑行术后放疗：

1）原发肾脏肿瘤无法切除；

2）原发肾脏肿瘤切除不彻底，瘤床有肉眼残留，或切缘有镜下肿瘤残留；术后放疗虽未显示出明显的生存率提高，但在上述情况下可提高局部控制率。

（2）姑息放射治疗

1）晚期肾癌无法手术切除，而由于肿块较大造成严重的压迫症状、剧痛及血尿不止者；

2）有骨、脑等远处脏器转移；

3）术后复发者。

2. 放疗流程

（1）定位：病人采用仰卧位，双手抱肘置于额上，热塑体模或真空体模固定体部。进行增强 CT 扫描，范围为肝脏上缘至 L_4 椎体下缘，层厚 5mm。

（2）靶区勾画：术后放疗病人，根据模拟 CT 表现并参考术前检查情况，将残留肿瘤勾画为 GTV，将瘤床勾画为 CTV。对术前影像学检查发现有肾门淋巴结肿大或术后证实有肾门淋巴结转移的病人，需要将肾门区画到 CTV 中，而术前影像学未发现有淋巴结肿大者无需照射肾门区。

对于肿瘤无法切除而仅行姑息治疗病人，GTV 包括可见肿瘤，是否照射同侧肾门需要根据具体情况而定。

（3）放疗计划设计：采用三维适形放射治疗（3D-CRT）或调强放射治疗（IMRT）技术设计多野放疗计划，采用 6MV-X 射线。

肾癌术后放疗剂量为 45～50Gy/5 周，1.8～2Gy/次，5 次/周。对肉眼或镜下残留者，可局部加量 10～15Gy，使总剂量达 50～60Gy。

对不能手术的肾癌病人，常给予 30～40Gy/4～5 周，以缓解出血、疼痛等症状。

危及器官限量：注意保护健侧肾脏，使其至少 1/3 的体积受照射不要超过 15Gy；脊髓受照最大剂量不应超过 40Gy；肝脏受到照射时需保证 30% 的肝脏受照射剂量小于 30Gy（图 4-5-3/文末彩色插图 4-5-3）。

（4）验证：在治疗前先完成剂量学验证，然后用 EPID 或 CBCT 来进行误差验证，均需达到治疗要求。

（5）治疗实施：治疗时尽可能地保持相同的进食状态及浅快的呼吸，以减少器官运动带来的误差。

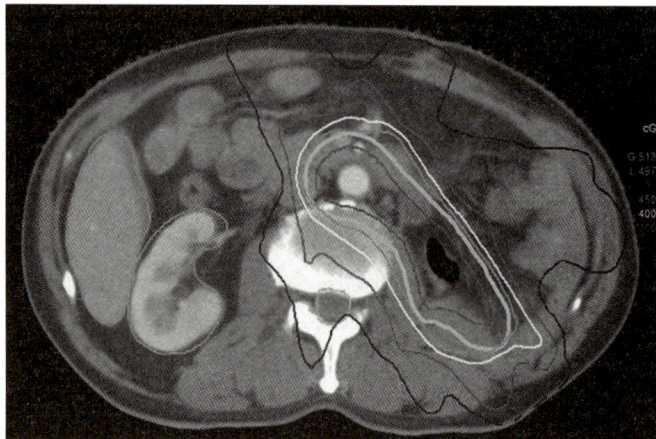

图 4-5-3 肾癌术后 IMRT 剂量分布图

推荐进行图像引导下的 IMRT 治疗。

第三节　前列腺癌

一、概述

前列腺癌(prostatic cancer)是一种常见的男性生殖系统恶性肿瘤,占欧美国家男性恶性肿瘤发病率的第一位,死亡率仅次于肺癌。我国虽属前列腺癌低发地区,但随着生活方式的改变及人口的老龄化,发病率显著增长。前列腺癌的流行病学有以下几个特点:75%的前列腺癌病人年龄介于 60 到 79 岁之间,且发病率和致死率与年龄呈正相关;前列腺癌的病因尚不明确,发病率相关危险因素除了年龄、种族和地理因素外,还和家族史、饮食高饱和脂肪酸、类固醇激素、接触金属镉相关;还有资料表明前列腺癌的发病可能和前列腺淋病、病毒及衣原体感染、性活动强度相关。治疗后其 5 年生存率可高达 90%。

(一) 前列腺的解剖

前列腺位于盆腔,在膀胱和泌尿生殖膈之间包绕男性尿道。成人男性前列腺形似倒立的栗子(图 4-5-4),重约 20 克,大小约为 2.5cm×2.5cm×3.5cm。前列腺分为底部、体部和颈部,底部朝上,与膀胱颈部紧密相连,后部有精囊附着;尖部向下,止于泌尿生殖膈;底部与尖部之间为体部,前借耻骨前列腺韧带与耻骨相连,后借 Denoviller 筋膜与直肠相邻。体部后面平坦,中央有一纵行浅沟称之为前列腺中央沟,将前列腺分为左右两叶。正常的前列腺中央沟在肛门指诊时可被触及。

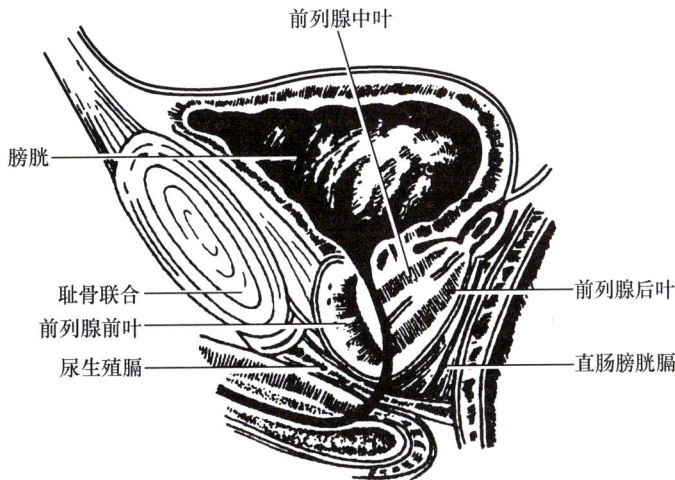

图 4-5-4　前列腺的解剖

(二) 淋巴引流

前列腺的淋巴引流主要有三个途径,第一组淋巴结沿髂内动脉走行至髂外淋巴结组,髂外淋巴结有三个淋巴链:外侧链由 3~4 个淋巴结组成,位于髂外动脉外侧;中链由 2~3 个淋巴结组成,位于髂外静脉前方;内侧链由 3~4 个淋巴结组成,位于髂外静脉下方。内侧链有一附属淋巴结,位于闭孔神经周围,即闭孔神经淋巴结,为前列腺癌淋巴转移的第一站。第二组淋巴管从前列腺的背侧离开引流至骶侧淋巴结,然后至髂总动脉周围的髂总淋巴链。第三组淋巴结通过膀胱旁淋巴结引流至髂内周围淋巴结(图 4-5-5)。

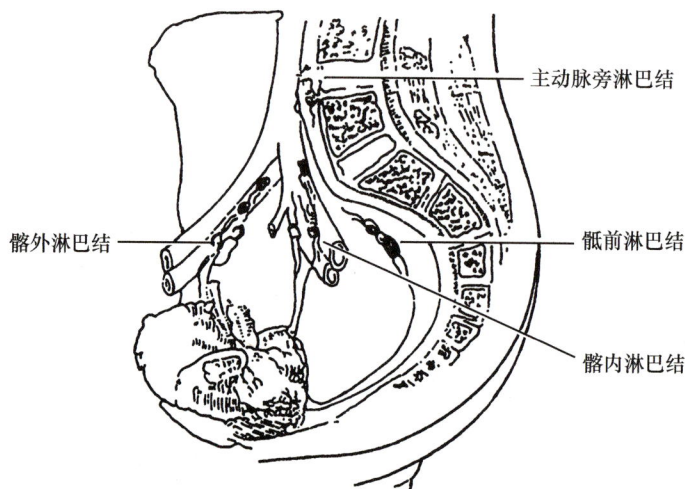

图 4-5-5 前列腺的淋巴引流

二、病理

（一）病理类型

前列腺癌大多数发生于腺体外周带或后叶的腺泡腺管上皮,两侧叶亦偶有发病。常见病理类型可分为上皮源性肿瘤和非上皮源性肿瘤。前者包括腺癌、黏液腺癌、腺样囊性癌、印戒细胞癌、腺鳞癌、鳞状细胞癌、移行细胞癌、神经上皮癌、粉刺样癌、子宫内膜样癌等;后者包括横纹肌肉瘤、脂肪肉瘤、骨肉瘤、血管肉瘤、癌肉瘤、纤维肉瘤、恶性纤维组织细胞瘤、恶性淋巴瘤、转移性恶性肿瘤等。其中腺癌占绝大多数(97%),其次是移行细胞癌、鳞状细胞癌。

（二）病理分级

前列腺癌有多种组织病理学分级标准,其中最常用的是 Gleason 系统(表 4-5-1)。它依据癌组织在低倍镜下所见的腺体分化程度及肿瘤在间质中的生长方式分为 5 级。又将主要原发病变区分为 1～5 级,将次要的病变区也分为 1～5 级,每级记一分,1 级分化最好,5 级分化最差,两者级数相加就是组织病理学评分所得分数,应为 2～10 分。评分为 2～4 分属高分化癌,5～6 分为中分化癌,7～10 分为低分化癌。评分越高,肿瘤恶性度越高,预后越差。研究证实 Gleason 评分为 7～10 分时,肿瘤为非激素依赖性的比率较大。

表 4-5-1 前列腺癌 Gleason 分级

Gleason 分级	Gleason 评分	肿瘤的异型性
G_X		分级不能评估
G_1	2～4 分	高分化肿瘤（轻度间变）
G_2	5～6 分	中分化肿瘤（中度间变）
$G_{3～4}$	7～10 分	低分化或未分化肿瘤（重度间变）

三、临床表现

（一）症状

1. 早期症状 早期前列腺癌大多没有临床症状,当肿瘤增大压迫邻近的组织或器官时,会出现相应的症状。最主要的临床表现为与前列腺增生相似的尿路症状,如尿流变细、缓慢或中断,尿频、尿急,并有排尿困难,尿程延长,尿痛甚至尿失禁或尿潴留等。

2. 晚期转移癌症状　除上述症状可渐进性加重外,常合并有因原发灶、淋巴结或远地转移引起的症状。如前列腺癌侵及直肠时可有直肠刺激症状或排便困难;盆腔或腹膜后淋巴结转移压迫可影响下肢静脉及淋巴回流致下肢肿胀;骨转移时可引起骨痛,甚至发生病理性骨折。

3. 一般症状　食欲减退、消瘦、乏力和进行性贫血等,晚期表现为恶病质。

(二)体征

1. 直肠指检　是诊断前列腺癌的首要步骤,可早期发现肿瘤。检查时要注意前列腺的大小、形状、硬度或有无不规则结节、边界及扩展范围及精囊情况。在腺体内任何部位出现异常硬度的区域,并有坚实、明显的边缘者,即可能有癌灶存在,但同时要注意并非所有肿瘤都是坚硬的。晚期病人较易触及肿大、坚硬、固定的结节状病变。肿瘤侵及精囊时可触及硬索状并向两侧盆壁伸展的肿块。

2. 转移癌体征　肝脏转移时可触及肿大的肝脏或肿块,骨转移时有局部的疼痛或肿块等骨折的体征,浅表淋巴结转移时可触及异常结节。

四、诊断与鉴别诊断

(一)诊断

1. 临床症状及体征　除尿路症状外,主要靠直肠指检,发现前列腺腺体增大,质地较硬,伴有结节及中央沟消失等。

2. 病理检查　病理是最可靠的诊断依据。

(1)经直肠针吸活检:目前最常用,诊断准确率为80%~95%;

(2)会阴部针刺活检:阳性率可达70%~80%;

(3)经会阴行病理切检:准确率可达96%以上;

(4)浅表淋巴结切检。

3. 细胞学检查

(1)尿液细胞学检查:当癌瘤侵犯泌尿系统时,如膀胱、尿道和输尿管时,尿液中可能有癌细胞出现,检查可为阳性结果,具有临床意义。

(2)前列腺液细胞学检查:通过行前列腺的局部按摩,取其排出物进行细胞学检查,其阳性率可达90%。但应注意炎症时可出现假阳性结果。

4. 膀胱镜检查　可发现膀胱三角区有皱纹或结节,如见到溃疡应行活检。晚期病人可见输尿管梗阻情况。

5. 影像学检查

(1)骨骼X线检查:晚期病人发生骨转移时会有阳性表现,应特别注意骨盆、腰椎、股骨等部位的影像学改变。

(2)膀胱尿道或精囊造影:前者有时可见尿道前列腺段延长;精囊造影早期可见射精管变狭、伸长、僵硬及部分截断等改变,晚期则见截断和扭曲等显像。该方法现已少用。

(3)CT/MRI检查:MRI在确定前列腺癌的浸润程度及与周围组织的关系及有无淋巴结转移时明显优于CT,应列为首选,检查时应平扫+增强。

(4)超声检查:经直肠超声检查,是较经济且比较准确的检查方法,可发现较早期前列腺癌及较全面地反映肿瘤的范围。主要观察前列腺的大小和形态、包膜是否完整、精囊的大小和是否对称以及前列腺内部的回声等。

(5)放射性同位素检查:可用于早期骨转移及前列腺病灶的检查。由于前列腺癌病人多发生骨转移,该检查甚为重要。

（6）PET-CT 检查:可全面了解前列腺癌局部病灶、淋巴结及远处转移情况,有助于指导临床选择合理的治疗方案及评估预后。对于一线治疗失败生化复发的病人,C-11 胆碱示踪剂的 PET 能够更好地确定转移病灶。

6. 实验室检查

（1）酸性磷酸酶及碱性磷酸酶的测定:血清中酸性磷酸酶的测定是早期前列腺癌较有价值的检查方法。酸性磷酸酶测定值的高低可预测病变的变化和判断预后。血清中碱性磷酸酶的含量,可作为前列腺癌侵犯范围及临床观察疗效的指标,异常增高时提示有广泛的骨转移。

（2）前列腺特异性抗原（PSA）:此抗原具有显著的器官特异性,是最重要的前列腺癌标记物。可作为病理分类、早期诊断以及用于治疗前、后的监测指标。即在手术后或在放射治疗后随访检测该项指标,有助于判断有无肿瘤残存或转移。

（二）鉴别诊断

主要与前列腺增生、前列腺结石、前列腺结核、前列腺肉瘤及非特异性肉芽肿性前列腺炎等疾病相鉴别。

五、分期

前列腺癌的分期采用 AJCC 于 2010 年制定的 TNM 分期标准。

（一）原发肿瘤（T）

临床 T 分期

T_x　原发肿瘤无法评估

T_0　无原发肿瘤的证据

T_1　临床检查,体检和影像检查均未发现明显的肿瘤

T_{1a}　偶然病理组织学检查发现肿瘤体积小于切除标本的 5%

T_{1b}　偶然病理组织学检查发现肿瘤体积大于 5%

T_{1c}　因 PSA 升高等原因行细针穿刺检查确诊（如因 PSA 水平升高就医）

T_2　体检或影像学检查发现的肿瘤局限于前列腺内

T_{2a}　肿瘤侵犯范围不超过前列腺一个叶的 1/2

T_{2b}　肿瘤侵犯范围超过前列腺一个叶的 1/2

T_{2c}　肿瘤侵犯前列腺的两个叶

T_3　肿瘤侵犯包膜外

T_{3a}　肿瘤侵犯单侧或双侧薄膜外

T_{3b}　肿瘤侵犯精囊

T_4　肿瘤固定或侵犯精囊以外的邻近组织,如:膀胱颈、直肠、外括约肌、肛提肌和骨盆壁

备注:针吸活检发现肿瘤位于前列腺一个或两个叶,但是影像学检查和触诊均未发现肿块,分为 T_{1c}。肿瘤侵犯前列腺尖部,或侵及（但未超过）前列腺包膜,应分为 T_2,而不是 T_3。

（二）区域淋巴结（N）

临床 N 分期

N_x　区域淋巴结未评价

N_0　无区域淋巴结转移

N_1　区域淋巴结转移

（三）远处转移（M）

M_x　远地转移不能评价

M_0　无远地转移

M_1　远地转移

M_{1a}　区域外淋巴结远地转移

M_{1b}　骨转移

M_{1c}　其他部位转移

基于解剖及预后的临床分期：

分期	T	N	M	PSA	Gleason
I	$T_{1a \sim c}$	N_0	M_0	<10	≤6
	T_{2a}	N_0	M_0	<10	≤6
	$T_{1 \sim 2a}$	N_0	M_0	X	X
II$_A$	$T_{1a \sim c}$	N_0	M_0	<20	7
	$T_{1a \sim c}$	N_0	M_0	≥10<20	≤6
	T_{2a}	N_0	M_0	<20	≤7
	T_{2b}	N_0	M_0	<20	≤7
	T_{2b}	N_0	M_0	X	X
II$_B$	T_{2c}	N_0	M_0	任何值	任何值
	$T_{1 \sim 2}$	N_0	M_0	≥20	任何值
	$T_{1 \sim 2}$	N_0	M_0	任何值	≥8
III	$T_{3a \sim b}$	N_0	M_0	任何值	任何值
IV	T_4	N_0	M_0	任何值	任何值
	任何 T	N_1	M_0	任何值	任何值
	任何 T	任何 N	M_1	任何值	任何值

六、治疗

（一）局限期前列腺癌初程治疗的选择

由于 PSA 检测的广泛应用,大多数前列腺癌病人在无症状的局限期即可被确诊。通过联合 Gleason 分级、PSA 水平和分期能够对病人的预后进行有效的分层,分别对应于不同的根治概率。除了考虑根治的概率外,还应该考虑病人的预期生存时间、合并症、可能的治疗副作用以及病人的意愿等。近年来随着放疗新技术的应用,越来越多的人选择了根治性放疗作为首选治疗方法。

局限期前列腺癌的初程治疗包括观察、根治性切除和放射治疗。

1. 低危组　$T_1 \sim T_{2a}$,Gleason 分级 2～6 分,PSA<10ng/ml。如预期生存时间不到 10 年,可以选择随诊观察或放射治疗;如预期生存时间超过 10 年,可以选择随诊观察、放射治疗或根治性前列腺切除±盆腔淋巴结清扫;选择等待观察者除上述三条外,尚要求年龄≥70 岁。

2. 中危组　$T_{2b} \sim T_{2c}$ 或 Gleason 分级 7 分,或 PSA<10～20ng/ml。放射治疗、质子治疗以及根治性前列腺癌切除+盆腔淋巴结清扫是可供选择的治疗方法。

3. 高危组　T_{3a} 或 Gleason 分级 8～10 分,或 PSA>20ng/ml。可选择内分泌治疗 2～3 年,并联合放射治疗;或选择放射治疗(IMRT)±短期同步内分泌治疗(具有单个高危预后因素的病人);或根治性前列腺切除+盆腔淋巴结清扫(肿瘤体积较小,不固定)。

4. 极高危组 T_{3b} 和 T_4 或非局限期的病人(任何 T, N_1)。该类病人不推荐进行根治性前列腺切除,可供选择的治疗方法包括:①单纯的内分泌治疗;②放射治疗联合内分泌治疗,目前有证据显示 N_1 的病人放疗联合内分泌治疗优于单独内分泌治疗。放射治疗可以避免或延缓局部症状的产生,如果肿瘤已经发生转移(任何 T,任何 N, M_1),推荐单独应用抗雄激素治疗。

5. 辅助治疗 对于根治性前列腺切除的病人,如果切缘阳性,建议补充放疗。如果发现盆腔淋巴结转移,可放疗联合内分泌或单独内分泌治疗。

(二) 晚期前列腺癌的治疗

晚期前列腺癌的治疗以内分泌治疗为主,睾丸去势可选择手术或药物方法,同时应用抗雄激素治疗。激素非依赖的晚期前列腺癌,若无化疗禁忌证,可予以化疗。骨转移病人可应用唑来酸盐治疗。去势疗法可选择双侧睾丸切除手术或药物去势,是前列腺癌内分泌治疗的首选方法。手术的优点是简单、起效快,但许多中年病人不愿手术而选择药物治疗,常用药物有戈舍瑞林等。去势治疗的副作用包括阳痿、性欲丧失以及因雄激素水平下降而产生的皮肤潮红、肌肉萎缩、疲劳、男性乳腺发育、骨质疏松等。

1. 抗雄激素药物治疗 常用非类固醇抗雄激素药物如氟他胺等,推荐剂量为 250mg/天,3 次/日。

2. 联合雄激素阻断疗法 最常用的联合阻断方法有去势治疗加抗雄激素药物。

(三) 放射治疗

1. 治疗原则 前列腺癌的放射治疗包括外照射、近距离治疗和质子治疗,目前应用最为广泛的是外照射、近距离治疗或外照射+近距离治疗。外照射治疗若有条件推荐选用 IGRT、IMRT,其中 IMRT 已成为目前前列腺癌的主流放疗技术,无条件的单位也可应用 3D-CRT 技术。

2. 放疗流程

(1) 定位:病人仰卧于平板床,应用热塑性塑料体膜或真空泡沫袋进行体位固定以便重复。CT 扫描的层厚 ≤3mm,扫描范围从髂骨嵴上方至会阴部下方。

(2) 靶区勾画:前列腺癌常为多灶性且易侵犯两叶,GTV 较难辨别,因而难以单独勾画。有研究者应用功能影像检查区分 GTV 的范围,但目前尚处于探索中。

临床靶区(CTV)包括前列腺、有或无精囊、有或无盆腔淋巴结,勾画范围取决于病人的危险指数(低危、中危、高危)。低危者仅包括前列腺,中危者需包括前列腺和精囊,高危者需要包括前列腺及可见的包膜外侵犯病灶、精囊、以及盆腔淋巴结。

计划靶区(PTV)需要考虑所有的影响靶区位置的不确定因素,如:病人每天摆位误差、治疗期间直肠和膀胱充盈状况不同、呼吸运动导致的器官运动等。因此,PTV 在 CTV 的基础上外放 1.0 ~ 1.5cm,但后方有直肠,为减少直肠照射剂量和并发症,后方仅外放 0.5cm。如果是在影像引导下进行的 IMRT,则可以参照 Fox Chase 癌症中心的边界标准:后方外放 0.5cm,其他方向 0.8cm。

建议靶区勾画采用 MRI 和 CT 融合技术,单用 CT 图像由于软组织辨别能力的不足将会导致前列腺的勾画体积偏大约 30% ~ 40%。

危及器官的勾画:膀胱、直肠、双侧股骨头、阴茎球部、皮肤和小肠。直肠的勾画从坐骨结节至其上方 11cm 或至空虚状况下的乙状结肠弯曲处。膀胱的全部轮廓均需要勾画。建议膀胱的充盈状况为半充盈,这样可以显著降低膀胱的受量。

(3) 放疗计划设计:前列腺癌的 IMRT 剂量取决于病人的危险指数。低危者前列腺接受 DT75.6 ~ 79.2Gy 的照射,中危者和高危者前列腺和精囊需接受 DT81Gy 的照射,高危者盆腔淋巴结需 DT54 ~ 56Gy 的照射。目前已有随机对照临床研究显示:基于图像引导下的 IMRT 技术下大分割照射(2.4 ~ 4Gy/次,4 ~ 6 周)与常规分割的 IMRT 照射相比,疗效相近而毒副作用并未增加;单次剂量高达 6.5Gy 的大分割照射亦在进一步探讨中。

危及器官的耐受剂量:膀胱限量:50% 体积<60Gy、25% 体积<70Gy;直肠限量:50% 体积<60Gy、25% 体积<70Gy;股骨头限量:10% 体积<50Gy;阴茎球部:平均剂量 ≤52.5Gy。另外,超过 15cc 的直肠

体积接受处方剂量,以及整个直肠被等中心剂量50%等剂量线包绕时,直肠出血增加(图4-5-6/文末彩色插图4-5-6)。

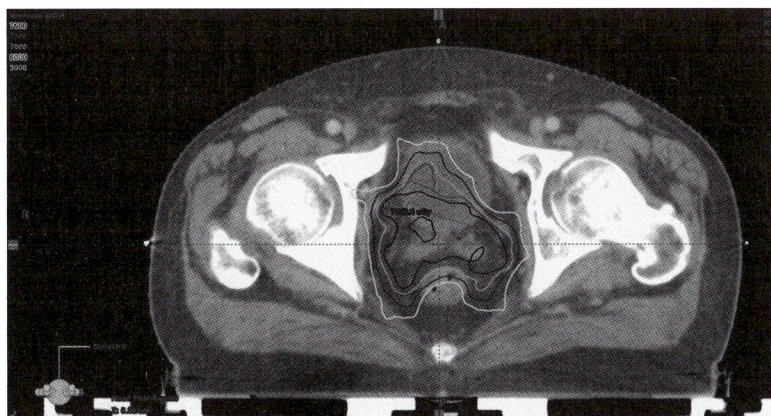

图 4-5-6　前列腺癌 IMRT 剂量分布图

　　(4) 验证:在治疗前先完成剂量学验证,然后用 EPID 或 CBCT 来进行误差验证,均需达到治疗要求。

　　(5) 治疗实施:膀胱的充盈状况在 CT 扫描以及每天放疗时尽可能保持一致。推荐进行图像引导或自适应放疗技术。

　　(6) 近距离治疗:近距离治疗包括后装治疗和永久性粒子植入治疗,可作为单一的治疗手段应用于低危组的病人,也可与外照射联合用于中危组的病人。通常认为,高危组的病人不应该采用后装治疗。后装治疗常用放射源为铱192,永久性粒子植入为碘131。接受近距离治疗者一般应同时满足下面3 个条件:①临床分期为 $T_1 \sim T_{2a}$;②Gleason 评分<6;③PSA<10μg/L。

　　(7) 质子治疗:质子因其独特的物理学特性而应用于前列腺癌的治疗,IMPT 减少周围正常组织器官的照射剂量的同时提高了前列腺癌的局部剂量,得到了较好的临床疗效。

第四节　睾丸恶性肿瘤

一、概述

　　睾丸肿瘤(testicular tumor)是泌尿生殖系统比较少见的恶性肿瘤,约占 3% ~9%,好发于青壮年。绝大多数睾丸肿瘤发生于阴囊内睾丸,也可发生于异位睾丸,如盆腔隐睾或腹股沟隐睾,隐睾病人发生睾丸肿瘤的概率是正常男了的35 倍。精原细胞瘤约占睾丸肿瘤的60% ~80% ,多见于患有不育症的成年人。放射治疗是睾丸精原细胞瘤重要的治疗手段,Ⅰ期精原细胞瘤的 5 年无病生存率可达 95% 以上,胚胎癌和畸胎瘤治愈率也可达 50% 左右。

　　(一) 睾丸的解剖

　　睾丸是一对稍扁的卵圆形器官,具有产生精子和男性激素的功能。正常睾丸大小约为 4cm×3cm×2.5cm,从后腹膜生殖嵴位置通过腹股沟管下降至阴囊。睾丸被膜有三层,包括睾丸鞘膜、白膜和血管膜,睾丸上极为附睾。致密的白膜对睾丸肿瘤的生长有一定的限制作用,肿瘤很少穿透白膜侵及阴囊皮肤。

　　(二) 淋巴引流

　　睾丸的淋巴网分为深、浅两层,深层淋巴网来自睾丸实质和附睾,沿着精索上行达腹膜后,顺着腰大肌上行至第 4 腰椎水平,跨过输尿管后再分支向上,向内进入腹主动脉旁和下腔静脉旁淋巴结(图4-5-7)。两侧睾丸的淋巴引流均终止于下腔静脉外侧或前方及下腔静脉与腹主动脉之间。腹膜后淋巴结可通过乳糜池及胸导管到纵隔和左锁骨上淋巴结。右侧睾丸的集合淋巴结注入下腔静脉前的淋巴结、下腔静脉外侧淋巴结及下腔静脉后淋巴结。右侧睾丸肿瘤累及阴囊皮肤或腹膜后淋巴结有梗阻时,肿瘤细胞可逆行至腹股沟,因阴囊皮肤和睾丸鞘膜的淋巴引流汇集于腹股沟淋巴结,因此可出现此组淋巴结的肿大,但是比较少见。左侧睾丸的集合淋巴结主要注入腹主动脉旁淋巴结。

睾丸恶性肿瘤的第一站淋巴结转移为腹主动脉旁淋巴结。腹股沟淋巴结转移极少见,腹膜后淋巴结广泛转移引起梗阻时,可导致淋巴逆流至腹股沟。

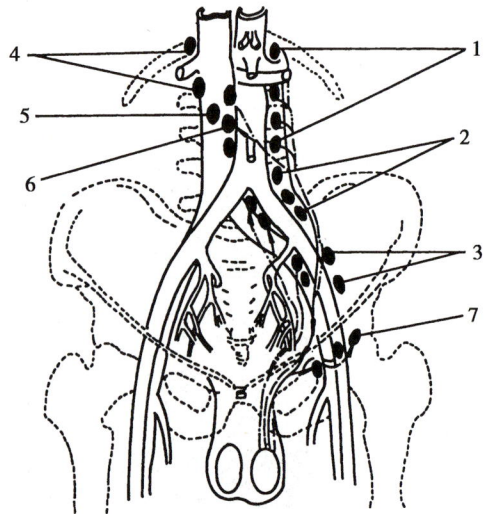

图 4-5-7　睾丸的淋巴引流
1. 腹主动脉旁淋巴结;2. 髂总动脉旁淋巴结;
3. 髂外淋巴结;4. 下腔静脉旁淋巴结;5. 下腔静脉前淋巴结;6. 下腔静脉腹主动脉间淋巴结;
7. 腹股沟淋巴结

二、病理

95% 的睾丸肿瘤为恶性肿瘤。睾丸肿瘤病理类型分成两大类,一是生殖细胞瘤(germ cell tumor,GCT),二是非生殖细胞瘤(nonseminomatous germ cell tumoe,NSGCT)。睾丸生殖细胞瘤又分为精原细胞瘤和非精原细胞瘤。其中精原细胞瘤占 GCT 的 50%,可分为经典型、间变型和精母细胞型。非精原细胞瘤型生殖细胞瘤(NSGCT)也约占 GCT 的 50%,包括胚胎癌,绒癌,内胚窦癌和畸胎瘤等。非生殖细胞肿瘤包括性腺基质肿瘤、生殖细胞和基质瘤、附件和睾丸旁肿瘤、淋巴瘤及其他类癌等。

三、临床表现

(一)症状

睾丸恶性肿瘤的症状和体征与睾丸肿瘤的部位有关,隐睾则表现为阴囊内无睾丸,肿瘤位于腹股沟或盆腔内。盆腔内肿瘤因位置较深,早期不易被发现。临床上常见的症状有:

(1)阴囊无痛性肿块:质地较硬,大小可从几毫米至十几厘米。大部分伴有睾丸的疼痛和沉重感及阴囊、下腹部或腹股沟牵拉感。有时类似睾丸炎的阴囊疼痛,特别是经抗炎治疗无效时应高度警惕。有时伴有腰痛、尿路刺激症状及下肢水肿。

(2)转移症状:晚期睾丸恶性肿瘤可出现血行转移,以肺转移最多见。转移到各部位会引起相应的症状。如背痛、腰痛、腹腔内肿块、锁骨上淋巴结肿大等。

(二)体征

检查睾丸时要用双手同时检查,两侧对照,对比大小、重量、质地、手法要轻柔。

(1)睾丸肿大,早期肿瘤表面光滑,晚期可有结节,与阴囊粘连;

(2)睾丸坚实沉重感,较沉重的为患侧;

(3)透照试验不透光;

(4)隐睾者肿块多在腹股沟处或腹部盆腔;有些病人直接因转移部位的肿块而就诊,应注意阴囊的检查。

四、诊断与鉴别诊断

睾丸肿瘤的诊断包括详细的询问病史,包括腹股沟、阴囊手术史以及睾丸下降史等。

（一）诊断

1. 局部检查 一旦发现阴囊无痛性肿块、睾丸沉痛或隐睾的病人在下腹部或腹股沟的肿块时应警惕肿瘤。检查应轻巧，防止过分挤压。肿块局部不能穿刺、活体组织检查和部分切除，以防肿瘤的加速生长和扩散。

2. 确定睾丸肿瘤后应行经腹股沟高位睾丸切除术，术后病理检查是确诊依据，以利进一步指导治疗。

3. 胸部 CT 检查 由于非精原细胞瘤常较早发生肺部转移，建议常规胸部 CT 平扫，注意肺部有无小结节和纵隔内有无肿大淋巴结。X 线胸片常易漏诊肺部小结节影。

4. 腹部超声及 CT 检查 B 超及 CT 检查可确定腹膜后淋巴结及肝脏是否转移。CT 扫描检查应从耻骨联合至剑突水平，即包括全部腹、盆腔。转移的淋巴结可表现为单个或多个密集的结节影，也可见脊椎前融合成团的软组织影。

5. 血清学检查 血清中绒毛膜促性腺激素（HCG）、甲胎蛋白（AFP）和乳酸脱氢酶（LDH）的测定在睾丸肿瘤的诊断、治疗、估计预后和随访中起着非常重要的作用。绒毛膜上皮癌病人的 HCG 滴度增高，随治疗病情好转而下降或恢复正常。恶性畸胎瘤和胚胎癌病人的 AFP 增高，也随治疗病情而变化，而单纯的精原细胞瘤甲胎蛋白为阴性。LDH 是睾丸生殖细胞瘤的重要预后因素。血清 LDH 浓度的增高反映了肿瘤负荷和细胞增殖能力。所有的病人均应行上述血清学指标的检查。

（二）鉴别诊断

睾丸肿瘤要与以下几种疾病如睾丸炎、附睾炎、睾丸及附睾结核、外伤后阴囊积血、鞘膜积液、积液囊肿及精索静脉曲张等相鉴别。

五、分期和分级

1. 分期睾丸恶性肿瘤的分期采用 AJCC 于 2010 年制定的 TNM 分期。

T 原发肿瘤

pT$_x$ 原发肿瘤不能评价

pT$_0$ 无原发肿瘤证据

pT$_{is}$ 原位癌

pT$_1$ 肿瘤局限于睾丸和附睾，无血管和淋巴管浸润；肿瘤可侵及白膜，但未侵及睾丸鞘膜

pT$_2$ 肿瘤局限于睾丸和附睾，合并血管和淋巴管浸润，或肿瘤可侵及白膜并侵及睾丸鞘膜

pT$_3$ 肿瘤侵及精索，有或无血管和淋巴管浸润

pT$_4$ 肿瘤侵及阴囊，有或无血管和淋巴管浸润

N 区域淋巴结

临床（N）

N$_x$ 淋巴结不能评价

N$_0$ 无淋巴结转移

N$_1$ 淋巴结转移最大直径≤2cm

N$_2$ 淋巴结转移最大直径>2cm，但≤5cm

N$_3$ 淋巴结转移最大直径>5cm

病理（pN）

pN$_x$ 淋巴结不能评价

pN$_0$ 无淋巴结转移

pN$_1$ 淋巴结转移最大直径≤2cm

pN$_2$ 淋巴结转移最大直径>2cm，但≤5cm

pN$_3$　淋巴结转移最大直径>5cm

远处转移

M$_0$　　无远处转移

M$_{1a}$　区域外淋巴结转移或肺转移

M$_{1b}$　肺以外其他部位远处转移

睾丸恶性肿瘤的临床分期如下:

分期	T	N	M	血清肿瘤抗原
0 期	pT$_{is}$	N$_0$	M$_0$	S$_0$
I 期	T$_{1\sim4}$	N$_0$	M$_0$	S$_X$
I$_A$	T$_1$	N$_0$	M$_0$	S$_0$
I$_B$	T$_{2\sim4}$	N$_0$	M$_0$	S$_0$
I$_C$	T$_{0\sim4}$	N$_0$	M$_0$	S$_{1\sim3}$
II 期	T$_{0\sim4}$	N$_{1\sim3}$	M$_0$	S$_X$
II$_A$	T$_{0\sim4}$	N$_1$	M$_0$	S$_{0\sim1}$
II$_B$	T$_{0\sim4}$	N$_2$	M$_0$	S$_{0\sim1}$
II$_C$	T$_{0\sim4}$	N$_3$	M$_0$	S$_{0\sim1}$
III 期				
III$_A$	T$_{0\sim4}$	N$_{0\sim3}$	M$_{1a}$	S$_{0\sim1}$
III$_B$	T$_{0\sim4}$	N$_{1\sim3}$	M$_0$	S$_2$
	T$_{0\sim4}$	N$_{0\sim3}$	M$_{1a}$	S$_2$
III$_C$	T$_{0\sim4}$	N$_{1\sim3}$	M$_0$	S$_3$
	T$_{0\sim4}$	N$_{0\sim3}$	M$_{1a}$	S$_3$

2. 分级　睾丸恶性肿瘤可根据血清肿瘤抗原分级(表4-5-2)以及睾丸生殖细胞瘤的危险度分类如下(表4-5-3)。

表4-5-2　血清肿瘤抗原分级

级别	LDH	HCG（mIU/ml）	AFP（ng/ml）
S$_1$	<1.5 倍正常值	<5000	<1000
S$_2$	1.5~10 倍正常值	5000~50 000	1000~10 000
S$_3$	>10 倍正常值	>50 000	>10 000

表4-5-3　睾丸生殖细胞瘤危险度分类

危险级别	精原细胞瘤	非精原细胞瘤
低危组	任何部位原发,未发现肺以外的其他内脏器官转移,任何水平 HCG 和 LDH,AFP 正常	睾丸或腹膜后原发肿瘤,无肺以外其他内脏器官转移,AFP<1000ng/ml,HCG<5000mIU/ml,LDH<1.5 倍正常值上限

续表

危险级别	精原细胞瘤	非精原细胞瘤
中危组	有肺以外以外的其他内脏器官转移,任何水平 HCG 和 LDH,AFP 正常	睾丸或腹膜后原发肿瘤,无肺以外其他内脏器官转移,血清肿瘤标志物中任何一项达到下列值:AFP:1000 ~ 10 000ng/ml 或 HCG:5000 ~ 50 000mIU/ml 或 LDH:1.5 ~ 10.0 倍正常值上限
高危组	无	纵隔原发肿瘤,或发现肺以外其他内脏器官转移,或任何一项肿瘤标志物达到以下水平: 纵隔原发 肺以外远处转移:肝、骨和脑 AFP≥10 000ng/ml HCG≥50 000mIU/ml LDH≥10.0 倍正常值上限

六、治疗

睾丸肿瘤无论哪一种类型首先应行高位睾丸摘除术(一般不做术前活检),然后根据病理类型及临床分期制订治疗方案。睾丸恶性肿瘤术后应选择辅以放疗或化疗,或放化疗结合,单纯手术容易复发。

（一）精原细胞瘤的治疗

主要取决于肿瘤的临床分期,放射治疗是 Ⅰ 期和 ⅡA ~ ⅡB 期的标准治疗,ⅡC 和 Ⅲ 期以化疗为主要治疗手段。

1. Ⅰ 期病人术后应给予腹主动脉旁淋巴结区域放疗,剂量 20 ~ 30Gy;

2. 由于很少出现纵隔复发,所以无需给予纵隔预防照射;

3. 既往有睾丸下降不全、盆腔手术、腹股沟区和阴囊手术的病人不适合单纯腹主动脉旁照射;

4. T_1 或 T_2 病人约 15% ~ 20% 出现复发,加之低剂量放疗的并发症很小,故除非病人有很高的放疗并发症的风险,通常不建议对 Ⅰ 期的精原细胞瘤病人术后仅进行观察随诊;

5. ⅡA 和 ⅡB 期的病人应给予腹主动脉旁、同侧髂总及髂外淋巴结照射(即狗腿野),放疗剂量 30Gy,然后缩野至肿瘤部位补量 6Gy。与 Ⅰ 期的病人相同,无需给予纵隔预防照射;

6. 如果病人合并马蹄肾,不予放疗,改用全身化疗,方案参照低危组的方案。

ⅡC 期应给予全身化疗,采用标准的低危组化疗方案。Ⅲ 期的病人以及原发肿瘤位于睾丸以外部位的,如位于纵隔,应根据疾病风险选用标准的化疗方案(除 ⅢC 为中危组外,其余均为低危组)。低危组病人应给予 EP 方案化疗 4 周期或 BEP 方案 3 周期;中危组病人给予 BEP 方案化疗 4 周期或参加临床研究。化疗后复查 CT,若无肿块残存可观察,若有残存建议 PET-CT 检查,若 PET-CT 阴性观察,阳性可考虑手术或挽救化疗或放疗。若无条件行 PET-CT,CT 残存肿块>3cm 者可选择手术、放疗或观察,若≤3cm,可观察;若复查 CT 进展,行挽救治疗。

对于 Ⅰ 期、ⅡA 和 ⅡB 期治疗后复发的病人应根据其风险状态,给予标准方案的化疗。对低危组的病人目前标准的化疗方案包括 4 个周期的 EP 或 3 个周期的 BEP。对于有巨大的淋巴结肿块(≥5cm)的病人,如果化疗后肿块仍大于 3cm,可行手术切除、局部放疗或观察随诊。

放射治疗的流程:

1. 定位　病人仰卧,双手抱肘于额上或置于身体两侧,热塑体膜或真空体膜固定,进行增强 CT 扫描,扫描范围自肝脏上缘至坐骨结节下 5cm,层厚 5 ~ 8mm 均可。

2. 靶区勾画　Ⅰ 期术后放疗靶区为腹主动脉旁淋巴结区域;Ⅱ 期术后放疗靶区为腹主动脉旁淋巴

结和同侧髂血管淋巴结区域,以及肿瘤瘤床部位。

3. 放疗计划设计 现在放射治疗较以往选择更小的射野和更低的剂量,达到更好的疗效及更低的毒副作用。术后应在伤口愈合后尽早开始。放射线最好选择大于 6MV-X 线。虽然放射技术在不断进步,但 3D-CRT/IMRT 不值得提倡,因为会带来远期肾脏、肝脏、肠道等部位第二原发肿瘤的发病率升高。

腹主动脉旁淋巴结区域行 AP-PA 野放射治疗,剂量 DT20～30Gy,上界为 T_{11} 上缘,下界为 L_5 下缘。经典"狗腿野"(图 4-5-8/文末彩色插图 4-5-8)的上界位于 T_{10} 下缘,两侧在体中线各旁开 4～5cm,健侧在 L_5 下缘至闭孔内缘垂线与耻骨联合上 2cm 交点之连线,患侧向下延伸至 L_4 下缘与髋臼外缘连线,然后,双侧沿闭孔内缘或髋臼外缘垂直向下,下界至闭孔下缘。腹主动脉旁照射野的上界位于 T_{10} 下缘,两侧在体中线各旁开 4～5cm,下界至 L_5 下缘。

4. 验证 在治疗前用 EPID 或 CBCT 来进行摆位误差验证,需达到治疗要求。

5. 治疗实施 建议在空腹状态下进行放疗,以减少胃肠道副作用。

(二)非精原细胞瘤的治疗

非精原细胞瘤在睾丸切除术后酌情选择观察、化疗和腹膜后淋巴结清扫术(RPLND)。I_A 期 NSGCT 的治

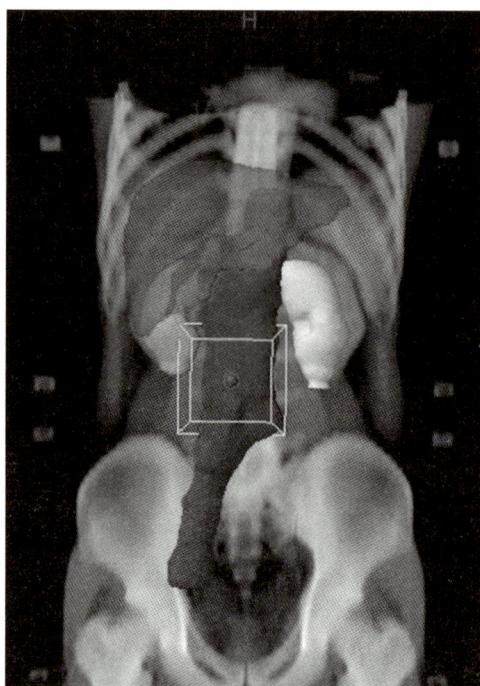

图 4-5-8 睾丸精原细胞瘤腹主动脉旁和盆腔靶区示意图

疗包括保留神经的腹膜后淋巴结清扫术或随诊。病人如果选择随诊,则需每 3 个月复查腹盆腔 CT 至 2 年,不能密切随诊的病人应做 RPLND。II_B 期首先考虑神经保留性腹膜后淋巴结清扫术;或者可考虑 2 周期 BEP 方案化疗;以及 T_2 可考虑观察。但是,对于有血管侵犯的 T_2 病人,由于有 50% 的复发几率,不推荐观察随诊。标准化疗方案为 3 周期 BEP 或 4 周期 EP,由于该类病人通常有原地播散,因此,全身化疗比腹膜后淋巴结清扫术更可取。

II_A 期病人的治疗取决于血清肿瘤标志物,如睾丸肿瘤切除术后肿瘤标志物阴性,可以选择化疗或腹膜后淋巴结清扫术;如肿瘤标志物持续升高,应给予全身化疗。对于有多灶性病变的病人,应给予全身化疗。II_B 期的治疗取决于血清肿瘤标志物和影像检查结果。如果肿瘤标志物阴性,影像检查发现肿块局限,可行腹膜后淋巴结清扫术,并给予辅助化疗;或仅给予化疗。如果肿瘤不仅仅局限于上述区域,应给予全身化疗。对于 II_A 和 II_B 期的病人,化疗后肿瘤标志物阴性,但是仍有残存病变,应行腹膜后淋巴结清扫术。

II_C 或 III 期的病人根据其疾病的危险状态选择化疗方案。低危组 4 周期 EP 或 3 周期 BEP 化疗;中高危组 4 周期 BEP 化疗或参加临床研究。首程化疗后未能获得完全缓解和完全缓解后复发的病人,应给予挽救化疗,方案为顺铂、异环磷酰胺加长春花碱。

(伍 钢)

一、概述

宫颈癌(cervical cancer)是常见的恶性肿瘤,在世界范围内,宫颈癌是第四常见的妇女恶性肿瘤,排在乳腺癌和结直肠癌之后,是发展中国家妇女癌症的主要死亡原因。根据国家癌症中心统计,我国宫颈癌年发病人是9.89万,发病率在我国女性生殖系统恶性肿瘤中居首位,高发年龄为45~59岁,其次为30~44岁。宫颈癌是性传播疾病,由致癌的人类乳头状病毒(human papillomavirus,HPV)慢性感染引起,因而宫颈癌的致病危险因素与性传播性疾病是相同的,包括性活动年龄早、多次妊娠、多个性伴侣、长期口服避孕药、免疫抑制状态等。吸烟也是宫颈癌发生的危险因素,可能因为吸烟是慢性HPV感染形成高级别不典型增生的合并因素。

HPV是双链DNA病毒,已经认识到有30多种致癌的HPV病毒,另有70多种非致癌病毒。70%的宫颈癌由HPV16和18两种亚型感染所引起。初次性活动四年内,50%的妇女会感染HPV,25~35岁是峰值年龄,HFPV感染通常没有任何症状,无法被自己察觉。尽管感染率高,并不是感染了HPV就一定会发展成宫颈癌,仅5%~15%的HPV感染发展为宫颈不典型增生。只有高危型HPV的持续感染,才会进展为恶性病变。HPV持续感染是指间隔一年以上的时间连续两次检测出同一高危型的HPV。持续HPV感染演变到宫颈癌的过程可长达15~20年。目前HPV疫苗已在全球100多个国家和地区上市,使用达数千万例。适合接种HPV疫苗的年龄在各个国家或者同一国家的不同机构的建议都不一样,全球范围内是9~45岁。接种过HPV疫苗依然要定期做宫颈癌筛查,因为HPV疫苗并不能预防所有高危型HPV。我国于2016年批准HPV疫苗上市。随着HPV疫苗的应用和常规筛查的推广,相信宫颈癌的发病率会逐渐下降。

宫颈癌的发生是一个漫长的过程,在进展为侵袭性病变之前,宫颈上皮经历不典型增生的过程,宫颈上皮内瘤变(cervical intraepithelial neoplasia,CIN)是与宫颈浸润癌密切相关的一组宫颈上皮不典型增生过程,它反映了宫颈癌发生发展中的连续过程。低级别不典型增生(CINⅠ)局限于基底1/3的上皮,大部分低级别病变在24个月退缩回正常组织。基底部全部受累为CINⅢ或CIS(宫颈原位癌,carcinoma in situ,CIS),CIS进展为侵袭性癌的发生率是12%~22%。宫颈癌筛查技术已经相当成熟,30岁以后定期宫颈癌筛查对于已经有性生活或HPV感染的女性是非常重要的。

早期宫颈癌预后很好,经过手术或放射治疗,Ⅰ期宫颈癌的5年生存率可达85%以上,Ⅱ$_{A1}$期在70%左右,Ⅱ$_{A2}$期在50%左右,局部进展期宫颈癌(Ⅱ$_B$和Ⅲ期)5年生存率只有50%~70%。Ⅳ期为10%~20%。

二、病理

(一)大体分型

宫颈癌根据浸润扩散深度可以分为原位癌,微小浸润癌和浸润癌。镜下早期浸润癌及极早期宫颈浸润癌肉眼观察常无明显异常,或类似宫颈糜烂。随病变发展,可分为以下四种类型:

1. 外生型　最常见,癌灶向外生长呈乳头状或菜花样,组织糟脆,触之易出血。癌瘤体积较大,常累及阴道穹隆。

2. 内生型　癌灶向宫颈深部组织浸润,宫颈表面光滑或仅有轻度糜烂,宫颈扩张、肥大、变硬呈桶状,常累及宫旁组织。

3. 溃疡型　上述两型癌组织继续发展合并感染坏死,脱落后形成溃疡或空洞,似火山口状。

4. 颈管型　指癌灶发生于宫颈管内,常侵入宫颈及子宫下段供血层或转移至盆腔淋巴结。

（二）组织学分类

1. 鳞状细胞癌　占 80%～85%。包括疣状鳞癌、乳头状鳞癌、淋巴上皮瘤样癌等。

（1）原位鳞癌：是侵袭性癌的前期病变，宫颈上皮全层不典型增生，宫颈腺体可能受累，没有突破基底膜。

（2）微小浸润鳞癌：在大量瘤样不典型增生的基础上有小的巢状细胞突入基底膜或侵入腺上皮。

（3）浸润性鳞癌：由高级别不典型增生发展形成浸润癌。有 1/3 的原位鳞癌会发展为浸润癌（或称侵袭性癌），这个过程需要超过十年时间。大部分侵袭性癌发病年龄超过 40 岁，99% 有 HPV 感染。侵袭性癌容易出现淋巴血管间隙侵犯。

2. 腺癌　占 15%～20%。包括乳头状腺癌、宫颈子宫内膜样腺癌、透明细胞癌和浆液性乳头状腺癌等，通常 HPV18 感染较多见。

3. 腺鳞癌　占 3%～5%。癌组织中含有腺癌和鳞癌两种成分。腺鳞癌通常更具有侵袭性和转移性，常伴随脉管侵犯。

4. 其他　包括小细胞癌神经内分泌癌、腺样基底细胞癌和未分化癌等。

（三）转移途径

宫颈癌主要以直接侵犯蔓延及淋巴转移为主，早期血行转移少见。

1. 直接蔓延　常见蔓延途径有以下几种：

（1）宫颈癌向下可浸润至阴道穹隆及阴道壁。肿瘤也可沿阴道黏膜下的丰富淋巴管逆行播散，在远离原发癌的阴道上出现孤立的肿瘤结节；

（2）宫颈癌向上侵犯宫颈内口和子宫峡部，突破子宫峡部可向上蔓延至宫体；

（3）由于子宫旁组织疏松且富有淋巴管，一旦肿瘤穿破宫颈肌层到外膜，便沿着宫颈周围结缔组织扩展到盆壁组织。肿瘤增大可压迫或侵犯输尿管，造成其梗阻而引起肾盂积水；

（4）晚期肿瘤向前可侵犯膀胱，向后侵及直肠。由于膀胱三角区与宫颈及阴道前壁紧密相邻，容易受侵犯。

2. 淋巴转移　淋巴转移是宫颈癌最重要的转移途径。一般是由原发灶侵入附近的淋巴管形成瘤栓，随淋巴引流进入局部淋巴结并在淋巴管内扩散。宫颈癌的淋巴结转移一般是有规律的，跳跃转移少见。淋巴转移一级组包括宫旁、宫颈旁、闭孔、髂内、髂外、髂总和骶前淋巴结；二级组包括腹主动脉旁淋巴结和腹股沟深浅淋巴结。晚期可转移到纵隔淋巴结和锁骨上淋巴结或全身其他淋巴结。

3. 血行转移　早期少见，约占宫颈癌总数的 4%。晚期常见的转移部位是肺、肝、骨和脑等。

三、临床表现

早期宫颈癌多无明显特异的症状和体征，或仅有类似宫颈炎的表现。阴道出血和白带增多是宫颈癌的主要症状。有症状的宫颈癌病人 40% 是局部进展期。

1. 阴道出血　早期多为接触性出血（多发生在性交或妇科检查后），晚期为不规则阴道流血。年轻病人可表现为经期延长、经量增多；老年病人为绝经后阴道不规则流血。一般外生型癌出血较早，量较多；内生型癌出血较晚。

2. 白带增多　初期由于癌的存在刺激宫颈腺体分泌功能亢进，产生黏液性或浆液性白带；随病情进展，癌组织坏死脱落及继发感染，白带变混浊，如米汤样或血性，继发感染时呈脓性或伴特殊的臭味。

3. 压迫症状　疼痛和盆腔下坠感是常见的压迫症状。产生疼痛的原因主要是由于盆腔神经受到癌肿浸润或压迫所致。癌肿压迫或侵犯输尿管引起肾盂积水，可有腰部钝痛；向盆壁蔓延压迫血管或淋巴管造成循环障碍，引起患侧下肢和外阴水肿；向前压迫或侵犯膀胱，引起尿频、排尿困难、血尿；向后蔓延压迫或侵犯直肠，出现里急后重、便血或排便困难等症状。

4. 转移症状　盆腔以外的淋巴结转移以腹主动脉旁淋巴结转移常见。肺转移多数无症状，病灶增大时可出现胸痛、咳嗽等症状;骨转移可出现相应部位的疼痛。

5. 全身症状 早期无明显全身症状,晚期可出现贫血、恶病质等全身衰竭症状。

四、诊断与鉴别诊断

（一）诊断

根据病史、症状和详细的检查并进行宫颈活体组织检查可以确诊。

1. 一般检查 除一般的系统查体了解身体各系统功能状况外,应仔细检查浅表淋巴结,尤其是锁骨上及腹股沟淋巴结。早期宫颈癌浅表淋巴结转移少见。检查时应注意正常妇女有时亦可触及腹股沟淋巴结。癌转移性淋巴结常表现为淋巴结增大、质硬,进一步发展为多个淋巴结融合、粘连、固定。

2. 妇科检查

（1）视诊:包括直接观察外阴和通过阴道窥器观察阴道和宫颈。观察外阴应注意外阴部有无结节或湿疣等病变。观察阴道要注意有无癌侵犯及浸润范围。对宫颈的观察要注意肿瘤的位置、范围、形状、体积及与周围组织的关系。

（2）触诊:先查外阴、阴道及宫颈,注意其质地,有无赘生物,记录病灶的部位、大小、浸润范围、深度,有无接触性出血。然后进行双合诊检查宫体的位置、大小、质地及活动度。之后进行三合诊检查宫旁组织及盆壁情况,了解有无增厚、肿块、结节及压痛等。

3. 宫颈刮片细胞学检查 是发现早期宫颈癌的重要手段,婚后或有性生活的妇女均应常规做宫颈刮片细胞学检查。目前临床常用检测方法有常规巴氏涂片和液基薄片（thinprep/autocyte）等。

4. 碘试验 正常宫颈阴道部鳞状上皮含丰富糖原,碘溶液涂染后呈棕色或深褐色,不能染色区说明该处上皮缺乏糖原,可为炎性或有其他病变区。在碘不着色区行活检,可提高诊断率。

5. 阴道镜检查 若细胞学检查巴氏分类Ⅲ级以上或 TBS 法发现鳞状上皮内病变者,应作阴道镜检查。

6. 宫颈活检活组织病理检查 是诊断宫颈癌最可靠的依据。对宫颈细胞学、阴道镜检查可疑或阳性及对临床表现可疑宫颈癌或宫颈其他疾病不易与宫颈癌鉴别时,均应进行活组织检查。

7. 宫颈锥切术适用于宫颈刮片检查 多次阳性而宫颈活检阴性者;或宫颈活检为原位癌需确诊者。可采用冷刀切除、环形电刀切除（LEEP）或冷凝电刀切除,切除组织应作连续病理切片检查。

8. 其他检查 肿瘤标记物鳞状细胞癌抗原（SCC）,CA125,CA199 等的检测,可作为宫颈癌治疗前后的监测指标。

9. 影像学检查 宫颈癌进行影像学检查有助于补充临床分期的不足,了解病灶局部侵犯和淋巴结转移情况。常规进行盆腔 MRI 和胸腹增强 CT。有条件的情况下推荐进行[18]FDG-PET-CT 检查。盆腔 MRI 用于确定宫颈病变大小和侵犯范围及盆腔淋巴结转移与否。对放射治疗的照射野设计有很好的参考作用。腹部增强 CT 利于判断腹腔淋巴结转移与否,发现肾盂输尿管积水情况。胸部 CT 利于判断是否有肺转移和纵隔淋巴结转移。PET-CT 用于全身肿瘤状况评估,可早期发现无症状的盆腔和腹主动脉旁转移淋巴结情况以及其他远处转移,对选择正确的治疗方式和正确设计放疗照射范围有益。另外 PET-CT 的一些参数如肿瘤标准摄取值（SUV）,肿瘤代谢体积（MTV）和肿瘤糖酵解体积（TVG）等可作为治疗效果的预测和评估。肾血流图可了解是否有输尿管梗阻及肾排泄功能,用于化疗前评估。

（二）鉴别诊断

宫颈癌的诊断一般并不困难,但必须仔细询问病史和检查病人,应与有临床类似症状和体征的各种宫颈良性病变鉴别,主要依据是活组织病理检查。常需与宫颈糜烂、宫颈肥大、宫颈息肉、宫颈结核、妊娠期间的并发疾患、宫颈及子宫黏膜下肌瘤和宫颈乳头状瘤等疾病相鉴别。还应与宫颈其他恶性肿瘤相鉴别,包括原发性宫颈恶性黑色素瘤、肉瘤及淋巴瘤、转移性癌,应注意原发性宫颈癌可与子宫内膜癌并存。

五、分期

宫颈癌的分期采用国际妇产科联盟(International Federation of Gynecology and Obstetrics, FIGO)2009年的临床分期标准。

(一)临床分期

Ⅰ期　肿瘤严格局限于宫颈(扩展至宫体将被忽略)

　　Ⅰ$_A$期　镜下浸润癌。间质浸润≤5mm,水平扩散≤7mm

　　　　Ⅰ$_{A1}$期间质浸润≤3mm,水平扩散≤7mm

　　　　Ⅰ$_{A2}$期间质浸润>3mm,且≤5mm,水平扩展≤7mm

　　Ⅰ$_B$期　肉眼可见病灶局限于宫颈,或临床前病灶>Ⅰ$_A$期

　　　　Ⅰ$_{B1}$期临床病灶最大径线≤4cm

　　　　Ⅰ$_{B2}$期临床病灶最大径线>4cm

Ⅱ期　肿瘤浸润超出宫颈,但未达盆壁或未达阴道下1/3

　　Ⅱ$_A$期　无明显宫旁浸润

　　　　Ⅱ$_{A1}$　临床病灶最大径线≤4cm

　　　　Ⅱ$_{A2}$　临床病灶最大径线>4cm

　　Ⅱ$_B$期　有明显宫旁浸润

Ⅲ期　肿瘤浸润达盆壁和(或)阴道下1/3 和(或)引起肾盂积水或肾无功能

　　Ⅲ$_A$期　阴道下1/3受累,宫旁浸润未达盆壁

　　Ⅲ$_B$期　宫旁浸润达盆壁和(或)引起肾盂积水或肾无功能

Ⅳ期　肿瘤播散超出真骨盆或(活检证实)侵犯膀胱或直肠黏膜。泡状水肿不能分为Ⅳ期

　　Ⅳ$_A$期　肿瘤侵及膀胱黏膜或直肠黏膜

　　Ⅳ$_B$期　远处转移

(二)分期注意事项

1. 宫颈癌 FIGO 分期是临床分期,由有经验的妇科肿瘤专家通过妇科检查和简单的影像资料确定,分期一旦确定,不能因为后来的检查而改变。

2. 所有肉眼可见局限于宫颈的病灶甚至于仅仅是浅表浸润也都定为Ⅰ$_B$期。

3. 判定膀胱或直肠黏膜受侵,须有活检和组织学检查证实,膀胱泡状水肿不列入Ⅳ期。

4. 无论有无静脉或淋巴等脉管浸润均不改变分期。

5. 在妇科检查确定具体期别有争议时,应定为较早期别。

六、治疗

(一)综合治疗原则

多数宫颈癌治疗效果较好,首次治疗尤为关键。应根据临床分期、影像学资料,年龄和全身情况制定治疗决策。手术治疗和放射治疗是宫颈癌的主要治疗方法。化学治疗等做为综合治疗方案的一部分。

手术治疗主要用于Ⅰ$_A$期~Ⅱ$_{A1}$期相对早期病人。对年轻的有生育要求的高选择性病人如病灶局限于宫颈,小于2cm,无淋巴结转移,非特殊病理类型等高危因素,可进行保留子宫的宫颈根治术。对年轻鳞状细胞癌病人,有保留卵巢需求者,可手术保留卵巢;对年龄较大、体弱或伴心、肺、肝、肾等脏器疾病者不选择手术治疗。宫颈癌的经典术式是广泛子宫切除加盆腔淋巴结清扫术。早期无高危因素的宫颈癌病人术后局部控制率是93%~95%,5年存活率是90%以上。

对早期宫颈癌病人,选择单纯根治性手术与单纯根治性放射治疗,两者疗效相近。术后有高危因素

的病人还需要术后给予放疗或放化疗。

Ⅰ_{B2}和Ⅱ_{A2}以及Ⅱ_B~Ⅳ期病人以放射治疗和同步化疗为主,尤其是Ⅱ_B~Ⅳ_A期宫颈癌应以放疗和同步化疗做为首选治疗。同步放化疗已成为中晚期宫颈癌治疗的标准模式,顺铂是宫颈癌同步放化疗的主要药物。

化学治疗主要用于放射治疗的同步增敏治疗,可作为手术或放射治疗的辅助治疗,也可以作为复发和全身转移病人的主要治疗。常用抗癌药物有顺铂、卡铂、紫杉醇等。

影响宫颈癌预后的因素包括:①肿瘤大小体积和手术切缘状况;②临床分期;③淋巴结转移情况;④淋巴血管间隙受累情况;⑤乏氧和贫血;⑥组织病理情况。

(二)放射治疗

1. 宫颈癌放疗的概述 放射治疗是宫颈癌的主要治疗手段之一,已经有近百年的历史。大约有80%的宫颈癌病人需要接受放射治疗,包括根治性放疗、术后放疗或复发转移后的姑息放疗。由于肿瘤的种类不同,或同类肿瘤在不同个体的表现不同,以及每位病人对放射治疗的反应性不同,必须在总体治疗原则的指导下实施个体化。

宫颈癌的放射治疗已经有超过100年历史。从20世纪20年代起,宫颈癌的腔内放疗研究发展产生了许多剂量学系统,比较著名的有斯德哥尔摩系统、巴黎系统、曼彻斯特系统和美国的氟莱彻方法等。其中曼彻斯特系统确定的以A点、B点为参考点剂量学系统仍是目前宫颈癌腔内放疗的主要剂量系统。外照射主要是以低能加速器和钴治疗机为主的简单治疗。20世纪80年代初,开始应用以¹⁹²Ir为代表的高剂量率(HDR)步进源后装治疗机治疗宫颈癌。治疗时间缩短,可以重建施源器和危及器官参考点的空间位置,应用治疗计划设计,通过改变放射源驻留点的时间优化剂量分布,以满足临床需求。1985年,ICRU发表了针对宫颈癌近距离治疗的38号报告,对宫颈癌的治疗中的临床状态,包括治疗技术、时间剂量模式、治疗处方等均有详细规定,规范了治疗的剂量学系统。虽然¹⁹²Ir为代表的HDR步进源后装治疗机逐步取代了镭源治疗,改进了照射方法,病人治疗更加便捷,但宫颈癌的生存率和局部控制率并没有显著提高,40%左右的盆腔局部复发率和7%~15%严重并发症发生率达到成为影响宫颈癌疗效和生存质量的主要问题,治疗后病人阴道功能、卵巢功能的丧失和肠道功能膀胱功能的损害严重影响病人的生活质量。

20世纪90年代纳入了1894例病人的5项随机性研究证明,对于接受进行根治性放疗的局部中晚期宫颈癌病人,同步应用以顺铂为主的化疗可明显降低复发率和病死率,相对危险性下降30%~50%,宫颈癌的同步放化疗成为局部进展期宫颈癌治疗的金标准。进入21世纪,调强放射治疗技术和影像引导的三维腔内放疗技术给宫颈癌的治疗带来革命性影响。调强放射治疗的应用可以明显减少早期宫颈癌术后放疗的并发症。考虑膀胱直肠充盈造成的靶区和危及器官的器官移动问题,因此,需要在图像引导下进行盆腔调强放疗。影像引导的三维腔内放疗开始在宫颈癌中应用,剂量计算与分析从以往的点剂量和面剂量过渡到体积剂量,取得了很好的效果。精确的定位和精确治疗以及精确的剂量优化可以最大限度保护正常组织和器官,同时可以提高肿瘤靶区的剂量,先进放疗技术的应用可使宫颈癌放疗局部失败率下降至10%以下,同时严重并发症的发生率从10%下降至5%以下。宫颈癌的放射治疗开始了新的发展时代。

宫颈癌的放疗主要包括三类:宫颈癌根治性放疗,宫颈癌术后辅助治疗,晚期宫颈癌的姑息放疗。

2. 总体放射治疗原则 所有期别的宫颈癌均可用放射治疗,根治性放疗需要外照射和内照射合理结合进行。

(1)原位癌:当由于其他原因不能手术或者为多中心原位癌,可单纯腔内放射治疗,一般A点的等效剂量需要达到45~50Gy。

(2)Ⅰ_A期:可单用腔内放疗,A点等效剂量为75~80Gy,由于淋巴结转移少,可不用外照射。

(3)Ⅰ_{B1}期、Ⅱ_{A1}期:可以根治性手术或根治性放疗。Ⅰ_{B2}和Ⅱ_{A2}期:可以根治性放疗或根治性手

术。依据病人身体情况,病人意愿和病灶特点决定。根治性手术后病理有高危因素者需要术后放疗或放化疗。

宫颈癌术后病理高危因素包括:淋巴结转移、切缘阳性、宫旁组织阳性。有高危因素者术后需要接受放疗和同步化疗。如果没有以上高危因素,但是有下列危险因素:原发肿瘤大、浸润宫颈深度超过1/2、脉管瘤栓者,需术后盆腔放疗,根据病人情况选择性同步化疗。推荐外照射应用调强放疗技术,CTV 处方剂量 DT45~50Gy,宫旁阳性者需要局部增加剂量至 DT60Gy。可选择近距离后装腔内放疗对阴道残端补量。如果外照射选择常规放疗技术或三维适形技术,则需在 40Gy 后屏蔽直肠、膀胱,阴道残端内照射 10~20Gy/2~4 次,参考点在黏膜下 5mm 处。若术后病理显示髂总淋巴结转移和(或)腹主动脉淋巴结转移,则需行用延伸野外照射。

(4) Ⅱ$_B$、Ⅲ$_B$、Ⅲ$_A$ 和Ⅳ$_A$ 期:选择根治性放疗。需内外照射联合进行,同步增敏化疗。在有条件的情况下,外照射推荐应用在图像引导前提下的调强放疗技术,CTV 外照射 DT45~50.4Gy/25~28 次。如应用常规、三维适形技术,需在 30~40Gy 后屏蔽直肠、膀胱,开始加用腔内照射。

(5) Ⅳ$_B$ 期:选择全身治疗和有条件的局部放疗,对于远处寡转移灶的病人,针对原发灶和转移灶进行积极治疗,仍可能获得长期生存。

3. 放射治疗技术

随着放射治疗技术的不断进展和医学影像技术的发展,宫颈癌的放疗方法较以往有很大改进。高能射线和电子线的应用,三维适形放疗和调强放疗技术的应用,以及影像引导的三维近距离后装治疗的应用,使得肿瘤的照射野设计和剂量分布更加个体化,避免了过多依靠经验带来的误差,肿瘤局部控制率提高,并发症明显减少。

(1) 常规外照射技术(非调强放疗技术):常规放疗技术在临床应用数十年,以骨性标记为基础在常规模拟机下定位,上界在 L$_4$~L$_5$ 之间,下界在闭孔下缘,两侧界为真骨盆最宽外 1~1.5cm 处,多采用前后对穿照射。照射至 30~36Gy 时,中央挡铅屏蔽直肠膀胱,并开始腔内照射。应用低能 X 射线或钴60 前后对穿照射盆腔时,其剂量分布有明显的缺陷。图 4-6-1/文末彩色插图 4-6-1 显示应用 6MV-X 射线前后对穿野治疗宫颈癌的剂量分布,高剂量区域在皮肤下而不在治疗靶区内,膀胱、部分小肠和直肠的剂量甚至超出靶区处方剂量。与前后对穿野相比,采用等中心的前后左右四野箱式照射,能产生较好的剂量分布。图 4-6-2/文末彩色插图 4-6-2 示应用高能 X 射线(如 15MV)四野照射治疗宫颈癌,在盆腔中部产生类似箱式的高剂量分布,治疗靶区在高剂量的区域内,仅有部分膀胱和直肠在高剂量区域内。与 6MV-X 射线相比较,直肠膀胱和小肠的照射体积和剂量均减少,临床放射反应明显减小。要注意的是,两侧野的前界应在耻骨联合前方,后界应用包括全部骶骨,特别是局部晚期的宫颈癌。

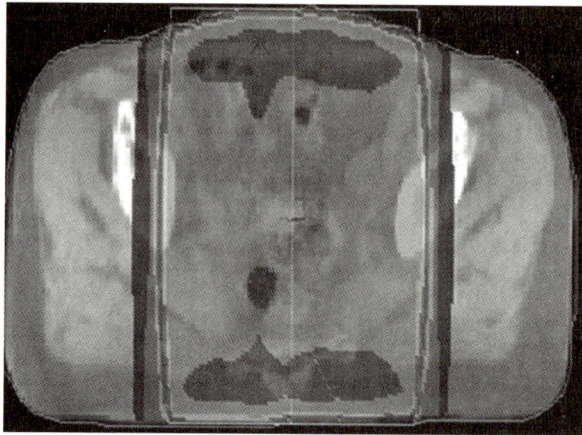

图 4-6-1　宫颈癌 6MVX 射线前后对穿野剂量分布

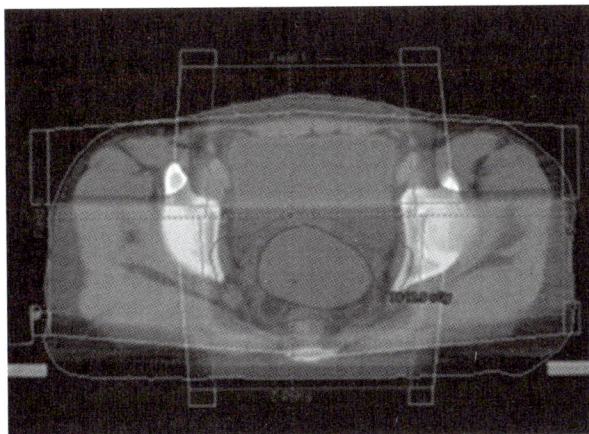

图 4-6-2　宫颈癌 15MVX 射线箱式四野剂量分布

(2)　调强放射治疗技术：调强放射治疗（IMRT）是目前先进的放疗技术,应用 IMRT 对提高肿瘤局部控制率和降低正常组织并发症起到了明显的作用。子宫和宫颈所毗邻的器官和组织多数对放射治疗较为敏感,如小肠、直肠和膀胱等,由于这些危及器官的剂量限制,往往造成靶区剂量欠缺,或较高的剂量引起并发症。急性和慢性肠道反应是宫颈癌放疗后最常见的并发症。放疗设野常常包括髂骨、骶尾骨,血液系统并发症也较多。随着近年来宫颈癌治疗中放疗和增敏化疗的结合已成为标准方法,肠道、膀胱和血液的并发症的发生频率和严重程度增加。宫颈癌手术后有高危因素的病人需要接受辅助性放射治疗,但手术后由于子宫切除,部分小肠下降至盆腔底部,使照射野的设计和剂量给予受到限制,如图 4-6-5 所示。开展调强放疗可以减少正常组织的受照射体积和剂量,减少并发症的发生。病人需要在 CT 模拟机上进行定位扫描,一般需要增强 CT 扫描,增强 CT 能更好地区分正常组织和靶区,可以区分淋巴结和血管。扫描层厚要求 3～5mm,扫描范围一般从 L_3 上缘到耻骨联合下 5cm,包含所有盆腔内脏器和组织,考虑腹主动脉旁淋巴结照射时,需要从膈肌上缘开始扫描。定位体位与治疗体位一致,需要病人能舒适易重复,一般采用仰卧位,体膜或真空垫固定。应用阴道内标记,对于勾画靶区时区分阴道和宫颈很重要。靶区的确定是 IMRT 的关键,在勾画靶区时一般描述两个靶体积：GTV 和 CTV。GTV 由肉眼可见肿瘤组成,通常 III_B 期以前的原发宫颈癌在常规 CT 上难鉴别,但 MRI 能较好地显示。PET 更能很好地显示 CT 和 MRI 不可见的病灶。如何将先进的影像资料如 MRI、PET 和定位 CT 进行融合以确定 GTV 是目前许多医院的研究工作。CTV 一般包括上肿瘤下方 3～4cm 阴道、宫旁、骶前区域和盆腔淋巴结区（髂总、髂内外和髂总）。增强 CT 对比能较好区分血管和淋巴结,对于正确勾画靶区很重要。未手术的病人全部子宫均需在 CTV 内。保留子宫的病人在进行 IMRT 时最好有图像引导验证靶区和危及器官位置,即在图像引导下进行。在盆腔上部血管周围的扩展与在盆腔下部肿瘤的扩展是不一样的。CTV 到 PTV 的外放要考虑器官移动和摆位误差等因素,一般在头方向扩 1cm,在阴道远端 CTV 扩展根据病情确定,左右方向外放 0.8～1cm,前后方向 1～1.5cm。盆腔下部的 PTV 受器官移动和摆位误差的影响,而盆腔上部主要受摆位误差的影响。应当避免由 CTV 在各个方向均放大 1cm 为 PTV 的做法。这种方法不能反映 CTV 在三维方向的变化,导致 CTV 剂量不足。小肠,直肠,膀胱和盆腔骨髓均作为正常组织勾画。宫颈癌调强放疗的处方剂量仍保持常规剂量即 45～50Gy/1.8Gy/5 周,由于考虑到 IMRT 的内在剂量不均匀性,不推荐大于 2Gy/次,特别是当同步化疗和应用近距离治疗时。IMRT 主要用于改进常规放疗的剂量分布,目的是给予正常组织予以保护,宫颈部位肿瘤主要靠内照射提高剂量,在保护危及器官的前提下,可给予盆腔肿大淋巴结同步加量。图 4-6-3/文末彩色插图 4-6-3 显示宫颈癌盆腔调强放疗剂量分布图。

宫颈癌调强放疗的主要优势是：①能减少小肠,直肠和膀胱的照射体积,减少急性反应;②能减少骨

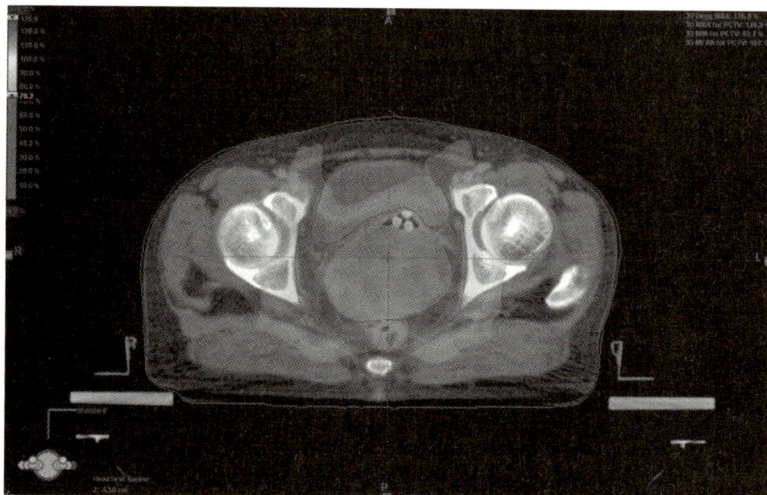

图 4-6-3 宫颈癌盆腔调强放疗剂量分布

髓的受照射体积和剂量,使造血系统急性反应减少;③通过减少小肠和直肠受照射体积使慢性肠道毒性反应减少;④对局部晚期的宫颈癌对宫旁区域和肿大淋巴结区域同步补量,有更好的治疗比,且治疗时间短(5 周)。

(3) 延伸野放射治疗技术:腹主动脉旁是宫颈癌淋巴结转移的常见部位,I_B 期,II_B 期和 III_B 期发生腹主动脉旁淋巴结转移的几率大约是 5% ,19% 和 29% 。腹主动脉旁淋巴结转移的高危因素是肿瘤大小,分期和盆腔淋巴结转移情况。治疗前经过详细的影像学评估,发现腹主动脉旁淋巴结肿大,可用盆腔延伸野进行照射。常规治疗采用前后对穿和两侧野进行照射,上界淋巴结转移位置确定,一般在 L_1 上缘,有时需要到 T_{11} ~ T_{12} 间隙,脊髓,肾脏和小肠等都是需要保护的器官,通过 CT 能很好地显示肾脏和小肠位置,通过挡铅和设野权重调整可较好的保护危及器官。腹主动脉段外界在椎体外缘各旁开 1.5 ~ 2cm 处。腹主动脉旁淋巴引流区部分可先前后对穿,DT36Gy 时改左右对穿避让脊髓。应用调强放疗技术进行盆腔加腹主动脉的延伸野照射可以很好地保护危及器官,特别是对小肠的保护,同时可以对肿大淋巴结同步补量,提高治疗效果。图 4-6-4/文末彩色插图 4-6-4 显示延伸野调强放疗的剂量分布。

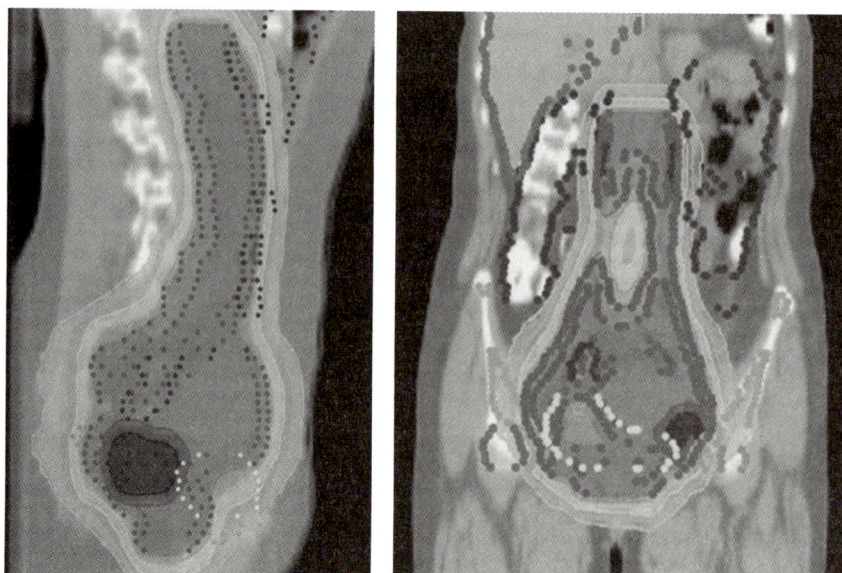

图 4-6-4 宫颈癌延伸野调强放疗剂量分布

隐匿性腹主动脉旁淋巴结转移在治疗前不容易发现,照射野设计往往不包括隐匿部位,是宫颈癌治疗失败的重要原因,因此对高危病人进行预防性腹主动脉旁照射,可以减少区域的失败率,提高治愈率。这些高危因素包括:CT 或 MRI 未发现阳性淋巴结但 PET-CT 发现异常摄取淋巴结、髂总淋巴结受累、盆腔内双侧淋巴结转移、病理为腺癌伴有盆腔淋巴结转移、巨块型肿瘤。

(4) 常规高剂量率(HDR)腔内放疗技术:腔内照射是宫颈癌根治性放疗不可缺少的技术。目前多应用高剂量率(HDR)后装照射。后装放疗是现将施源器植入病人体内,进行定位和剂量计算优化后,再通过计算机控制将放射源植入病人体内进行照射的过程。宫颈癌后装施源器为宫腔施源器和阴道施源器的组合,常用的阴道施源器有卵圆体和环形两种,应根据病人的解剖特点、肿瘤的体积选择合适的施源器。置入施源器后,利用模拟机 X 线获取正交或变角图像,在三维方向重建施源器及直肠、膀胱的位置,设计治疗计划。宫颈癌的二维腔内近距离治疗的剂量学要求以 ICRU38 号报告为标准,用 A 点为处方剂量参考点(阴道穹隆垂直向上 2cm,与子宫中轴线外 2cm 交叉处),以 B 点(A 点水平向外延伸 3cm)作为宫旁组织的剂量参考点,通过点剂量评估直肠、膀胱、宫颈、子宫底和阴道的剂量,直肠、膀胱的剂量限制在 A 点的 60%~70% 以下。一般情况下内照射在外照射中后期开始,与外照射交叉进行,即在外照射开始 3 周后进行第一次腔内治疗。肿瘤较大者,为保证内照射的高剂量能包绕肿瘤,可以外照射后期开始,肿瘤较小且阴道狭窄者可以于外照射开始 2 周后进行。应用 HDR 时,每次剂量为 A 点 5~7Gy,必要时进行组织间插值。A 点总剂量 30~36Gy,每周 1~2 次。阴道受累者还需加阴道柱状施源器照射阴道,以黏膜下 0.5~1cm 为参考点,每次 5~6Gy,每周 1~2 次,共行 2~4 次。内外照射的总治疗时间应控制在 8 周以内,延长治疗时间会影响治疗效果。

(5) 三维高剂量率(HDR)腔内放疗技术:二维腔内放疗在临床应用数十年,由于其是以 A 点剂量来代表肿瘤的体积剂量,其高剂量的分布曲线在三维空间上并不一定能很好包绕肿瘤,特别是对于局部偏心性的较大肿瘤,而且剂量分布也受制于插植的质量和病人的局部解剖情况,因此在临床应用有局限性。2000 年以后,以三维图像 CT/MRI 为基础的三维腔内放疗技术在临床逐渐开展。GEC-ESTRO(Groupe European de Curietherapie of the European Society for Therapeutic Radiology and Oncology)成立了妇科肿瘤(GYN)工作组,专门研究以三维影像为基础,尤其是基于 MRI 的宫颈癌腔内近距离治疗计划设计问题,目的是根据临床实践,提出可供交流、比较的三维腔内近距离治疗的基本概念和术语,并于 2005 年和 2006 年正式公布了其关于三维腔内近距离治疗的建议。此建议考虑了宫颈癌近距离治疗前后的肿瘤体积变化,将 GTV 分为诊断时 GTV 和近距离治疗时 GTV,前者指在治疗前诊断时由临床检查和影像学资料特别是 MRI 所见到的肿瘤范围,表示为 GTVD;后者指在每次近距离治疗前检查所见的 GTV,表示为 GTVB1、GTVB2 等。同时按照肿瘤负荷和复发的危险程度,将靶区分为 3 个临床靶体积(CTV):高危 CTV(HR CTV)、中危 CTV(IR CTV)和低危 CTV(LR CTV)。HR CTV 定义为高肿瘤负荷区,为肉眼可见肿瘤区,包括全部宫颈和近距离治疗前认定的肿瘤扩展区。是需要给予处方剂量的靶体积,其剂量按肿瘤体积、分期和治疗策略确定。IR CTV 定义为明确的显微镜下可见肿瘤区,是包绕 HR CTV 外的 5~10mm 的安全边缘区。IR CTV 的确定需要参考原肿瘤大小、位置、潜在肿瘤扩展和治疗后肿瘤退缓情况及治疗策略。LR CTV 指可能的显微镜下肿瘤播散区,可用手术或外照射处理,在近距离治疗时不具体描述。目前 HRCTV 和 IRCTV 的概念已经被广泛接受。图 4-6-5/文末彩色插图 4-6-5 显示宫颈癌三维近距离治疗 HRCTV 的示意图。

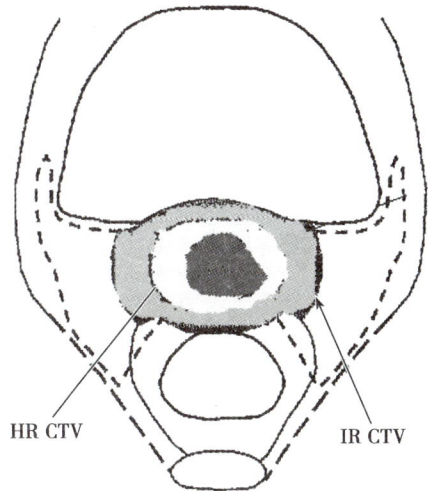

图 4-6-5　宫颈癌三维近距离治疗 HRCTV 示意图

考虑到近距离治疗时施源器与子宫、宫颈的位置关系相对固定,器官运动及摆位误差甚少,目前不建议扩大 CTV 的安全边缘,即 PTV=CTV。ESTRO 的观点反映了治疗过程中肿瘤体积动态变化的过程。如果肿瘤完全消退或消退直径>10mm,IR CTV 则包括 HR CTV 和最初诊断时肉眼可见肿瘤区,不需增设安全边缘。如果肿瘤消退直径<10mm,IR CTV 则包括超出宫颈的残存病灶(如,宫旁的)及在潜在扩展方向上(宫旁、阴道、宫体)外放 10mm 的安全边缘,即 HR CTV 外加 10mm 安全边缘。如果肿瘤体积稳定没有消退,IR CTV 包括最初肿瘤范围加上 10mm 的安全边缘。

对靶体积的评估和报告,推荐 D_{90} 和 D_{100},定义为给予 90% 和 100% 靶体积的剂量。V_{100} 描述的是处方剂量覆盖的靶体积,反映治疗的目的,通常用于报告 HRCTV 和 IRCTV 用作处方剂量的靶体积。三维腔内放疗需要勾画和评估的危及器官包括直肠、乙状结肠、膀胱、阴道,以及距离较近的小肠,建议将直肠和乙状结肠分开勾画。由于近距离治疗的剂量学分布特点,评估危及器官时,更多关注的是高剂量的小体积。推荐用邻近施源器的受照组织 $0.1cm^3$、$1cm^3$、$2cm^3$、$5cm^3$ 的最小剂量来评估,尤以 D_{2cc} 在临床中应用更为广泛。

相比二维的腔内放疗,三维腔内放疗具有靶区的高适形性、危及器官剂量的准确性等优点,也可以安全地提高部分肿瘤区的剂量,在近年研究中已体现出一定的临床获益。三维腔内放疗以高危 CTVD90 为处方剂量,以 D_{90}、D_{100} 和 V_{100} 评估靶体积剂量,以使用邻近施源器的正常器官受照组织 $0.1cm^3$、$1cm^3$、$2cm^3$、$5cm^3$ 的最小剂量 D_{5cc},D_{2cc} 和 $D_{0.1cc}$ 评估危及器官剂量。建议用 EQD2(相当于 2Gy 时的等效生物剂量)来进行内外照射剂量的叠加,肿瘤组织的 α/β 为 10,危及器官直肠和膀胱的 α/β 为 3。对于较小病灶(肿瘤 2~3cm)的 I_{B1}、II_{A1}、II_B,高危 CTV 剂量内外照射达到 75~80Gy,对于较大病灶(肿瘤>3~4cm)的 I_{B2}、II_{A2}、II_B、III_A、IV_A,高危 CTV 需要内外照射剂量在 85Gy 以上。

宫颈癌术后的腔内放疗:对于宫颈癌术后病人,阴道切缘阳性或肿瘤邻近阴道切缘,需行残端阴道腔内照射。与盆腔外照射结合,可以提高阴道残端的剂量、减少正常器官的损伤。外照射为常规照射或三维适形放疗时,于 36~40Gy 时中央挡铅或 MLC 遮挡直肠、膀胱。外照射结束后开始进行,首次腔内放疗前需行妇检了解残端形态、阴道长度,选取适合的施源器,决定驻留长度。口服钡剂透视下观察小肠与残端距离,必要时充盈膀胱以推开邻近的小肠。多采用阴道柱状施源器照射,参考点为黏膜下 0.5cm,阴道残端阳性或距切缘较近,适当增加驻留长度。高剂量率(HDR)后装剂量为 10~20Gy,5~10Gy/次,1~2 次/周。三维治疗计划的阴道残端的腔内放疗可以准确反映直肠、膀胱、小肠的受量,更好地计划阴道黏膜的剂量。

七、放射治疗的不良反应及处理

宫颈癌放射治疗引起的反应分为近期反应和远期反应,以直肠、膀胱反应最明显。放疗反应属放疗中不可避免的,但要避免造成放射损伤。放射并发症的发生与阴道狭小、腔内放射源位置不当、子宫前倾或后倾、放射剂量过高等因素有关。此外,年龄、盆腔炎以及合并某些疾病如糖尿病、高血压、活动性结核等易加重放射损伤。因此在放射治疗前要做好充分的准备,强调个体化治疗原则,尽量减轻放射反应。

(一)近期反应

近期反应是指发生在放疗中或放疗后 3 个月内的反应。

1. 全身反应　乏力、食欲缺乏、恶心,个别病人有呕吐。白细胞、血小板轻度下降。合并化疗者全身反应较重。反应程度与年龄、全身情况等因素有关。一般对症处理,可继续放疗。

2. 直肠反应　多发生在放疗开始 2 周后,几乎所有的病人都会有不同程度的反应。主要表现为里急后重、腹泻、黏液便、大便疼痛、便血,合并同步化疗者反应更严重。可嘱病人用高蛋白、多维生素、易消化的食物。用止泻药物如洛哌丁胺、整肠生、培菲康等对症治疗。严重者暂停放疗。

3. 膀胱反应　多发生在术后病人,表现为尿频、尿急、尿痛,少数可能有血尿。抗炎、止血治疗后好转。严重者暂停放疗。

4. 内照射相关反应　操作过程中出血、疼痛,多程度不重,若出血较多可用止血药物或纱布填塞。子宫穿孔、宫腔感染发生率低,为进一步减少其发生率及减少由此导致的肠瘘、肠炎发生率,建议操作前妇检、阅片,对疑似穿孔者行 B 超、CT 明确,拔除施源器或减少驻留位置、降低治疗剂量。

（二）远期并发症

病人合并糖尿病、高血压或有盆腔疾病手术史,都可能使远期并发症的发生率增加。

1. 放射性直肠炎、乙状结肠炎　常发生在放疗后半年至 1 年后,主要症状为腹泻、黏液便、里急后重、便血,有时便秘。少数可出现直肠狭窄,严重者可导致直肠-阴道瘘。处理上主要是对症治疗。若出现直肠狭窄、梗阻、瘘管、穿孔,则需考虑手术治疗。

2. 放射性膀胱炎　多发生在放疗后 1 年左右,主要表现为尿频、尿急、尿血、尿痛。严重者有膀胱-阴道瘘。以保守治疗为主,抗炎消炎,止血,药物膀胱冲洗(苯佐卡因、颠茄酊、庆大霉素、地塞米松),严重者需行手术治疗。

3. 放射性小肠炎　任何原因导致腹、盆腔内小肠固定都可加重小肠的放射损伤,表现为稀便、大便次数增加、黏液便、腹痛,严重者有小肠穿孔、梗阻,需手术治疗。

4. 盆腔纤维化　大剂量全盆腔照射后可能引起盆腔纤维化,严重者继发输尿管梗阻及淋巴管阻塞,导致肾积水、肾功能障碍、下肢水肿。可用活血化瘀的中药治疗,输尿管狭窄、梗阻者需手术治疗。

5. 阴道狭窄　建议放疗后定期检查阴道情况,行阴道冲洗半年,间隔 2～3 天 1 次或每周 1 次,必要时佩戴阴道模具。建议放疗后三个月开始性生活。

第二节　子宫内膜癌

一、概述

子宫内膜癌(endometrial carcinoma)是发生于子宫内膜的一组上皮性恶性肿瘤,以来源于子宫内膜腺体的腺癌最常见。子宫内膜癌占女性全身恶性肿瘤的 7%,占女性生殖系统恶性肿瘤的 20%～30%。发病的主要危险因素包括:肥胖、未孕和不孕、晚绝经、糖尿病、高血压、多囊卵巢综合征、卵巢肿瘤、外源性雌激素刺激等。近年来发病率在世界范围内呈上升趋势。在我国发病率仅次于宫颈癌,占女性生殖系统恶性肿瘤的 20%～30%。子宫内膜癌多发生于绝经后妇女,高发年龄为 50～69 岁。子宫内膜癌病因不十分清楚,目前认为可能有两种发病机制:一种是雌激素依赖型(estrogen-dependent),其发生可能是在无孕激素拮抗的雌激素长期作用下发生子宫内膜增生症,甚至癌变。临床上常见于无排卵性疾病(无排卵性功血、多囊卵巢综合征)、分泌雌激素的肿瘤(颗粒细胞瘤、卵泡膜细胞瘤)、长期服用雌激素的绝经后妇女以及长期服用三苯氧胺的妇女。病人较年轻,常伴有肥胖、高血压、糖尿病、不孕或不育及绝经延迟。这种类型占大多数,均为子宫内膜样腺癌,肿瘤分化较好,雌孕激素受体阳性率高,预后好。约 20% 病人有家族史。另一种是非雌激素依赖型(estrogen-independent),发病与雌激素无明确关系,如子宫内膜浆液性乳头状癌、透明细胞癌、腺鳞癌、黏液腺癌等。多见于老年体瘦妇女,在癌灶周围可以是萎缩的子宫内膜,肿瘤恶性度高,分化差,雌孕激素受体多呈阴性,预后不良。与其他妇科恶性肿瘤相比,大多数子宫内膜癌的病程相对缓慢,临床症状出现较早,易早期发现,因而预后较好,5 年生存率在 60%～70%,部分可达 80% 以上。

二、病理

子宫是位于真骨盆正中平面的一种肌性器官,由子宫峡部分为宫体和宫颈。宫体上部为宫底,有两个角通向输卵管。子宫的表面被腹膜覆盖;宫腔内覆盖着由柱状细胞形成的许多管状腺,称为子宫内膜;子宫壁由子宫肌层构成,它的主要组成为平滑肌纤维。子宫主要由骶韧带和主韧带固定,其他还有圆韧带和阔韧带。主要血供来自于子宫动脉,它环绕子宫走行在峡部注入子宫。子宫淋巴网向两侧沿宫旁汇入宫颈旁淋巴结、闭孔淋巴结,再汇入髂外和下腹淋巴结,随后盆腔淋巴管汇入髂总和腹主动脉旁淋巴结,宫体上段和宫底的淋巴管通过漏斗骨盆和圆韧带直接汇入腹主动脉旁和上腹淋巴结,而从阔韧带到股动脉淋巴结的引流则有其他通路。

（一）大体分型

子宫内膜癌可以发生在子宫内膜的任何部位,但多发生于宫底部及子宫两角处。不同组织学类型的内膜癌肉眼表现无明显区别,其生长方式常为两种:局限型生长和弥漫型生长。

1. 弥漫型　累及子宫内膜面积较广,可蔓延至宫颈管内膜。常侵犯子宫肌层,甚至穿透肌层达子宫浆膜层,常伴有出血,坏死。

2. 局限型　为较小的孤立病灶,常为早期癌,多见于宫腔底部或宫角部,呈息肉或菜花状,易浸润肌层。

（二）组织学分类

WHO 依据肿瘤的组织学类型将子宫内膜癌分为占大多数的子宫内膜样腺癌和占少数的非子宫内膜样癌,前者是雌激素依赖性肿瘤,通常与子宫内膜增生症相关,后者为非雌激素依赖性,与子宫内膜增生症无关,包括浆液性子宫内膜癌和透明细胞癌等。

1. 子宫内膜样腺癌　占 80% ~90%,内膜癌腺体高度异常增生,癌细胞异型明显,核大且分裂活跃,分化差的腺癌腺体少,腺结构消失,呈实性癌块。按腺癌分化程度分为Ⅰ级(高分化,G_1)、Ⅱ级(中分化,G_2)、Ⅲ级(低分化,G_3)。分级愈高,恶性程度愈高。

2. 腺癌伴鳞状上皮分化　腺癌组织中有时含鳞状上皮成分,伴鳞状上皮化生者呈棘腺癌(腺角化癌),伴鳞癌者称鳞腺癌,介于两者之间者呈腺癌伴鳞状上皮不典型增生。

3. 浆液性腺癌　又称子宫乳头状浆液性腺癌,占 1% ~9%。恶性程度高,易有深肌层浸润和腹腔、淋巴及远处转移,预后极差,即使无明显肌层浸润,也可能发生腹腔播散。

4. 透明细胞癌　多呈实性片状,腺管样或乳头状排列,癌细胞胞浆丰富、透亮,核呈异型性,恶性程度高,易早期转移。

5. 其他特殊型　包括未分化癌、鳞癌等。

（三）转移途径

多数子宫内膜癌生长缓慢,局限于内膜或在宫腔内,部分特殊病理类型(浆液性乳头状腺癌、鳞腺癌)和低分化癌可发展很快,短期内出现转移。其主要转移途径为直接蔓延、淋巴转移,晚期可有血行转移。

1. 淋巴转移　是最重要的转移途径。当癌累及宫颈深肌层或癌组织分化不良时,易早期发生淋巴转移。转移途径与癌灶生长部位有关:子宫底部的淋巴引流是沿卵巢血管走行,因此子宫底部的癌可经阔韧带上部、输卵管、卵巢等转移至腹主动脉旁淋巴结;子宫角部的癌可经圆韧带转移至腹股沟淋巴结;子宫下段或侵犯宫颈管的癌可转移至宫旁、髂内及髂总淋巴结等;子宫后壁的癌通过子宫骶骨韧带转移至骶前淋巴结;还可通过淋巴引流逆行转移至阴道的前壁和下段。

2. 直接蔓延　子宫内膜癌可沿子宫内膜蔓延,向上可沿子宫角波及输卵管,向下可累及子宫颈管、阴道,向深层蔓延到子宫肌层和浆膜层。晚期可直接穿透子宫浆膜层而种植于盆腹膜、直肠子宫陷凹及大网膜。

3. 血行转移　常见转移部位为肺、肝、骨、脑等。

三、临床表现

（一）症状

1. 阴道出血　80% 以上都有不规则阴道出血，主要是绝经后阴道出血。尚未绝经者可表现为月经增多，经期延长或月经紊乱。

2. 阴道排液　通常为肿瘤渗出或继发感染所致，表现为血性液体或浆液性分泌物合并感染则有脓血性排液，恶臭，可同时伴有阴道出血。

3. 腹部肿块及下腹痛　当子宫增大超出盆腔或腹腔有较大转移灶时，可触及腹部包块。在宫腔内有积血或积液时刺激子宫收缩而有下腹痛，合并盆腔感染时也会出现下腹痛。晚期浸润周围组织或压迫神经可引起下腹及腰骶部疼痛。

4. 全身症状　晚期可出现贫血、消瘦、恶病质等相应症状。

（二）体征

早期病人妇科检查可无异常发现。晚期可有子宫明显增大，合并宫腔积液时可有明显触痛，宫颈管内偶有癌组织脱出，触之易出血。癌灶浸润周围组织时，出现子宫固定或在宫旁扪及不规则结节状物。

四、诊断与鉴别诊断

（一）诊断

诊断子宫内膜癌时需要对病人的病史、临床检查、实验室检查及病理检查进行全面地综合分析，以免漏诊或误诊。

1. 病史及临床表现　对于绝经后阴道流血、绝经过渡期月经紊乱均应排除内膜癌后再按良性疾病处理。注意高危因素的病人如老年、肥胖、高血压、糖尿病、绝经延迟或不育等，仔细询问有无乳腺癌、子宫内膜癌等家族史、雌激素或三苯氧胺使用情况、有无子宫内膜增生及多囊卵巢等病史。

2. 妇科检查　早期病人盆腔检查常为正常，有时宫口可见血性分泌物或液体外溢。随病情发展有 2/3 病人出现不同程度的子宫增大，增大的子宫可平脐，质地可软或是不均匀感。

3. 病理检查　是确诊子宫内膜癌最可靠的手段。分段诊刮（fractional curettage）是最常用、最有价值的诊断方法。其优点是能鉴别子宫内膜癌和宫颈管腺癌，也可明确子宫内膜癌是否累及宫颈管，为制订治疗方案提供依据。分段取内膜首先要估计子宫颈阴道部的长短，然后先刮取颈管内膜，再取子宫内膜，这样可避免子宫内膜污染造成宫颈管病理检查假阳性。对绝经后阴道流血者，宫颈管搔刮可协助鉴别有无宫颈癌。若超声检查确定宫腔内有明显病变，作宫腔内膜活检也可明确诊断。

4. 超声检查　经阴道超声检查可了解子宫大小、宫腔形状、宫腔内有无赘生物、子宫内膜厚度、肌层有无浸润及深度，对子宫内膜癌肌层浸润的诊断准确率在 80% 以上，为临床诊断及处理提供参考。

5. 宫腔镜检查　不仅可直接观察宫腔内病灶的大小、部位及形态等，还可在直视下对可疑部位取活检，提高诊断准确率，减少对早期子宫内膜癌的漏诊。

6. 细胞学检查　子宫内膜细胞除经期外，平时不易脱落。一旦脱落往往发生退化、变形、溶解等变化而难以辨认，因此子宫内膜脱落细胞学检查虽有助于早期诊断，但准确率较低。近年采用宫颈吸引涂片、子宫内膜刷、宫腔冲洗等方法，准确率可达 90%，但操作较复杂，阳性也不能作确诊依据，故应用价值不高。

7. 影像学检查　腹盆腔增强 CT 可以评价病变范围和淋巴结有无肿大，但不能很好地显示肌层侵犯。MRI 可显示子宫内膜增厚或信号异常，提示肿瘤浸润宫壁肌层的深度、宫旁扩散范围、淋巴受累及其他腹盆腔转移灶。PET-CT 在评估肿瘤恶性程度和发现远处转移上有明显的优势。

8. 其他检查　血清 CA125、CA199、CEA 及子宫内膜雌、孕激素受体等检测，对治疗方案的制订、判断预后及随诊监测等均有所帮助。

（二）鉴别诊断

绝经后及围绝经期阴道流血为子宫内膜癌最常见的症状，故子宫内膜癌应与引起阴道流血的各种疾病鉴别。

1. 绝经过渡期功血以及月经紊乱　如经量增多、经期延长及不规则阴道流血为主要表现。妇科检查无异常发现，应做分段诊刮检查确诊。

2. 老年性阴道炎　主要表现为血性白带，检查时可见阴道黏膜变薄、充血或有出血点、分泌物增加等表现，治疗后可好转，必要时做影像学检查，必要时诊断性刮宫排除子宫内膜癌。

3. 子宫黏膜下肌瘤或内膜息肉　有月经过多或经期延长症状，行超声检查，宫腔镜及分段诊刮可明确诊断。

4. 宫颈管癌、子宫肉瘤及输卵管癌　均可表现为阴道排液增多或不规则流血。宫颈管癌因癌灶位于宫颈管内，宫颈管变粗、变硬或呈桶状；子宫肉瘤可有子宫明显增大、质软；输卵管癌以间歇性阴道排液、阴道流血、下腹隐痛为主要症状，可有附件包块。分段诊刮及超声可协助鉴别诊断。

五、分期

2009 年，FIGO 对内膜癌的术后病理分期重新进行了修订。删除原分期中肿瘤局限于子宫内膜的 I_A 期，将其与原 I_B 期合并新 I_A 期，肌层侵犯≥1/2 为 I_B 期；旧分期中的 II_A 期（宫颈内膜腺体受累）现归为 I 期；盆腔淋巴结转移和腹主动脉旁淋巴结转移分别归为 III_{C1} 和 III_{C2}；细胞学阳性需单独说明，不改变分期。病理分级不变，仍旧用 G_1、G_2、G_3 分别代表高、中、低分化。以放射治疗为首选治疗的病人，仍可采用 FIGO1971 年的临床分期标准。

（一）子宫内膜癌手术-病理分期（FIGO，2009）

I 期　肿瘤局限于子宫体

　I_A　肿瘤浸润深度<1/2 肌层

　I_B　肿瘤浸润深度≥1/2 肌层

II 期　肿瘤侵犯宫颈间质，但无宫体外蔓延

III 期　局限和(或)区域扩散

　III_A　癌瘤累及子宫浆膜层和(或)附件

　III_B　阴道和(或)宫旁受累

　III_C　癌瘤转移至盆腔和(或)腹主动脉旁淋巴结

　　III_{C1}　癌瘤转移至盆腔淋巴结

　　III_{C2}　癌瘤转移至腹主动脉旁淋巴结，有/无盆腔淋巴结转移

IV 期　肿瘤侵及膀胱和(或)直肠黏膜，和(或)远处转移

　IV_A　肿瘤侵及膀胱或直肠黏膜

　IV_B　远处转移，包括腹腔内和(或)腹股沟淋巴结转移

注：1. 仅有宫颈内膜腺体受累被认为是 I 期，而不是 II 期；

2. 细胞学检查阳性应单独报告，并没有改变分期；

3. 根据腹主动脉旁淋巴结是否受累，将 III_C 期分为 III_{C1} 和 III_{C2}。

（二）子宫内膜癌临床分期（FIGO，1971）

I 期　病变局限于宫体

　I_A　子宫腔长度≤8cm

　I_B　子宫腔长度>8cm

II 期　病变累及宫颈

Ⅲ期　病变播散于宫体以外,但不超过真骨盆(阴道、宫旁组织可能受累,但未累及膀胱、直肠)

Ⅳ期　病变扩散至真骨盆外,或明显侵犯膀胱或直肠黏膜。

　　Ⅳ~A~　病变累及邻近器官

　　Ⅳ~B~　病变转移至远处器官

六、治疗

(一)综合治疗原则

子宫内膜癌治疗选择应综合考虑病人的病情、年龄、全身状况和有无内科合并症等因素来制订治疗方案。首选治疗是手术,全子宫+双附件切除是最基本的手术方式,盆腔淋巴结切除术及病理学评估仍然是手术分期中的一个重要步骤。手术目的:一是进行手术-病理分期,确定病变的范围及与预后相关的重要因素;二是切除癌变的子宫及其他可能存在的转移病灶。术中应留腹水或盆腔冲洗液进行细胞学检查。手术切除的标本应常规进行病理检查,剖视切除的子宫标本,判断有无肌层浸润。癌组织还应行雌、孕激素受体和其他免疫组化检测,作为术后选用辅助治疗的依据。术后可根据术后病理结果和目前的循证医学证据制定合理的治疗方案,辅以放疗、化疗和内分泌等综合治疗。手术病理结果中的危险因素包括:组织学类型、组织学分级、肌层浸润深度、淋巴血管间隙受累、宫颈受累和宫外受累等。另外年龄也是影响预后的重要因素。

根据病人的年龄、手术病理分期、病理结果中的危险因素将子宫内膜癌病人分为低危组、中危组和高危组。低危组:主要包括组织学分级为G~1~或G~2~级肿瘤局限于子宫内膜的病人(Ⅰ~A~期的一个亚群),不包括分化较差的特殊病理类型(如浆液性癌、透明细胞癌等)。低危组术后的复发危险非常低。中危组:肿瘤局限于宫体且已侵犯至肌层(Ⅰ~A~期或Ⅰ~B~期)或侵犯至宫颈间质(Ⅱ期),其他的一些危险因素包括:外1/3层肌层受侵、G~2~或G~3~级、淋巴血管间隙受累。这组病例的复发危险相较肿瘤仅局限于子宫内膜的低危组要高,术后会伴有一定的复发风险。中危组又分为高中危组和中低危组。高中危组的评价标准包括了年龄和不良预后因素的数目,具体如下:①年龄<50岁,并同时具备以上三个危险因素;②年龄≥50岁,并具备以上两个危险因素;③年龄≥70岁,并具备以上危险因素之一。对于条件不符合的则归为中低危组。高危组:Ⅲ期、Ⅳ期(不论组织学类型及分级)、任何期别的浆液性癌和透明细胞癌。这组病例术后复发的风险高。

化学治疗为晚期或复发子宫内膜癌综合治疗措施之一。也可用于术后有复发高危因素病人的治疗。常用化学治疗药物有顺铂、卡铂、紫杉醇、阿霉素、环磷酰胺、氟尿嘧啶、丝裂霉素、依托泊苷等。对晚期或复发癌、早期要求保留生育功能病人可考虑孕激素治疗,以高效、大剂量、长期应用为宜,至少应用12周以上。

(二)放射治疗

1. 放射治疗原则　由于根治性放射治疗对子宫内膜癌的疗效不及手术治疗,因此子宫内膜癌选择根治性放射治疗应比宫颈癌慎重,只适用于伴有严重内科并发症、高龄等不宜手术的各期病人或无法手术切除的晚期病人。放射治疗包括腔内照射及外照射两种。腔内放射治疗可单独应用于拒绝手术或有手术禁忌证的Ⅰ期病人,亦可根据病情补充外照射。Ⅳ期病人应根据具体情况给予针对性的姑息性放射治疗,一般仅为体外放射治疗。

(1) 子宫内膜样腺癌完全手术分期后放疗:Ⅰ期的治疗:术后治疗需结合病人有无高危因素,高危因素包括:年龄大于60岁、淋巴脉管间隙浸润、肿瘤大小、子宫下段或宫颈腺体浸润。Ⅰ~A~期无高危因素者,G~1~级术后可观察;G~2~和G~3~级可观察或加用阴道内照射。Ⅰ~A~期有高危因素者,G~1~级术后可观察或加用阴道内照射;G~2~和G~3~级可观察或加用阴道内照射和(或)盆腔外照射(支持盆腔放疗的证据为2B级证据)。Ⅰ~B~期无高危因素者,G~1~、G~2~级可观察或加用阴道内照射;G~3~级可观察或加用阴道内照射和(或)盆腔外照射。Ⅰ~B~期有高危因素者,G~1~、G~2~级可观察或加用阴道内照射和(或)盆腔外照射;Ⅰ~B~期G~3~级可盆腔外照射和(或)阴道内照射±化疗。子宫内膜样腺癌完全手术分期后,Ⅱ期的治疗:G~1~级可行阴道内照射和（或）盆腔外照射；G$_2$级可行阴道内照射加盆腔外照射；G$_3$级可行盆腔外照射+阴道内照射±化疗。子宫内膜样腺癌完全手术分期后，Ⅲ期的治疗：Ⅲ$_A$期无论肿瘤分化程度如何都可选择化疗+放疗（盆腔外照射+阴道内照射）。Ⅲ$_B$期：术后加化疗和（或）放疗。Ⅲ$_C$期：术后加化疗+放疗。Ⅳ$_A$、Ⅳ$_B$期的治疗：已行减灭术并无肉眼残存病灶或显微镜下腹腔病灶时，行化疗±放疗。

（2）子宫内膜样腺癌不全手术分期：是指手术范围不足并可能存在高危因素。Ⅰ$_A$期，无肌层浸润、G$_{1~2}$级，术后可观察。Ⅰ$_A$期，肌层浸润小于50%，G$_{1~2}$级，可选择先行影像学检查，若影像学检查结果阴性，可选择观察或补充阴道内照射。若影像学检查结果阳性，可考虑行再次手术分期，术后选择观察或补充阴道内照射。对于G$_3$级，则需要阴道内照射。Ⅰ$_B$期需要术后阴道内照射。Ⅱ期术后需要外照射加阴道内照射。特殊类型内膜癌（浆液性癌、透明细胞癌）术后需要放疗和化疗。

2. 放疗技术

（1）术后放疗：目的是对可能潜在的亚临床病灶区域进行预防照射，以提高疗效；对有残留的病灶区域进行照射，以减少复发。放疗方式包括阴道内照射和盆腔外照射。盆腔外照射可采用盆腔箱式四野照射技术，三维适形照射技术或调强放疗技术。调强放疗技术能减少正常组织的照射体积，减少并发症的发生。CTV主要包括阴道残端和上1/2阴道或近端阴道3cm、阴道旁组织、髂总、髂内外、闭孔、骶前（宫颈间质受侵时）。图4-6-6/文末彩色插图4-6-6显示子宫内膜癌调强放疗的剂量分布。

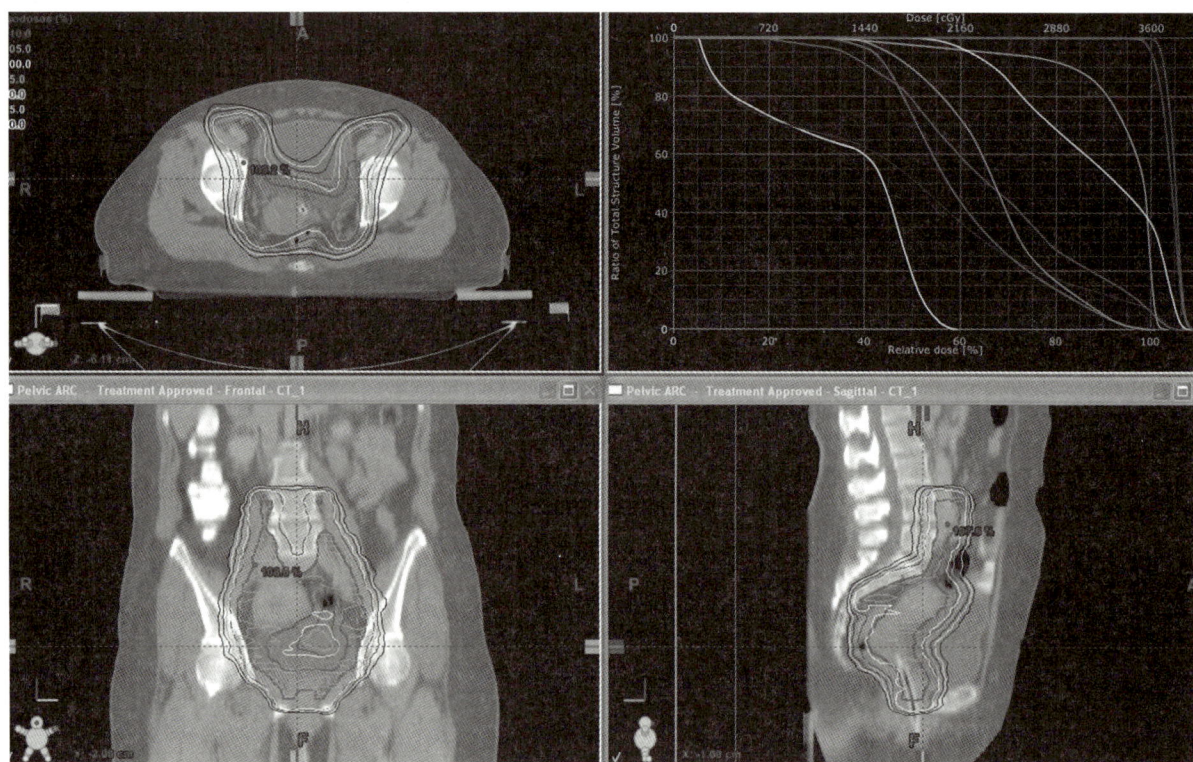

图4-6-6 子宫内膜癌调强放疗的剂量分布

外照射剂量一般给予（45~50.4）Gy/（25~28）次。阴道内照射可以单独应用，也可作为体外照射后的补量治疗。临床上治疗前要先根据病人的病情及术后阴道解剖结构的改变情况来选择合适类型和大小的施源器，常用的有柱状施源器、卵圆体施源器等。照射范围通常为上1/2段阴道或阴道上段3~5cm。剂量参考点定义在阴道黏膜下0.5cm或黏膜表面。内照射的剂量分割方式目前尚无统一标准，单纯阴道内照射时：7Gy×3次、5Gy×6次，体外照射后补量时：4~6Gy×2~3次。由于多数病人在进行完全分期手术后，小肠位置发生改变，可能坠入盆腔，故进行阴道腔内照射时需要病人口服钡剂后在模拟机下定位（图4-6-7A，图4-6-7B），确定阴道残端与小肠的位置关系，避免小肠受到高剂量照射。图4-6-7A和图4-6-7B显示子宫内膜癌术后，模拟机显示的施源器和小肠的位置。

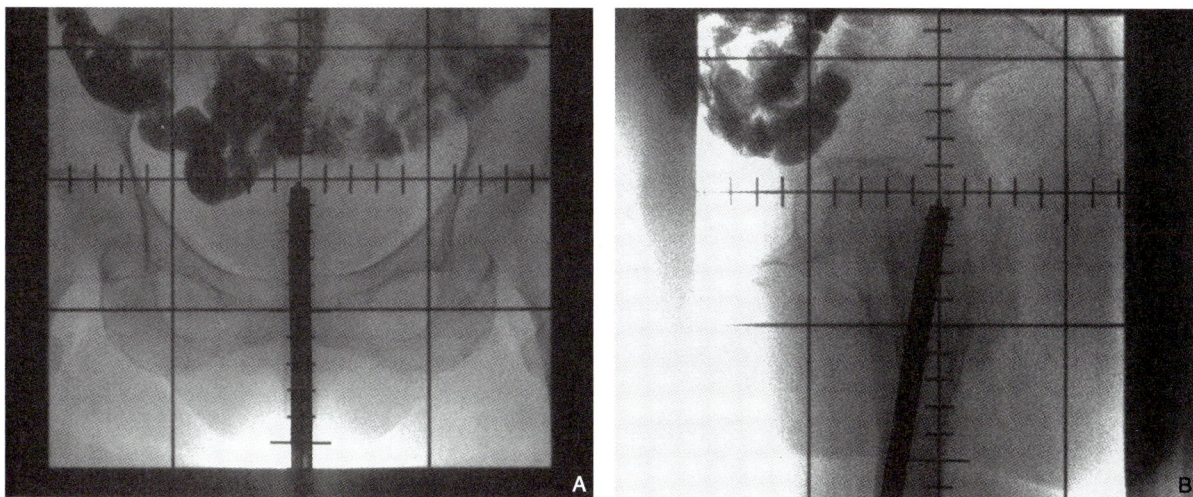

图4-6-7　子宫内膜癌术后阴道施源器和小肠位置
A. 正位片；B. 侧位片

（2）根治性放疗：对不能手术或不适合手术的子宫内膜癌，可行单纯根治性放疗或配合以激素治疗，晚期可配合以化疗。治疗前应根据 FIGO 临床分期确定病变程度。MRI 和超声能比较好地估价子宫肌层受侵程度。依据子宫大小，肿瘤病理和病变的扩展情况决定用腔内放疗或加用外照射治疗。通常对于年龄较大，病变较早期和所有的 G_1，G_2 浅肌层侵犯病灶，建议用单纯腔内放疗；对于深肌层侵犯，低分化（G_3），肿块型子宫病变和疑有宫外侵犯者要加用外照射。外照射治疗技术与术后放疗相似。内照射的方法与治疗宫颈癌和内膜癌术后放疗均不一样。内照射的目的是使整个子宫均得到均匀的高剂量分布。可选用高剂量率或低剂量率腔内照射，根据子宫的大小和形状选择合适的施源器，一般应用两根有弯度的宫内施源器或单管施源器，参考点的选择目前没有统一标准。一般是根据子宫壁的厚度来确定。应用以 MRI 或 CT 为基础的三维腔内放疗可以获得较好的剂量分布和对正常组织的保护。后装腔内技术的应用可为子宫内膜癌腔内放射治疗提供较理想的剂量分布曲线，因而为提高其疗效创造了有利条件。子宫肌层剂量应争取达到 36~50Gy，5~8Gy/次，1~2 次/周，分 6~8 次进行，同时要适当补充阴道腔内照射，以减少阴道复发。如阴道内有明显的转移灶，局部应按阴道癌治疗。图4-6-8/文末彩色插图4-6-8A，B，C 分别显示子宫内膜癌三维腔内放疗的剂量分布图。图4-6-9/文末彩色插图4-6-9 显示治疗计划的 DVH 图。

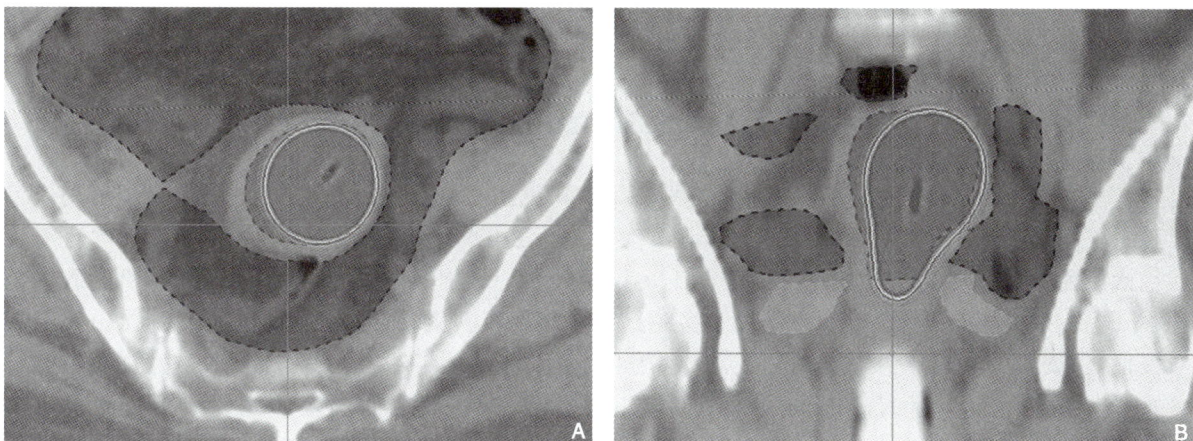

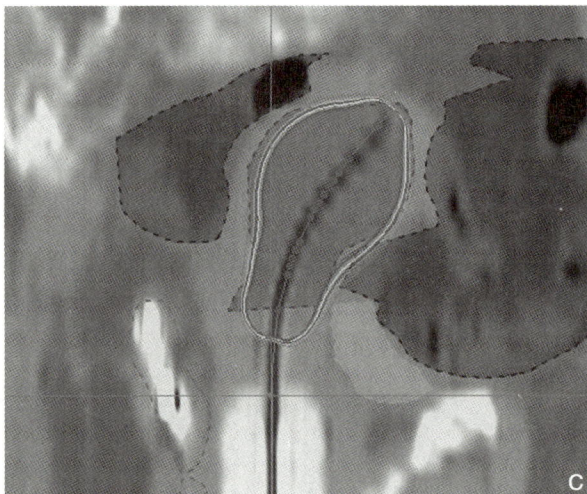

图 4-6-8 子宫内膜癌三维腔内放疗的剂量分布图
A. 横断位；B. 冠状位；C. 矢状位

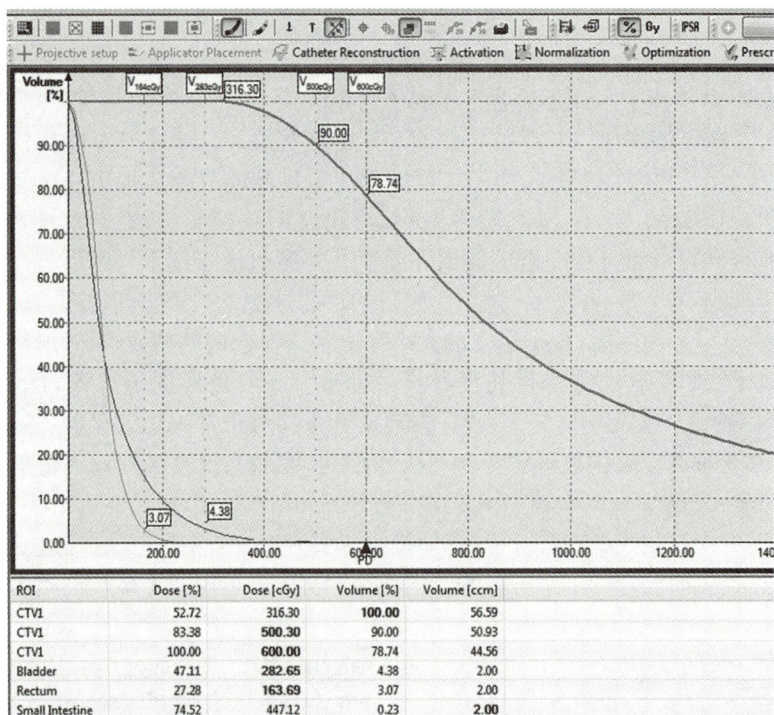

图 4-6-9 子宫内膜癌三维腔内放疗的治疗计划 DVH 图

子宫内膜癌治疗后需要定期随访。治疗后的第一次随访一般在治疗后 4 周左右，主要了解病人治疗后的反应和恢复情况。以后每 3~4 月随访，3 年后每 6 月随访，5 年后建议每年随访。随访时检查项目包括常规血液生化，肿瘤标记物特别是 CA125，阴道残端细胞学涂片，超声，选择性进行胸部和腹盆腔 CT。子宫内膜癌的淋巴结转移可以不经过盆腔直接转移到腹膜后，因此在随访时需要注意，不要遗漏对腹膜后淋巴结情况的检查。子宫内膜癌病人的总体预后较好。早期病人手术后辅助放疗的阴道残端复发率不超过 5%。5 年的总的存活率在 85% 以上，而局部进展期的病人治疗后 5 年存活率仅为 45%~55%。

第三节　外阴癌

一、概述

外阴恶性肿瘤较少见,占女性生殖道癌症的5%,大多数外阴癌发生在绝经后女性,最近一些报道,外阴癌的诊断趋于年轻化。外阴癌的多发部位是大、小阴唇,占75%～80%,其次在阴蒂区和会阴区。5%是多中心的。外阴癌的病因至今未完全明确,可能与下列因素有关:①人乳头瘤病毒(HPV)感染,尤其是高危型,如HPV-16型;②慢性外阴炎症性病变,比如外阴营养不良或者硬化性苔藓,和鳞状上皮内病变,特别是原位癌,已经被认为是侵袭性鳞状细胞癌的癌前病变;③尖锐湿疣病史;④肥胖、高血压、糖尿病等常与外阴癌合并存在。预后与病理类型、病灶大小、部位、细胞分化程度、有无淋巴结转移及治疗措施等有关,其中以淋巴结转移的因素最为明显。总的5年生存率在70%～85%。

二、病理

外阴由外生殖器官组成,包括阴阜、大阴唇、小阴唇、阴蒂、阴道前庭、会阴体和支持它们的皮下组织。会阴体是一个位于大阴唇后部延伸至肛门之间的3～4cm的皮肤带和皮下组织,形成了外阴的后界。外阴有丰富的血供,主要来源于阴部内动脉和阴部深、浅外动脉。外阴淋巴管先通过大阴唇,然后转向阴阜,主要引流至腹股沟浅群淋巴结。除了位于中线的结构(阴蒂或者会阴体)之外,一侧外阴的淋巴管道通常不经过中线。位于中线的病变,淋巴引流可能至双侧。一些小的淋巴管可能从阴蒂经过耻骨联合直接引流至盆腔淋巴结区域。腹股沟浅群淋巴结位于股三角之间,上界由腹股沟韧带构成,侧界为缝匠肌的边界,内界为长收肌的边界。淋巴管引流开始从腹股沟浅群淋巴结引流至腹股沟深群淋巴结,然后进入盆腔淋巴结区域。通常有3～5个深群淋巴结,其中以腹股沟韧带下的股管淋巴结最常见。

（一）组织学分类

1. 鳞状细胞癌　外阴癌组织鳞状细胞癌最常见,占外阴恶性肿瘤80%以上,大约60%伴有邻近外阴上皮内瘤变。外阴鳞状细胞癌前病变可以被分为两组:一组是感染人乳头状瘤病毒的,通常与外阴上皮内瘤变相关;另一组是非感染人乳头状瘤病毒的,通常与萎缩性硬化性苔藓、慢性肉芽肿性疾病相关。

2. 腺癌和前庭大腺癌　大多数外阴腺癌都发生在前庭大腺,发生在前庭大腺的原发性恶性肿瘤包括腺癌和鳞癌,这两者发病率相当。前庭大腺癌通常发生在中老年妇女,极少发生在50岁以下的女性。前庭大腺内的原发肿瘤通常位置较深,在疾病早期难以发现。大约20%有前庭大腺原发肿瘤的女性在首诊的时候已出现腹股沟淋巴结转移。

3. 佩吉特病和类似于佩吉特病的病变　外阴佩吉特病的典型表现为外阴部湿疹样红色炎性渗出改变,主要病变在大阴唇、会阴体、阴蒂区。该病常发生在老年绝经后女性中,可能跟潜在的原发性腺癌有关。

4. 外阴恶性黑色素瘤　大约占外阴原发恶性肿瘤的9%,占所有的女性恶性黑色素瘤的3%。外阴恶性黑色素瘤主要发生在绝经后女性中,诊断的平均年龄是55岁。大多数病人有色素化,但是大约1/4的病人是无黑色素性黑色素瘤。肿瘤的浸润深度是评估恶性黑色素瘤的重要因素。浸润深度不足0.75mm的恶性黑色素瘤发生转移的风险极低,1mm以内的复发风险很低。1.49mm以内的预后较好。2mm以上或者核分裂象超过$10/mm^2$的预后差。

5. 外阴转移癌　大多数的外阴转移癌累及大阴唇或前庭大腺。在所有的外阴肿瘤中,转移癌约占8%,其中有一半原发肿瘤发生在下生殖道,包括宫颈、阴道、子宫内膜和卵巢。

（二）转移途径

外阴癌的转移有三条途径:局部生长和侵犯邻近的器官;通过淋巴管引流至腹股沟淋巴结;血行传

259

播至远处器官。

1. 直接浸润生长　癌灶直接增大,沿皮肤、黏膜向内侵及阴道和尿道,晚期可累及肛门、直肠和膀胱。

2. 淋巴结转移　外阴淋巴管丰富,两侧交通形成淋巴网。癌灶多向同侧淋巴结转移,腹股沟浅群淋巴结是发生淋巴结转移最常见的部位。淋巴结受累通常是逐级进行的,一般从腹股沟浅群到腹股沟深群,然后到盆腔淋巴结。如果同侧腹股沟淋巴结没有发生转移,而直接转移到对侧腹股沟或者盆腔淋巴结很少见。超出腹股沟区的淋巴结转移被认为是远处转移。阴蒂区癌灶常向两侧侵犯并可绕过腹股沟浅淋巴结直接至股深淋巴结。若癌灶累及尿道、阴道、直肠、膀胱,可直接进入盆腔淋巴结。局部晚期病灶可沿皮下淋巴管转移,形成皮下多发结节。

3. 血行转移　晚期经血行播散,多见肺、骨、肝脏等。

三、临床表现

（一）症状

大多数女性外阴癌的首发症状是外阴刺激,瘙痒,疼痛,或者肿块,主要为不易治愈的外阴瘙痒和各种不同形态的肿物,如结节状、菜花状、溃疡状,大的溃疡性肿物易合并感染,较晚期癌可出现疼痛、渗液和出血。少见的症状包括外阴出血,排尿困难,腹股沟肿大淋巴结。80% 的病人在诊断之前已经出现症状超过 6 个月。

（二）体征

肿瘤可生长在外阴任何部位,大阴唇最多见,其次为小阴唇、阴蒂、会阴、尿道口或肛周等。早期局部表现为丘疹、结节或小溃疡;晚期呈不规则肿块,伴或不伴破溃或呈乳头样肿瘤。若肿瘤已转移至腹股沟淋巴结,可扪及一侧或双侧腹股沟淋巴结增大,质地硬且固定。

四、诊断

外阴癌位于体表,根据病史、症状和体征诊断并不困难。询问病人的临床症状和婚姻月经史。需进行妇科查体,对原发肿瘤的位置形态描述,仔细进行外阴肿物大小的测量,尤其对于肿瘤接近重要的中线结构(阴蒂、阴道、肛门)应测量和记录,甚至可采取局部拍照的方法记录,检查腹股沟淋巴结是否有肿大,以协助后续放疗计划的制订。有报道高达 22% 的外阴癌病人伴有第二原发肿瘤,其中最常见为宫颈癌,因此必须进行宫颈检查。早期浸润癌的诊断有一定难度,因其与外阴慢性良性病变和外阴上皮内瘤变(vulvar intraepithelial neoplasia,VIN)同时存在,对可疑病灶应及时取活检。外阴病灶的活检病理是诊断的金标准。

常规血液生化检查和尿常规检查及胸部 X 线检查。B 超对于判断腹股沟淋巴结转移情况是有价值的。选择腹盆腔增强 CT 或 MRI,尤其是 MRI 利于术前确定病变侵犯范围,协助制定放疗计划。PET-CT 对于判断有无区域淋巴结转移和远处转移是非常有价值的。对阴道和宫颈进行检查是必要的。对疑似病变累及肛门者应行肛门和直肠检查。

五、分期

外阴癌的分期目前采用 FIGO 于 2009 制定的分期标准。

Ⅰ期　肿瘤局限于外阴。淋巴结未转移

　　Ⅰ_A　肿瘤局限于外阴或者会阴,直径≤2cm,间质浸润≤1.0mm

　　Ⅰ_B　肿瘤最大直径>2cm。或局部仅限于外阴或会阴。间质浸润>1.0mm

Ⅱ期　肿瘤侵犯下列任何部位:下 1/3 尿道,下 1/3 阴道,肛门。淋巴结未转移

Ⅲ期　肿瘤有(或)无侵犯下列任何部位:下 1/3 尿道,下 1/3 阴道,肛门。有腹股沟-股淋巴结转移

Ⅲ_A 1 个淋巴结转移(≥5mm)或 1~2 个淋巴结转移(<5mm)

$Ⅲ_A$ 1 个淋巴结转移(≥5mm)或 1~2 个淋巴结转移(<5mm)

$Ⅲ_B$ ≥2 个淋巴结转移(≥5mm)或≥3 个淋巴结转移(<5mm)

$Ⅲ_C$ 阳性淋巴结伴囊外扩散

Ⅳ期 肿瘤侵犯其他区域(上 2/3 尿道,上 2/3 阴道)或远处转移

$Ⅳ_A$ 肿瘤侵犯下列任何部位:上尿道和(或)阴道黏膜,膀胱黏膜、直肠黏膜,或固定在骨盆壁,或腹股沟-股淋巴结出现固定或溃疡形成

$Ⅳ_B$ 任何部位(包括盆腔淋巴)的远处转移

注:浸润深度指肿瘤从接近最表皮乳头上皮-间质连接处至最深浸润点的距离。

六、治疗

(一) 综合治疗原则

外阴癌以手术治疗为主,辅以放射治疗和化学治疗。早期病人治疗应该个体化,根据病情的具体情况采用最适合其病情需要的治疗方法,在不影响预后的前提下,尽量缩小手术范围,减少手术创伤和并发症;尽量保留外阴的生理结构,改善生活质量。晚期的外阴癌病人应该采用综合治疗的方法,将放射治疗、化学治疗和手术的优势结合起来,最大限度地缩小手术范围,减少术后并发症;最大程度的减少病人的痛苦,提高生活质量。

1. 早期肿瘤 外阴癌早期间质浸润(≤1mm)极少发生淋巴结转移。手术切缘的安全界是 1cm 正常组织。这类病人可以不做腹股沟淋巴结切除。初次治疗结束后,应该定期随访复查。

2. Ⅰ期和Ⅱ期肿瘤 传统的治疗方法是根治性的外阴切除+双侧腹股沟淋巴结切除。这种手术切除了肿瘤原发灶,连同大面积的正常皮肤、外阴、真皮淋巴组织和区域淋巴结。这种方法能为大约90%的病人带来很好的长期生存获益和局部控制率。缺点是改变了正常外阴组织的外观和影响性功能,术后并发症较高(破裂、淋巴囊肿、淋巴管炎),10%~15%的病人有下肢淋巴水肿。10%~20%的伴有阳性淋巴结的病人需要接受术后放疗,这会增加淋巴水肿的发生率。有研究认为对于小的外阴癌可以采用更局限的手术切除范围。对于淋巴结切除也更趋于保守。前哨淋巴结的研究为减少切除范围提供依据,手术切除术中定位的腹股沟前哨淋巴结来预测有无淋巴结转移是可行的。当肿瘤侵犯中线结构时(距离中线小于 1cm 或中线结构受侵,如阴蒂或会阴体),应做双侧淋巴结切除。对于腹股沟淋巴结阴性的病人,不需要做广泛切除。对于淋巴结阳性的病人应做对侧淋巴结切除和(或)辅助放疗。双侧淋巴结切除+放疗容易引起淋巴水肿。总的来说,对于Ⅰ期和Ⅱ期的病人根治性外阴肿物切除术可以提供很好的局部控制率和长期生存率,但是可能出现较重的并发症和影响性功能。

3. Ⅲ期和Ⅳ期肿瘤 Ⅲ期肿瘤侵犯了邻近的黏膜结构或腹股沟淋巴结。多数肿瘤较大,也有少数瘤体较小但是靠近重要结构。一部分该分期的原发肿瘤可以根治性手术切除,如根治性外阴切除术或改良的盆腔脏器除去术和外阴切除术。采用综合治疗方法,包括放疗、化疗和根治性手术能给病人带来较好的治疗效果。

4. 淋巴结阳性的肿瘤 对于手术发现盆腔淋巴结阳性的病人,术后放疗优于单纯手术。以往文献分析显示对 2 个以上腹股沟淋巴结转移的外阴癌,术后放射治疗能改进总存活率。最近的研究显示,即使有一个腹股沟淋巴结转移,术后放疗也能给病人带来生存的好处。进行选择性淋巴结切除+术后辅助治疗,也可以获得很好的局部控制率和减少治疗相关并发症。

5. 复发肿瘤 外阴癌复发可以分为 3 组:局部(外阴)复发、腹股沟复发、和远处转移。单纯外阴局部复发再次手术预后较好。当复发病变局限在外阴,再次手术后的无病复发生存率高达 75%。腹股沟区复发预后较差,需要接受综合治疗,放化疗±手术切除剩余的大肿块病变。发生远处转移的病人预后最差,需采用全身化疗为主的姑息治疗。

6. 预后因素 外阴癌的主要预后因素是肿瘤直径、间质浸润深度、淋巴转移和远处转移。局部复

发的风险与肿瘤大小和侵犯范围明确相关,也与手术切缘密切相关。多个回顾性研究已经证实,镜下8mm以内的切缘有更高的局部复发率。外阴癌最重要的独立预后因素是腹股沟淋巴结转移,腹股沟淋巴结转移预示着长期生存率下降50%。

（二）放射治疗

1. 放射治疗原则　放射治疗一般是手术后的辅助治疗。主要用于:①病人手术切缘距肿瘤边缘<8mm;②肿瘤基底不净;③血管、淋巴管受累;④肿瘤浸润深度>5mm;⑤腹股沟淋巴结术后病理证实阳性者。其中近切缘是最强预测复发的因素。上述病人手术后没有描述距病灶切缘,且没有进行深部腹股沟淋巴结清扫,应考虑予以术后辅助治疗。放射治疗通常在术后2周左右,手术切口愈合后开始,剂量为DT40~50Gy/5~6周。

腹股沟区淋巴结是外阴癌常见的转移部位,多项研究表明:≥2个显微镜下淋巴结转移者或≥1个包膜外淋巴结转移者行辅助放疗有获益,而单个显微镜下淋巴结转移者进行辅助放疗过去是有争议的,2014年Astro会议上美国报告420例病人的资料认为单个淋巴结转移者进行放疗可以提高生存率。

对原发灶根治性手术切除且切缘阴性者可以只进行盆腔及腹股沟淋巴结的照射,以降低并发症。对于有病理证实淋巴结转移者倾向于进行双侧腹股沟及盆腔放疗。对不能切除或不能耐受手术的外阴癌病人可行根治性放化疗。

2. 放疗技术　外阴癌的放疗需制定个体化剂量方案,主要考虑病变范围和病人对放疗的耐受程度。可选择常规放疗、三维适形放疗或调强放疗技术,调强放疗技术有明显的剂量学优势。

（1）常规放疗技术:腹股沟区应选择直线加速器电子束和低能X射线混合照射,对外阴浅表病变用适当能量的电子束加补偿物照射,盆腔区选择高能X射线照射。对亚临床病灶,放疗剂量一般50Gy左右,有残存瘤区剂量一般60Gy;根治性放疗剂量为60~65Gy。常规放疗技术采用前后对穿照射,上界为髂内外汇合成髂总处,若怀疑或证实髂内外淋巴结转移则上扩至腹主动脉分叉处（约$L_4 \sim L_5$间隙）;下界包全整个外阴或在肿瘤下方（以位置较低者为主）;两侧界前野为股骨大转子外侧,后野为真骨盆外放2cm。宽前野与窄后野对穿,较宽边界为前野,较窄边界为后野。

（2）调强放疗技术:外阴及其区域淋巴结引流区复杂的解剖结构,与邻近重要的正常组织互相交织,调强放疗技术能减少正常组织剂量。特别是在同步化疗时,调强放疗也可以减少骨髓剂量,降低血液学毒性。与传统的三维适形治疗相比,IMRT的适形度和均匀性更高,可降低正常组织毒性。IMRT需要对靶区勾画的准确性和治疗实施的可重复性,只有在这两个条件下IMRT才是安全有效的。图4-6-10/文末彩色插图4-6-10显示调强放疗计划。随着放疗剂量的累积,肿瘤会逐渐退缩,需要在治疗3~4周时及时定位修改治疗计划。

（三）放化综合治疗

多用于晚期或复外阴发癌的综合治疗,配合手术及放射治疗可缩小手术范围,提高放射治疗效果。常用药物:铂类、博来霉素、氟尿嘧啶、阿霉素等。常采用静脉注射或局部动脉灌注。

（四）放疗并发症

1. 急性并发症　一般情况下,常规技术进行放射治疗时的急性反应在治疗第二周就开始出现,在放疗35~45Gy时达到高峰,主要表现为外阴部皮肤的反应,充血,水肿,甚至造成湿性脱皮。经过充分的局部护理,这种急性反应在治疗结束后3~4周内是可以恢复的。应用IMRT技术可以减少急性反应的发生程度。虽然会出现偶然的治疗中断,但是还是尽量缩小延迟的时间。

2. 后期并发症　晚期外阴癌病人常在进行外科手术后放疗,手术可能实施包括腹股沟和盆腔淋巴结的广泛切除,放疗后会加重下肢水肿的发生率和严重程度。对直肠膀胱的影响取决于治疗剂量,可能会有迟发的放射性肠炎和膀胱炎。外阴癌放疗时对阴道的照射可能会导致阴道的变短、变窄、润滑度的降低及性功能的紊乱。治疗后应考虑使用阴道扩张器,特别是对年轻病人。老年人病人且有复杂的合并症者,如糖尿病、既往多重手术史、骨质疏松等,可能会增加小肠和骨骼的并发症的发生。

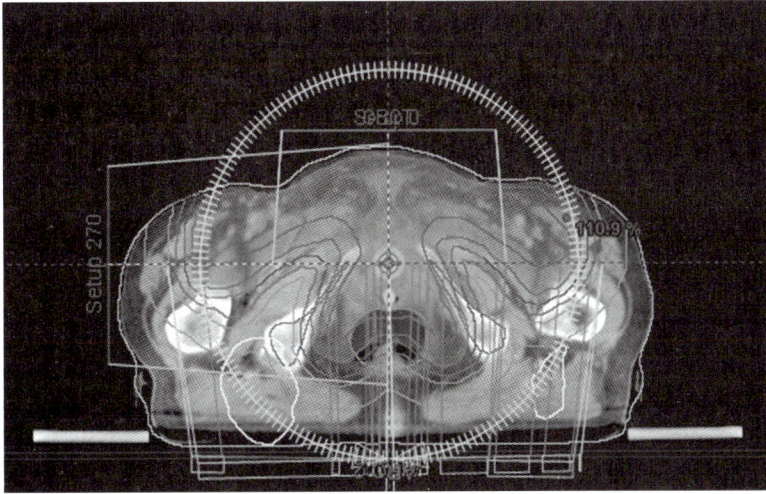

图 4-6-10　外阴癌调强放疗治疗计划示意图

七、预后

外阴癌最重要的独立预后因素是腹股沟淋巴结转移,通常在治疗结束 2 年后内复发。腹股沟淋巴结转移预示着长期生存率下降50%。淋巴结受累是影响预后的重要因素,包括:①淋巴结转移是单侧或者双侧;②阳性淋巴结的个数;③转移癌的大小;④转移癌的分期。多个阳性淋巴结,双侧转移,侵犯超出腹股沟,大肿块均与不良预后相关。外阴鳞癌的总体治疗效果很好,约 2/3 的病人发现时为早期。Ⅰ期和Ⅱ期的病人 5 年生存率为80%~90%,晚期病人的存活率较差:Ⅲ期病人为 60%,Ⅳ期为 15%。对肿瘤体积相近的病人来说,伴有淋巴结转移者的生存率仅为不伴淋巴结转移者的一半。

（张福泉）

　　恶性淋巴瘤是起源于人类免疫系统细胞及其前体细胞的肿瘤,本质上是一类在体内外多种有害因素的作用下,不同阶段免疫活性细胞被转化,或机体调控正常机制被扰乱而发生的异常分化和异常增殖性疾病。根据其原发部位不同可以分为两种:以淋巴结内病变为原发表现的称之为结内淋巴瘤,而发生于固有淋巴器官以外组织器官的淋巴瘤称之为结外淋巴瘤。固有淋巴器官包括中枢性的骨髓和胸腺以及外周性的淋巴结和脾脏。当恶性淋巴瘤仅局限于一个结外器官或组织,无论是否伴有区域淋巴结浸润,均称为原发性结外淋巴瘤,这种类型的淋巴瘤约占所有淋巴瘤的 10% ~ 40% 。就病理类型而言,按 WHO 的病理分类恶性淋巴瘤也可分为两大类,即霍奇金淋巴瘤(hodgkinlymphoma,HL)与非霍奇金淋巴瘤(non-hodgkinlymphoma,NHL)。结内淋巴瘤包括 HL 与 NHL,后者按其细胞来源又可分 B 淋巴细胞来源和 NK/T 淋巴细胞来源。结外淋巴瘤以 NHL 为主,常见为 B 细胞来源,NK/T 细胞来源次之,HL 极少见。不同类型的淋巴瘤具有独特的病理和临床表现,治疗和预后也存在很大的差异。即使是同一种病理类型,原发部位不同,临床表现和预后也不同。结外淋巴瘤更是如此,它不仅表现在其分期系统有别于结内淋巴瘤,更重要的是其治疗原则与结内淋巴瘤不尽一致,有些甚至相去甚远。

　　恶性淋巴瘤特别是 NHL 的发病率近年来呈明显上升态势,美国的资料提示近 10 年来每年以 4% 左右的速度递增,发病率和死亡率分别占全部肿瘤病人的第六位和第七位。我国恶性淋巴瘤的发病率缺乏完整的统计数据,但近年来上升态势同样十分明显。此外,我国淋巴瘤的流行病学有其自身特点,如 B 细胞淋巴瘤中惰性淋巴瘤发病率低于欧美,而 NK/T 细胞淋巴瘤中鼻腔 NK/T 细胞淋巴瘤明显多于欧美。

　　随着分子生物学和免疫学的进展,加深了对淋巴瘤的认识,产生了新的淋巴瘤病理分类;免疫治疗和放射免疫治疗以及放疗、化疗的进展,使病人的生存率得以提高,生活质量得到改善。我们在设计淋巴瘤的治疗方案时,应考虑综合治疗的优势。放射治疗是恶性淋巴瘤的传统治疗方法,适应证广;对于某些类型的淋巴瘤,放射治疗甚至是主要乃至唯一的根治方法。随着综合治疗的进展,也给放射治疗带来了以下变化:①放射治疗的靶区逐渐变小,以 HL 为例,从全淋巴结照射、次全淋巴结照射、扩大野照射、累及野照射到现在的累及部位/淋巴结照射;②放射治疗的剂量逐渐变小,20 世纪 70 ~ 80 年代,HL 的根治剂量为 45Gy,后来强调综合治疗,HL 的放疗剂量降至目前的 20 ~ 30Gy。同期 NHL 的放疗剂量也由 50Gy 降到 30 ~ 36Gy;③新的放疗技术,如调强放疗(IMRT)、图像引导放射治疗(IGRT)也越来越多的用于淋巴瘤的治疗。

第一节　霍奇金淋巴瘤

　　霍奇金淋巴瘤(HL)原名霍奇金病(Hodgkindisease,HD),1832 年 Thomas Hodgkin 首次报道了 7 例以淋巴结为原发病变的疾病,1865 年 Samuel Wilks 以 Hodgkin 的名字命名了此类疾病。Carl Sternberg 和 Dorothy Reed 最早定义了霍奇金淋巴瘤肿瘤细胞在显微镜下的形态,1965 年 Rye 会议上制定了 4 种病理分类和临床分期标准。1971 年 Ann Arbor 会议修改了该病的分期,1993 年 Costward 会议再次进行了修订并沿用至今。

一、病因及流行病学

(一)流行病学

　　在欧美国家,经典 HL 的发病年龄呈双峰曲线,即有两个发病年龄高峰,30 岁和 50 岁。淋巴细胞为主型 HL 的发病年龄高峰在 20 ~ 30 岁。发病约占恶性淋巴瘤的 1/4 左右,近年来随着 NHL 发病率的明显增加,HL 的比例有下降趋势。2009 年全美国淋巴瘤新发病例 74 490 例,其中 HL8510 例,仅占 11. 4% ;一般男性多于女性,但在 15 ~ 24 岁年龄段,女性多于男性。HL 在我国发病率低于欧美,仅占

8%左右,发病年龄呈单峰曲线。

（二）病因

EB 病毒感染与 HL 发病的关系基本确立,与 HL 病理类型及病人的年龄相关。现有研究发现在混合细胞型 HL 中,EB 病毒感染阳性率最高,结节硬化型阳性率低得多,而结节性淋巴细胞为主型则被认为与 EB 病毒感染无关。就年龄而言,儿童和老年人 EB 病毒感染高于青年人。Jarret 和 Mackenzir 建议以确诊时的年龄为基础将 HL 分为三个类型:①EBV 相关疾病:发病年龄小于 10 岁,发达国家常见,男性为主,病理类型多为混合细胞型 HL;②EBV 相关性:老年人多见,地域差异不明显,男性多于女性,病理类型亦多为混合细胞型 HL;③非 EBV 相关性:青年人多见,男女比例相当,病理类型多为结节硬化型 HL。除 EB 病毒外,人类疱疹病毒-6 也可能与 HL 发病有关。另外,遗传因素也可能介入,单卵双胎较双卵双胎的发病率高 99 倍,垂直关系的发病较配偶更为常见。

二、病理及免疫学特点

WHO 2001 年关于淋巴瘤分类中,将 HL 分为结节性淋巴细胞为主型和经典型两类,后者又分为富有淋巴细胞型、结节硬化型、混合细胞型和淋巴细胞削减型 4 型。2008 年 WHO 淋巴瘤分类标准沿用了此分类方法。

结节性淋巴细胞为主型 HL 是一种单克隆性 B 细胞肿瘤。镜下受累淋巴结结构消失,肿瘤呈结节状或部分结节状生长,但在少数病例中病变亦可呈弥散状。通常找不到具有诊断意义的 RS 细胞,而代之以变异型的“爆米花”样细胞,这种细胞有空泡,分叶核,核仁小且没有核仁外晕轮。免疫表型:LCA$^+$、B 细胞相关抗原 CD20$^+$,CD45$^+$,但 HL 相关抗原 CD30$^-$,CD15$^-$,背景细胞为淋巴细胞和类上皮样组织细胞。

经典型 HL 包含 4 个病理亚型,均可找到特征性 RS 细胞,免疫表型 CD15$^+$、CD30$^+$、CD20$^{-/+}$ 及 CD45$^-$。结节硬化型 HL 肿瘤细胞至少部分呈结节状形式,结节间有胶原带分隔,弥散和硬化都常见。混合细胞型肿瘤细胞浸润呈弥散性,结节状不明显,缺乏带状硬化。两者的背景细胞除淋巴细胞和组织细胞外,浆细胞和嗜酸细胞也较多见。淋巴细胞削减型肿瘤细胞浸润为弥散性,主要为 RS 细胞和变异的“肉瘤样”细胞,背景因弥漫性纤维化而少见炎性细胞。富于淋巴细胞型则是在丰富的淋巴细胞浸润的背景下,可见典型的 RS 细胞。

三、临床表现

局部以浅表淋巴结无痛性肿大为首发症状,其中颈部或锁骨上淋巴结肿大最常见,其次为腋下和腹股沟淋巴结肿大,抗生素治疗后淋巴结可有所缩小,但随后会进行性增大。肿大淋巴结质韧、表面光滑、可活动、部分淋巴结可融合成团、甚至可和周围组织粘连固定。少数病人首发症状为深部淋巴结肿大,如发生在胸腔和腹腔的淋巴结肿大。发生在胸腔者包括纵隔和肺门,若压迫气管或隆突可引起刺激性咳嗽或呼吸困难;若压迫上腔静脉则可引起上腔静脉综合征。发生在腹腔的肿大淋巴结可引起腹痛或腰背痛,有时可挤压胃肠道引起肠梗阻;若压迫输尿管可引起肾盂积水。HL 淋巴结转移多为“循站式”,而 NHL 为“跳跃式”,也可发生远处器官的转移,如肺实质浸润、胃肠道病变和肝脾受累等,但初诊时骨髓受侵者不多,约 10%左右。

原因不明的持续发热为另一首发全身症状,占 30% ~40%,这类病人一般年龄稍大,男性较多,常已有腹膜后淋巴结受累,多伴有盗汗、疲乏及体重下降等。此外局部及全身皮肤瘙痒亦较常见,初始为轻度瘙痒,继之可发生表皮脱落、皮肤增厚,并可因瘙痒加重引起抓痕而发生感染。

结节性淋巴细胞为主型的临床表现特点:年龄分布为单峰,男性发病为主(70%),主要累及外周淋巴结,较少侵犯纵隔、脾和骨髓,一般无大肿块。确诊时多为 I 期,B 症状少见(20%),起病隐匿,晚期可转化为大 B 细胞淋巴瘤。

四、诊断与鉴别诊断

（一）诊断

根据临床表现、影像学和实验室检查,特别是病理检查结果,可以确定诊断。对于可疑恶性淋巴瘤病人,应进行下列检查:

1. 病理活检 淋巴结病理活检是 HL 确诊的唯一依据。一般选择受炎症干扰较小部位的淋巴结,如颈部、腋下、锁骨上淋巴结,而颌下与腹股沟淋巴结可因受口腔和下肢慢性感染而引起肿大,尽量不作为首选。对于只有深部淋巴结肿大的病人,建议应用腔镜技术手术取材,经皮穿刺活检因取材不完整且常导致细胞受压变形,致使诊断困难,不予推荐。不论体表或深部淋巴结,尽可能完整切取以利诊断。除组织细胞学和免疫组织化学检测列为常规外,分子和遗传学检测也日益普遍应用。

2. 实验室检查 除常规实验室检查项目,如血常规、肝肾功能外,血沉、乳酸脱氢酶及 β2-微球蛋白也列为必查项目。其他项目如 HIV、HBV、EB 病毒检测、免疫功能测定等也尽可能完成。

3. 骨髓活检 尽管初诊时 HL 病人骨髓受侵的比例不高,但仍列为必查项目,除可判别有无骨髓受侵外,也有利于了解病人的骨髓功能状况,为后续的治疗提供帮助。

4. 心电图和心功能检查 HL 的病人常接受综合治疗,常用化疗方案中含阿霉素,部分病人需进行纵隔放疗,这些都可能带来心脏的毒副作用,故应常规进行心电图和心功能检查,特别是老年病人或既往有心血管疾病史的病人。

5. 肺功能检查 HL 病人常用化疗方案中含博来霉素,且部分病人需行纵隔放疗,可能致肺毒性,故而治疗前需行肺功能检查,尤其是老年病人,在治疗期间,若病人有呼吸道症状如胸闷、气促、呼吸困难等,需监测肺功能,警惕治疗相关肺损伤。

6. 影像学检查 目前推荐 PET-CT 作为 HL 病人主要分期检查及复查项目,但需注意,炎症区域 PET-CT 可能表现为阳性,故而,对于 PET 阳性部位与临床表现不符时,必要时需临床追踪或病理评估。若病人不能行 PET-CT,至少需行颈部、胸腔、腹腔和盆腔诊断性增强 CT。B 超作为一种无创的检查方法,对于不能接受 CT 和 MRI 检查的病人,不失为一种可选用的检查手段。

对于确诊的病人,还应进行有无不良预后因素的评价。不良预后因素的界定,目前主要采用欧洲 EORTC 和德国 GHSG 的标准。根据有无影响预后的因素将早期 HL 分为两大类:预后良好早期 HL 和预后不良早期 HL。表 4-7-1 和表 4-7-2 分别总结了 EORTC/GELA、GHSG 和 NCIC 关于早期 HL 预后因素和治疗分组的定义。

表 4-7-1 各国际临床试验协作组对于 I ~ II 期霍奇金淋巴瘤危险因素的界定

危险因素	EORTC-GELA	GHSG	NCIC
年龄	≥50		≥40
组织学			混合细胞型或淋巴细胞减少型
ESR 和 B 症状	ESR>50 但无 B 症状;ESR>30 伴有 B 症状	ESR>50 但无 B 症状;ESR>30 伴有 B 症状	ESR>50 或伴有 B 症状
纵隔大肿块	MTR>0.35	MMR>0.33	MMR>0.33 或肿块>10cm
受侵区域	>3	>2	>3
结外侵犯		结外受侵	

EORTC:欧洲癌症研究与治疗协作组;GELA:成人淋巴瘤协作组;GHSG:德国霍奇金淋巴瘤研究组;NCIC:加拿大国际癌症机构
MTR:纵隔肿瘤最大横径与第5、6 胸椎间胸廓横径之比
MMR:纵隔肿瘤最大横径与胸廓最大横径之比

表 4-7-2　EORTC-GELA 及 GHSG 对 HL 根据危险因素进行治疗分组的定义

治疗组	EORTC-GELA	GHSG
预后好的早期 HL	CS Ⅰ ~ Ⅱ期,无危险因素	CS Ⅰ ~ Ⅱ期,无危险因素
预后不良的早期 HL	CS Ⅰ ~ Ⅱ期,伴一个或多个危险因素	CS Ⅰ ~ Ⅱ_A期伴一个或多个危险因素,或 CS Ⅱ_B期伴危险因素 C/D,但无 A/B
晚期 HL	CS Ⅲ ~ Ⅳ期	CS Ⅱ_B期伴危险因素 A/B,或 CS Ⅲ ~ Ⅳ期

CS:临床分期
危险因素:A 大纵隔,B 结外受侵,C ESR>50 但无 B 症状;ESR>30 伴有 B 症状,D ≥3 个部位受侵

(二) 鉴别诊断

临床上常需与下列疾病相鉴别:

1. 急慢性淋巴结炎　是一类常见的淋巴结良性病变,多伴有局部或全身性感染性病变。淋巴结肿大多伴有"红、肿、热、痛"等急性期表现,触诊淋巴结常呈梭形并"串珠样"排列,质地较软,活动度好。对于急性淋巴结炎给予抗炎治疗后淋巴结缩小,疼痛消失,而慢性起病者肿大淋巴结可长期存在。淋巴结活检可明确诊断。

2. 淋巴结结核　起病较为缓慢,伴有多个淋巴结肿大,常以颈部肿块为首发症状,可伴有乏力、潮热、盗汗等,且易与周围组织粘连。因此临床诊断较困难,若淋巴结发生干酪样坏死,合并破溃或有窦道形成,PPD 实验阳性有助于鉴别。

3. 淋巴结转移癌　恶性肿瘤常通过累及淋巴结而导致局部或全身淋巴结肿大,肿大淋巴结质地较硬,一般无压痛,可与周围组织粘连或多个肿大淋巴结相互融合。如肿大淋巴结位于颈部且伴有复视、耳鸣、头痛、血涕等症状则应行电子鼻咽镜及鼻咽部 MRI 检查以排除鼻咽癌。

4. 免疫系统疾病　如干燥综合征、系统性红斑狼疮、结节病等均可引起全身淋巴结肿大,多伴有家族史,全身症状较明显。

五、分期

目前霍奇金淋巴瘤的分期采用的是 1972 年制定的 Ann/Arbor 分期,1989 年 Cotswolds 修订的分期系统(表 4-7-3)。分期诊断时,淋巴结区域的划分见图 4-7-1。

表 4-7-3　Ann/Arbor 分期系统

分期	描　　述
Ⅰ期	一个淋巴结区域或淋巴样结构(如脾、胸腺或韦氏环)受侵(Ⅰ期);或一个淋巴结外器官或部位受侵(Ⅰ_E)
Ⅱ期	横膈一侧两个或两个以上淋巴结区域受侵(Ⅱ);或者一个淋巴结外器官/部位局部延续性受侵合并横膈同侧一个或多个区域淋巴结受侵(Ⅱ_E)
Ⅲ期	横膈两侧的淋巴结区域受侵(Ⅲ),可合并局部结外器官或部位受侵(Ⅲ_E);或合并脾受侵(Ⅲ_S);或结外器官和脾受侵(Ⅲ_{SE})
Ⅳ期	同时伴有远处一个或多个结外器官广泛受侵

下列定义适用于各期

A	无全身症状
B	有全身症状,定义如下,只要具有其中之一即认为 B 症状
	1. 连续 3 天不明原因发热超过 38°C
	2. 6 个月内不明原因体重减轻>10%
	3. 盗汗
X	有大肿块直径>10cm
E	连续的结外部位受侵,或淋巴结侵及邻近器官或组织
S	脾受侵
CS	临床分期
PS	病理分期

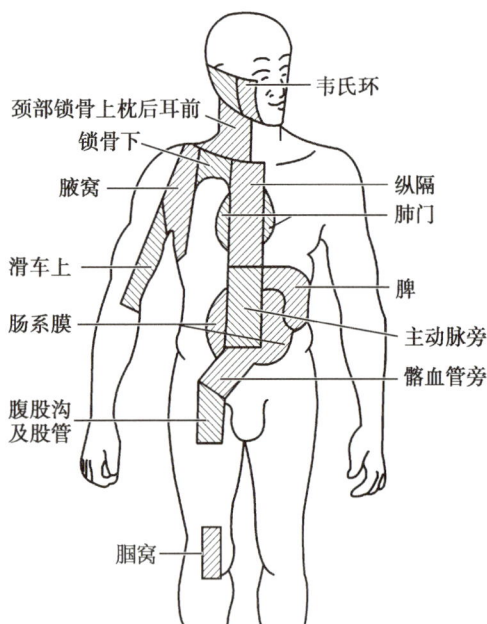

图 4-7-1　淋巴结区域分布图

（图左侧标注：韦氏环、颈部锁骨上枕后耳前、锁骨下、腋窝、滑车上、肠系膜、腹股沟及股管、腘窝；图右侧标注：纵隔、肺门、脾、主动脉旁、髂血管旁）

六、治疗及预后

（一）综合治疗原则

HL 的治疗原则经历了以下的转变过程：20 世纪 50~80 年代，放疗被认为是早期 HL 治愈的唯一有效手段。Ⅰ~Ⅱ期 HL 进行次全淋巴结照射或扩大野照射，晚期 HL 则以全身化疗为主。由于单独放疗的晚期并发症或合并症，如第二肿瘤和心脏合并症等日益受到重视，欧美学者于 80 年代中后期启动了多项临床试验，结果证实放疗+化疗的疗效优于单独放疗，故此后对于早期 HL 强调综合治疗，但放疗作为有效治疗手段的地位未被动摇。综合治疗的优点是降低了放疗剂量，减少了受照射容积，同时减少化疗周期数，降低化疗的毒副作用。

目前除预后极好的 Ⅰ~A~ 期结节性淋巴细胞为主型 HL 可单独放疗外，其他类型的 HL 均主张综合治疗。无论病人有无不良预后因素，综合治疗较之单纯放疗，均可提高无病生存率。综合治疗的化疗方案应有效低毒，化疗的周期数根据病情一般为 4~6 周期。目前 ABVD 已经取代 MOPP 成为 HL 的标准化疗方案。综合治疗的模式通常是化疗+放疗+化疗。其优点在于先予化疗可同时治疗原发灶和亚临床病灶，化疗后病灶缩小，可以缩小照射靶区，降低毒副作用。晚期 HL 经化疗后未达完全缓解者，需补充放疗，可进一步提高生存率；已经达到完全缓解的病人，多不需补充放疗；病人若在治疗前有大肿块病变的，即使治疗后达到完全缓解，仍应考虑对该部位进行放疗。

（二）放射治疗

1. 固定与定位　病人需在治疗前根据临床分期、有无不良预后因素、放疗目的等确定放疗时机及范围。根据病人放疗部位选择相应体位固定装置，如颈部淋巴结放疗可制作头颈肩膜，腹膜后淋巴结放疗可制作体膜或真空垫等。现常采用 CT 模拟定位，有条件者可结合 PET-CT 模拟定位。

2. 靶区设计与勾画　既往的累及野放疗（involved field radiation therapy，IFRT）是基于解剖标志进行的，如一个颈部淋巴结受累则一侧的颈部淋巴结区都在照射范围之内。这种涵盖邻近的未受累淋巴结的照射方式现在逐渐被更聚焦于受累淋巴结的累及部位放疗（involved site radiation therapy，ISRT）所取代。接受 ISRT 的病人化疗前需通过 CT/PET-CT/MRI 等影像学检查确定化疗前 GTV，并为化疗后确定 CTV 提供影像学基础。治疗计划需要应用 CT 模拟或图像融合技术。ISRT 放疗靶区为最初受累淋巴结和可能受累的结外扩展部位，包括化疗前和（或）手术部位，但不包括化疗后淋巴结肿大消退时的邻近未受累器官（如肺、骨、肌肉或肾）。（图 4-7-2/文末彩色插图 4-7-2）

具体靶区定义如下：

GTV：在任何干预措施前的初始影像学资料（如 CT、PET-CT、MRI）上，提示淋巴瘤浸润的部位均是 GTV 范围。

CTV：应综合考虑影像学的准确性、化疗后肿瘤体积及体表轮廓的变化、肿瘤的播散方式、潜在亚临床灶以及邻近器官的限量等影响。如果两个相邻的淋巴结受累，可以涵盖在同一 CTV 中；但如果两个受累淋巴结距离超过 5cm，则应考虑作为两个不同的 CTV。

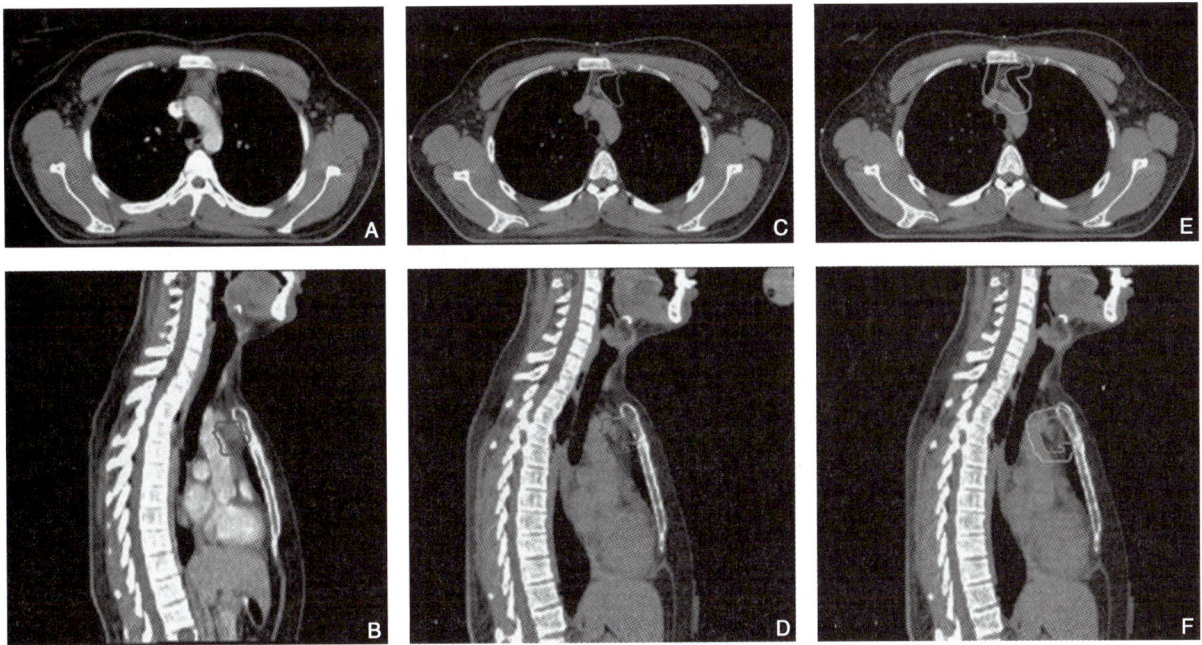

图 4-7-2　霍奇金淋巴瘤 ISRT 靶区勾画

结节硬化型霍奇金淋巴瘤 I_A期,纵隔淋巴结受累,2 周期 ABVD 化疗后行 ISRT。A、B. 在化疗前 CT 上勾画 GTV（红色）;C、D. 将化疗前后的 CT 进行图像融合,在化疗后 CT 扫描图像上勾画 CTV（粉色）,最终 CTV 是在最初淋巴瘤累及范围基础上根据化疗前 GTV 和化疗后肿瘤缩小范围及周围解剖结构改变来修改而成的;E、F. 为根据 CTV 外放 1cm 所勾画的 PTV（浅蓝）

ITV:内照射靶区主要考虑 CTV 的大小、形状及位置的不确定性,如胸部及上腹部的肿块常随呼吸而移动,这些部位的 ITV 应在 CTV 的基础上外放 1.5~2.0cm,当然,最理想的方式是采用 4D-CT 模拟定位。

PTV:计划靶区在 CTV 及 ITV 的基础上还应考虑摆位误差及每次治疗时机器的系统误差。

OAR:危及器官主要指可能受到照射的正常组织和器官,应予以勾画并保护,根据剂量体积分布直方图判断危及器官有无超过限量。

3. 放疗剂量　结节性淋巴细胞为主型多为 I_A期,预后良好。I_A期可单纯淋巴结切除后累及野照射 30~36Gy,II 期及以上同经典型霍奇金淋巴瘤治疗。

对于经典型霍奇金淋巴瘤,非巨块型 I~II 期病变病人,若采用 ABVD 方案化疗,放疗剂量 20~30Gy,对于 ESR<50mm/h、无结外病变及仅有一或者两个淋巴结区受累的非巨块型 I~II_A期病变病人,接受 ABVD 方案化疗 2~4 周期后放疗 20Gy 已足够;非巨块型 I_B~II_B病变,放疗剂量 30Gy。无论分期早晚,对于巨块型病变,联合 ABVD 方案化疗,放疗剂量 30~36Gy;对于化疗后经 PET-CT 复查 Deauville 评分 3~4 分病人,放疗剂量 30~45Gy。

4. 放疗计划设计　推荐采用 3D-CRT 或 IMRT 技术。对于位于纵隔部位的 HL,物理师在设计照射野时应考虑使用"蝴蝶技术"（butterfly technique）,并使用深吸气憋气技术（deep inspiration breath hold）以更好地保护肺、心脏及乳腺等。

第二节　非霍奇金淋巴瘤

一、病因及流行病学

（一）流行病学

根据美国国立癌症研究所（NCI）等多家机构的流行病学调查结果表明，自 2008～2012 年，NHL 的年发病率男性为 23.1/10 万人，女性为 16.0/10 万人。从儿童到老年人，罹患 NHL 的风险逐渐增加，尤其是年龄大于 69 岁的老年人，其男性罹患 NHL 的风险为 1.8%，女性为 1.4%。NHL 各种亚型的发病率具有地区性差别，如伯基特淋巴瘤常见于非洲热带地区；成人 T 细胞淋巴瘤好发于日本和加勒比地区的西南部；在拉丁美洲滤泡型淋巴瘤的比例明显高于其他国家；NK/T 细胞淋巴瘤在亚洲国家的发病率要远高于欧美国家。我国 NHL 的发病率也在逐年上升。根据 2009 年全国肿瘤登记中心的数据显示，我国 NHL 的发病率男性明显高于女性，分别为 7.71/10 万和 5.64/10 万人。我国 NHL 的病理类型以 B 细胞淋巴瘤最为常见，尤其是弥漫大 B 细胞淋巴瘤。

（二）病因

非霍奇金淋巴瘤发病的原因目前仍不清楚，考虑可能与以下因素有关：①感染：包括 RNA 病毒（HIV 病毒）、DNA 病毒（EBV 病毒）、幽门螺杆菌、鹦鹉热衣原体等；②免疫缺陷：包括先天性免疫缺陷疾病（Wiskott-Aldrich 综合征）、获得性免疫缺陷病（HIV），及接受器官或骨髓移植后长期使用免疫抑制剂者；③家族聚集性：有 NHL 家族史的其他家庭成员罹患 NHL 的风险增加了 2～3 倍，这一危险因素与 NHL 发病的相关性高于其他大部分 NHL 患病的危险因素；④环境及职业危险因素：长期暴露于某些环境和职业危险因素如杀虫剂、紫外线辐射、染发剂等；另外，生活习惯如饮食中摄入过多蛋白及脂肪可能会增加 NHL 患病的风险。

二、病理分类及免疫特点

病理分类及免疫表型

早期 NHL 分类是基于对形态学的认识，如 Rappaport's 分类，之后陆续出现了 Lukes and Collins 和 Kiel 分类，欧洲应用最多是 Kiel 分类。国际淋巴瘤研究组于 1994 年提出了新的修正欧美淋巴瘤分类（REAL）方案，REAL 分类的制定原则是以细胞谱系为基础，将 NHL 分为 T、B 细胞来源。2001 年，世界卫生组织（WHO）根据 REAL 分类原则对其做了进一步修改，提出了一个更完善、合理的淋巴瘤 WHO 分类。该分类将 NHL 根据细胞来源分为 B 细胞淋巴瘤和 NK/T 细胞淋巴瘤两大类，每一种类型基本上为一独立的疾病单元，其形态学、免疫表型、遗传学特征和临床特点都有较明确的定义和描述。2008 年发布了第 4 版 WHO 淋巴瘤分类，2016 年对该分类进行了进一步的修订，该分类的原则是采用所有能够获得的信息如形态特点、免疫表型、遗传特征和临床资料来定义每一种疾病。并且在该指南中加入了免疫分型指南，便于更加精确地鉴别 B、NK/T 细胞淋巴瘤及各亚型。

三、临床表现

就常见的结内淋巴瘤而言，其局部和全身症状、体征与 HL 有颇多相似之处。复杂的是结外淋巴瘤，如鼻腔 NK/T 细胞淋巴瘤、韦氏环淋巴瘤和原发胃淋巴瘤等，其临床表现各具特点，将于另节叙述。

弥漫大 B 细胞淋巴瘤（diffuse large B-cell lymphoma，DLBCL）是最常见的 NHL，约占成人 NHL 的 30%～40%。发病年龄的范围比较宽，可以发生于任何年龄段，中位发病年龄在 50～60 岁，但也可见于儿童；男性比女性稍多，发生部位可发生在结内和结外。原发于结内约占 60%。原发结外的组织或器官约达 40%，结外最常见的部位是胃肠道（胃和回盲部），其他可发生在结外任何部位，如中枢神经系统、睾丸、皮肤、骨和软组织、腮腺、肺、女性生殖道、肝、肾、脾和韦氏环等。

滤泡细胞淋巴瘤(follicularlymphoma,FL)为非霍奇金淋巴瘤最常见的惰性亚型,大约占新诊断非霍奇金淋巴瘤的22%,其中,西方国家发病率较我国高。我国 FL 约为 NHL 的 8.1% ~23.5%,而在西方国家,FL 约为 NHL 的 22% ~35%。FL 主要发生在成人,平均年龄 59 岁,20 岁以下的人罕见。主要累及淋巴结,但也可见于脾、骨髓、韦氏环;也可见于结外如胃肠道、软组织、皮肤及其他部位,但不常见。多数病人在诊断时肿瘤已有广泛扩散,如累及到外周和中央淋巴器官,骨髓受累约40%。仅 10% ~20% 的病人在诊断时处于 Ⅰ ~ Ⅱ期,80% 为Ⅲ ~Ⅳ期。虽然 FL 容易广泛扩散,但恶性程度低,病情进展缓慢。FL 可以进展为弥漫大 B 细胞淋巴瘤。

黏膜相关性淋巴组织结外边缘区 B 细胞淋巴瘤(extranodal marginal zone B cell lymphoma of mucosa-associated lymphoid tissue,MALT 淋巴瘤)是边缘区 B 细胞淋巴瘤中最常见的类型,占边缘区 B 细胞淋巴瘤的50% ~70%、所有淋巴瘤的 7% ~8%。MALT 淋巴瘤的临床表现因发生部位的不同而呈现多样性,总体发展较为缓慢,属于惰性淋巴瘤。胃肠道是 MALT 淋巴瘤最常累及的部位,其次是肺、涎腺、眼附属器、甲状腺、皮肤等。尽管 MALT 淋巴瘤多为局限性病变,诊断时多为 Ⅰ、Ⅱ 期,但全面完善的分期检查非常必要。约25% ~35% 的病人在诊断时可以有多个结外部位的受累,这一现象在非胃肠道的 MALT 淋巴瘤尤为常见,约46% 的非胃肠道 MALT 淋巴瘤病人可以有多发的结外病变。MALT 淋巴瘤也存在着向大细胞转化的风险。

四、诊断与鉴别诊断

(一)诊断

NHL 的诊断与临床分期标准同 HL。完成诊断后,应对病人进行危险程度分级,IPI 的具体指标在弥漫大 B 细胞淋巴瘤和滤泡型淋巴瘤之间略有区别,此外这些标准并不完全适合于结外淋巴瘤,表 4-7-4 和表 4-7-5 为侵袭性淋巴瘤的 IPI 评分标准。

表 4-7-4　国际预后指数(IPI)

每组计分	参　　数	年龄校正后计分
1	年龄>60 岁	年龄≤60 岁
1	一般状态评分:2 ~4	1
1	分期Ⅲ ~Ⅳ	1
1	LDH 高于正常	1
1	>1 个结外器官受侵	无关
5	总分	3

表 4-7-5　危险因素计分与分组

危险因素计分	年龄校正后危险因素计分	IPI 分组
0-1	0	1=低危组
2	1	2=低中危组
3	2	3=中高危组
4-5	3	4=高危组

(二)鉴别诊断

同 HL。

五、分期

目前非霍奇金淋巴瘤的分期仍主要采用的是 1972 年制定的 AnnArbor 分期(表 4-7-3),2014 年发布了 Ann Arbor 分期 Lugano 修订版(表 4-7-6)。

表 4-7-6　Ann Arbor 分期 Lugano 修订版

分期	累及淋巴结	结外（E）状态
I	一个淋巴结或一个淋巴结区受累	单个结外病变不伴有淋巴结受累
II	横膈的同侧 2 个或以上淋巴结区受累	I／II 期淋巴结病变合并局部延续性淋巴结外部位受侵
II bulky	II 期病变同时有"大肿块"	不适用
III	横膈两侧的淋巴结区受累	不适用
	横膈以上淋巴结区受累合并脾受侵	
IV	同时有非延续性的结外器官受侵	不适用

六、治疗及预后

（一）综合治疗原则

综合治疗是 I～II 期侵袭性 NHL 的标准治疗原则,III～IV 期以化疗为主。美国 NCCN 关于 DLBCL 的治疗指南为:非大肿块的 I～II 期建议 CHOP+利妥昔单抗(R)化疗 4 周期后局部区域放疗;大肿块的 I～II 期建议 CHOP+R 化疗 6 周期后局部区域放疗。III～IV 期,如果 IPI≤2,建议 6 周期 R-CHOP 化疗;如果 IPI≥3,预后差,建议优先考虑临床试验方案,或 6 周期 R-CHOP 化疗。高剂量化疗联合干细胞移植可能对中高危或高危病人首程治疗或复发后挽救治疗有益。

FL 的治疗策略为:FL 对放射治疗高度敏感,临床 I～II 期且病理分级为 1～2 级的病人可采用单纯放疗或综合治疗(3～4 周期 CHOP 方案化疗后行放疗)。III～IV 期病理为 1～2 级者治疗以全身化疗为主,多采用 R-CHOP 方案或 CHOP 方案,病理为 3 级的 FL 其治疗原则同 DLBCL。累及部位照射(ISRT)是早期低度恶性淋巴瘤的标准治疗,单纯放疗的 10～15 年无病生存率为 28%～53%,10～15 年总生存率为 43%～79%。

（二）放射治疗

目前 NHL 的放疗照射野推荐使用累及部位照射(ISRT),其靶区勾画原则与 HL 类似。在综合治疗中,放射治疗的剂量建议如下:DLBCL 或外周 T 细胞淋巴瘤(peripheral T-cell lymphoma,PTCL)化疗后达 CR 者,巩固放疗的剂量为 30～36Gy;化疗后 PR 者,放疗剂量为 40～50Gy。惰性淋巴瘤(滤泡性淋巴瘤、MALT 淋巴瘤、小淋巴细胞淋巴瘤/慢性淋巴细胞白血病)单纯放疗的剂量为 24～30Gy。NK/T 细胞淋巴瘤单纯放疗的剂量为 50～55Gy。

第三节　几种结外淋巴瘤的临床表现与治疗

一、鼻腔 NK/T 细胞淋巴瘤

（一）临床表现

NK/T 细胞淋巴瘤多发生在亚洲和中南美洲,在我国约占全部恶性淋巴瘤的 2%～10%。NK/T 淋巴瘤好发于鼻腔,称为鼻腔 NK/T 细胞淋巴瘤;而发生在鼻腔以外部位者如鼻咽部、腭部、皮肤、软组织、胃肠道和睾丸等,则称为鼻腔 NK/T 细胞淋巴瘤。部分病例可累及到淋巴结。肿瘤常有嗜血管性,多伴有血管破坏和坏死。发病高峰年龄 30～50 岁,中位年龄 44 岁,男性多于女性,比例大约为 2～4:1。

67% ~84% 的病人为临床 I_E ~ II_E 期,III/IV 期少见,42% 的病人有多部位侵犯。临床特征为沿鼻和面部中线部位的进行性坏死性病变,约 50% 的病变侵犯邻近器官如鼻咽、硬腭、上颌窦、筛窦及眼眶等,也可侵犯其他器官及淋巴结,部分有发热。主要并发症为噬血细胞综合征。

（二）治疗原则

鼻腔 NK/T 细胞淋巴瘤治疗原则为:早期（I_E/II_E 期）病人,首选放疗,放射治疗的剂量为 50 ~ 55Gy;如果伴有以下高危因素之一:年龄>60 岁、ECOG PS 评分 ≥2、II 期、LDH 升高、超腔病变,建议放疗后需行巩固化疗。III/IV 期的病人,治疗以化疗为主,酌情补充放疗。NK/T 细胞淋巴瘤的化疗目前没有标准的一线方案,多推荐含门冬酰胺酶、吉西他滨的方案,最优的化疗方案亟待进一步探索。

放射治疗　鼻腔 NK/T 细胞淋巴瘤放射治疗目前采用 3D-CRT 或 IMRT 技术。

（1）定位:病人取仰卧位,双手放体侧,用头颈肩膜固定。进行模拟 CT 扫描时,层间距 3 ~5mm,增强扫描有利于识别受累淋巴结。

（2）靶区设计与勾画（图 4-7-3/文末彩色插图 4-7-3）:

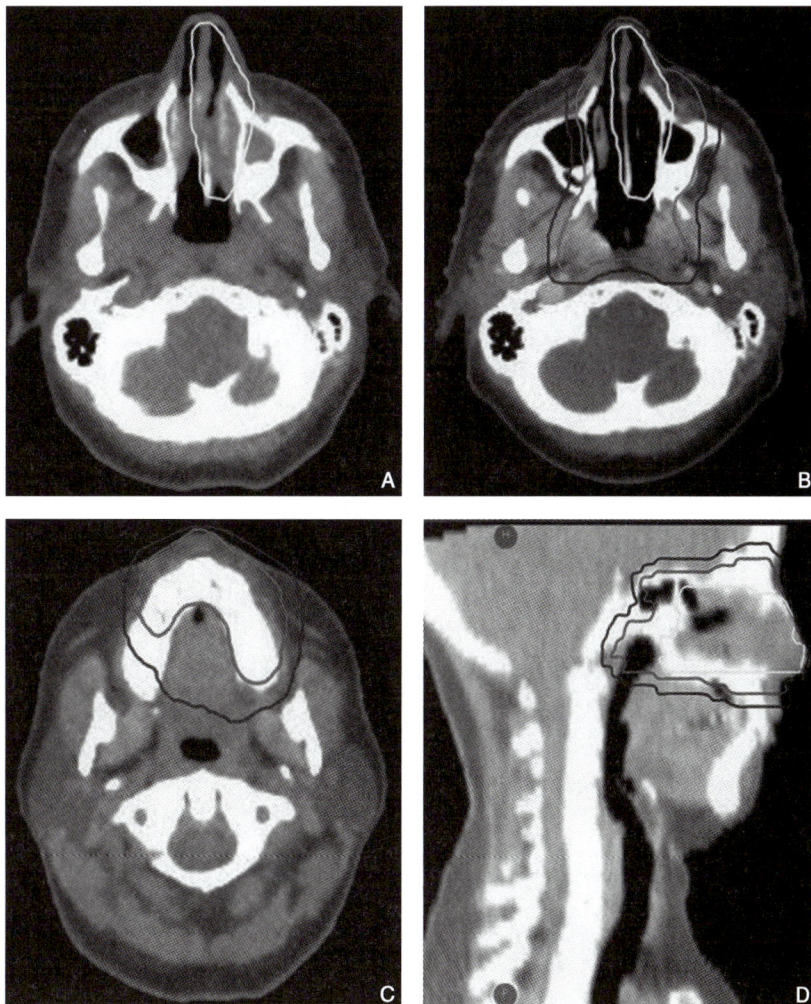

图 4-7-3　NK/T 细胞淋巴瘤放疗靶区勾画

鼻腔 NK/T 细胞淋巴瘤 I_E 期,病变累及左侧鼻腔,且延伸至邻近筛窦、上颌窦以及左侧眼眶内侧,向后延伸至后鼻孔。病人接受 2 周期 SMILE 方案化疗后进行放疗。A. 化疗前 CT,GTVprechem（黄色）包括化疗前的病灶;B、C. 化疗后 CT,CTV（红色）包括 GTV+双侧鼻腔、左侧上颌窦、双侧筛窦、部分蝶窦、鼻咽、硬腭、左侧眼眶壁内侧。PTV（蓝色）为 CTV 外放 5mm;D. 重建矢状位 CT 影像显示靶区

GTV:CT 或 PET-CT 上显示的大体病灶。

CTV:肿瘤局限于一侧鼻腔,CTV 包括双侧鼻腔、双侧前组筛窦、硬腭及同侧上颌窦。肿瘤侵犯双侧鼻腔或鼻中隔时,CTV 包括双侧鼻腔、双侧前组筛窦、硬腭及双侧上颌窦。若前组筛窦受侵,CTV 应包括后组筛窦。若肿瘤侵及后鼻孔或鼻咽部,则 CTV 应包括鼻咽。对于没有受侵的淋巴结不做预防性照射。

PTV:在固定良好的情况下,CTV 外放 4～5mm。

(3) 放疗计划设计:推荐采用 3D-CRT 或 IMRT 技术。放射治疗作为初始治疗时,放疗剂量是 50～55Gy,残留部位可推量至 60Gy。

二、韦氏环淋巴瘤

(一) 临床表现

韦氏环(Waldeyer's 环)是指包括鼻咽、软腭、扁桃体、口咽以及舌根在内的环状淋巴组织。韦氏环淋巴瘤是头颈部常见的结外淋巴瘤,欧美国家较少见,而中国较常见,占全部 NHL 的 19%。多发生于中年人,以 30～49 岁组发病率最高,占 45% 左右。欧美国家韦氏环淋巴瘤主要为 B 细胞来源,T 细胞和 NK/T 细胞来源少见;而我国 T 和 NK/T 细胞来源的 NHL 发病率则相对较高,黄生富等报道为 34.2%。韦氏环 NHL 以中度恶性最常见,弥漫大 B 细胞淋巴瘤为最常见的病理学类型,其自然病史与原发结内的 NHL 相似。其余如 MALT 淋巴瘤、FL、Burkitt's 淋巴瘤均少见。临床表现取决于发病部位,但均缺乏特异性。扁桃体淋巴瘤往往表现为淡红色或外生性肿块,可光滑无溃疡,亦可有溃疡坏死。病人多感局部肿胀,咽喉部异物感及疼痛,肿块大者可有呼吸困难和吞咽困难。多为单侧发病,少数为双侧。鼻咽部淋巴瘤临床上主要以颈部淋巴结肿大、咽痛、鼻塞、听力下降等症状就诊,与鼻咽癌不易区分。Ⅰ、Ⅱ期韦氏环淋巴瘤的预后较好,5 年生存率在 85%～90%。

(二) 治疗原则

韦氏环淋巴瘤治疗原则同其他结内淋巴瘤,以综合治疗为主,在系统性治疗的基础上可联用放射治疗。

(三) 放射治疗

韦氏环包括鼻咽、软腭、扁桃体、口咽以及舌根,在 2015 年发表的国际淋巴瘤放射肿瘤学协作组(international lymphoma radiation oncology group,ILROG)的靶区勾画指南中,建议对于韦氏环淋巴瘤同其他部位的淋巴瘤一样仍采用 ISRT。ILROG 指南认为韦氏环中的每一个结构是独立的。如原发一侧扁桃体的 DLBCL,ISRT 的 CTV 只是一侧的扁桃体窝,而不是整个韦氏环,且只照射受累颈部淋巴结。原发韦氏环惰性淋巴瘤的最佳治疗范围目前还需要进一步探索;韦氏环 NK/T 细胞淋巴瘤的放射治疗原则有别于上述类型的淋巴瘤,其 CTV 包括:整个韦氏环、肿瘤延伸的邻近结构或组织、颈部淋巴结。目前关于新化疗方案联合较小 CTV 边界放疗的经验还很有限。

放射治疗采用 3D-CRT 或 IMRT。

三、原发胃淋巴瘤

(一) 临床表现

原发胃恶性淋巴瘤约占胃恶性肿瘤的 3%,依据其病理特点可分为 B 和 T 细胞来源,其中主要为 B 细胞来源(66%～90%)。而按其临床特点则可将其分为惰性淋巴瘤与侵袭性淋巴瘤,前者约占原发胃淋巴瘤的 40%,后者占 60% 左右。惰性淋巴瘤最常见者为胃 MALT 淋巴瘤,其他尚有滤泡性淋巴瘤等。90% 以上的胃 MALT 淋巴瘤,在其胃黏膜内可发现幽门螺旋杆菌(*Helicobacter pylori*,Hp)。侵袭性淋巴瘤最常见者为弥漫大 B 细胞淋巴瘤,其他尚有 Burkitt's 淋巴瘤和淋巴母细胞淋巴瘤等。

在新的 WHO 淋巴瘤分类中,MALT 淋巴瘤与弥漫大 B 细胞淋巴瘤共存时,根据大细胞数目的多少进行分级:1 级:0 ~ 5/HPF(高倍视野),2 级:6 ~ 15/HPF,3 级:大于 15/HPF。当大细胞以汇合区域形式出现,表明已转化为 DLBCL。MALT 淋巴瘤的 B 细胞表达表面和胞浆 IgM 型免疫球蛋白,而 IgA、IgG 低表达或不表达。其他病理类型的细胞免疫学与相应的结内淋巴瘤一致。

发病年龄大多超过 50 岁,但近来年轻人发病呈上升趋势。临床表现通常为上腹部疼痛、恶心、呕吐、饱胀、消化不良等。内镜检查多表现为非特异性胃炎或消化性溃疡。MALT 淋巴瘤确诊时多数病人病灶局限,进展缓慢,骨髓受侵率为 10% 左右;而侵袭性淋巴瘤则进展较快。

临床疑似原发性胃淋巴瘤时,通过胃镜获取病理组织是确诊的唯一依据,但常规内镜检查对临床分期帮助不大。CT 和超声内镜检查有助于 T 分期和帮助判断有无淋巴结受累。淋巴瘤的常规检查亦应完成,如血清学检查和骨髓穿刺等。

（二）临床分期

2008 年 NCCN 推荐了原发性胃肠淋巴瘤的 Lugano 临床分期系统,简述如下。

I_E 期肿瘤局限于胃肠道,单一原发病灶或多个非连续性病变

II_E 期肿瘤侵及腹腔

II_{E1} 期局部区域淋巴结受侵

II_{E2} 期远处膈下淋巴结受侵

II_E 期肿瘤穿透浆膜侵及邻近组织或器官

IV 期胃原发病变伴横膈两侧的淋巴结受累;其他远处结外器官受侵

（三）综合治疗原则

原发胃淋巴瘤依据病理类型治疗原则有很大不同,但总体以保留器官和胃功能为主要治疗目的,常用治疗方法有抗 Hp 治疗、放疗和化疗。由于胃非 MALT 淋巴瘤的治疗原则同结内淋巴瘤,故本节重点讨论胃 MATL 淋巴瘤的治疗。一般而言,I_E 期 Hp 阳性的胃 MALT 淋巴瘤以抗 Hp 治疗为首选,I_E 期 Hp 阴性或 II_E 期者应予以放疗,晚期者则应给予化疗。不论是 MALT 还是非 MALT 胃淋巴瘤,以阿霉素为主的化疗或联合局部放疗,与手术具有相同疗效,且保留器官,生活质量好。故原发胃淋巴瘤手术不再是治疗的首选,但在下列情况下,手术仍然是需要的:①获取诊断,有时镜检的标本取材不够;②肿瘤巨大,有出血、穿孔征象者。

（四）放射治疗

1. 定位　胃的体积会受到进食食物的影响,因此无论是在定位时还是治疗时,都应要求病人空腹。定位时,病人取仰卧位,双手抱肘过头顶,用体膜固定。进行模拟 CT 扫描时,层间距 3 ~ 5mm,静脉增强剂有利于识别受累淋巴结。

2. 靶区设计与勾画

GTV:CT 或 PET-CT 上显示的胃大体病灶以及肿大淋巴结。

CTV:GTV+全胃。全胃勾画应从胃食管结合部到十二指肠球部远端。

ITV:通过 4D-CT 或透视确定呼吸运动对胃位置的影响,在考虑胃的运动的情况下通常在 CTV 外放 1 ~ 2cm 边界。

PTV:受到日常摆位误差等的影响,对于腹部病变,建议在最终的 ITV 基础上外放 1cm。

3. 放疗计划设计　为了更好地保护肝和肾,推荐使用 3D-CRT 或 IMRT。胃 MALT 淋巴瘤单纯放疗剂量为 30Gy。原发胃 DLBCL 参照结内 NHL 放射治疗剂量。

（伍　钢）

一、概述

乳腺癌(breast carcinoma)是来源于乳腺组织的恶性肿瘤。据 2014 年报道,我国虽属于乳腺癌低发区,但自 20 世纪 90 年代以来发病率的增长速度是全球的两倍多,在大中城市尤其显著。与其他大多数国家一样,乳腺癌亦成为中国女性最常见的癌症,每年中国乳腺癌新发数量和死亡数量分别占全世界的12.2% 和 9.6%。居恶性肿瘤死亡的第六位,是危害女性健康的主要疾病之一。

(一)乳房的解剖

乳房位于胸肌筋膜表面,上、下界为第 2~6 前肋之间,内起于胸骨旁线,外到腋中线附近。其内含乳腺及脂肪组织,乳腺分为 15~20 个腺叶,腺叶又分若干小叶,每一腺叶有一输乳管,末端开口于乳头。腺叶间结缔组织中有许多与皮肤垂直的纤维束,连于皮肤和胸肌筋膜之间,称为乳房悬韧带(Cooper 韧带)(图 4-8-1)。乳房的淋巴管非常丰富,分浅、深二组。浅组位于皮内和皮下;深组位于乳腺小叶周围和输乳管壁内,按淋巴流向的不同可分为几个方向回流并注入不同部位的淋巴结(图4-8-2)。

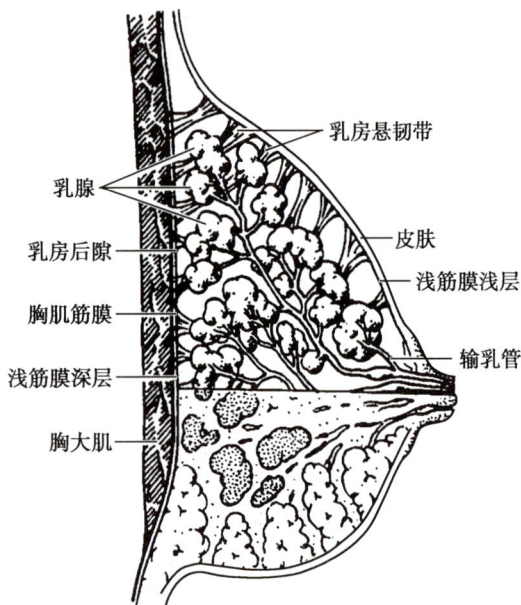

图 4-8-1　乳房解剖图

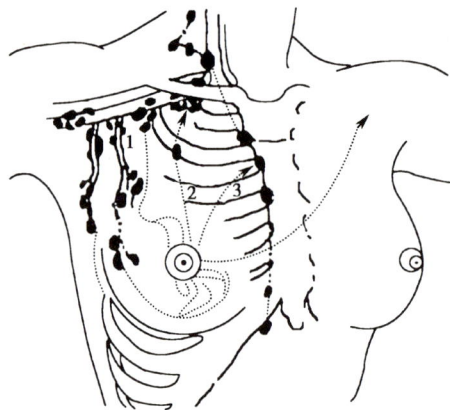

图 4-8-2　淋巴引流

(二)乳房的淋巴引流

1. 腋窝引流路线　腋窝区为乳房淋巴引流的第一站,乳房外象限的淋巴管集合成外侧干,向外直行达腋窝;乳房内象限的淋巴管集合成内侧干,由乳房内侧向下绕行,亦止于腋窝。一般以胸小肌作为区分的标志,把腋窝淋巴结分成三组:位于胸小肌下缘以下的淋巴结为第一组;在胸小肌上、下缘之间的为第二组;胸小肌上缘上方的淋巴结为第三组,即通常所指的腋顶或锁骨下淋巴结。锁骨下淋巴结位置较表浅,在锁骨中段下方,皮下 1~1.5cm 处(图 4-8-3)。

2. 胸肌间引流路线　在胸大、小肌间有胸肌间淋巴结(Rotter's 淋巴结),其淋巴引流到锁骨下静脉。胸肌间淋巴结亦属腋窝第二组。

3. 内乳引流路线　主要接受乳房内半及中央区的淋巴引流,亦为乳房淋巴引流的第一站。内乳淋巴结位于内乳动、静脉周围胸骨缘外侧 1~2cm 处,以第 1~3 肋间最多见。内乳淋巴结的淋巴液引流入锁骨内侧端后面的最下一个颈深淋巴结,亦可直接注入胸导管、淋巴导管或直接注入颈内静脉与锁骨下静脉的汇合处,然后进入大静脉。

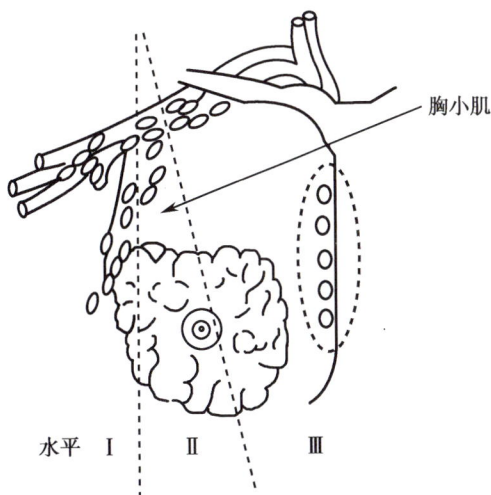

胸小肌

水平　Ⅰ　Ⅱ　Ⅲ

图 4-8-3　腋窝淋巴引流

4. 锁骨上淋巴结　此区淋巴结为乳房淋巴引流的第二站,位于锁骨上方,颈阔肌深面的疏松结缔组织中:内界为颈内静脉;外界为斜方肌;下界为锁骨下静脉;深面为前斜角肌。在颈内静脉与锁骨下静脉汇合处附近的淋巴结好发转移。

5. 两侧交通引流路线　在胸骨前方,经皮下淋巴管引流到对侧腋窝淋巴结,第 1 肋间胸骨柄后方有一交通支,联结两侧内乳淋巴结。

二、病理

（一）目前采用全国乳腺癌病理分类协作组的组织学分类

1. 非浸润性癌

（1）导管内癌:实体癌、粉刺样癌、筛状型、低乳头型。

（2）小叶原位癌。

2. 早期浸润性癌

（1）导管内癌伴早期浸润。

（2）小叶癌早期浸润。

3. 浸润性癌

（1）浸润性非特殊型癌。

1）浸润性导管癌。

2）浸润性小叶癌。

（2）浸润性特殊型癌

1）髓样癌伴大量淋巴细胞浸润。

2）小管癌。

3）黏液癌。

4）腺样囊性癌。

5）乳头状癌。

6）大汗腺癌。

7）鳞癌。

8）乳头派杰病（Paget's 病）。

（3）其他罕见癌

1）分泌性癌。

2）富脂质癌。

3）印戒细胞癌。

4）富含糖原的透明细胞癌。

5）神经内分泌癌。

6）伴神经内分泌分化的癌。

7）伴化生的癌。

（4）特殊形式的乳腺癌

1）炎性乳腺癌。

2）副乳腺癌。

3）男性乳腺癌。

（二）组织学分级

根据下列指标进行组织学分级可指导临床制订治疗方案和预测预后,它评价了 3 个独立的肿瘤特征,包括腺管形成比例、细胞核的形态及核分裂数。每个参数均有 3 分,将三者累计得出总分后划分为三级,分级越高说明肿瘤细胞分化越差。

1. 腺管形成　腺管结构>75%者为 1 分;10% ~75% 为 2 分;<10%者为 3 分。

2. 核多形性　细胞核大小、形状及染色质相对一致者 1 分;中度不规则者 2 分;呈明显多形性者 3 分。

3. 核分裂计数　10 个高倍视野<5 个核分裂象者为 1 分;6 ~10 个为 2 分;>11 个为 3 分。

以上 3 个指标所确定的指标相加,3 ~5 分者属 I 级(高分化);6 ~7 分属 II 级(中分化);8 ~9 分者属 III 级(低分化)。

（三）雌激素受体（ER）、孕激素受体（PR）

雌、孕激素受体在乳腺癌的发生和抑制有重要的作用,在临床上二者是高度有效的内分泌治疗靶点或指征,常规免疫组化检测它们的表达水平与内分泌治疗反应直接相关。

（四）肿瘤增殖指数

目前常用指标有增殖,细胞核抗原(PCNA)和 Ki-67,常规免疫组化检测它们的表达水平越高,预后越差。

（五）人表皮生长因子受体 2（HER-2）

HER-2 基因扩增或其蛋白过表达是乳腺癌重要的预后及治疗指标,它是曲妥珠单抗靶向治疗的重要条件。

（六）分子分型

1. ER+型　腔上皮型乳腺癌(Luminal 型)分为两型

Luminal A 型

Luminal B 型

2. ER-型又分为三型

HER-2 过表达型

基底样型(basal cell-like 型,即三阴型)

正常乳腺型(normal-breast-like)型

乳腺癌的分子亚型是总生存率及无病生存率的独立危险因素。

三、临床表现

（一）无痛性肿块

乳腺的无痛性肿块是最常见的症状。肿块呈浸润性生长,质硬,表面不光滑,与周围组织分界不清楚,活动性差,多单发,常见于乳腺的外上象限。多为病人无意中发现。

（二）乳头溢液

原发于大导管的乳腺癌或导管内癌常合并乳头溢液,多为血性,溢液量可多可少,间歇出现。常是溢液污染内衣而被发现。单纯表现为溢液者少见,多合并有乳腺肿块。

（三）乳头和乳晕异常

乳腺的纤维组织和导管系统受侵犯时可发生收缩,牵拉乳头,使乳头偏向病变侧,进而出现乳头扁平、回缩,甚至完全陷于乳晕内。乳头和乳晕的湿疹样改变常是佩吉特病的表现。

（四）乳腺皮肤异常

当乳腺肿块浸润性生长累及乳腺悬韧带时(Cooper 韧带)可导致肿块表面皮肤凹陷;侵及皮肤及皮下淋巴管可产生皮肤水肿、凹凸不平,形成橘皮样外观;肿块增大到一定程度可以出现皮肤的溃烂,形成癌性溃疡。炎性乳腺癌表现为皮肤的红、肿、热、痛等急性炎症性改变,可以波及整个乳腺,皮肤增厚、粗糙,整个乳腺变硬。

（五）淋巴结肿大

腋窝淋巴结肿大最常见,与病期相关,T_1病例腋窝淋巴结转移率 20.3%,T_3为 76.6%;锁骨上淋巴结肿大时预示病期已晚,不宜行根治性手术治疗。肿瘤细胞也可以逆行转移而产生对侧腋窝或腹股沟的淋巴结肿大。

（六）远处转移

最常见的是肺转移,其次为骨、肝、软组织、脑等部位,表现出相应的临床症状和体征。

四、诊断和鉴别诊断

早期预防、早期发现、早期治疗是治疗乳腺癌的关键,早期诊断既可减少乳腺癌死亡风险,又能有效地减少治疗的代价,使病人免受乳房切除、腋窝淋巴结清扫及辅助性化学治疗等,治疗后其乳房外观、上肢功能和全身状况更接近健康状态。

（一）诊断

1. 临床检查　对乳腺肿块要仔细地进行检查,注意肿块发生的时间、部位、大小、质地、压痛、活动度、生长速度、边界情况、单发或多发、与周围组织的关系以及有无皮肤、乳头、乳晕的异常改变和有无乳头溢液等。同时还要检查区域淋巴结有无肿大,并记录肿大淋巴结的性质。

2. X 线检查　目前常用的是乳腺钼靶摄影。其直接征象表现为乳腺内肿块影,肿块形态可呈结节状、不规则状或分叶状;边缘模糊或呈毛刺状;肿块密度一般较乳腺腺体高,内可有出血、坏死或钙化。一般恶性钙化的颗粒微小,呈圆形、不规则多角形,较密集,局限在一处或成丛成簇。皮肤由于淋巴管受侵而增厚;乳头内陷及腋窝淋巴结肿大影等。

3. 乳腺导管造影　疑有乳腺导管病变时需此检查,特征是因肿瘤的浸润、梗阻、破坏而导致的乳腺导管壁僵硬、局部狭窄、管壁不规则破坏或突然中断。

4. 超声检查　乳腺癌超声的重要表现是癌肿向周围组织浸润而形成的强回声带,正常乳腺结构被破坏以及肿块上方局部皮肤增厚、凹陷等影像。超声检查对于鉴别肿物的囊、实性很有帮助。

5. CT 检查　CT 能够显示更小的病灶,并可以观察病灶与周围组织的关系,有无皮肤及胸壁的受侵;对区域淋巴结,尤其是内乳淋巴结、锁骨下淋巴结和腋顶淋巴结的检测率较高;对于肺、脑转移更是一种常规检测方法。

6. MRI 检查

（1）MRI 对乳腺癌检查适用于：

1）病变通过 X 线或超声无法确诊；

2）可发现隐匿性乳腺癌；

3）早期发现乳房扩大整形术的假体破裂；

4）评估病人是否适合接受保乳手术；

5）高危人群的筛查；

6）对乳腺癌新辅助化学治疗反应的评价。

MRI 具有良好的软组织分辨率，无放射损伤，对乳腺癌具有较高的敏感性。

（2）MRI 还具有以下优点：

1）双侧乳腺同时成像；

2）可进行断层及任意三维成像，使病灶定位更准确、显示更直观；

3）对于钼靶无法显示的部位，如乳房根部、腋窝或病变接近胸壁时，MRI 均可显示；

4）对多中心、多灶性乳腺癌的检出；

5）对侵及胸壁、胸骨后、纵隔、腋下淋巴结转移可清楚显示，对乳腺癌术前的准确分期提供可靠依据；

6）在乳腺癌术后或放射治疗后的随访中较传统的影像学检查方法有很大的优势。MRI 在术后或放射治疗后的纤维瘢痕与肿瘤复发的鉴别诊断中其敏感度为 93% ~100%、特异度为 88% ~100%。

7. PET-CT 检查 PET-CT 全身显像能探测原发性乳腺癌和术后复发病灶，同时能发现腋窝、纵隔淋巴结和肝脏、骨等全身转移灶。在对肿瘤及淋巴结的局部和远处转移的检查中，其敏感度为 96%、特异度为 77%。因此，PET-CT 对乳腺癌的早期诊断、分期、疗效评价和预后判断等具有重要的临床意义。但由于 PET-CT 检查价格昂贵，不适宜用于常规普查，且 ^{18}F-FDG 不是肿瘤特异性显像剂，炎症、肉芽组织均可表现为假阳性；生长缓慢和小的肿瘤可为假阴性；肿瘤残留细胞密度低则对 ^{18}F-FDG 的摄取减低，有时甚至不摄取而造成假阴性。

8. 近红外线扫描 近红外线乳腺扫描是利用其对血红蛋白吸收特性形成图像，主要观察血管是否有异常表现，用此来鉴别良、恶性肿瘤更有意义。

9. 乳腺导管内镜 主要适用于有乳头溢液、怀疑病变位于乳腺大导管内而临床查体触及不到肿物，检查同时可取活检。

10. 病理检查 包括囊性或实性肿物的针吸穿刺检查、实性肿物的切检以及脱落细胞学检查。

（1）针吸穿刺活检：有以下特点：①操作简单；②诊断快速，病人痛苦小，易于接受；③能做出良、恶性的鉴别，阳性诊断率高达 80% ~90% 以上；④针吸检查的结果可指导下一步的治疗；⑤可用于防癌普查。

其具体方法有以下几种：

1）细针抽吸活检：标本量少，诊断可靠性较差。

2）粗针穿刺活检：标本量较大，病理诊断准确率较高，需要多次穿刺，有一定的低估率和漏诊率。

3）麦默通（Mammotome）穿刺活检：是目前较先进的针吸穿刺的方法。麦默通的原理是在超声或钼靶立体定位引导下，通过计算机控制的真空辅助高速旋切乳房治疗性诊断设备，用于乳腺肿瘤的活检或微创治疗。由于它能够在影像引导下实施乳腺的微创切除治疗，从而能够切除临床无法触及或手术难以切除的乳腺肿物，大大提高了早期乳腺癌的诊断准确性，是目前先进的乳房微创活检系统，为乳房肿块的诊断和治疗提供了更准确和微创的方法，其诊断准确率远高于粗针穿刺，并与开放手术活检准确率相同，但更加微创，不破坏乳房的美观。

（2）开放手术活检：对于临床恶性可能性较大的乳腺肿物尽量行肿物切除，立即行冰冻检查，确定为恶性后再采取适合该病人的手术方法。术后应行大标本的病理检查、免疫组化和受体方面的详细检查。实体肿物的病理学检查对明确诊断、判定预后以及决定治疗方案都有指导意义,是临床上最重要、最确切的诊断方法。

（3）脱落细胞学检查:脱落细胞学检查是乳头溢液、乳头糜烂或肿瘤溃疡常用的检查手段,既经济又快速,方法简便易行。对可疑病例一般行 3 次以上的细胞学检查更为准确可靠。

11. 肿瘤标志物检测 CEA(癌胚抗原)、CA153(单克隆抗体)的检测对乳腺癌的诊断、疗效判定有一定参考价值。尤其是孕激素受体(PR)、雌激素受体(ER)及人表皮生长因子受体 2(HER-2)的检测对判断预后、指导治疗均有重要价值。

（二）鉴别诊断

乳腺的良性病变较为常见,个别病人也有恶变的可能,所以要排除恶性才能进行良性病的治疗,以避免误诊。临床常常要与乳腺增生病、乳腺纤维瘤、导管内乳头状瘤、脂肪坏死和乳腺结核、浆细胞性乳腺炎等鉴别。乳腺炎要与炎性乳腺癌鉴别。

五、分 期

目前公认的乳腺癌分期标准是 2010 年修改的国际抗癌联盟(UICC)和美国肿瘤联合会(AJCC)联合制定的第七版 TNM 分期。乳腺癌的临床分期检查至少要包括:常规体格检查、常规实验室检查、乳腺 X 线、乳腺超声、胸部 X 线,另外还应参考乳腺 MRI、全身同位素骨骼扫描、头颅 CT 和(或)MRI、腹腔超声等其他辅助检查结果。

原发肿瘤(T)的分期定义,不管是临床还是病理都一样。如果肿瘤的大小是由体检得到的,可用 T_1、T_2、T_3 或 T_4 来表示。如果是由其他测量方法,如乳腺 X 线片或病理学测量得到的,那么可用到 T_1 的亚分类。肿瘤大小应精确到 1mm。

（一）原发肿瘤（T）

T_x　原发肿瘤无法评估(如手术已切除)

T_0　无原发肿瘤的证据

T_{is}　原位癌

T_{is}(DCIS)　导管原位癌

T_{is}(LCIS)　小叶原位癌

T_{is}(Paget's 病)　乳头 Paget's 病,不伴有肿块(伴有肿块的按肿瘤大小分类)

T_1　肿瘤最大径≤20mm

T_{1mi}　微小浸润性癌,最大径≤1mm

T_{1a}　肿瘤最大径>1mm,但≤5mm

T_{1b}　肿瘤最大径>5mm,但≤10mm

T_{1c}　肿瘤最大径>10mm,但≤20mm

T_2　肿瘤最大径>20mm,但≤50mm

T_3　肿瘤最大径>50mm

T_4　不论肿瘤大小,但直接侵犯皮肤或胸壁(肋骨、肋间肌及前锯肌。不包括胸大小肌)。炎性乳腺癌亦属之。

T_{4a}　肿瘤直接侵犯胸壁,包括肋骨、肋间肌、前锯肌,但不包括胸肌

T_{4b}　肿瘤表面皮肤水肿(包括橘皮征),乳房皮肤溃疡或卫星结节,限于同侧乳房

T_{4c}　T_{4a} 和 T_{4b} 并存

T_{4d}　炎性乳腺癌(皮肤广泛浸润,表面红肿,但不一定触摸到其下的肿块)

（二）淋巴结转移（N）

N_x　区域淋巴结无法评估（例如,已被手术切除）

N_0　无区域淋巴结转移

N_1　同侧Ⅰ、Ⅱ级腋窝淋巴结转移,但能活动

N_2　同侧Ⅰ、Ⅱ级腋窝淋巴结转移,固定或相互融合,或缺乏同侧Ⅰ、Ⅱ级腋窝淋巴结转移的临床证据,但临床上发现有同侧胸骨旁内乳淋巴结转移

N_{2a}　同侧Ⅰ、Ⅱ级腋窝淋巴结转移,互相融合或与其他组织固定

N_{2b}　仅临床上发现*同侧胸骨旁内乳淋巴结转移,而无腋窝淋巴结转移的临床证据

N_3　同侧锁骨下淋巴结转移伴或不伴Ⅰ、Ⅱ级腋窝淋巴结转移;或有临床上发现*同侧胸骨旁内乳淋巴结转移并且显示Ⅰ、Ⅱ级腋窝淋巴结转移的临床证据;或同侧锁骨上淋巴结转移伴或不伴腋窝或内乳淋巴结转移

N_{3a}　同侧锁骨下淋巴结转移

N_{3b}　同侧胸骨旁内乳淋巴结及腋窝淋巴结转移

N_{3c}　同侧锁骨上淋巴结转移

*"临床上发现"的定义为:影像学检查（淋巴结闪烁扫描除外）、临床体检或肉眼可见的病理异常。

（三）远处转移（M）

M_0　临床及影像学检查未见远处转移

$_cM_0(i+)$　临床及影像学检查未见远处转移,而组织学或分子技术检测到骨髓、血液或其他器官中有≤0.2mm的转移灶

M_1　临床及影像学检查发现有远处转移,或组织学中发现>0.2mm的转移灶

乳腺癌的临床TNM分期标准:

0 期　　$T_{is}N_0M_0$

Ⅰ$_a$期　　$T_1N_0M_0$

Ⅰ$_b$期　　$T_0N_{1mi}M_0T_1N_{1mi}M_0$

Ⅱ$_a$期　　$T_0N_1M_0$,$T_1N_1M_0$,$T_2N_0M_0$

Ⅱ$_b$期　　$T_2N_1M_0$,$T_3N_0M_0$

Ⅲ$_a$期　　$T_0N_2M_0$,$T_1N_2M_0$,$T_2N_2M_0$,$T_3N_1M_0$,$T_3N_2M_0$

Ⅲ$_b$期　　$T_4N_0M_0$,$T_4N_1M_0$,$T_4N_2M_0$

Ⅲ$_c$期　　任何 T N_3M_0

Ⅳ 期　　任何 T 任何 N M_1

六、治疗

（一）综合治疗原则

乳腺癌是一种全身性疾病,其治疗原则是根据病人的年龄、月经状态、疾病分期、原发肿瘤的分级、雌激素和孕激素受体情况以及细胞增生能力和 HER-2 基因表达水平等情况,采用手术治疗、放射治疗、化学治疗、内分泌治疗及靶向治疗的综合治疗。放射治疗作为局部的治疗手段,包括预防性、根治性和姑息性的治疗方法。不同期别的乳腺癌治疗方法也不尽相同。

1. 手术治疗

（1）根治术:切除全部乳腺组织、胸大肌、胸小肌及清除腋窝淋巴结。

（2）改良根治术:切除全部乳腺组织及清除腋窝淋巴结,保留胸大肌、胸小肌。

（3）保乳手术:原发灶的广泛切除及清除腋窝淋巴结。

（4）乳腺癌术后的乳房重建:乳腺癌根治术后造成的乳房缺失大大影响女性的整体美感,亦给其精神造成很大压力,为弥补这种缺憾,乳房的重建就很重要。重建方式:

1）按照时间分为三种:①即时重建:即在切除乳房同时进行重建;②二期乳房重建:即乳房切除一段时间后再进行重建;③延迟至即时重建:即在以上两种时间之间进行,即在乳房切除时放入皮肤软组织扩张器进行扩张,过一段时间后植入永久型假体。

2）按照手术方式:①假体植入乳房重建:即植入假体进行乳房重建;②自体组织移植进行乳房重建即利用自体的肌皮瓣移植进行乳房重建,目前使用较多的是背阔肌肌皮瓣和腹直肌肌皮瓣。

（5）前哨淋巴结活检:各种手术的并发症中,以患侧上肢淋巴回流障碍,导致上肢水肿功能受限最为突出,为减少发生这类并发症,自 1993 年提出前哨淋巴结的概念后,前哨淋巴结活检已成为乳腺癌手术治疗的必要组成部分,它可以获得足够的乳腺癌分期信息,有效的评估腋窝淋巴结状态。当前哨淋巴结阴性时,前哨淋巴结活检可替代腋窝淋巴结清除,使得大部分病人免于清除腋窝淋巴结之苦。

2. 化学治疗

（1）新辅助化疗;即对肿瘤较大手术困难或不可手术切除的局部晚期乳腺癌,先化疗使肿瘤缩小后易切除或使不可手术的变为可手术,或可使手术切除范围缩小甚至可进行保乳术。

（2）辅助化疗:乳腺癌是全身性疾病,术后的辅助化疗在乳腺的系统治疗中占有很重要的地位。

（3）化疗药物:目前使用较多的是蒽环类药物、紫杉类药物、卡培他滨、吉西他滨等。

目前按照不同的分子分型乳腺癌进行辅助化疗已在逐渐应用。

3. 内分泌治疗　内分泌治疗主要是通过降低体内雌激素水平或抑制雌激素的作用。

（1）手术:双侧卵巢切除术,由于其疗效确切,且带来的绝经症状病人易接受,使其成为激素敏感型乳腺癌内分泌治疗的重要选择之一。

（2）激素药物治疗:雌激素、孕激素及雄激素等。

（3）选择性雌激素受体调节剂:主要是抑制雌二醇对肿瘤细胞的 DNA 表达和生长代谢的特异性刺激而起效。如他莫昔芬。

（4）芳香化酶抑制剂:绝经后女性的卵巢萎缩,雌激素主要是在外周组织由肾上腺分泌的雄激素前体雄烯二酮转变而来,芳香化酶是这一过程的关键酶、限速酶,芳香化酶抑制剂就是通过作用于芳香化酶达到阻断雌激素合成的目的。药物有非类固醇类如阿那曲唑和来曲唑等,类固醇类如依西美坦等。

（5）促黄体激素释放激素类药物:可通过负反馈的作用来抑制垂体功能而起到“药物切除卵巢”的作用,抑制雌激素的分泌,可用于绝经前乳腺癌术后的辅助治疗。如戈舍瑞林、亮丙瑞林等。

4. 分子靶向治疗　人表皮生长因子受体 2（HER-2）与乳腺癌关系密切,是乳腺癌治疗的重要靶点及判断预后的重要指标之一。HER-2 过表达的病人预后较差,复发风险显著提高,其检测方法有免疫组化（IHC）和荧光原位杂交（FISH）,如有过表达推荐使用靶向治疗。如曲妥珠单抗、拉帕替尼、帕妥珠单抗等。

（二）放化疗的时序

1. 先放射治疗后化学治疗方案适用于切缘阳性、以局部复发为主的高危病人,理由是通过放射治疗控制局部复发、降低远处转移的危险。一般情况下,当手术切除完整,病人具备辅助放射治疗指征时,建议术后 2~4 周即开始放射治疗;当切缘阳性时,一般应重新手术切除直到切缘阴性。

2. 先化学治疗后放射治疗的方案适用于远处转移高危病人。具备下列条件者应先给予化学治疗:

（1）区域淋巴结转移;

（2）临床检查证明或高度怀疑远处转移;

（3）肿瘤分化差、恶性度高。化学治疗不仅能够消灭微小转移病灶,而且能够减少局部肿瘤负荷。

3. 同步放化综合治疗的主要优点是可以尽早杀死微小转移灶,缩短总的治疗时间,同时,化学治疗药物还可以作为放射治疗的增敏剂以提高疗效。但同步放化疗进行时的主要问题是正常组织的毒性。

目前,对不良预后因素较多的乳腺癌病人,术后不宜过晚开始放射治疗,如有条件最好行同步放化疗。

（三）根据乳腺癌分子分型的治疗策略（表4-8-1）

表4-8-1　乳腺癌分子分型及治疗策略

分子分型	基因表达谱	免疫组化表型	治疗策略
腔面 A 型（Luminal A）	ER 和（或）PR 基因高表达,增殖相关基因低表达 HER-2 基因未过度表达	ER 阳性和（或）PR 阳性、HER-2 阴性、Ki67<14%	内分泌治疗
腔面 B 型（Luminal B）	ER 和（或）PR 基因高表达,增殖相关基因低表达 HER-2 基因高表达	腔面 B 型（HER-2 阴性）ER 阳性和（或）PR 阳性、HER-2 阴性、Ki67≥14%	内分泌治疗±细胞毒化疗
		腔面 B 型（HER-2 阳性）ER 阳性和（或）PR 阳性、HER-2 阳性、Ki67 任何水平	内分泌治疗+细胞毒化疗+抗 HER-2 治疗
HER-2 过表达型	ER 和（或）PR 基因未过度表达,HER-2 基因高表达	ER 阴性、PR 阴性、HER-2 阳性	细胞毒化疗+抗 HER-2 治疗
基底样型（三阴性）	ER、PR、HER-2 基因均低表达,EGFR 等基底样基因高表达	ER 阴性、PR 阴性、HER-2 阴性、CK5/6 阳性和（或）EGFR 阳性	细胞毒化疗

七、放射治疗

（一）总的适应证

1. 乳腺功能保全手术后即保乳术后的病人;

2. 根治术或改良根治术后,原发灶为 T_3 或腋窝淋巴结转移数≥4 的病人;

3. 不论采用哪种手术方式其切缘阳性或有肉眼可见的残存病灶者;

4. 腋窝淋巴结≥3cm,淋巴结包膜或淋巴管受侵;

5. 局部晚期不能手术切除的病人;

6. 炎性乳腺癌。

（二）治疗方法

1. 早期乳腺癌的保乳术后放射治疗　Ⅰ、Ⅱ期乳腺癌的保乳手术加上术后的放射治疗是目前乳腺癌治疗的主要方法之一,其原理是用手术切除乳腺原发病灶,用放射治疗控制乳腺内的亚临床病灶,不但保留了完整乳房,还达到了病人的美容效果和功能。这种综合治疗方法无论在长期生存率方面还是在局部控制率方面,其疗效与根治术或改良根治术相同。

目前做保乳术后的全乳腺照射时,常规应用两侧切线野加楔形板的照射技术,由此引起远期并发症的发生率并不高,但是由于乳腺外形的变化使得乳腺靶区内的剂量分布不均匀,同时为最大限度地保护心脏及肺功能,故应尽量采用三维适形放射治疗及调强适形放射治疗。

（1）照射靶区范围:

1）腋窝淋巴结未清扫者,照射范围应包括乳腺、胸壁、同侧腋窝及锁骨上淋巴结。

2）腋窝淋巴结已清扫者,照射范围应依腋窝淋巴结转移情况而定。腋窝淋巴结无转移或转移淋巴结数≤3,只照射乳腺和胸壁;腋窝淋巴结转移数≥4,应照射乳腺、胸壁、锁骨上和腋顶淋巴结。

3）腋窝淋巴结仅作低位取样者,淋巴结阳性时应照射腋窝淋巴结。

（2）射野设计：

1）乳腺切线野：上界为第一肋间隙下缘，外界应为腋中线，下界为乳房皱襞下2cm，内界为中线或中线旁3cm（内乳区另外设野照射时）。照射前进行乳腺CT扫描，CT扫描时要包括全乳房轮廓，层面包括上下界，其中要有通过乳头的层面。

2）锁骨上区：下界为第一肋间隙下缘，与切线野上界相邻，内界为中线沿胸锁乳突肌内缘达环甲沟水平作为上界，外界为肱骨头内侧缘。

（3）治疗计划的制定：乳腺切线野：采用CT扫描的图像进行TPS，并设计照射野的大小及入射角度，为减少肺的受量，可采用对穿切线射线束，中心轴均向外，使横断面上的照射野线束下缘交互在同一平面上。也可采用非对称光栏技术，即关闭一半光栏，使两射野束中心轴成180°，同时注意切线野的外界要超过乳头至少1cm，内界包括肺组织应小于2cm。

（4）放射源的选择：以高能量X线为宜。用更高能量的X线照射时，由于在接近皮肤的乳腺浅层区域内形成低剂量区可影响疗效。早期乳腺癌皮肤侵犯的概率相当低，因此一般照射时不必加填充物，否则皮肤剂量过高将引起皮肤的放射反应。对乳腺原发灶追加剂量以适当能量的电子线为宜，或采用后装组织间插植照射。对锁骨上、腋窝淋巴引流区可采用高能量X线进行治疗。如果锁骨上是预防照射，达DT40Gy后应改用6~12MeV电子线。电子线的能量可根据胸部CT测量厚度进行选择。内乳野混合线的比例可以按高能量X线给予总剂量的1/3，电子线给予总剂量的2/3来匹配，要预防皮肤湿性反应的发生。

（5）剂量：对于保乳手术，术后整个乳腺接受的剂量为DT 46Gy/4.5周。使用楔形板可使乳腺内剂量分布均匀，否则胸壁与乳房顶点之间剂量相差5%~10%。切线野照射结束后，对原发灶部位要给予DT 10~16Gy的增量治疗。增量治疗可采用电子线照射或^{192}Ir组织间插植两种方法，目前多采用简便易行的电子线照射。

关于全乳放疗的剂量，NCCN指南2013版在常规放疗的基础上把大分割即42.5Gy（2.66Gy×16）也列入了可选的放疗方式。

由于放疗设备的不断更新和新技术的广泛应用，调强放疗（IMRT）技术已经逐渐应用于乳腺癌保乳术后的放疗，其优点是受照射靶体积内剂量分布均匀，心脏、肺及对侧乳腺等受照范围明显减少，肺的并发症概率从14.7%降至0.6%，心脏的并发症概率从2.1%降至0.5%，同时可以降低毒性，改善美容效果。目前主要应用的调强技术有静态调强及弧形调强等。另外IMRT可完成临床的同步推量，缩短了总疗程的时间，乳腺局部照射野和淋巴引流区域照射野可在同一靶区内，避免了相邻野的冷热点问题（图4-8-4，图4-8-5/文末彩色插图4-8-4，插图4-8-5）。

（6）部分乳腺照射（partial breast irradiation，PBI）：对于靶区勾画目前尚无统一标准，GTV是确定乳腺原肿瘤局部切除术后所形成的术腔，即在相应的影像学图像上或术中所置银夹所标记的范围，且术腔中放置的银夹是GTV确定的主要参照物，因此，术后应在尽量短的时间内行CT模拟定位扫描，结合CT显示的术腔和银夹显示的瘤床范围确定GTV。CTV一般在GTV基础上外放10mm，计划靶区（PTV）主要考虑呼吸运动造成的靶区位移及摆位误差，PTV在CTV基础上外放10mm即可。同时勾画重要器官和结构（包括肺组织、心脏、大血管等）。

NCCN指南2015版关于放疗内容作了更新

1）加速部分乳腺照射（accelerated partial breast irradiation，APBI），即对于某些早期乳腺癌病人来说APBI局部控制率与标准的全乳放疗相当，但因数据有限且研究尚在进行中，故目前不推荐在临床试验以外将APBI作为常规治疗，同时病人要满足以下条件：

①≥60岁的女性；

②不携带BRCA1/2突变；

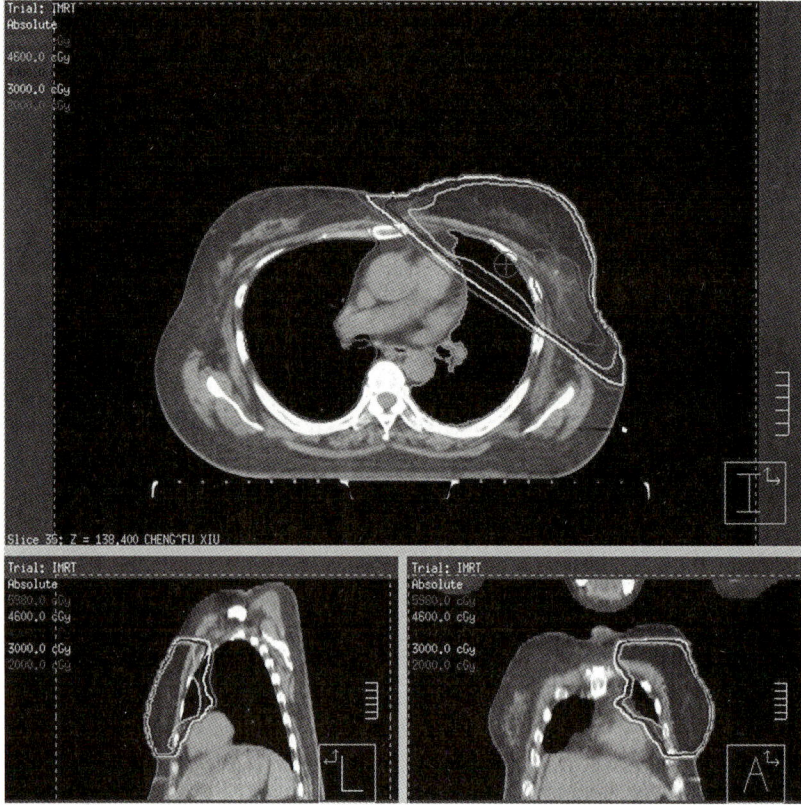

图 4-8-4　乳腺调强剂量分布

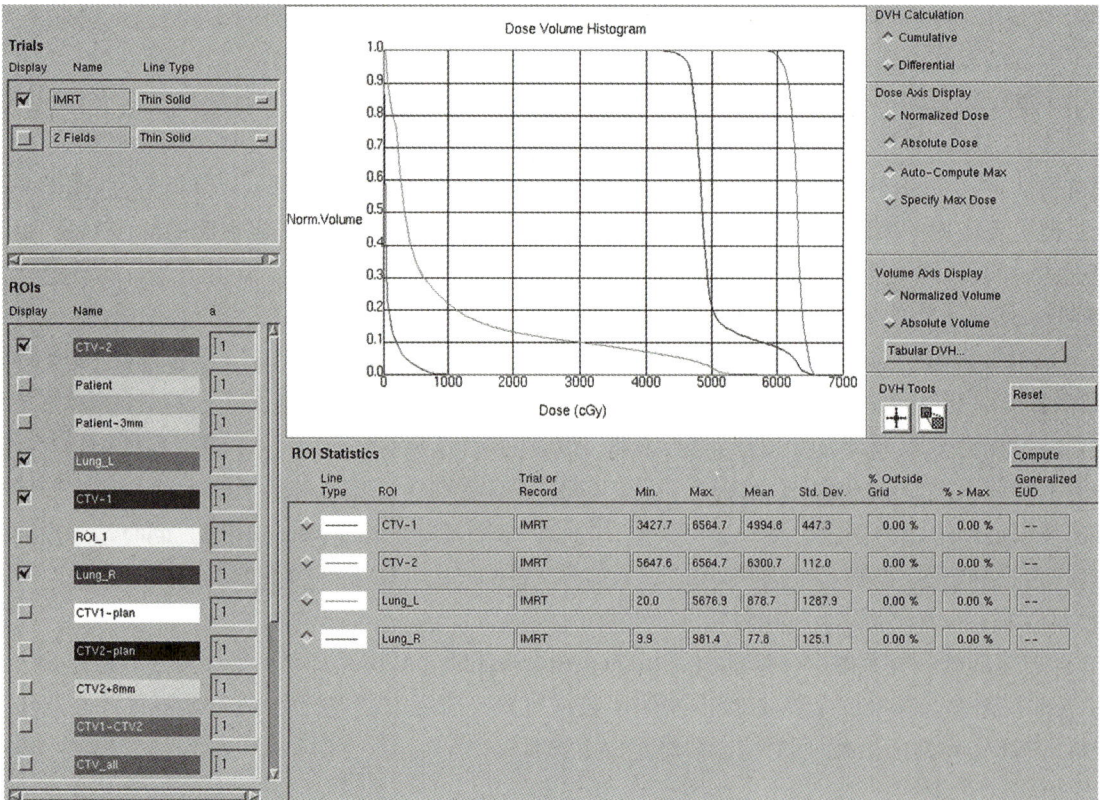

图 4-8-5　乳腺调强的 DVH

③已接受手术的 T_1N_0ER 阳性乳腺癌；

④组织类型为浸润性导管癌或具有良好预后因素导管癌，不伴广泛导管内癌成分，不伴小叶原位癌切缘阴性。

剂量可采用近距离放射剂量 34Gy，10 次分割，每日 2 次给予；或光子外照射剂量 38.5Gy，10 次分割，每日 2 次给予。

2）对于新辅助化疗的病人其放疗适应证也应根据新辅助治疗前或治疗后的肿瘤特征最差分期来决定。

2. 乳腺癌根治术或改良根治术后放射治疗 乳腺癌根治术或改良根治术后，局部和区域淋巴结复发是治疗失败的主要原因。术后放射治疗可以降低局部和区域淋巴结复发率，提高治愈率。

（1）适应证：目前认为乳腺癌术后，在普遍接受辅助性化学治疗或内分泌治疗的前提下，术后放射治疗主要适用于局部和区域淋巴结复发高危病人。

1）T_3 或腋窝淋巴结阳性≥4 个；

2）虽仅有 1~3 个淋巴结阳性但腋窝淋巴结清扫不彻底者；

3）淋巴管内伴有癌栓。

（2）照射范围：

1）乳腺原发灶>5cm，皮肤有水肿、破溃、红斑或与胸肌固定者应照射胸壁；

2）腋窝淋巴结阳性≥4 个时，应常规照射胸壁和同侧锁骨上、下区；

3）淋巴管内伴有癌栓者应照射胸壁。

腋窝与内乳区放射治疗疗效不肯定，需待临床进一步验证。

（3）照射野设计：

1）乳腺或胸壁照射野：

上界：在第 2 前肋间（设锁骨上下野时）或平胸骨切迹处（不设锁骨上下野时）；

下界：在乳腺皱褶下 1.5~2.0cm；

内切界：可设在体中线（不包括内乳区时）或过中线向健侧 3cm（包括内乳区时）；

外切界：在腋中线水平。切线深度包括乳腺底部胸壁和部分肺组织，切线野后缘到前胸壁后缘的垂直距离一般在 2.5cm 之内，最好不超过 3cm，以避免过多的肺体积受到照射。切线野的高度要超过乳头 2cm 以上（图 4-8-6）。射野需照射完整的乳腺，在放射治疗时应使乳腺及胸壁得到均匀的高剂量照射而不引起心、肺的放射性损伤。

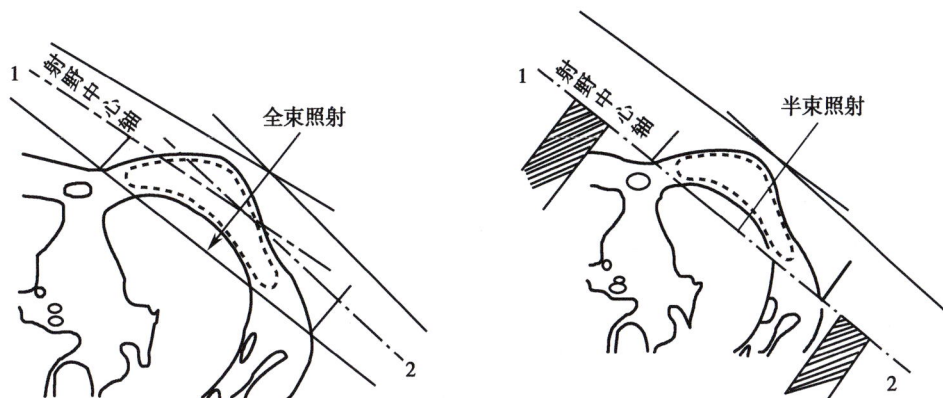

图 4-8-6 乳房和胸壁切线野

2）锁骨上下野：

上界：平甲状软骨下缘；

外界：至喙状突内缘；

下界：平第 2 前肋；

内界：在正中线上向上沿胸锁乳突肌内缘直达甲状软骨下缘。为保护气管、食管和脊髓,机架可向健侧偏 15°角(图 4-8-7)。

3）腋窝野：对腋窝淋巴结未做清扫或转移数目较多并有融合和外侵而清扫不彻底时,可进行腋窝区照射。腋窝野可与锁骨上下野联合照射。

内界：从胸骨柄过中线 1cm 向上沿胸锁乳突肌内缘达甲状软骨下缘水平；

上界：从甲状软骨下缘横行到肩关节沿肩缘向外,尽量保护肱骨头；

下界：在第 2 肋软骨水平,前野向健侧呈 15°角照射(图 4-8-8)。

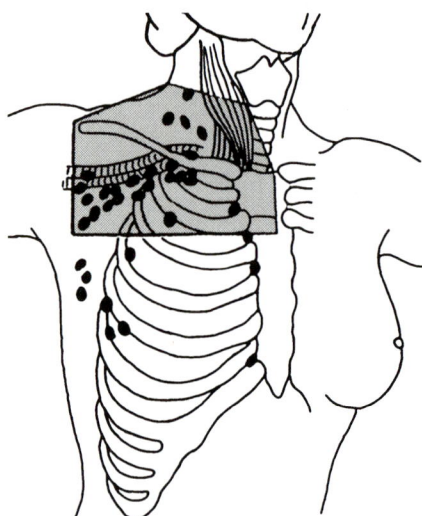

图 4-8-7　锁骨上下野

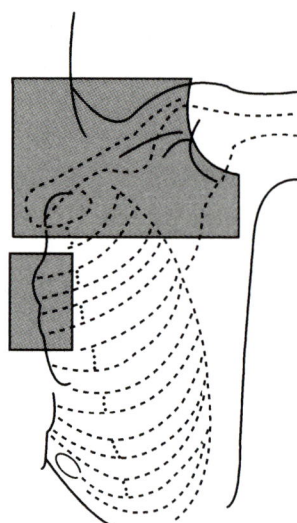

图 4-8-8　腋锁联合野

4）腋后野：为了使腋窝区照射剂量均匀,还可以设腋后野。病人取俯卧位在模拟机下按骨性标志定位。

上界：在锁骨上缘；

内界：沿胸廓走行进入肺野 1～1.5cm；

外界：从锁骨肩峰端向下包括肱骨头的内侧缘,肱骨头要给予保护；

下界：与锁骨上野下界相同(图 4-8-9)。

（4）放射源的选择：乳腺癌根治术或改良根治术后胸壁的厚度一般在 1.5～2cm 之间,以 6MeV 电子线为宜,如果胸壁厚度为 2～3cm 用 9MeV 电子线,4～5cm 用 15MeV 电子线为宜。电子线的皮肤量较低,可在胸壁皮肤上隔日加用填充物方法提高皮肤量。对锁骨上、下淋巴引流区可采用 ^{60}Co-γ 线或 4～6MV-X 线及电子线混合进行治疗。

（5）剂量：根治术后或改良根治术后胸壁的预防剂量为 DT46～50Gy/4.5～5 周/23～25 次,2Gy/次,5 次/周。如果切缘阳性,对原发灶部位增量 DT10～15Gy/5～8 次。区域淋巴结预防照射时,剂量为 DT50Gy/5～5.5 周/25～28 次,1.8～2.0Gy/次,1 次/天,5 次/周。

3. 局部晚期（Ⅲ期）乳腺癌和炎性乳腺癌的放射治疗　局部晚期乳腺癌(local advanced breast cancer,LABC)的定义是指原发病灶直径>5cm(T₃)或有皮肤、胸壁粘连固定(T₄)和(或)区域淋巴结互相融合（N_2 或 N_3）的但尚无远处转移的乳腺癌。根据以上标准，LABC 主要是指 III$_a$ 期和 III$_b$ 期的乳腺癌。而炎性乳腺癌（T_{4d}）的临床特性和生物学行为都与普通 LABC 有所不同，且预后更差，故将炎性乳腺癌作为 LABC 的一种。另外，II$_b$ 期（T_3N_0）乳腺癌在治疗原则上与 LABC 有相似之处，因此这部分的乳腺癌亦归入 LABC 的行列。对于这部分病人总的治疗原则应为综合治疗，任何一种单独的治疗方法均不能获得好的疗效。

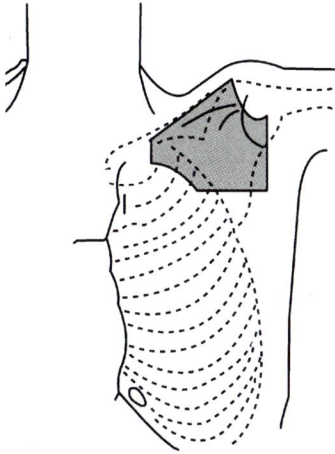

图 4-8-9　腋后野

局部晚期乳腺癌治疗失败的原因主要是远处转移。LABC 的治疗应采用包括放、化疗和手术在内的综合治疗。辅助性全身治疗和局部治疗相结合成为局部晚期乳腺癌治疗的新模式，可以有效杀灭亚临床肿瘤播散病灶，并可因此提高乳腺癌病人的长期生存率和无瘤生存率。

（1）LABC 目前普遍采用的治疗方案为新辅助化学治疗 3~4 个周期后行手术及放射治疗，其照射范围及方法同保乳术后的放射治疗，最后再给予辅助化学治疗。乳腺癌病灶切除术后的辅助放射治疗有助于杀灭局部组织中残余的肿瘤组织和细胞。经新辅助化学治疗后保乳率在 28%~68% 之间，经综合治疗其 5 年生存率为 35%~76%。

（2）对于那些未能有效切除肿瘤的 LABC 病人因放射治疗能有效地提高局部控制率，故常是其唯一可采用的治疗手段，其照射范围应包括乳腺、腋窝及锁骨上，全乳腺照射剂量为 DT 50~60Gy/4.5~5 周，然后缩野对残存病灶作追加剂量照射。依据残存病灶大小，追加剂量在 DT 10~15Gy。淋巴引流区的剂量为 DT 46~50Gy/4.5~5 周，然后针对肿大的淋巴结追量照射 DT 10~15Gy。LABC 皮肤及皮下区肿瘤侵犯的概率大，放射治疗时应适当提高皮肤及皮下区的剂量。

（3）经化学治疗后若肿瘤缩小可行根治术或仿根治术，术后应照射胸壁和淋巴引流区。疗前临床分期为 III$_b$ 期或更晚期别的病人或术后淋巴结转移>4 个者应行以胸壁和锁骨上为主的放射治疗，其方法同根治术后。

4. 乳腺癌术后复发与转移的处理

（1）保乳治疗后的局部复发和区域淋巴结转移：

1）临床特点：保乳治疗后的局部复发绝大多数在原发肿瘤的瘤床附近，只有 1/4 病例的复发出现在另外的象限。腋窝清扫的病人常发生锁骨上转移；而未接受腋窝清扫的病人多出现腋窝复发，同时合并远处转移者少见。

2）治疗与预后：当无远处转移时，补救性的乳房切除术是同侧乳房复发的主要治疗方法，疗效与未复发病人相当。孤立的腋窝淋巴结复发可采用补救性腋窝清扫，疗效较好。锁骨上淋巴结转移者预后差，必须采用综合治疗。这种复发并不提示疾病有广泛的播散，主要的预后因素是从初次治疗到复发的无病时间。

（2）根治术后的局部复发和区域淋巴结转移：

1）临床特点：根治术后孤立的局部复发和区域淋巴结转移率为 3%~27%，最常见的复发部位是胸壁，约占半数以上，其次是锁骨上区，腋窝淋巴结复发少见。

2）治疗与预后：根治术后局部复发的治疗原则是手术切除、放射治疗、全身化学治疗及内分泌治疗。放射治疗在复发的治疗中有很重要的地位，手术后放射治疗效果更佳。初次接受放射治疗的病人，由于局部胸壁照射的复发率高，应使用全胸壁照射。孤立的锁骨上区或内乳区复发时，因随后的胸壁复发率高，应作胸壁预防性照射，但在孤立性腋窝复发则没有发现胸壁照射的意义。接受完整复发灶切除的病例，常规放射治疗 DT50Gy 可获得 90% 的局控率。未经手术切除或手术不彻底的病例，需要 DT

60Gy 以上才能达到局部控制的目的。对放射治疗后病人的复发应使用局部野。

乳腺癌的局部区域性复发病人的系统辅助治疗是一个十分复杂的问题,必须从原发灶和复发灶的各项预后因素、既往化学治疗、内分泌治疗疗效等作综合分析。与保乳治疗的同侧乳房复发不同,根治术后的胸壁复发将明显增加远处转移的发生率,且预后差。

(3)乳腺癌远处脏器转移:远处脏器转移在乳腺癌病人中非常常见,其中以骨、肺、肝及中枢神经系统居多。此时的放射治疗目的是姑息性的,主要是缓解症状、减轻病人痛苦、改善生活质量。对骨和脑转移者,放射治疗应是首选、有效地局部治疗方法。

八、放射治疗的不良反应及处理

(一)皮肤反应与皮下组织纤维化

乳腺癌在放射治疗过程中皮肤都会出现不同程度的改变。绝大多数病人都会发生干性皮炎和色素沉着,这种变化不需要特殊治疗。嘱病人保持皮肤清洁、干燥,不要涂抹有刺激性的药物和穿比较硬的衣服,有瘙痒时不要挠,可涂些含有 SOD 的软膏。

湿性皮肤反应表现为水疱,水疱破裂后有渗出、表皮脱落。此时要立即停止放射治疗,保持病变局部通风、干燥、避免感染,局部涂些软膏,用维斯克气雾剂等。一般 2~4 周可以治愈。

湿性反应在腋窝淋巴引流区放射治疗时易出现,该区由于手术后血液循环不好,再加上不易保持干燥;乳头区用电子线进行照射时也容易出现。这些部位湿性反应的治疗要以预防为主。

对后期出现的皮肤及皮下组织的萎缩和纤维化没有任何治疗办法,以按摩和功能锻炼为主。

(二)乳房纤维化

放射治疗后常见的并发症是皮下纤维化和乳腺组织萎缩,从而对美容效果造成影响,照射的总剂量和分割剂量是影响其发生的主要因素。乳房的放射反应随总剂量的增加而增加,美容效果也随之下降,DT50Gy 时有 85% 的病人可以保持良好的美容效果,剂量达到 DT62Gy 时则下降为 20%;分割剂量超过 2Gy 时也会增加纤维化的发生。因此治疗尽量在肿瘤切除后,减少放射治疗的剂量,必要时配合后装插植治疗。

(三)放射性肺炎和肺纤维化

放射性肺炎常发生在放射治疗中或放射治疗后 3~6 个月,临床表现有咳嗽、咳白痰和发热,严重者出现胸闷、气短,放射性肺炎可逐渐发展为肺纤维化。

如果胸壁采用切线照射、三维治疗计划精确计算及瘤床用电子线补量等措施,放射性肺炎的发生率明显下降。适形放射治疗能显著改善乳腺癌术后放射治疗剂量分布的均匀性,同时肺的受量降低了 10%。对于左侧乳腺癌,心脏受量可减少 25%,肺受量可减少 30%,对侧乳腺受量可减少 42%,周围软组织受量可减少 31%。放射性肺炎的发生率与受照射的肺体积有关:CLD<2cm,放射性肺炎的发生率为 2%;CLD 2~3cm,放射性肺炎的发生率为 8%;CLD>3cm,放射性肺炎的发生率为 14%。所以,胸壁切线照射时应尽量地把 CLD 控制在 2cm 以内。即使出现受照射胸膜和肺野的纤维化,由于体积较小也不会给病人带来太多的不便。对既往有肺部慢性疾病的病人,这种并发症要给予足够重视。

(四)放射性心脏炎

心脏受到照射后可诱发心包炎、全心脏炎和冠状动脉疾患,特别是左侧乳腺癌内乳区用高能射线照射时可发生放射性心脏病,其发生率与是否并用阿霉素的化学治疗以及心脏受照射体积有关。

急性期表现为胸闷、气短、心率加快,偶尔听到心包摩擦音,继之出现心包积液,晚期可发生心包缩窄,治疗非常困难。

由于近年来内乳区采用电子线为主的照射,胸壁采用切线照射,心脏的损伤是完全可以避免的。

(五)放射性臂丛损伤

臂丛神经损伤的发生率并不高,它是区域淋巴结放射治疗后可能发生的并发症。发生率与放射治疗剂量、是否做了二次放射治疗以及与化学治疗并用有关。放射治疗剂量在 DT50Gy 以下而不合并化学治疗的发生率为 0.4%，并用化学治疗的发生率为 4%。如果放射治疗剂量增加到 DT50Gy 以上而不合并化学治疗的发生率为 3%，并用化学治疗的发生率为 8%。单次剂量 1.8Gy 要比 2Gy 时的发生率低。

臂丛神经麻痹的治疗方法包括皮神经的电刺激、神经松解术以及物理疗法和非类固醇、类固醇药物等，但疗效并不理想。

放射治疗引起的臂丛神经损伤要与肿瘤复发转移所致的臂丛神经压迫症状进行鉴别。前者有放射治疗病史且给予的放射治疗剂量较高或者做过二次放射治疗，局部出现放射性纤维化而触及不到明确肿物是其特点。胸部 CT 和局部彩超对鉴别也会有帮助。

（朱　莉）

第一节　概述

中枢神经系统肿瘤包括发生在颅内及椎管内的肿瘤,按发生方式分为原发性和继发性两大类。原发性颅内肿瘤是指发生在脑组织、脑膜、垂体及胚胎残余组织的肿瘤。继发性颅内肿瘤指身体其他部位的恶性肿瘤转移或侵入颅内形成的转移性肿瘤。颅内肿瘤的病因尚未完全清楚,发病诱因有损伤、射线、化学物质及病毒感染等因素。

颅内肿瘤以星形细胞瘤发病率最高,脑膜瘤处于第二位,其次为垂体腺瘤、转移瘤等。成人与儿童颅内肿瘤的发病各有其特点:①儿童以后颅窝及中线肿瘤较常见,如低度恶性星形细胞瘤、髓母细胞瘤、颅咽管瘤及室管膜瘤;②成人则以大脑半球胶质瘤最多见,如星形细胞瘤、胶质母细胞瘤;③老年人以胶质母细胞瘤和转移瘤多见。

颅内肿瘤好发部位以大脑半球最多见,其后依次为蝶鞍区、小脑、脑桥小脑脚、脑室内和脑干。不同的肿瘤有不同的好发部位:脑胶质瘤好发于大脑半球;髓母细胞瘤好发于小脑蚓部;室管膜瘤好发于脑室壁;颅咽管瘤好发于鞍上区;神经鞘瘤好发于脑桥小脑脚;脊索瘤好发于斜坡。肿瘤的预后取决于肿瘤的性质、生长部位、治疗手段以及治疗是否及时和彻底。

一、应用解剖

（一）脑的组成

脑位于颅腔内由大脑、间脑、脑干、小脑及延髓五个部分组成。小脑幕将脑分隔为幕上和幕下两个区域。幕上包括大脑、鞍区和松果体区,幕下包括中脑、脑桥、延髓和小脑。

（二）脑脊液及其循环途径

脑脊液无色、透明,充满脑室和蛛网膜下腔,成人总量125ml左右,大部分由侧脑室的脉络丛通过透析作用分泌形成(平均500ml/24h),在脑室和蛛网膜下腔循环。

脑脊液在中枢神经系统内起淋巴液的作用,运送营养物质至脑细胞并带走其代谢产物。蛛网膜下腔内的脑脊液有防止和缓冲撞击的作用,减轻对脑和脊髓的震荡。颅内恶性程度高的肿瘤可经脑脊液循环进行播散。

（三）脑神经

12对脑神经属于周围神经,但它们均与脑中枢神经紧密相连,颅内占位病变若位于12对脑神经与脑相连的部位或其颅内部位,会导致相应区域神经功能障碍和临床表现及体征(表4-9-1)。

表4-9-1　脑神经进出颅、连接脑部位及功能简表

	名称	性质	连接脑的部位	进出颅的部位	损伤症状
Ⅰ	嗅神经	感觉性	端脑	颅前窝筛孔	嗅觉障碍
Ⅱ	视神经	感觉性	间脑	颅中窝视神经管	视觉障碍
Ⅲ	动眼神经	运动性	中脑脚间窝底	眶上裂	眼外斜视,上睑下垂、光及调节反射消失
Ⅳ	滑车神经	运动性	中脑背面-大脑脚-中脑腹侧	眶上裂	眼不能向外斜视
Ⅴ	三叉神经	混合性	脑桥外侧部	第一支眼支:眶上裂 第二支上颌支:圆孔 第三支下颌支:卵圆孔	感觉障碍、咀嚼肌瘫痪、萎缩、张口偏向患侧
Ⅵ	展神经	运动性	脑桥下缘	眶上裂	眼内斜视、外展不能
Ⅶ	面神经	混合性	脑桥小脑三角处	内耳门-茎乳孔	额纹消失、口角歪斜、鼻唇沟变浅、眼不能闭合等。舌前2/3味觉障碍,分泌运动障碍
Ⅷ	位听神经	感觉性	脑桥小脑三角处	内耳门	眩晕、眼球震颤等,听力障碍
Ⅸ	舌咽神经	混合性	延髓	颈静脉孔	舌后1/3味觉丧失,感觉障碍,咽反射消失,腮腺分泌障碍
Ⅹ	迷走神经	混合性	延髓	颈静脉孔	咽喉运动障碍,声音嘶哑,运动分泌障碍,心率加快,感觉障碍
Ⅺ	副神经	运动性	延髓	颈静脉孔	胸锁乳突肌、斜方肌瘫痪
Ⅻ	舌下神经	运动性	延髓	舌下神经管	舌肌萎缩、瘫痪,伸舌偏向患侧

二、病理

（一）大体分型

颅内肿瘤的生长方式分为扩增性生长及浸润性生长,或二者兼而有之,其中胶质细胞瘤为浸润性生长,脑膜瘤、垂体瘤等为扩增性生长,而良性胶质细胞瘤的生长方式属于二者兼有。

1. 扩张型　肿瘤生长活跃,瘤细胞容易集结在一起,形成块状。如不受空间的限制肿瘤往往可呈球状,如空间狭窄亦可呈灌铸状生长,脑膜瘤及生长较快的胶质瘤常属这一类型。

2. 浸润型　由于瘤细胞浸润能力强,分泌蛋白酶类物质,使周围组织失去抵抗能力,而浸润周围脑组织,肿瘤与周围正常组织无明显界限,交错混杂在一起,胶质瘤具有此特性。

3. 弥散或多灶型　彼此间不相联系的独立病灶,无时间顺序,多为继发性颅内肿瘤或少见的多发性脑膜瘤。

（二）颅内肿瘤的分类

WHO 于 2000 年公布的中枢神经系统肿瘤分类如下:

1. 神经上皮起源的肿瘤　星形细胞瘤、少突胶质瘤、混合胶质瘤、室管膜肿瘤、脉络丛肿瘤、起源不明的神经胶质瘤、神经母细胞起源的肿瘤、松果体肿瘤、胚胎性肿瘤。

2. 外周神经起源的肿瘤　雪旺氏细胞瘤(神经鞘瘤)、神经纤维瘤、神经束膜瘤、恶性外周神经鞘膜肿瘤。

3. 脑膜起源的肿瘤　脑膜上皮细胞起源的肿瘤(脑膜瘤)、间叶起源的非脑膜上皮肿瘤、脑膜原发性黑色素细胞性病变、组织起源不明的肿瘤。

4. 淋巴细胞造血组织肿瘤　恶性淋巴瘤、浆细胞瘤、颗粒细胞肉瘤。

5. 生殖细胞起源的肿瘤　生殖细胞瘤、胚胎瘤、绒毛膜上皮癌、畸胎瘤、混合性生殖细胞肿瘤等。

6. 鞍区肿瘤　垂体瘤、颅咽管瘤、生殖细胞瘤。

7. 转移性肿瘤

（三）好发部位

发生于颅前窝、颅中窝、大脑半球、鞍区、侧脑室及第 3 脑室的肿瘤称为幕上肿瘤。发生于小脑幕以下的小脑半球、小脑蚓部、第 4 脑室内、脑桥小脑脚及桥延髓处的肿瘤称为幕下肿瘤。成人及 1 岁以下的婴儿好发幕上肿瘤,1～12 岁儿童以幕下肿瘤较多见。

三、临床表现

颅内肿瘤的临床表现分为两大类:颅内压增高症状与体征、神经系统定位症状与体征。

（一）一般症状

1. 颅内压增高症状　颅内压增高"三联征"即头痛、呕吐、视力障碍。90% 以上病人均可出现颅内压增高症状,一般呈进行性加重。颅高压出现的早晚主要取决于:①肿瘤生长的部位;②肿瘤生长的速度;③脑水肿的程度;④全身症状的好坏。

头痛是由于颅内压增高使脑膜血管和神经受刺激及牵拉所致。呕吐是迷走神经和脑干"呕吐中枢"受到刺激所致,呕吐多是喷射状,常伴有头痛,呕吐常见于后颅窝肿瘤和少年儿童病人。视神经乳头水肿与视力减退是颅内压增高的客观征象。早期颅内压增高还可引起精神、意识障碍及胃肠道症状。

2. 脑疝　脑疝是脑肿瘤或脑损伤引起颅内压增高不断加剧的结果,严重危及病人生命。脑疝包括:小脑幕切迹疝、小脑幕上切迹疝、枕骨大孔疝、大脑镰疝、蝶骨嵴疝、脑中心疝等,以前三种常见,临床意义最大。

（1）小脑幕切迹疝临床表现:①早期:颅压高,"三联征"渐明显、意识蒙眬,瞳孔先短暂缩小后渐散大,对侧肢体轻度"硬瘫";②中期:上述临床表现加剧,并伴有生命体征异常;③晚期:即中枢衰竭期,意识完全丧失,双侧瞳孔明显散大,眼球固定,多呈去大脑强直状态,呼吸先于血压、心脏停搏。小脑幕上切迹疝类似于小脑幕切迹疝的临床表现。

(2)枕骨大孔疝(又称小脑扁桃体疝)临床表现:以延髓急性损害症状为主,脑神经与颈神经损害症状次之,伴有严重头痛、呕吐,并阵发性加剧,生命体征改变出现早而明显。呼吸、循环障碍出现较早,而瞳孔变化和意识障碍在晚期才出现,与小脑幕切迹疝相反。

(二)局部症状

局部症状指神经系统的定位症状和体征,是由肿瘤的压迫、浸润和破坏作用引起的,按幕上、幕下两大区域简略描述。

1. 幕上区域　大脑半球肿瘤的临床表现。

(1)额叶肿瘤主要表现为精神症状如人格改变、反应迟钝、记忆力减退甚至丧失、易怒等。

(2)中央区肿瘤包括肿瘤发生在额叶的中央前回、顶叶的中央后回及其他部位,表现为对侧的中枢性面瘫、单瘫及偏身感觉障碍,优势半球受累可出现运动性失语。

(3)顶叶肿瘤以感觉障碍为主,以定位感觉及辨别感觉障碍为特征,肢体的位置感觉减退或消失。患侧病变可出现不能计算、失读、失写、定向力丧失。

(4)肿瘤累及顶叶中央旁小叶时,可出现双下肢痉挛性瘫痪及尿潴留。

(5)颞叶肿瘤可出现同向性象限盲或偏盲,也可有感觉性失语,癫痫发作以精神运动性发作为特征,可有幻觉、幻听、幻视等。易发生癫痫的肿瘤部位由高向低依次为额叶、颞叶、顶叶,枕叶最少见。

(6)枕叶肿瘤也可出现幻觉,常以简单的形象闪光或颜色为主,有时对侧同向性偏盲,可出现失认、失读、视野变大或变小等改变。

(7)鞍区肿瘤由于压迫视交叉或一侧视神经或视束,表现相应视野受损,视力下降,此外还常有内分泌功能紊乱、女性闭经、性欲下降、巨人症、肢端肥大症等。

(8)位于中脑导水管开口附近的松果体区肿瘤早期易导致脑脊液循环梗阻,因而多数以颅内压增高为主要的首发症状。

2. 幕下区域

(1)小脑蚓部肿瘤可导致病人出现步态蹒跚,行走时两足分离过远,站立时向后倾斜等。

(2)第四脑室梗阻则出现颅内压增高及脑积水症状。

(3)小脑半球肿瘤有患侧肢体协调动作障碍、语言不清、眼球震颤、肢体肌张力明显减退、腱反射减弱、易向患侧倾倒等。

(4)脑干肿瘤常出现交叉性麻痹,即患侧的脑神经麻痹和对侧的偏瘫。

(5)脑桥小脑脚和延髓肿瘤的临床表现主要为病变同侧第Ⅶ、Ⅷ、Ⅸ、Ⅹ、Ⅺ、Ⅻ脑神经受损的表现和病变同侧小脑半球受损症状。

四、诊断

颅内肿瘤的辅助检查手段很多,重点介绍具有定位、定性、疗效评价、监测复发等常用的检查方法:CT、MRI 和 PET-CT。

(一)CT 检查

CT 检查具有较高的密度分辨率,常能直接显示肿瘤的部位、大小、内部结构、周围组织及结构的改变以及病灶与颅内骨性结构的相对位置关系,为放射治疗计划提供依据。

1. 直接征象　直接显示肿瘤的征象,平扫时肿瘤可呈轮廓清楚或模糊的高密度或低密度影。高密度肿瘤多为实性,低密度肿瘤可为实性也可为囊性,不规则低密度区代表肿瘤内部坏死、液化,CT 值在40Hu 以上时提示肿瘤含钙化成分。增强扫描时因肿瘤处血-脑屏障受损,肿瘤新生血管及其血管通透性增加等原因导致肿瘤有明显的增强效应,提高了肿瘤与周围脑组织的密度差别,更有利于观察肿瘤的形态,还可区分术后改变与肿瘤残存。

2. 间接征象　主要是肿瘤的占位效应引起的继发征象。脑水肿表现为肿瘤周围组织的密度减低区,呈片状或月晕状,无清楚边界。转移瘤常有明显的脑水肿,良性肿瘤则较少有脑水肿。肿瘤增大压迫邻近组织时可表现为脑池和脑沟的移位、变形、缺损、闭塞以及中线结构移位,中线结构包括透明隔、第三脑室、第四脑室等,脑室也可受压变形、闭塞、移位,脑室系统阻塞时表现为脑室增大。

（二）MRI 检查

有助于一般临床诊断、手术及放疗靶区勾画,与正常脑组织相比肿瘤信号可分为高信号、低信号、等信号和混合信号四种,反映肿瘤本身情况以及继发的坏死、囊变、出血、钙化等。转移肿瘤常多发;星形胶质细胞瘤边界不清;生长较快的肿瘤(如Ⅲ、Ⅳ级星形胶质细胞瘤、转移瘤等)中心常出现坏死、囊变;黑色素瘤、绒癌转移瘤易出血;颅咽管瘤、少突胶质瘤易钙化。

在 MRI 图像上,T_1加权像观察解剖结构清晰,T_2加权像显示水肿范围,质子密度影像同时观察肿瘤及水肿情况。具有特殊功能 MRI 检查如:MR 血管造影(MRA)、MR 磁共振波谱成像(magnetic resonance spectrumimaging,MRSI),具有代谢特点的磁共振波谱成像能鉴别肿瘤与坏死残存与复发。

（三）PET-CT 检查

脑肿瘤对^{18}FDG 的摄取量依肿瘤的恶性程度不同而呈现出较大差异,总的表现为高于或低于正常脑灰质两类。前者提示脑瘤摄取^{18}FDG 明显增加,多见于高度恶性脑肿瘤;后者提示脑瘤摄取^{18}FDG 明显减少或不摄取,可见于低度恶性脑肿瘤或脑瘤术后瘢痕形成。

PET-CT 葡萄糖代谢显像(^{18}FDG)在脑肿瘤定位诊断中的价值远不及增强 CT 和 MRI,但在肿瘤良恶性鉴别、疗效评价、监测复发和预后判断等方面有其独特优势,可与 CT、MRI 形成优势互补。

（四）立体定向活检术

在术中核磁引导下的取样,目的是进一步明确诊断。

五、治疗

（一）综合治疗原则

手术治疗的目的在于切除肿瘤,明确诊断,为放化综合治疗及其他治疗提供依据。多数良性肿瘤可经手术治愈,但中枢神经系统肿瘤手术很难彻底切除,所以绝大多数脑瘤病人术后均应补充放射治疗。

（二）放射治疗

1. 适应证

（1）手术不能彻底切除的脑肿瘤(术后残留);

（2）肿瘤位置深在或肿瘤浸润重要功能区域而不能手术切除者,但需有病理证实;

（3）不适合手术切除而放射治疗效果较好的脑肿瘤;

（4）恶性脑肿瘤手术后复发者;

（5）拒绝手术治疗的脑肿瘤病人。

2. 禁忌证

（1）顽固性颅内压增高,没有采取有效的减压措施;

（2）已行大野足量照射后短期内复发者;

（3）心、肝、肾重要脏器功能有严重损害者;

（4）肿瘤晚期,处于恶病质状态,预计生存期<3 个月者。

3. 放射治疗技术及设备　在不具备 3D-CRT 和 IMRT 条件的医院,应慎重选择常规放射治疗技术。

4. 精确放射治疗技术的临床应用　临床应用的原则:第一需认真考虑诊断是否明确;第二是否安全有效。符合这一原则的计划必须做到靶区剂量均匀、准确,使周围未受侵及的重要组织、结构如脑干、脑神经等免受照射或在耐受剂量以内。充分利用新的诊断技术,如立体定向活体检查、超声抽吸及显微外科等获得诊断后再行治疗。

　　SBRT、3D-CRT、IMRT 等技术体现在精确的体位固定及 CT 模拟定位、靶区勾画、计划设计、照射及验证体系等规范化治疗过程。头部 γ-刀单次大剂量治疗更适合直径 3cm 以内的良性脑肿瘤;恶性脑肿瘤直径>3cm 应选择 3D-CRT 或 IMRT 更符合细胞增殖的生物学规律;分次治疗降低脑肿瘤复发;大分割短疗程使正常组织耐受性更好。

　　(1) 脑膜瘤:对蝶骨嵴中、内部的脑膜瘤、鞍结节脑膜瘤、海绵窦旁脑膜瘤,颅底及斜坡的脑膜瘤以及与颅内静脉窦有广泛粘连的脑膜瘤等,由于手术困难、风险大,可以选择立体定向放射治疗。

　　(2) 垂体腺瘤:术后复发、残留或病人拒绝手术,可考虑行立体定向放射治疗。但应注意,在影像学上视交叉与瘤体之间应有 3~5mm 的距离,有视交叉压迫症状的病人应视为相对禁忌,需先行手术解除视交叉受压状况。

　　(3) 颅咽管瘤:有视交叉压迫症状的病人,应首选手术治疗以解除视交叉压迫。应用立体定向放射治疗也可取得较好的治疗效果。

　　(4) 松果体区肿瘤:由于肿瘤位置深在,周围有很多重要结构,外科手术困难较大,且手术并发症和死亡率较高,故立体定向放射治疗开辟了新方法,并取得了较好的治疗效果。注意当有脑脊液循环障碍时,应先行脑脊液分流术以缓解其高颅压。

　　(5) 听神经瘤:立体定向放射治疗对直径小于或等于 30mm 的听神经瘤有其优越性。但部分病人在治疗后或治疗后数年其听力逐渐丧失,究其原因:①肿瘤已直接损害听神经;②听神经长期受肿瘤压迫而难以恢复其正常功能;③治疗使瘤体坏死,但听神经仍然受压迫;④听神经瘤多为神经鞘瘤和神经纤维瘤,对射线敏感性差,疗效不满意。

　　(6) 脑干肿瘤:由于脑干肿瘤多为胶质细胞瘤,手术致残率及死亡率较高,多数情况下应以立体定向放射治疗为首选治疗方法,尤其对边界清楚,直径在 30mm 以内的实质性肿瘤,更应首选立体定向放射治疗。对颅内压高、病情危重的脑干晚期肿瘤,可先行脑脊液分流术后再行 γ-刀和 X-刀治疗。

　　(7) 脑胶质细胞瘤:为中枢神经系统最常见的恶性肿瘤,手术为首选治疗方法。但由于胶质细胞瘤的特殊生物学行为,使手术很难彻底切除,故 3D-CRT 和 IMRT 作为一种辅助治疗手段正起着越来越重要的作用。

　　(8) 颅内转移瘤:随着肿瘤病人生存时间的延长,颅内转移瘤的发生率逐渐升高,常表现为多发、局限、边界清楚且体积较小。由于原发肿瘤的存在或伴随其他部位转移,手术的姑息价值也正在减小。先行全颅放射治疗后,选择微创立体定向放射治疗或无创的 γ-刀治疗显现出较大的优越性,配合其他手段可达到提高病人生存质量、延长病人生命的目的。

　　(9) 其他脑深部肿瘤:对于侵及下丘脑、丘脑和脑室内的肿瘤,如室管膜瘤、髓母细胞瘤等手术效果较差,选择立体定向放射治疗可取得满意的疗效。

　　5. 立体定向放射治疗(SBRT)　　对那些复发、肿瘤边界不清以及病人不能耐受再次开颅手术者,采用多靶点分割和剂量分次的 SBRT(X-刀)治疗效果更好。但是中枢神经系统肿瘤放射治疗中要注意:①选择高能 X 线及面罩固定;②采用 CT 模拟定位;③选择三维适形调强或立体定向等精确放射治疗技术;④常规剂量分割 1.8~2.0Gy/次;⑤最大限度缩小高剂量体积,以避免对周围正常脑组织造成损伤而影响生活质量;⑥如果照射体积必须较大时,一定要注意总剂量不易过高,以避免造成周围组织放射损伤;⑦避免平行对穿野照射,减少照射通路上正常组织的受量,提高肿瘤局部区域剂量,减少放射损伤;⑧应保证健侧结构尽可能避免受到照射,保护其功能,以提高病人治疗后的生存质量(表 4-9-2)。

表4-9-2 SBRT（γ刀与X刀的性能比较）

	γ刀	X刀
放射源	^{60}Co产生的γ射线	加速器产生的X射线
机械定位准确性	0.1~0.3mm	0.2mm±0.1mm
肿瘤大小	<30mm	<50mm
设备费用	国产便宜、进口昂贵	相对较低
使用维修	使用方便,需换^{60}Co源	操作较复杂,维修费用高
治疗模式	有创(头环固定)	无创(面罩固定)
治疗剂量的灵活性	小	大
治疗病灶性质	良性病优势	恶性肿瘤优势
小病灶疗效(<3cm)	好	好
大病灶疗效	一般或较差	较好

放射治疗能打开血-脑屏障有利于化学治疗药物进入脑组织,但可能引起毒性反应加重,故在结合鞘内或全身化学治疗时,应适当降低脑照射剂量。

（三）化疗及放化疗同步

根据WHO分级Ⅰ、Ⅱ级低级别星形细胞瘤推荐放疗同步烷化剂替莫唑胺（TMZ）口服,Ⅲ、Ⅳ级高级别星形细胞瘤指南是强烈推荐放疗联合化疗的综合治疗,并强调在两周内进行。O^6-甲基鸟嘌呤-DNA-甲基转移酶（MGMT）阴性者对烷化剂敏感;1p/19q缺失的间变性星形细胞瘤（anaplastic astrocytoma,AA）/间变性星形-少枝胶质细胞瘤（anaplastic oligoastrocytomas,AOA）对亚硝脲类化疗药敏感。

六、假性进展的认识、诊断及治疗

胶质瘤病人放疗联合TMZ治疗后,常常很快出现原有病灶体积变大或出现新的病变强化的现象,由于这一表现在影像上酷似肿瘤进展,学者称之为假性进展。假性进展属于治疗相关的反应与肿瘤进展无关,其发生率与放射剂量相关。

单纯放疗后有9%的病人可发生假性进展,替莫唑胺同步放、化疗分别有21%和31%的病人出现假性进展。假性进展的发生多见于治疗结束后2个月及数月,且多无临床症状和体征,与传统概念的放射性坏死相比,即使不治疗也可缩小或保持稳定。影像检查PWI、MRS、DWI、FDG-PET对假性进展和肿瘤进展的鉴别帮助不大。

新的带氨基酸的示踪剂如^{11}C-蛋氨酸、^{18}F-乙基酪氨酸对其鉴别有帮助,临床症状和体征不能预测复发和假性进展。如病人无临床症状,原则上应继续原方案治疗或观察,病人有明显临床症状,应考虑活检/手术,在此强调医生临床经验的重要性。

七、基因标记物 MGMT

O^6-甲基鸟嘌呤-DNA-甲基转移酶（O^6-Methylguanine-DNAmethyltransferase,MGMT）是一种从细菌到哺乳类动物机体中都存在的DNA修复蛋白,由于MGMT能够修复被化疗药物烷基化的鸟嘌呤,因而可阻止DNA交联形成,也就是增加了肿瘤细胞对这些药物的耐药性。MGMT启动子甲基化可预测胶质母细胞瘤（GBM）病人生存及预后。临床意义MGMT阴性提示烷化剂药物敏感,临床TMZ同步应用有良好疗效。另外染色体1p/19q缺失可预测间变性星形细胞瘤（AA）/间变性星形-少枝胶质细胞瘤（AOA）

病人对化疗敏感性。建议:有条件的医院要开展 MGMT 蛋白的免疫组化或 MGMT 启动子的甲基化 PCR 检测。

八、放射治疗的不良反应及处理

颅内肿瘤放射治疗的并发症主要有近期反应和远期反应,近期急性反应包括放射治疗过程中的病情恶化、合并感染、脱发、疲劳、乏力、放射性中耳炎或外耳炎及脑水肿,其中放射性脑水肿最为常见。远期反应主要是放射性脑坏死和脑神经损害。

(一)脑水肿

1. 特点 放射性脑水肿发生的主要原因是中枢神经对射线照射的急性炎症反应,其表现是微小血管结构及微循环损伤和管壁通透性的改变,从而造成周围组织水肿。大多发生在照射后 24 小时 ~ 7 天,少数可发生在照射后数月甚至更长时间。临床表现为头痛、恶心、呕吐加重,发热、烦躁不安或昏睡,颅内压增高,严重者可形成脑疝而突然死亡。低剂量照射时反应较局限,高剂量照射时,炎症反应分布广、严重且持续时间长。脑水肿的发生与持续时间除与受照射的体积和剂量大小有关外还与颅内肿瘤的基本情况有关,如肿瘤大小、部位、性质及其他因素等。

立体定向放射治疗所引起的放射性脑水肿较全脑放射治疗严重,尤以单次大剂量的 γ-刀或 X-刀治疗引起的脑水肿持续时间长,有的甚至出现顽固性脑水肿。局部常规照射引起脑水肿的程度最轻。

2. 治疗 一般多发病灶、照射体积较大者,放射治疗后脑水肿的程度也较重。放射性脑水肿应给予脱水降颅压治疗,应用皮质激素能减轻脑水肿及炎症反应。为预防或减轻放射性脑水肿的发生,应注意以下几点:①治疗肿瘤的体积不宜过大,酌情决定分割剂量及总剂量;②治疗前颅压高者应先降颅压后再行放射治疗;③全脑放射治疗后再行 γ-刀、X-刀治疗不需要间隔时间;④若已先行 γ-刀、X-刀治疗后再行全脑放射治疗应有时间间隔,最好间隔 1 ~ 2 周。

(二)放射性脑病

1. 特点 放射性脑病是比较严重的远期反应,可发生于照射后的几个月至数年。临床表现和体征以及损伤程度取决于照射部位、照射剂量和体积。CT 和 MRI 各有其影像学诊断特征,但很难区分放射性脑坏死及肿瘤复发进展,PET-CT 技术可能对二者作出鉴别。

2. 治疗 应用皮质激素能有效地改善放射性脑坏死的症状,目前常采用手术和皮质激素的联合应用。另外神经血管营养药物如大剂量维生素、ATP 等有助于脑损伤的恢复。成人全脑放射治疗剂量 DT50Gy、儿童 DT35Gy 以上可能发生脑白质病,常规分割放射治疗照射 DT60Gy 以下,放射性脑坏死少见。放射治疗引起血-脑屏障改变,有利于化学治疗药物进入脑组织,引起毒性反应,故在结合鞘内化学治疗和全身化学治疗时,应适当减低脑的照射剂量。立体定向放射治疗在定位、靶区勾画、剂量分割及治疗实施等质量控制过程中要力求精确,可最大限度地降低放射性脑病的发生。

第二节 星形细胞瘤

一、概述

星形细胞瘤是脑胶质细胞瘤中最常见的肿瘤,占颅内原发肿瘤的 50% 左右,手术难以彻底切除、治疗效果差、容易复发。成人星形细胞瘤多见于大脑半球,儿童多发于小脑,男性多于女性。目前多采用手术、放射治疗、化学治疗等综合治疗手段,星形细胞瘤预后与肿瘤大小、病理类型及分级有关。高度恶性胶质瘤 5 年生存率不足 5%;低度恶性星形细胞瘤 5 年生存率 50% ~ 70%;少突胶质瘤 10 年生存率49%。

二、病理

WHO 按照星形细胞瘤的分化程度和侵袭性将其分为四级,其恶性程度也随分级增高而增加。

Ⅰ～Ⅱ级属于低级别(低度恶性);

Ⅲ级为间变性星形细胞瘤(anaplastic astrocytoma,AA);

Ⅳ级为有侵袭性的多形性胶质母细胞瘤(glioblastoma multiforme,GBM)属高级别(高度恶性)。

部分低级别恶性星形细胞瘤若干年后可转变为高级别恶性星形细胞瘤。应注意的是同一肿瘤取材部位不同,病理分级也可能不同。对星形细胞瘤恶性程度的判断,除病理分级外,还应注意肿瘤的生长速度、术中所见及影像学上的改变。如肿瘤生长迅速、术中发现肿瘤明显呈浸润性生长、影像学上肿瘤周围有明显的水肿带等,即使病理为Ⅰ级,也应按恶性程度较高的肿瘤处理。

三、治疗

(一)综合治疗原则

1. 手术治疗是星形细胞瘤的首选治疗方法。手术的主要目的是尽量切除肿瘤,去颅板减压,为放化综合治疗及其他治疗提供诊断依据,通过手术将大部分肿瘤切除是最佳减瘤方法。

2. 放射治疗是星形细胞瘤的主要治疗手段之一,对于Ⅰ～Ⅱ级星形细胞瘤,位于非功能区、较浅位置的肿瘤,应在手术切除明确诊断后做局部放射治疗。对于Ⅲ～Ⅳ级的星形细胞瘤,尤其是恶性胶质母细胞瘤,无论术后是否有残留,术后必须行放射治疗。对不能手术、直径较小的星形细胞瘤可酌情行立体定向放射治疗,其效果与手术相近。

3. 放射治疗联合化学治疗或同步口服替莫唑胺可延长病人生存期,推迟肿瘤复发的时间。

(二)放射治疗

1. 放射治疗适应证　高级别胶质瘤(WHOⅢ～Ⅳ级)无论手术有无残留均应术后放疗。高风险低级别胶质瘤早期放疗明显延长病人 PFS,对 OS 无明显改善。对年龄较大者(>40 岁)术后有残留推荐术后尽早放疗。

2. 常规放射治疗技术

(1) 照射范围:星形细胞瘤的照射范围是根据肿瘤的大小、形态、生长部位、病理类型及其生物学特征来决定。Ⅰ～Ⅱ级星形细胞瘤的照射范围包括可见肿瘤边缘外放 1.5～2.0cm;而Ⅲ～Ⅳ级的星形细胞瘤照射范围包括可见肿瘤边缘外放 2.5～3.0cm。术后照射范围参照术前 CT 和(或)MRI 图像及术后瘤床定靶区。

(2) 普通模拟机定位:根据手术记录、术中放置的银夹标记及 CT 和(或)MRI 图像所见,根据脑重要结构在头皮上的投影或在模拟机下标出有意义的参考点进行定位。

1) 左、右对穿野定位:病人必须取水平标准侧卧位,以模拟机透视下左右耳孔相互重叠为准。根据肿瘤在 CT 和(或)MRI 片上的具体位置预定照射野的大小范围。

2) 头颅前野定位:病人仰卧位,垫倾斜头枕,倾角以使眉弓与外耳孔连线垂直床面为准。然后再根据影像检查所示的肿瘤与头颅骨性标志的坐标关系定位。

(3) 照射野设计:为了使靶区内照射剂量分布均匀,减少正常脑组织的放射损伤,可设二野或三野照射。除病变广泛累及两侧大脑,常规放射治疗可选用左右平行对穿照射野外,一般主张保护一侧正常结构,采用一侧野加前野或后野,并采用楔形板技术。而三野照射技术常用于中线部位肿瘤。布野方式如下(图 4-9-1～图 4-9-4)。

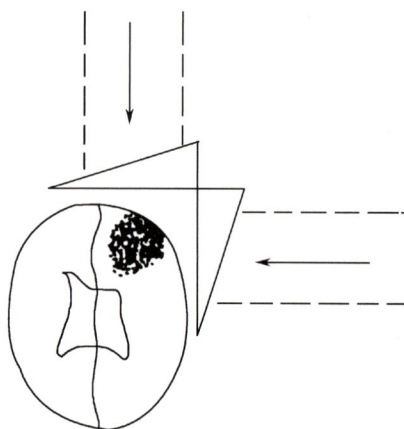

图 4-9-1 两楔形野交叉照射

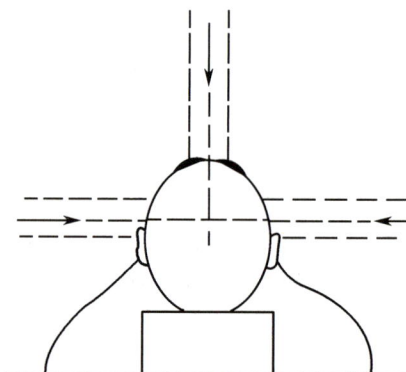

图 4-9-2 三野照射

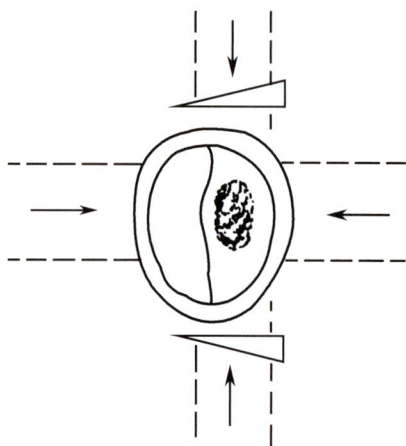

图 4-9-3 四野照射

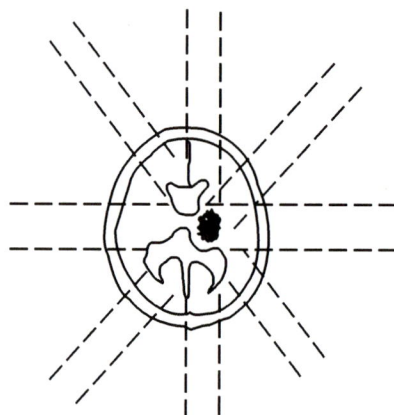

图 4-9-4 多野等中心照射

（4）放射源的选择：颅内肿瘤一般选用 6~8MV-X 线，在没有条件的单位，也可用^{60}Co-γ 线照射，但应注意放射反应。

（5）照射剂量：Ⅰ~Ⅱ级星形细胞瘤术后放疗处方剂量 DT54Gy/27 次/5~6 周。Ⅲ~Ⅳ级星形细胞瘤 PTV$_1$ 达 DT50Gy/27 次/5 周，缩野后局部（PTV$_2$）追加剂量 DT10Gy，总剂量 DT60~64Gy/30 次/6 周。

3. 精确放射治疗技术 精确放射治疗包括 3D-CRT、IMRT、SBRT 等。

精确放射治疗步骤：

（1）体位固定：仰卧位头枕面罩固定。

（2）CT 或核磁模拟定位：增强后扫描、层厚 0.1~0.3cm、根据肿瘤部位扫描范围要充分。通常上界顶骨上 2cm，下界枕骨大孔下 3~5cm。

（3）靶区勾画及剂量：高级别胶质瘤靶区勾画：GTV/GTV$_{tb}$（肿瘤/瘤床）：CTV$_1$ 在 GTV/GTV$_{tb}$ 基础上外放 1.5~2.0cm；CTV$_2$ 在 GTV/GTV$_{tb}$ 基础上外放 2.0~2.5cm；PTV$_1$/PTV$_2$ 在 CTV$_1$/CTV$_2$ 基础上外放 0.3cm；PGTV/PGTV$_{tb}$ 在 CTV$_1$/CTV$_2$ 基础上外放 0.3cm。处方剂量：PGTV/PGTV$_{tb}$，DT64.2Gy/30 次；PTV$_1$，DT60Gy/30 次；PTV$_2$，DT54Gy/30 次。

低级别胶质瘤靶区勾画：GTV/GTV$_{tb}$（残留肿瘤/瘤床）：PGTV/PGTV$_{tb}$ 在 GTV/GTV$_{tb}$ 基础上外放

0.3cm;CTV 在 GTV/GTV$_{tb}$基础上外放 1~1.5cm;PTV 在 CTV 基础上外放 0.3cm。处方剂量:PGTV, DT55.64~59.92Gy/26~28 次;PGTV$_{tb}$,DT50~54Gy/25~27 次;PTV,DT46.8~50.96Gy/26~28 次。

（4）治疗计划设计:选择 6MV-X 线照射,95% 的等剂量线涵盖 PTV。通过 DVH 图评价肿瘤靶区得到较高的剂量分布而周围危及器官限制在耐受量以内。一般情况下处方剂量由一个计划完成。

（5）复位验证及实施照射:第一次照射时要求医生与治疗师一起摆位。并与治疗师沟通需要注意的相关事宜。

（三）放化疗的综合治疗

1. Ⅲ~Ⅳ级星形细胞瘤强烈推荐放射治疗联合替莫唑胺同步;每日 75mg/m^2,睡前口服连续 6 周（42 天）。

2. 序贯治疗第一周期每日替莫唑胺 150mg/m^2,连用 5 天,间隔 23 天重复(5、28 方案),第二周期每日 200mg/m^2,连用 5 天,间隔 23 天重复。共 4~6 周期,两种方案均可提高局控率。分子病理指标 MGMT 是决定采用替莫唑胺最重要的参考指标。

（四）复发的治疗

放化疗治疗复发后的病人持续颅压增高可考虑手术减压缓解症状。二次放疗要慎重,可考虑立体定向放疗技术及靶向治疗或调整替莫唑胺剂量密度。继续化疗如存在 1p/19q 联合缺失者推荐用 PCV 化疗。

第三节　髓母细胞瘤

一、概述

髓母细胞瘤是儿童中枢神经系统肿瘤中最常见的肿瘤。发病中位年龄为 5~7 岁,30% 发生于 3 岁以下儿童,85% 发生于 15 岁以下的儿童。男女比例为 1.3:1。髓母细胞瘤最常发生于小脑蚓部,但可向前发展突入第四脑室及小脑延髓池,有的甚至可经枕骨大孔突到上颈段椎管内。少数亦可发生在小脑半球,极个别者发生于成年人大脑半球。

髓母细胞瘤预后较好,年龄、肿瘤分期及手术切除程度是预后因素。低风险组 5 年生存率 80% 左右,高风险组 5 年生存率 50% 左右。

二、临床表现

1. 颅内压增高症状　最常见的症状有头痛、呕吐、视力减退及视神经乳头水肿。严重时小脑扁桃体下疝至枕骨大孔,压迫和刺激上颈部节段神经根或出现保护性反射而发生颈强直及强迫头位。

2. 小脑损害症状　肿瘤压迫小脑导致身体平衡功能障碍,表现为步态蹒跚,闭目站立时身体前后摇摆不定,肢体运动性共济失调,指鼻、对指及跟膝胫试验阳性。

3. 其他症状　主要为慢性颅内压增高导致的脑神经损害及肿瘤增大晚期的一些表现,如复视、双侧锥体束征及小脑危象等。

三、分期

髓母细胞瘤的分期采用 Chang 等的 TM 分期标准。

T 原发灶

T₁肿瘤<3cm，局限于小脑蚓部或第四脑室顶部，很少累及小脑半球

T₂肿瘤>3cm，累及一个相邻的结构，或部分进入第四脑室

T₃ₐ肿瘤累及两个相邻的结构，或完全占据第四脑室并扩展至中脑导水管、第四脑室正中孔、Luschka孔，有脑水肿

T₃ᵦ肿瘤起源于第四脑室底部，并完全占据第四脑室

T₄肿瘤经中脑导水管侵入第三脑室，中脑或向下侵及上颈髓

M 远处转移

M₀无蛛网膜下腔和血源转移

M₁脑脊液内有肿瘤细胞

M₂大脑组织内、小脑蛛网膜下腔、第三或第四脑室内有大结节种植

M₃脊髓蛛网膜下腔有大结节种植

M₄中枢神经系统外转移

四、治疗

（一）综合治疗原则

髓母细胞瘤的标准治疗模式以手术为主辅以放射治疗的综合治疗原则。手术目的是明确诊断、切除肿瘤、减少肿瘤负荷、减轻压迫、缓解颅高压。手术切除程度是决定病人预后的重要因素，放射治疗是髓母细胞瘤的重要治疗手段之一。

预防性放射治疗能明显提高生存率。放射治疗前要对病人进行风险程度分级：年龄<3岁；术后72小时增强MRI检查见残存肿瘤最大层面>$1.5cm^2$；脑脊液检查（CSF）阳性或肿瘤超出后颅窝。以上有一项即为高风险组，对于高风险组手术治疗后必须全中枢放射治疗。全中枢（全脑全脊髓）照射，最近报告有应用脑室照射技术进行放疗。

（二）放射治疗

1. 照射范围 一般采用术后全脑全脊髓加原发灶补量照射。全脑及全脊髓放射治疗加瘤床局部小野追加剂量照射已成为髓母细胞瘤标准照射技术，条件允许亦可采用脑室照射技术。需要注意的是全脑照射时，照射野下界近筛板区由于眼睛的关系，使前颅窝未能包全而处于低剂量是导致复发及治疗失败的主要原因。（图4-9-5～图4-9-7）。

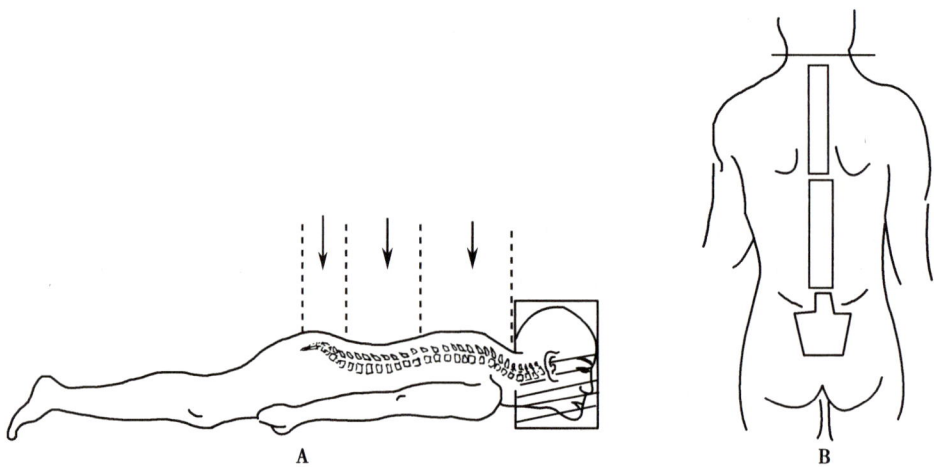

图4-9-5　全脑全脊髓照射

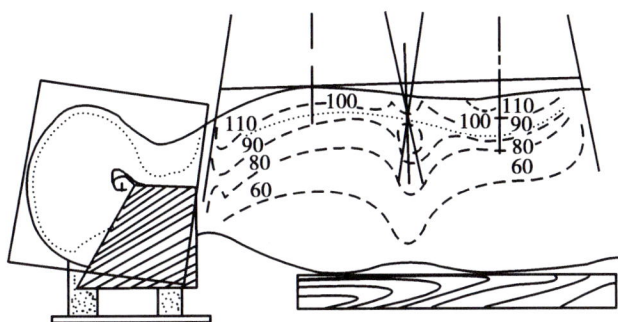

图 4-9-6 脊髓野剂量照射

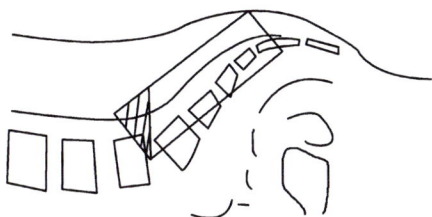

图 4-9-7 骶髓侧野定位相

2. 放射治疗技术

（1）全脑照射野定位：俯卧位、真空垫固定、"船型枕"固定、头网固定，要求颈椎与床面平行，并使病人处于舒适的体位。模拟机下摆正体中线，调整双侧外耳孔相对，体位符合要求后，制作头网固定。勾画标记：沿眉弓上缘下拐至外眦水平，由外眦至外耳孔水平连线。然后直角拐弯，沿椎体前缘向下，直达 C₄ 下缘。前、后界开口；上界：颅骨外 3cm；下界：C₄ 水平，要为串野预留位置，左右水平对穿照射。

（2）全脊髓照射野定位：俯卧体位同上，为全脑照射野定位延续。模拟机下摆正体中线，采用后野源皮距垂直照射技术，并在后背皮肤作出标记。全脊髓可分为 2 ~ 3 段，上界于颈部连接全脑野的下界（C_4），下界至 S_4 下缘，照射野宽 4 ~ 5cm，骶部（L_5 ~ S_4）可增宽到 8cm。女性病人为保护卵巢，骶部野可采用等中心两侧野水平对穿照射，射野纵轴同骶骨纵轴走向一致，射野挡铅使上界与脊髓后野的下界平行。注意两野间距应在 1.0 ~ 1.2cm 之间，射野间每周以 1.0cm 的间距向上串野移动。建议在人体与真空垫相应位置定位及摆位标记。

3. 放射源的选择 全脑照射野一般选用 6 ~ 8MV-X 线；全脊髓照射野应根据脊髓深度选用 12 ~ 21MeV 的电子线照射或电子线与高能 X 射线混合照射；骶部射野若选后野照射，放射源同脊髓照射野，若选两侧野水平对穿照射，放射源应选高能 X 线。

4. 剂量

（1）全脑照射：1.6 ~ 1.8Gy/次，1 次/天，5 次/周，DT 36 ~ 40Gy/4 周后局部野追加剂量。三岁以下儿童小脑局部追加剂量至 DT 45Gy；三岁以上者，无论是否接受过化学治疗，缩野后局部野追加剂量至 DT 50 ~ 55Gy/5 ~ 6 周。

（2）全脊髓照射：低风险组应为 DT 30 ~ 36Gy/3 ~ 4 周，1.6 ~ 1.8Gy/次，进行过化学治疗者可适当降低剂量到 DT 24Gy；对于高风险组全中枢尤其是有转移者剂量不能降低，DT 36Gy 是标准剂量。

全脑全脊髓野尽可能同时照射，如病人状态不允许，可先行全脑照射，全脑照射结束后再行全脊髓照射，同时应注意全脑与脊髓野衔接位置，不要衔接在脑干。目前观点小于 3 岁患儿先化疗，待年龄稍大再做放疗。

（三）鞘内给药

对于病灶未能肉眼全切，或有超出原发部位扩散的病人，合并鞘内化学药物治疗可提高疗效。常用药物为甲氨蝶呤、阿糖胞苷等。甲氨蝶呤每次鞘内注射 3 ~ 12mg/m²，单次用药不要超过 20mg，通常以生理盐水或脑脊液稀释，液体不应少于 5ml。为防止或减少化学性脑膜炎，可同时用地塞米松 5 ~ 10mg

鞘内注射,注射间隔不要少于一周。

（四）复发后的治疗

放射治疗是髓母细胞瘤重要的治疗手段,其失败的主要原因是局部复发。

1. 放射治疗后二年以上复发者仍可作局部照射,复发灶较小时最好采用立体定向放射治疗技术（SBRT）。

2. 多次复发者可考虑放化同步治疗。

3. 除行放射治疗外,可结合能够通过血-脑屏障的化学药物（VCR、CCNU、替莫唑胺或 MTX 鞘内注射）进行治疗。

第四节　颅咽管瘤

一、概述

颅咽管瘤起源胚胎期颅咽管的残余上皮细胞,是最常见的先天性良性颅内肿瘤,占颅内肿瘤的 5%～6.5%,占颅内先天性肿瘤的 60%,占鞍区肿瘤的 30%。好发于儿童及青少年,以 5～15 岁多见,占儿童鞍区肿瘤之首,成人仅次于垂体瘤而居第二位。颅咽管瘤分为鞍内型和鞍上型,多数位于鞍上,少数位于鞍内,分别引起内分泌障碍和神经压迫症状。

二、临床表现

由于本病是先天性良性肿瘤,一般病程较长,症状发展缓慢。偶有发展迅速者,多为肿瘤囊性变所致。

（一）内分泌功能减退

肿瘤多位于鞍内压迫所致,表现为垂体和下丘脑受损症状。儿童期发病者表现发育障碍、矮小、肥胖、性器官发育不全、易疲劳等;青春期后发病者多有性欲减退、阴毛及腋毛脱落、男性胡须减少、皮肤细腻;女性表现闭经、溢乳。当肿瘤影响丘脑及神经垂体时,可出现尿崩症,每日尿量达 3000～4000ml。肿瘤影响下丘脑可出现乏力、嗜睡,或同时出现精神症状。

（二）视力视野的改变

当肿瘤位于鞍上压迫视神经或视交叉时可出现视力或视野障碍,占首发症状的 15% 以上。肿瘤位置不同则两眼视力减低的程度不同或出现不同的视野障碍。鞍上肿瘤压迫多为双颞侧偏盲,其他表现为象限性缺损、一侧偏盲等。肿瘤位于第三脑室者早期不出现视野缺损,而视神经乳头常出现水肿。

（三）颅内压增高症状

儿童多见,严重者可出现意识不清。婴幼儿可出现头围增大,骨缝分开,叩击呈"破壶音"。

（四）其他症状

90% 的病人有头痛,其中 60% 以上为首发症状。肿瘤的位置不同,出现的症状不同。肿瘤长在鞍旁者可出现Ⅲ、Ⅳ、Ⅵ对脑神经受压;向中颅窝生长可引起颞叶症状如癫痫、幻觉、幻味等;向额叶生长可引起记忆力障碍、定向力差及大小便不能自控等,有时出现体温调节障碍。

三、诊断与鉴别诊断

（一）诊断

根据本病的好发年龄、典型的临床表现,对可疑病例做如下检查:

1. 头颅 X 线平片　80%～90% 的病人可见鞍上有点状或弧线状钙化,儿童病人钙化的比例更高。

如肿瘤压迫蝶鞍,可见到后床突骨质疏松及破坏、鞍背变小、蝶鞍变扁。

2. CT 检查 绝大多数病变平扫时见鞍上一囊性低密度肿物,囊壁可见点状或蛋壳状钙化,此为颅咽管瘤的典型特征。实质性颅咽管瘤表现为等密度或略高密度肿物,其内有点状或片状钙化,体积常较囊性者小。增强扫描时,囊性病变表现为薄壁环状强化,实质性病变表现为均一强化或不强化。

3. MRI 检查 更好的显示肿瘤形态,以及与周围结构的关系,有助于手术和定位。

4. 内分泌检查 可采用放射免疫分析法测定血清中泌乳素、生长激素等激素的含量。血清三碘甲状腺原氨酸、总甲状腺素、卵泡刺激素、泌乳素等可增高。

(二)鉴别诊断

要与垂体腺瘤、生殖细胞瘤、鞍区肿瘤及第三脑室胶质瘤鉴别。

四、治疗

(一)综合治疗原则

颅咽管瘤手术切除为首选治疗方法,但完全切除的难度较大,绝大多数病例需行术后放射治疗。部分切除加术后放射治疗的肿瘤控制率不低于肿瘤全切术后的肿瘤控制率。手术禁忌或拒绝手术治疗者可考虑单纯放射治疗。

(二)放射治疗

放射治疗是重要的治疗手段之一,根据病灶大小、部位选择合适的放射治疗技术,包括立体定向放射治疗、三维适形调强放射治疗及普通放射治疗。

1. 常规放射治疗技术普通模拟机定位:标记中心及照射野范围,多采用两颞侧野,一般(5~7)cm×(5~7)cm,或两颞侧野加前额野照射。设计一前加两侧野的三野照射技术时肿瘤直径必须在 3~3.5cm 范围内。

2. 照射范围 以鞍区肿瘤为中心参照 CT、MRI、肿瘤大小、浸润范围来确定照射野的范围。

3. 放射源的选择 以直线加速器 6~8MV-X 射线为最佳。

4. 照射剂量 处方剂量为 DT 54Gy/30 次。

5. 三维适形调强放射治疗技术采用 CT 模拟定位、治疗计划设计及优化,通过 DVH 图可使肿瘤靶区得到较高的剂量分布而周围重要组织如视神经、视交叉等受照射剂量较小,起到既能控制肿瘤又能保护肿瘤周围重要器官的作用。

6. 立体定向放射治疗(γ-刀、X-刀) 立体定向放射治疗适合于位置安全,且直径<3cm 的肿瘤,尤其是残留或复发肿瘤更适合立体定向放射治疗。立体定向放射治疗的剂量有两种情况:第一种为常规放射治疗 DT30~40Gy 后改用立体定向放射治疗追加剂量达到 DT54Gy;第二种针对病变区大分割直接达到根治剂量,但目前总剂量及分割次数尚不统一。

(三)化疗

认为囊性颅咽管瘤应用博来霉素囊内化疗可取得良好的效果。

第五节 脑膜瘤

一、概述

脑膜瘤(90% 良性)来源于软脑膜、硬脑膜及蛛网膜,占颅内肿瘤的 20% ,仅次于胶质瘤,居颅内肿瘤的第二位。脑膜瘤可发生于颅内任何部位,幕上较幕下多见,好发部位有大脑凸面、矢状窦旁、大脑镰旁、颅底等。脑膜瘤可见于任何年龄,在 70 岁形成高峰,恶性脑膜瘤多见于 30 岁左右,良性脑膜瘤男女之比为 2:1,而恶性脑膜瘤约为 1:1,儿童发病率较低。已明确认定电离辐射是致病因素。脑膜瘤一经发现应采取积极合理的综合治疗,不管良性或恶性脑膜瘤均能获得较好的疗效。手术切除彻底者 5 年生存率 85%,10 年生存率可达 75%,术后残留者加放射治疗 5 年生存率良性脑膜瘤 89%,恶性脑膜瘤为 49%。恶性脑膜瘤的肿瘤完全切除率较低,其切除率部位按后颅窝、蝶骨及鞍旁等依次降低。恶性脑膜瘤术后复发率为 71%。下列因素与复发有关:①肿瘤血管丰富;②瘤内有坏死灶;③手术切除不彻底及病理分化差等。

二、病理

病理分为良性及恶性脑膜瘤,良性脑膜瘤占 90%,发展相对缓慢;恶性脑膜瘤占 10%,较良性脑膜瘤生长快,局部侵袭性生长者复发和转移的可能性大。

镜下分六型:纤维型、内皮型、血管型、沙粒型、骨软骨型和脑膜肉瘤。

三、临床表现

(一)常见的临床症状按出现频率排列

头痛、性格改变、神经麻痹症状、癫痫、视力下降、肢体运动障碍、失语症、意识渐下降、感觉异常、复视、头晕、听力下降。

(二)常见体征

神经麻痹体征、脑神经受损体征(非视神经受损症状)、视野缺损、感觉障碍、失语、视神经乳头水肿、视力减退、意识变化、眼球震颤、听力减退等。

(三)除以上表现外,脑膜瘤还具有以下特点

通常生长缓慢,病程长,一般为 2~4 年。少数生长迅速,病程短,术后易复发,特别见于儿童。肿瘤长得相当大,症状却很轻微,如眼底视神经乳头水肿,但头痛却不剧烈。当神经系统失代偿时,才迅速恶化。与胶质瘤相反,后者生长迅速,很快出现昏迷或脑疝,而眼底可正常,多见刺激症状,继以麻痹症状,可见于颅内任何部位,但有好发部位及相应综合征。

四、诊断

除临床表现外,CT 和 MRI 增强扫描能提供肿瘤大小、部位、能否手术和对颅内重要结构的危害等重要信息。脑膜瘤的 MRI 特点有:①增强扫描显示脑膜瘤具有均一强化,其程度高于 CT,提高可辨性;②硬膜尾征:脑膜瘤广基于硬膜,在形成团块肿瘤周围的脑膜呈线状增厚,从而成为影像学上的"硬膜尾征",60% 脑膜瘤具有此特征;③皮质扣压征:系生长在脑皮质外的脑膜瘤向内挤压脑皮质而使其弓形移位;④假包膜形成:在瘤体周围 T_1 加权像上可见一狭窄的低信号,多系脑脊液缝隙,也可由扣压的硬脑膜、移位的动脉分支或包绕的血管流空效应而形成;⑤在瘤体外发现血管的无信号影或瘤体内低信号的血管床是 MRI 诊断脑膜瘤的主要特征;⑥半数以上病例可见瘤周水肿,15%~20% 可见颅骨改变,包括骨质破坏和骨质增生。MRI 不能区别良恶性脑膜瘤,在显示钙化改变方面 CT 优于 MRI。

五、治疗

(一)综合治疗原则

脑膜瘤的治疗原则是以手术治疗为主,良性脑膜瘤经手术大多可治愈。手术切除的范围与预后有关:如果肿瘤能完全切除,术后复发的机会减少;若肿瘤部分切除或残留,术后复发的机会增大。放射治疗主要针对恶性脑膜瘤或间变性脑膜瘤以及未完全切除的病人,放射治疗以局部野为主。对恶性脑膜瘤或间变性脑膜瘤以及未完全切除的病人,术后放射治疗时建议采用三维适形、适形调强照射技术及立体定向放射治疗(γ-刀、X-刀)。

（二）放射治疗

1. 常规放射治疗技术　在放疗设备匮乏的医院可用普通模拟机定位,常规治疗适合于偏一侧肿瘤,采用2~3野切线或两野夹角并利用楔形板技术。位于中线部位肿瘤建议采用3D-CRT或IMRT及γ-刀、X-刀技术。充分保护一侧正常脑结构,避免对穿照射。

2. 照射范围　靶区包括瘤周蛛网膜间隙、周边血管、硬膜尾征、骨质增生及破坏区。良性脑膜瘤靶区应在病灶GTV外放1cm,恶性脑膜瘤则外放2~3cm。

3. 放射源的选择　采用6~8MV-X线或^{60}Co-γ线。

4. 照射剂量　术后放疗剂量良性脑膜瘤处方剂量DT54Gy/27次,恶性脑膜瘤处方剂量DT59.4Gy/33次,残留剂量DT66Gy/33次。

5. 立体定向放射治疗　有设备的单位掌握好适应证可采用立体定向放射治疗。CT模拟定位,确定靶区及照射野设计。立体定向放射治疗适用于以下情况:①手术难度大,不易切除,手术致残率高的颅底脑膜瘤;②直径<50mm的病灶;③病人不能耐受手术;④恶性脑膜瘤;⑤经外科手术和放射治疗后病变残存或复发病人作为挽救性治疗者;⑥由于其他原因或病变位于重要功能区无法手术者,可单纯放射治疗。立体定向放射治疗剂量可采用5~10Gy/次,2~3次/周的治疗模式,总剂量可达DT60~70Gy。

第六节　颅内生殖细胞瘤

一、概述

颅内生殖细胞瘤常见于儿童,包括精原细胞瘤、无性细胞瘤和非典型畸胎瘤。生殖细胞瘤可发生在大脑的任何部位,最常见的部位是松果体区和鞍区,其中松果体区占60%,鞍区占30%~40%。松果体瘤是指生长在第三脑室后部松果体区的肿瘤,占颅内肿瘤的0.5%~3.0%,儿童发病率高于成人,80%发生于21岁以下,男性多见。

二、临床表现

松果体瘤中最常见的是生殖细胞瘤,占70%左右。松果体生殖细胞瘤临床上有颅内高压和视通路受损表现(如视野缺损,双眼上视受限等),以及肿瘤侵犯、压迫松果体和下丘-垂体系统出现内分泌障碍症状:①性早熟:在男性儿童出现外生殖器提前发育,女性儿童双乳房提前发育;②垂体功能障碍:女性表现为月经不调、停经、肥胖,男性表现为第二性征发育不良;③尿崩症:多饮、多尿、尿比重降低。

三、诊断

由于解剖部位的关系,颅内生殖细胞瘤位置深在,手术及病理检查均有较大的难度,通过以下方式可明确诊断。

（一）CT或MRI检查

提示松果体区、鞍区占位性病变,生殖细胞瘤CT平扫时表现为高密度和中等密度占位,增强扫描为均匀强化。MRI扫描T_1加权像表现为等信号或低信号;T_2加权像表现为等信号或高信号。松果体生殖细胞瘤影像上常表现为肿瘤包绕的、钙化的松果体,而松果体实质细胞瘤的钙化表现为分散在肿瘤组织中小的钙化灶。

（二）血液及脑脊液肿瘤标志物

如β-HCG(人绒毛膜促性腺激素)、AFP(甲胎蛋白)和CEA(癌胚抗原)等检查。

（三）鞍区肿瘤进行垂体功能检查

如生长激素、卵泡刺激素、促黄体生成素、垂体后叶素和泌乳素等。

（四）脑脊液的细胞学检查

（五）其他诊断方法

通过其他检查无法获得诊断时,可采用外科手术或利用立体定向活检、显微外科手术等,尽可能切除肿瘤以明确诊断。

四、治疗

（一）综合治疗原则

颅内生殖细胞瘤尤其是松果体区位于第三脑室的肿瘤位置深在、手术难度大、风险高,绝大部分病人都不能完全切除,手术仅获得病理诊断。对脑室梗阻病例行脑室减压分流术,有利于放射治疗的实施。对于非生殖细胞瘤,尤其是对放射治疗不敏感的肿瘤,应该首选手术治疗。

放射治疗在生殖细胞瘤的治疗中占有重要地位。发生在颅内的生殖细胞瘤即使在没有病理的情况下,采用诊断性放射治疗也是很有意义的。

（二）放射治疗

可根据肿瘤部位实施全脑照射和局部加量为松果体生殖细胞瘤的放射治疗原则。

1. 常规放射治疗　普通模拟机定位,全脑照射野的定位方法同髓母细胞瘤,推量照射时局部缩野至治疗前病灶外放 1.5~2cm;全中枢神经系统照射定位方法亦同髓母细胞瘤。

2. 照射范围　在没有病理的情况下照射范围可以仅包括病灶局部小照射野照射。常规分割,剂量 DT10~20Gy/2 周后,复查 CT 或 MRI,如肿瘤明显缩小,则生殖细胞瘤诊断可确定,然后按生殖细胞瘤放射治疗原则继续进行治疗。有下列情况之一者应选择全中枢神经系统照射:①经证实有椎管内播散,如 CSF 细胞阳性;②脊髓 MRI 有占位;③脑多发灶的生殖细胞瘤;④脑室内播散。

3. 放射源的选择　全脑及局部选用 6~10MV-X 线,没条件的单位也可用 ^{60}Co-γ 线代替,需作全脊髓照射时射线选择同髓母细胞瘤。

4. 精确放射治疗生殖细胞瘤位置深在,绝大部分都不能完全切除,更适合采用容积弧形调强放疗（VMAT）、立体定向放疗（SBRT）或三维适形放疗等技术。

5. 剂量

（1）全脑照射剂量为 1.6~1.8Gy/次,DT30~36Gy/(3~4)周,缩野至局部瘤床后追加剂量至 DT50~54Gy/(5~6)周,有条件者可用立体定向（SBRT）或 X-刀补量至 54Gy。非生殖细胞瘤剂量可提高到 DT60Gy。

（2）全脊髓照射剂量应为 DT24~30Gy/(3~4)周,根据年龄应适当调整,<6 岁者给予 DT 18~24Gy。

（三）放化综合治疗

放化综合治疗明显提高疗效。采用顺铂或卡铂、VP-16、博来霉素的化疗方案联合放射治疗,不仅取得了较好的疗效,同时降低了放射治疗的剂量。

第七节　脑垂体瘤

一、概述

垂体瘤中90%是良性病变,其他类型占10%,如侵袭性垂体瘤、垂体癌等。脑垂体位于蝶鞍上面的垂体窝,是具有复杂内分泌功能的重要器官。垂体的前叶、后叶和颅咽管上皮残余细胞均可发生垂体瘤。垂体前叶又称为腺垂体,腺垂体中有 5 种能分泌不同激素的细胞,分别分泌生长激素（GH）、促肾上腺皮质激素（ACTH）、泌乳素（PRL）、促甲状腺激素（TSH）、卵泡刺激素（FSH）和促黄体素（LH）。垂体后叶又称为神经垂体,由下丘脑视上核和室旁核神经细胞所分泌的抗利尿激素(ADH)和催产素在此储存。垂体及垂体柄与第三脑室底和侧壁的下丘脑有密切的解剖和功能联系。垂体两侧为海绵窦,动眼神经在海绵窦后部穿过,海绵窦外侧壁内有Ⅲ、Ⅳ、Ⅴ和Ⅵ组脑神经通过。视交叉距垂体鞍隔上方约10mm,与鞍隔之间形成视交叉池,鞍内肿瘤向鞍上发展,可压迫视交叉,出现视力、视野障碍,亦可压迫或突入第三脑室,引起脑脊液循环梗阻和颅内压增高。功能性垂体瘤放射治疗后局控率可达80% ~ 90%,获得疗效约在放射治疗后数月至数年,非功能性垂体瘤50%放射治疗后有垂体功能低下。

二、病理

Mosa 和 Baroni 于 1963 年首先提出按细胞分泌功能分类:

(一)有分泌功能的腺瘤

这种腺瘤占垂体瘤的 65% ~80%,其中又分为单激素分泌腺瘤和多激素分泌腺瘤:

1. 单激素分泌腺瘤指分泌一种激素的肿瘤,如垂体生长激素细胞腺瘤、垂体泌乳素细胞腺瘤、垂体促肾上腺皮质激素细胞腺瘤、垂体促甲状腺激素细胞腺瘤和垂体促性腺激素细胞腺瘤等。

2. 多激素分泌腺瘤指分泌多种激素的肿瘤,例如混合型腺瘤。

(二)无分泌功能的腺瘤

占垂体瘤的 20% ~30%,主要表现肿瘤占位,导致垂体功能发育不全、视野缺损、蝶鞍骨质破坏,如未分化细胞瘤及瘤样细胞瘤。

三、临床表现

(一)压迫症状

分泌激素功能不活跃的垂体瘤常常以压迫症状为主,其表现如下:

1. 头痛 早期为持续性钝痛,病情进展可产生顽固性头痛。疼痛是由于肿瘤压迫或侵蚀硬脑膜、鞍隔或牵引血管外膜神经纤维所致。

2. 视力减退、视野缺损和眼底改变 由于肿瘤向鞍外发展,压迫视神经、视交叉而引起双颞侧偏盲、同侧偏盲或 1/4 视野缺损、视力减退甚至失明。眼底检查可见视神经乳头原发性萎缩。

3. 当肿瘤进一步向上发展侵入下丘脑可引起下丘脑综合征,表现为嗜睡、精神异常、尿崩症及高热等;向两侧发展侵蚀海绵窦产生海绵窦综合征,表现为Ⅲ、Ⅳ、Ⅵ脑神经及三叉神经第一支麻痹;向下发展破坏鞍底可产生脑脊液鼻漏等。

(二)内分泌症状

分泌激素功能活跃的垂体瘤以激素分泌异常为主,其表现如下:

1. 泌乳素腺瘤 占垂体瘤的 40%,除血液中测得 PRL 明显增高外,在女性表现为月经失调、闭经、溢乳等;男性则表现性欲及性功能减退、毛发减少、乳房发育,这类肿瘤以微小腺瘤多见。大的泌乳素瘤可出现占位压迫症状。

2. 促肾上腺皮质激素腺瘤 占垂体瘤的 10%,除血液中测得皮质醇浓度增高外,临床典型表现为库欣综合征:满月脸、水牛背、脂肪堆积、皮下紫纹、继发性高血压、电解质紊乱、性功能障碍等。此外,还伴有肿瘤局部压迫所引起的相关症状。

3. 生长激素腺瘤 占垂体瘤 10%,除肿瘤占位引起的相应症状外,骨骺未闭合的青春期病人表现为巨人症,成年后则为肢端肥大症。

4. 甲状腺激素腺瘤 占垂体瘤的 1%,除肿瘤占位症状外,TSH、T_3、T_4均增高。临床出现甲亢表现、甲状腺肿大、心率快、基础代谢增高,严重则出现突眼,还伴有性功能减退、闭经和不育等。

四、分期

脑垂体瘤的分期采用 Wilson 的 CB 分期标准。

（一）腺瘤与蝶鞍和蝶窦的关系（级）

1. 鞍底完整

Ⅰ级　蝶鞍正常或膨胀性扩大,肿瘤<10mm

Ⅱ级　蝶鞍增大,肿瘤≥10mm

2. 蝶骨

Ⅲ级　蝶鞍底局限性破坏

Ⅳ级　蝶鞍底广泛性破坏

3. 远距离扩散

Ⅴ级　经脑脊液或血液循环扩散

（二）蝶鞍外扩展（期）

1. 鞍上扩展

0期　无蝶鞍上扩展

A期　肿瘤突入交叉池

B期　第三脑室隐窝消失

C期　第三脑室肉眼的移位

2. 鞍旁扩展

D期　颅内(硬脑膜内)

E期　进入海绵窦内或下(硬脑膜外)

五、诊断

结合临床症状、体征、血液中相关激素水平及 MRI 增强扫描可做出临床诊断。MRI 三维扫描能清晰观察肿瘤所在位置及与周围结构的关系,CT 骨窗对观察是否伴有骨质破坏很有价值。

然而,一般放射治疗科医生面临的绝大多数垂体瘤病人是手术后病人,且均有明确的病理诊断。对于我们重要的是明确术前肿瘤范围,术后肿瘤残存情况。因而术后,放射治疗前复查 MRI 增强扫描很必要。对于经蝶窦入路显微手术,术后蝶窦内肿瘤残存和蝶窦内充填脂肪可经术后观察 3 个月左右得以区别。充填脂肪在一定时间内可吸收,从影像上消失。

六、治疗

（一）**综合治疗原则**

垂体瘤的治疗原则是手术切除加术后放射治疗或立体定向放射治疗。手术由于暴露困难而无法完全切除,故对于无法全切或不适合手术的垂体瘤,特别是垂体微腺瘤应行术后立体定向放射治疗或三维适形或适形调强等精确照射技术。立体定向放射外科治疗效果较好,其有效率不低于手术治疗。必要时可行立体定向放射治疗,对没有压迫症状的较小垂体瘤可行单纯放射治疗。

垂体瘤治疗的目的:在不导致垂体功能不足和不损伤周围正常结构的前提下:①消除和破坏肿瘤;②控制分泌功能;③恢复丧失的分泌功能。

（二）**放射治疗**

常规放射治疗不适合垂体瘤的治疗,强烈推荐做精确放疗。

1. 精确放射治疗　采用多野调强技术,95% 剂量线作为参考线涵盖靶区,剂量 50Gy。

2. 立体定向放射治疗（SBRT）

（1）适应证:①垂体微腺瘤(有症状者),但肿瘤边缘距视通路至少 5mm;②蝶窦内残留、复发的肿瘤;③拒绝或有开颅禁忌的病人。

（2）X-刀技术:多采取无创面膜固定,MRI 或 CT 模拟定位,应用非共面多弧旋转分次照射技术,

CTV 外放 2~3mm,90% 剂量包含 PTV。

（3）γ-刀技术:采取微创头环固定,MRI 或 CT 模拟定位,头盔准直器一次大剂量照射技术,高剂量集中在靶区,80%~90% 剂量线作为参考线。

3. 剂量　γ-刀治疗为单次大剂量,肿瘤边缘剂量 16~25Gy。

（三）**药物治疗**

溴隐亭是长效多巴胺受体激动剂,有较好的疗效。

七、放射治疗的不良反应及处理

垂体瘤的放射治疗反应主要是后期反应,放射治疗可使下丘脑-垂体轴正常分泌功能受到抑制,引起迟发反应。一般发生在一年以后,且随时间延长发生率增加。常见为性腺、甲状腺、肾上腺皮质的功能低下。放射治疗后应定期检查周围靶腺功能,出现功能低下时应及时用靶腺激素治疗。放射治疗中应注意视路受损问题,尽量使用 TPS 计划设计治疗方案,避免照射剂量过高。照射野在充分包括肿瘤的前提下宜小不宜大。若病人保留视力的要求迫切,在做治疗计划时应尽可能降低视交叉的受量。

（曲雅勤）

一、概述

尤文肉瘤是高度恶性的小圆形细胞肿瘤（也称骨未分化网状细胞肉瘤），是起源于骨髓未成熟网状细胞的骨附属组织的原发性恶性骨肿瘤。尤文肉瘤家族肿瘤包括典型的未分化尤文肉瘤、非典型的分化差的尤文肉瘤和分化好的原始神经外胚层肿瘤。以儿童和青少年多见，10～20岁发病者约占60%以上，5岁前及30岁后少见，男性多于女性。股骨是尤文肉瘤最常见的原发部位，还可以发生在胫骨、腓骨或足骨，发生于下肢的尤文肉瘤占45%，发生于盆腔者占20%。另外，还可发生在上肢、椎骨、肋骨、锁骨、下颌骨、颅骨等。影响预后的主要因素有肿瘤发生的部位、大小、诊断时有无转移、肿瘤对化学药物治疗的敏感性等；在远心部位如手足比在中心部位如骨盆、骶骨预后好；初始肿瘤就较大者，一般预后较差；诊断时有转移者预后差。

二、临床表现

（一）症状

局限性骨痛是尤文肉瘤病人最常见的首发症状，占90%。初为间歇性隐痛，逐渐发展成持续性剧痛。约60%的病人还可以出现局部的肿胀，压痛明显；局部皮肤温度升高，有时伴有皮下静脉曲张；发热、乏力、贫血等全身症状。发生部位不同引起相应的症状，如发生在肋骨侵犯胸膜可产生胸腔积液，发生在骶骨可引起排便困难等。

（二）体征

尤文肉瘤的转移大多数为血行转移。最常见的转移部位是双肺和骨，软组织、内脏、中枢神经系统转移少见。淋巴结的转移并不常见。多发肺转移可以引起肺功能不全，椎体转移可引起截瘫等。

三、诊断与鉴别诊断

（一）诊断

1. X线检查

（1）发生在长骨可分为骨干中心型、骨干皮质型、骨干边缘型和干骺中央型四类，其中以骨干中心型X线表现最为典型。肿瘤常起于骨干中段髓腔内，沿骨干纵轴蔓延，髓腔呈梭形膨胀，骨质呈鼠咬状破坏，边界不清。早期骨膜轻度抬起呈葱皮样骨膜反应，也可见到软组织肿块影。

（2）发生在颅骨、盆骨出现齿形缺损，发生在脊柱骨呈现骨破坏和不对称楔形变。

（3）胸片能发现肺部转移灶。

2. CT和MRI检查　CT和MRI均可查到骨破坏和软组织阴影，但在显示骨及软组织肿瘤侵犯范围方面，MRI比CT更清晰。

3. 骨SPECT检查　可见病变区放射性浓聚现象，对诊断有帮助。

4. 实验室检查　实验室检查包括全血细胞计数、血沉、肝肾功能和骨髓等。白细胞增多时提示肿瘤负荷大或者病变广泛。另外，白细胞增多时肿瘤复发的危险性可能增加。治疗前血清乳酸脱氢酶水平是判断预后的指标之一。

5. 病理检查　不仅能明确诊断，而且对治疗有指导价值。

（二）鉴别诊断

早期有时难与急性骨髓炎、骨淋巴瘤和神经母细胞瘤进行鉴别，需要病理学检查确诊。

四、治疗

（一）综合治疗原则

1. 尤文肉瘤的治疗原则是提高生存率和局部控制率,尽量保全功能和减少治疗的并发症。

2. 由于多数病人为儿童和青少年,尤其是长期存活的病人中治疗在一定程度上都会造成功能的缺失,因此在选择治疗方式之前,必须考虑到病人的功能恢复和心理接受能力等因素。综合治疗是目前最佳的治疗选择。

3. 对于较小的、发生在四肢便于手术和腓骨、肋骨等非重要部位以及病人年龄很小时局部推荐手术治疗,联合术后放射治疗有益于提高疗效。

（二）放射治疗

放射治疗是尤文肉瘤局部治疗的重要手段之一,但尤文肉瘤单纯放射治疗后的长期生存率只有9%,因此,需行综合治疗。

1. 照射范围

（1）发生在长骨中心或其他骨的病变,照射野应包括受侵骨全长(股骨颈除外)和软组织肿块。

（2）发生在长骨偏中心肿瘤,只包括邻近骨骺端,而远侧骨骺端不包括在照射野之内,减少对发育的影响。

（3）术后放射治疗照射野包括瘤床并外放足够的边界,然后对于手术切除不彻底者进一步缩野至残留肿瘤部位加量。肿瘤切除不彻底者设野应包括整个手术切口(图4-10-1)。

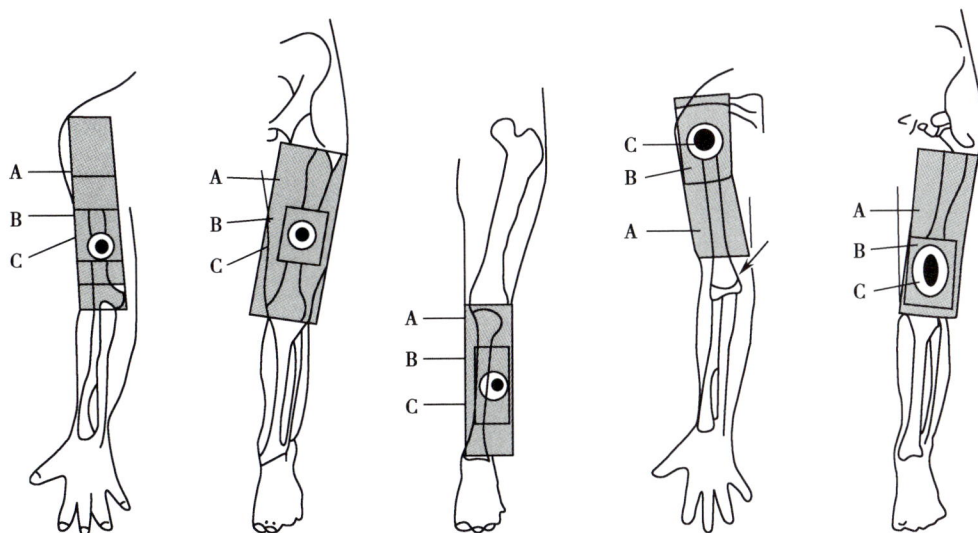

图4-10-1　尤文肉瘤照射野

2. 剂量　根据目前的研究证据,现在推荐的标准处方剂量是:常规分割1.8~2.0Gy/次,1次/天,5次/周。肉眼可见肿瘤DT 60Gy,显微镜下残留病变DT 50Gy。原发椎体肿瘤的剂量是DT 45Gy。

3. 照射技术　根据肿瘤所在部位和大小等不同采用不同的治疗技术,但总的原则是最大限度地控制肿瘤同时尽量减少与治疗相关的并发症。近年来应用于临床的适形调强放射治疗技术能够更好地保护周围的正常组织和器官,也可以使靶区剂量分布更均匀,因此有望减少放射治疗的并发症,提高局部控制率。

（1）对于四肢的肿瘤,如果能充分保护正常组织,常采用前后对穿野照射,当然必要时也可采用斜野对穿或采用楔形板补偿技术。

（2）对于原发在表浅部位如手足等处的肿瘤,可采用高能 X 线和电子线混合照射。应采用合适的体位固定技术以保证良好的体位重复性。

（3）对于原发在盆腔的肿瘤,要注意保护直肠、膀胱等正常组织。

（4）对于原发于椎体的肿瘤除了要保护脊髓外,对于年龄较小的病人,设野要包括整个椎体,同时尽量使整个椎体的照射剂量均匀,以减少畸形等治疗并发症的发生,设野可采用前后对穿或后斜野同时加用楔形板的技术。

（三）放化疗综合治疗

多数尤文肉瘤最终失败于远处转移,提示多数病人存在隐匿的转移灶。放射治疗加多药联合的化学治疗方案,包括长春新碱、阿霉素、环磷酰胺等,提高了诊断时非转移性病人的总生存率。

第二节　软组织肉瘤

一、概述

软组织肉瘤均起源于胚胎中胚层的机体间充质组织,具有局部侵袭性浸润生长以及易于发生血行转移的生物学行为规律和临床转归。人体的软组织约占人体比重的 75%,然而发生于间质组织的软组织肉瘤的构成比却相对很小,仅占成人全部恶性肿瘤的 1%,儿童恶性肿瘤的 15%。但软组织肉瘤的种类最为繁多,有超过 100 种以上的分型。软组织肉瘤可发生于任何年龄,在中国有两个发病高峰:第一高峰期为从出生到 5 岁,第二高峰期为 20～50 岁。软组织肉瘤 50%～60% 发生于肢体部位,这应当是易于被发现和早期获得诊断的条件,然而 80% 的病灶并没有表现出疼痛等能引起重视的症状,这使得确诊时 50% 的瘤体已>5cm,而其中的一半已超过 10cm,约 10% 的病灶已明显侵犯大血管和神经结构,显然治疗会因此变得复杂而难以治愈。

软组织肉瘤的病因不是单一因素所致,临床发现与环境因素、细胞遗传学病因、分子病因学相关。

二、病理

软组织肉瘤种类很多,按不同组织来源分为纤维组织、肌肉组织、脂肪组织、神经组织、血管组织、组织细胞、滑膜组织、骨与软骨组织、间皮组织及其他十类。

三、临床表现

软组织肉瘤可发生在身体的任何部位,不同类型发生部位不同,临床症状和体征也各具特点。

（一）好发部位

软组织肉瘤可发生在身体的任何部位,其中一半以上发生在四肢（50%～60%）,其次为躯干（约17%）、后腹膜（约 12%）、头颈（约 10%）等部位。肿瘤生长的部位可提示它的起源。纤维肉瘤大多来自躯干的皮肤和皮下组织;脂肪肉瘤多发生在脂肪组织较多的臀部、大腿和腹膜后;滑膜肉瘤多发生在上肢和下肢大关节处;横纹肌肉瘤多发生在下肢肌层内,其胚胎型常见于眼眶、耳道、鼻腔和泌尿生殖器官;间皮肉瘤多发生于胸膜、腹腔、心包腔,甚至鞘膜腔;平滑肌肉瘤以躯干和腹腔多见;腺泡状软组织肉瘤主要见于臀部和腹部肌肉。

（二）症状和体征

1. 疼痛　疼痛是软组织肉瘤最常见的症状,其程度根据其发生部位、肿瘤来源及与神经的关系等因素决定。血管平滑肌肉瘤及平滑肌肉瘤多有疼痛;纤维肉瘤则在肿块增长到一定程度才出现疼痛;滑膜肉瘤、横纹肌肉瘤等变化很大,有的病人疼痛与肿块同时出现,有的则先出现疼痛后出现肿块。所有肉瘤当侵犯骨组织或压迫侵犯神经组织时均可出现顽固疼痛。

2. 肿块　患有软组织肉瘤时常能触到大小不等、形态不规则、质地各异的肿物。有些恶性程度高、发展迅速、位于隐匿部位(如腹膜后)的肿瘤如平滑肌肉瘤、横纹肌肉瘤等直径常超过 5cm,甚至达 20 ~ 30cm。纤维肉瘤、平滑肌肉瘤、横纹肌肉瘤等质地较硬,而血管肉瘤、淋巴管肉瘤、黏液肉瘤、脂肪肉瘤则较软,常有分叶或假波动感,有的肿块因生长迅速可出现表面破溃或内部出血等。

3. 肿块活动度　肿块活动度与其发生部位的深浅、肿瘤体积及肿瘤与周围组织关系有关。生长于表浅部位的肿瘤易于活动;生长于深层肌肉及筋膜或肌间隙、侵犯骨膜与骨质者常固定;生长于横纹肌深肌层内的肿瘤肌肉收缩时固定,肌肉放松时则较活动;恶性程度高且有外侵者较固定。

4. 肿瘤温度　软组织肉瘤血供丰富,新陈代谢快,局部温度可较周围正常组织高,良性肿瘤则温度正常。脂肪肉瘤常与正常组织相似,表面温度一般凭手触觉判断。有些软组织肉瘤表面有特征性改变,如隆突性上皮纤维肉瘤有典型的光泽,皮肤变薄,伴有毛细血管扩张现象;有些肿瘤表面可有静脉怒张、水肿等。

5. 其他表现　胸膜、心包、腹膜的间皮肉瘤可出现胸水、心包积液、腹水等,有时胸腹水可以因其他部位肉瘤侵犯胸腹膜造成;软组织肉瘤也可因淋巴结转移而出现区域淋巴结肿大,常见于滑膜肉瘤(上皮型)、横纹肌肉瘤及恶性纤维组织细胞瘤等,临床上检查病人时应根据肿瘤发生部位检查有关区域淋巴结有无肿大。

体检过程中应注意检查手法要轻柔,切勿用力挤压按摩,以免导致医源性扩散。

四、诊断

(一) X 线检查

X 线检查有助于进一步了解软组织肿瘤的范围、透过度及其与邻近骨质的关系。钙化点表明肿瘤有过出血和坏死,滑膜肉瘤、脂肪肉瘤、纤维肉瘤、横纹肌肉瘤等均可见到,提示肿瘤为低度恶性。肿瘤有低密度区则提示肿瘤来源于脂肪组织或实质囊性变。胸片可观察肺有无转移。

(二) CT 检查

可显示出正常软组织与邻近骨组织同肿瘤的横切面层次关系。动脉造影有助于了解肿瘤内血管的形态和分布,通过动态扫描、三维成像弥补平片和 CT 平扫的不足。良性肿瘤常表现为血管受压移位,肿瘤供血动脉不增粗,无血管侵犯表现;而软组织肉瘤则表现为供血动脉增粗,并包绕受侵,其周围血管粗细不均,有狭窄甚至中断,出现增生的肿瘤血管,血流加快,还可以出现动静脉瘘,造影剂在肿瘤内停留时间延长。

(三) MRI 检查

对于软组织肿瘤的诊断显著优于 CT,它能从多切面显示各种组织的层次,明确肿瘤的侵犯范围,更有利于制定治疗计划。磁共振血管造影 MRA 更有利于显示肿瘤与大血管的关系。

(四) 病理检查

病理检查能做出最后诊断。获取标本的方法主要有:脱落细胞检查、针吸活检、切取活检和切除活检。一般为了防止医源性扩散,应行根治术或整个肿瘤切除后做病理检查,只有晚期才可以做穿刺或表面咬取活检。免疫组织化学检查,可利用极微量的组织抗体检测软组织肿瘤的组织来源,从而弥补肿瘤病理检查时形态学诊断的不足。

五、治疗

(一) 综合治疗原则

治疗软组织肉瘤的关键是早期发现和早期治疗,而获得理想效果则取决于首次治疗的正确性和彻底性。手术切除是软组织肉瘤的主要治疗手段,单纯手术治疗后极易复发,保守性手术联合放射治疗使肢体软组织肉瘤的局控率明显提高,并改善生存质量。

(二)放射治疗

1. 术前放射治疗 适用于肿瘤体积较大(>15cm)或分化程度差(组织学Ⅱ~Ⅲ级),术前估计肿瘤难以彻底切除,或需要截肢手术才可能获得阴性切缘者。放射治疗后2~3周实施手术。术前放射治疗优点在于降低肿瘤细胞的活性,减少术中种植和远处转移的概率;缩小肿瘤体积,增加完整切除肿瘤和保留肢体的可能性,提高局部控制率;术前放射治疗的范围相对于术后放射治疗要小,放射治疗的剂量相对较低,治疗后的功能保持相对要好;术前放射治疗时肿瘤周围的血液供应未被破坏,对放射治疗的敏感性高,但术前放射治疗可能会影响手术后切口愈合;干扰病变范围和术后病理评价的准确性。

2. 术中放疗 术中电子线放疗(intraoperative electron radiation therapy,IOERT)就是在手术中切除恶性肿瘤组织后,对于可根除性肿瘤,可疑非根除性肿瘤或手术不能切除的肿瘤,术中给予一次性大剂量照射治疗。IOERT技术是将传统上通常为首选的手术治疗与近几十年发展起来的放射治疗技术进行有效地结合,配合其他手段可以达到任何单一技术有时无法实现的疗效。不同于外照射放疗(由于受到周围正常组织耐受量的限制,为得到均匀足够的照射量,须选择不同能量的射线采用多野照射技术),IOERT直接作用于治疗部位。

术中放疗的优势在于:

(1)适用范围广:可进行预防性术中照射,又可进行治疗性术中照射;可进行根治性照射,也可进行姑息性照射;可进行深部照射,且可实施体外浅表部位的照射。

(2)适应证相对明确。

(3)既能通过给予一次性较大治疗剂量,改善局部控制,提高治疗比,又能保护正常组织。

3. 术后放射治疗 术后放射治疗通常需在术后3~6周,切口愈合后开始。对于切缘阳性者必需给予术后放射治疗。原发灶位置很深、高度怀疑有残留或组织学Ⅱ~Ⅲ级、复发后有截肢危险的病例也应补加术后放射治疗。而广泛切除术后、组织学Ⅰ级、切缘阴性者不推荐术后放射治疗,因为这些病例一旦局部复发后还有再手术切除并保存肢体的可能。

术后放射治疗的优点是能确切地了解肿瘤的病理类型、恶性程度、侵犯范围以及手术情况,为制定放射治疗方案提供了充分的依据。术后放射治疗需注意的是:①照射范围大,除了要充分包括瘤床外,还应包括手术操作所涉及的部位;②照射部位的血供受手术影响增加了肿瘤细胞的乏氧程度,降低了放射治疗的敏感性;③有时因伤口延迟愈合而耽误了放射治疗的时机。

(1)适应证:

1)局部肿瘤切除术后不准备再做更彻底手术时;

2)手术切除的范围包括正常组织太少,估计手术切除可能不彻底者;

3)广泛性切除术仍有残存病变者;

4)计划以广泛性切除术代替截肢术或半骨盆切除术者;

5)多次术后复发或有复发倾向者。

(2)照射范围:根据肿瘤的位置、大小和病理分级来决定,最好能在术中做标记,一般情况照射野应超出手术范围5cm。

(3)照射技术:根据肿瘤部位选择合适的射线能量。肢体部位病变最好用前后两野或两个侧野,躯干部病变用多角度照射、楔形板及多野照射技术,必要时使用X-刀或适形调强技术,使剂量分布均匀,减少正常组织损伤。但要注意用^{60}Co照射时,前5周用宽1cm,厚0.5cm的凡士林条盖在手术瘢痕表面,以避免低剂量致局部复发。用高能X线照射时应考虑到建成区的深度,手术瘢痕表面覆盖相应厚度的蜡膜,如6MV-X线建成深度1.5cm,8MV-X线建成深度2cm。照射时可先用大野,照射2/3剂量后缩野,或先用高能射线后用电子线补量。

(4)照射剂量:DT 50~70Gy/5~7周,术后放射治疗在伤口愈合后即开始进行。

4. 组织间近距离照射　近10年来组织间插植治疗更多地应用于软组织肉瘤的术后照射,同样取得了很好的局部控制效果,尤其是对于组织学高分级的肉瘤。一般于术后6～7天,刀口愈合后开始,目前多用^{192}Ir治疗,保留施源管照射时间需4～6天。优点在于术中由肿瘤外科医生和放射治疗医生共同确定治疗靶区范围,放置施源管,使放射线直接照射瘤床,靶区的剂量高,而正常组织受到照射的体积少、接受的剂量低,从而有望提高局部控制率,减少正常组织的放射损伤。组织间插植治疗可以单独作为术后放射治疗手段,也可以与外照射相结合追加剂量。

5. 质子治疗　在诸多的放射治疗类型中,不同粒子在人体内的不同能量衰减特性带来不同的治疗性能。X射线、γ射线与电子射线都在不同程度使被照肿瘤的前后正常细胞受到伤害,剂量的有效利用率也低,不是理想的治疗射线。三维适形治疗(3D-CRT)使用多个射束交叉照射肿瘤,剂量分布与肿瘤形状适形,正常组织得到一定保护;调强放疗(IMRT)使剂量分布适形度进一步提高,但是周围很大体积的正常组织受到了中、低剂量辐射。射线照射正常组织,就可能引起早期或晚期并发症,包括恶心、呕吐。而质子在人体中的能量衰减呈现出先慢后快上升形成一个峰值后又急速下降到零的特点(通常称此为Bragg峰性能)。在质子治疗时只要将峰值部分对准肿瘤病灶处,肿瘤处就受到最大的照射剂量,而肿瘤前的正常组织细胞只受到1/3左右的峰值剂量,肿瘤后部的正常细胞基本上不受到任何伤害。仅此内在的物理特性就可以断定质子要比电子与γ射线要好。随着质子治疗技术的发展与完善,使用可变光阑准直器、专用补偿器等的精密适形治疗方法,已将质子控制只精确消灭癌细胞而不伤及正常细胞。加上几十年来质子治疗临床的巨大成就,已使全世界医学界一致公认质子治疗是当代最先进的治疗方法。但质子治疗不能代替,更不能取代其他的射线。质子治疗仅补充其他粒子的不足,使用在其他粒子难于见效,而又能适合质子治疗的肿瘤类型,即不是能够治疗所有肿瘤唯一的治疗方法。

因为质子治疗肿瘤具有上述的优点,从理论上来说,凡是适合放射治疗的病人,均可进行质子治疗。但是由于质子加速器装备的价格昂贵,治疗费用较高,目前多数病人还是选择了光子治疗。随着我国经济的发展,将会有更多的肿瘤患者选用质子治疗。

6. 重离子治疗　重离子不但具有质子在物理剂量方面的相似优点,并且有较高的重离子的相对生物效能(RBE)值。从理论上讲,重离子应该比质子具有更大的优越性,但重离子射入人体组织后的布拉格峰后有一个拖尾现象,尾部剂量约为峰内剂量10%。如果重要的正常器官或组织正好位于肿瘤后方,则可能会受到高RBE而引起的严重的损伤。此外,重离子的相对生物效应和使用的能量密切有关,由于肿瘤靶的形状不规则,在实施治疗时,每次照射必须不断地调节离子束的能量,而不同的能量的离子束具有不同的相对生物效应,因此有可能产生靶区内不同部位的生物效应的不一致,使放射治疗设计技术更为复杂化。总体来看,质子治疗已经成熟,重离子治疗目前尚处于探索性的阶段。

（三）术后辅助化学治疗

Ⅱ期、Ⅲ期四肢软组织肉瘤,肿瘤切缘>1cm,含阿霉素的辅助化学治疗,可增加无病生存率,但不增加总生存率。对肿瘤切缘<1cm,是否常规行术后辅助化学治疗意见不一。强烈的辅助化学治疗不增加总生存率,并且有明显毒性,只适用于有巨块病变、高危因素及高度恶性、经过最佳的局部治疗(手术、放射治疗)后的Ⅱ期、Ⅲ期病人,可增加病人的无病生存率。

六、放射治疗的不良反应及处理

（一）放射性皮肤损伤

大剂量照射后,初期无明显皮肤反应,但以后可出现皮下组织纤维化,易发生溃疡、坏死。

（二）放射性肌肉损伤

大剂量照射后可能发生肌肉纤维化,大部分病人肌肉纤维化不严重,病人能耐受,少数病人因为同时发生严重皮下和肌肉纤维化,影响肢体运动功能,个别病人出现软组织坏死。

（三）放射性骨及关节损伤

大剂量照射后,少数病人在外伤等诱因下可发生病理性骨折,关节周围纤维化也会影响关节的活动,儿童会影响骨骼的发育。

放射治疗并发症一旦发生,处理很困难,关键在预防。布野要合理,既要把该照射的区域包括在治疗范围内,同时又要尽量保护正常组织,减少不必要照射。出现皮肤溃疡坏死时,如范围小、损伤轻可用维生素 B_{12} 湿敷,重者可考虑保守治疗或全层植皮术。经对症治疗失败,伤口长期不愈者,可考虑截肢术。

（朱　莉）

一、概述

放射治疗良性病有悠久的历史,由于放射治疗的晚期副作用,使良性病的放射治疗成为有争议的话题。但是,对部分良性病,放射治疗有着不可替代的效果。

（一）良性病放射治疗的机制和适应证

1. 脱毛作用

（1）机制:抑制毛囊生长功能;射线使毛发和下部连接变松而易于脱落。

（2）适应证:头癣、须疮、多毛症、有毛色素母斑等。

2. 抑制分泌功能

（1）机制:射线对皮脂腺、汗腺的破坏作用使腺体萎缩;射线同时可抑制腺体的分泌功能。

（2）适应证:痤疮、腋臭、色汗症、手足多汗症、腮腺瘘、胰腺瘘、鼻瘘等。

3. 止痛、止痒作用

（1）机制:射线对神经末梢感觉过敏的抑制作用。

（2）适应证:神经性皮炎、湿疹、强直性脊柱炎、手足甲下血管瘤等。

4. 抑制淋巴组织增生作用

（1）机制:少量放射线可以破坏淋巴组织生长中心,使之停止分裂,抑制淋巴组织增生。

（2）适应证:鼻咽及咽的腺样体增生、耳咽管周围淋巴组织增生、航空性中耳炎、嗜酸性淋巴肉芽肿、扁桃体肥大、婴儿重度胸腺肥大、Kimera 病。

5. 抑制纤维组织增生-抗增殖作用

（1）机制:幼稚成纤维细胞、角化组织等增生期对放射线敏感,射线可以抑制纤维组织增生(剂量 ≥10Gy)。

（2）适应证:瘢痕、鸡眼、甲下疣,阴茎海绵体硬结症、血管成形术后再狭窄。

6. 抗炎作用

（1）机制:抗炎,也可能包括放射镇痛作用。

（2）适应证:慢性丹毒急性发作、乳腺炎、外耳道疖、急性坏疽、化脓性指骨骨髓炎、血栓性静脉炎、慢性腮腺炎、肩周炎、颈淋巴结结核、结核瘘管及腱鞘炎等。剂量 0.5 ~ 1Gy/次,总剂量 DT 5 ~ 10Gy。

7. 血管瘤的治疗

（1）机制:射线引起栓塞性动脉内膜炎,血管弥漫性硬化及血管周围基质纤维化,并使毛细血管阻塞。

（2）适应证:荔枝型幼儿血管瘤最敏感;海绵型及混合型中度敏感;葡萄酒斑及成熟的血管内皮不敏感。

（二）良性病放射治疗的原则

过去,由于对辐射的过度担心和恐惧,影响了包括病人和一些医生对良性病治疗中放射治疗手段的选择。但总的来讲,给予良性病的放射治疗剂量是比较安全的。美国放射卫生局良性病治疗委员会建议良性病的放射治疗指南如下:

1. 在治疗前,应充分考虑放射治疗预期的疗效、总剂量、总时间、发生危险的基本因素和防护措施;

2. 对于婴幼儿及儿童,应认真权衡治疗的危险和利益,除非必要,不应进行放射治疗;

3. 对皮肤区域直接照射时,不能危及可能发生晚期反应的器官,如甲状腺、眼、性腺、骨骺和乳腺等;

4. 对所有病人都应采取严格谨慎的放射防护技术,包括限光筒和铅挡防护等;

5. 按病灶的深度选择适当能量的放射线。

二、临床常见良性病的放射治疗

（一）眼部疾病

1. 翼状胬肉治疗　首选手术切除,但术后复发率高达20%~30%。术后24小时内予以局部放射治疗,可以明显降低复发率。常用的放射治疗方式是在术后当天、第7天、第14天共3次治疗,剂量8Gy/次或10Gy/次,总剂量DT 24~30Gy。

2. Graves眼病　又称甲状腺眼病或突眼性甲状腺肿,最常发生在甲状腺功能亢进的病人中,少数病人发病时也可不伴甲状腺功能亢进。发病机制尚不十分清楚,目前认为与自身免疫有关。治疗方法包括肾上腺皮质激素治疗、免疫治疗、免疫抑制剂、手术减压和放射治疗。其中放射治疗的有效率为65%~90%,可以单独使用,严重病人可加皮质激素,必要时手术眼睑缝合。放射治疗选用4~6MV-X射线,眼球中线剂量DT 20Gy,常规分割,质量控制尤为重要。

3. 眼眶炎性假瘤是一种特殊的炎性病变,可发生在双侧或单侧。过度的淋巴细胞浸润产生炎性反应,表现为眼周肿胀、眼球运动障碍、复视和疼痛等,有时可在眼球周围触摸到肿块。此病常首选激素治疗,但部分病人在激素减量后症状复发。放射治疗是有效的方法,有效率达73%~100%,推荐剂量DT 20Gy/10次/2周。

（二）皮肤疾病

1. 瘢痕瘤发生在有瘢痕体质的个体,对皮肤外伤出现过度反应,表现为纤维组织过度增生、蔓延超过伤口、玻璃样变且不能自然消退。首选治疗是手术切除,但术后要辅以其他有效的预防措施,否则每切除一次,会使病变扩大一次。放射治疗对抑制瘢痕增生有效,通常在手术后24小时之内开始,因为肉芽组织中的成纤维细胞对放射敏感,而在手术24小时后成为放射抗拒的纤维细胞,所以不能等到拆线后再开始放射治疗。根据病变厚度选择4~6MeV的电子线,照射范围应包括手术缝线的针孔周边外放3~5mm。如果有大片植皮,可只照射植皮的周边缝线区。总剂量DT 10~15Gy,分2次或3次。放射治疗的分次剂量、次数和总剂量,国内外各家医院所采用的方法不尽相同。

2. 角化棘皮病好发于中老年光照的皮肤,是局部受累的生长迅速的良性肿瘤。手术为首选治疗,切除时必须有充分的边缘。术后复发或者手术影响美容不能进行手术时可用放射治疗。放射治疗采用电子线加适当的填充物,4Gy/次,2次/周,DT 40Gy,治疗1个月左右病灶可完全消退,效果满意。

（三）血管瘤

1. 皮肤和软组织血管瘤　婴幼儿皮肤血管瘤放射治疗前必须考虑到晚期可能出现的不良反应。部分婴幼儿的血管瘤可能自然消退,在治疗时一定要认真选择适应证。小的浅表病灶可选接触放射治疗,较深的病灶可选用电子线,1~4Gy/次,同样剂量重复1~2次。

2. 中枢神经系统血管瘤　脑动静脉畸形(AVM)是较常见的颅内血管瘤,一般治疗方法有手术治疗、介入治疗和放射治疗。手术治疗的创伤大,现已很少使用。介入治疗对某些病灶是有效的。目前认为放射治疗可获得较好的疗效,立体定向放射外科是常用的放射治疗方法,单次大剂量照射,可使畸形血管硬化,阻止出血。AVM的放射治疗效果与病灶的体积有关,小于2cm的病灶立体定向放射外科效果好,一般靶区边缘剂量为DT 15~30Gy,绝大多数病灶在2年内逐渐消失。常规放射治疗也可以用于AVM的治疗,但治疗效果较立体定向放射外科差,1.8~3.5Gy/次,DT 40~55Gy,完全缓解率是20%。

位于中颅窝的海绵状血管瘤或者脑外海绵状血管瘤,术前放射治疗DT 30Gy可提高切除率,减少术中出血。

3. 肝海绵状血管瘤　多发、弥散或者大块的肝血管瘤,外照射剂量DT 10~30Gy/1~4周。一般儿童DT 10Gy,成人DT 20~30Gy/3~4周,观察4~6个月后疗效不满意者,可再补量10~15Gy/1~2周。

4. 骨血管瘤　约有10%的无症状病人于尸检时发现此病,部位以脊椎多见。在X线平片上,受累椎体骨质破坏、畸形或膨大、骨小梁增粗呈纵向走行的栅栏状排列,有时发展到骨外呈梭形的软组织影,甚至压迫脊髓,产生不同程度的神经症状或截瘫,此时可以手术减压,但手术难以处理出血。放射治疗对此病是首选,使用 4 ~ 6MV-X 射线或 ^{60}Co-γ 射线,1.8 ~ 2Gy/次,5 次/周,总剂量 DT 30 ~ 40Gy 可以起到很好的缓解症状的作用。

(四) 软组织疾病

1. 腱鞘炎和滑囊炎常发生在肩、椎体、三角肌等部位,是由肌腱上皮退化和炎性改变引起,病人常有疼痛、压痛、活动受限,以急性、亚急性或慢性形式出现。常用抗炎药物治疗,而急性期放射治疗有很好的效果。放射治疗采用局部照射野,只包括关节或病变部位,1.5 ~ 2Gy/次,1 次/d,连续治疗 3 ~ 5天,总剂量 DT 6 ~ 10Gy。如为慢性病例,可在 1 ~ 2 周后再增加治疗 1 ~ 2 次。

2. 色素沉着绒毛结节性滑膜炎罕见,是发生于关节、腱鞘、关节囊的滑膜增生性病变。虽为良性病,但侵袭性较强,多发生于大关节,尤以膝关节多见,腕关节偶见。发病年龄多在 20 ~ 40 岁,男性多见,其发病可能与外伤有一定关系。主要表现为疼痛、关节肿胀及运动受限。首选手术治疗,病变切除彻底者,单纯手术就可有较好效果,但有残留者则病变易复发。由于该病呈浸润性生长,难以彻底切除,一般应配合术后放射治疗。放射源为 ^{60}Co-γ 射线或 4 ~ 8MV-X 射线,一般手术后 2 周 ~ 2 个月内开始放射治疗。照射野包括整个关节及手术切口上下缘各 2cm,前后或两侧对穿照射,中心平面剂量术后 DT 30 ~ 35Gy,单纯放射治疗可加 5 ~ 10Gy,1.8 ~ 2Gy/次,5 次/周。放射治疗后可使肿胀消退,肢体功能恢复,术后复发率降低。

3. 纤维瘤病　纤维瘤病具有浸润性生长和容易复发的特征,但从不发生转移。手术为首选疗法,但术后复发率是 10% ~ 100%,强化手术切除的复发率为 31% ~ 38%。主张术后辅以外照射或组织间照射可减少复发。放射治疗剂量 DT 50 ~ 60Gy/5 ~ 6 周,切缘阳性者 DT 60Gy。60Gy 以上并不能增加治愈率,而可能引起较严重的并发症。

4. 嗜酸性淋巴肉芽肿　嗜酸性淋巴肉芽肿是发生于皮下组织和淋巴结的肉芽肿性病变,病因不明。病变部位以腮腺区最多见,其次为颊部及颌下区。手术、化学治疗及激素治疗都有一定效果,但一般认为应以放射治疗为首选。使用剂量不宜过高,建议 DT 30 ~ 40Gy/3 ~ 4 周为宜,应根据病情、肿物大小适当选择放射治疗条件和适当的剂量。

(五) 骨疾病

1. 异位骨化形成进行髋关节和膝关节成形术的病人,约 30% 发生异位骨化,有异位骨化病史的病人发生率高达 80% 以上。有些病人属于发生异位骨化的高危人群,包括肥大性骨关节炎、强直性脊柱炎、特发性弥散性骨肥大等。异位骨化发生后会使全部或部分关节强直、变形、疼痛和活动受限。术前或术后尽快使用放射治疗可以预防异位骨化的形成。放射治疗机制尚不十分清楚,可能是通过射线抑制或损伤髋关节及周围软组织中的多能间质细胞。放射治疗剂量 7Gy/次,照射 1 次,或 8 ~ 10Gy/4 ~ 5次。术前放射治疗与术后放射治疗相比,单次与分次放射治疗相比,效果无明显差别。

2. 成釉细胞瘤　成釉细胞瘤好发于颌骨,特别是下颌骨,转移罕见。手术刮除后经常复发,但对放射治疗反应很好。放射治疗剂量 DT 50 ~ 60Gy/5 ~ 6 周可完全缓解。若放射治疗后肿瘤消退十分缓慢者需密切观察,特别注意晚期有可能发生转移。

3. 动脉瘤样骨囊肿　动脉瘤样骨囊肿是一种好发于骨骺端的良性血管囊肿病灶,膨胀性生长、偏心,常突出到软组织,手术刮除后复发率 30% ~ 60%,对手术困难不能切除者或切除不彻底者可行放射治疗。放射治疗剂量 DT 40 ~ 45Gy/4 ~ 5 周,对儿童病人,剂量 DT 20Gy/2 周为宜。

(六) 腺体组织良性病

1. 男性乳腺增生用雌激素治疗前列腺癌或者前列腺增生,常引起男性病人乳腺增大,伴有疼痛及压痛、乳头过敏。在使用雌激素治疗前行乳腺部位放射治疗,有预防乳腺增生的作用。而在使用雌激素后再放射治疗,一般是无效的。对于发生于青年男性的乳腺增生,主要是由于生殖腺、垂体、肾上腺内分泌紊乱所致,照射乳房是无效的,故不采用乳腺放射治疗。放射治疗采用 9 ~ 12MeV 电子线,放射治疗区域直径 6~8cm,用^{60}Co-γ 射线或 4MV-X 射线切线野照射,9Gy/次,或 4~5Gy/次,连续 3 次,放射治疗完成后 2~3 天可开始内分泌治疗。

2. 腮腺瘘是涎腺创伤中最常见的病症,为腮腺所分泌的涎液自腮腺的异常开口溢出,腮腺腺体和导管均可发生瘘。腮腺造影是检查腮腺瘘最有价值的方法。腮腺瘘的治疗包括手术和放射治疗。放射治疗短期内可以抑制涎腺腺体分泌,促进愈合,效果良好。使用 9~12MeV 电子线或^{60}Co-γ 射线,腮腺局部单野,1.5Gy/次,1 次/d,共 4~6 次。治疗期间应观察腮腺的分泌量,一般照射 1~2 次后分泌明显减少。也可单次照射 5Gy,尽量避免用高能 X 射线,以减少对侧腮腺剂量。

（七）听神经瘤

听神经瘤主要起源于内听道前庭神经鞘膜施万细胞的良性肿瘤,又称前庭神经鞘瘤,占颅内肿瘤的 6%~9%,占小脑脑桥角肿瘤的 80%~90%。近年来,随着诊断技术的不断发展,听神经瘤的早期检出率大幅提高。听神经瘤治疗目标已经从单纯切除肿瘤、降低病死率和致残率逐渐向神经功能保留、提高生命质量等方向发展。听神经瘤的治疗方法包括:显微外科手术、立体定向放射外科（SRS）、随访观察等多种手段,处理策略也倾向于个体化和多学科协作。参照 Koos 分级,建议处理原则如下:Ⅰ级:以随访为主,每 6 个月进行一次 MRI 增强扫描。如随访过程中出现肿瘤生长,且病人存在有效听力,可以考虑采取保留听力的手术治疗;如病人已无有效听力,则首选手术治疗,但对于 70 岁以上、全身条件差无法耐受手术的病人,应首选 SRS 治疗。Ⅱ~Ⅲ级:如病人存在有效听力,可以考虑采取保留听力的手术入路或 SRS 治疗;若病人已无有效听力,则首选手术治疗,SRS 治疗可作为备选。对于体积不大又无生长的Ⅱ~Ⅲ级听神经瘤,可先行保守观察;如肿瘤增大,可以考虑采取保留听力的手术入路或 SRS 治疗。Ⅳ级:首选手术治疗,如病人不能耐受手术或拒绝手术时,可尝试 SRS 治疗。

（八）脾放射治疗

脾脏肿大影响周围血象,或巨脾压迫腹腔脏器,病人有明显症状时可行脾放射治疗。病人多为慢性髓细胞性白血病、真性红细胞性增多症等。放射治疗用前野或左侧腹壁野、垂直或水平照射,注意保护左肾及脊髓。每次放射治疗前需核对放射治疗照射野,只照射脾脏。0.5~1.5Gy/次,隔日 1 次,总剂量DT 15Gy。

（李国文）

第一节　皮肤癌

一、概述

皮肤癌在我国发病率很低,但在白种人中却是最常见的恶性肿瘤之一。其发病可能与接触化学类致癌物质、紫外线照射及电离辐射等因素有关。

二、病理

（一）基底细胞癌

为皮肤癌中最常见的类型,约占60%左右,分3型:表浅溃疡性基底细胞癌、表皮下基底细胞癌及基底鳞状细胞癌。

（二）鳞状细胞癌

（三）皮肤原位癌

癌灶局限于表皮层内,基底膜完整无损。

三、临床表现

早期皮肤癌多表现为红斑状或略高出皮面的丘疹样皮损,表面常伴有鳞形脱屑或痂皮形成,晚期则根据病理的不同而表现为多样。

四、诊断与鉴别诊断

活检是诊断皮肤癌的依据。早期皮肤癌须与银屑病、湿疹、炎症、日光性角化病、角化性棘皮瘤等良性皮肤病鉴别,要根据其临床表现及病理结果进行诊断。一旦确诊为皮肤癌还要根据其发生的部位做相关的检查,如X线平片或B超等,以确定病变范围,除外远处转移。

五、治疗

（一）放射治疗

皮肤癌对放射治疗十分敏感,单纯放疗常可治愈,特别是基底细胞癌对放疗的疗效更为理想。照射野的设计应根据病灶大小及浸润范围而定,病期早、肿瘤小,照射范围超过肿瘤1cm;对于肿瘤向深部及周围侵犯显著者,照射范围应扩至肿瘤边缘2~3cm或更大;对于伴有继发感染而使肿瘤边界不易确定者,可先行大野照射,照射到一定剂量后再缩小射野继续放疗。由于皮肤癌的病变比较表浅,所以放射源应选择电子线即可。剂量给予50~60Gy。

（二）手术治疗

手术治疗是治疗皮肤癌的主要治疗方法之一,切除的范围应随肿瘤的大小及浸润深度而异,对于肿瘤范围广,浸润深的肿瘤其切除边界应在肿瘤外3~5cm。

（三）药物治疗

对小而表浅的基底细胞癌、原位鳞状细胞癌等可采用局部涂抹抗癌药物。

皮肤癌因其发生部位表浅,很少发生远处转移,放疗和手术治疗疗效理想,故很少使用化疗。

第二节　恶性黑色素瘤

一、概述

恶性黑色素瘤（黑色素瘤）是临床上较为常见的皮肤黏膜和色素膜恶性肿瘤，好发于白种人，在欧美国家高发。其发病与紫外线照射、结构不良痣、遗传因素、外伤、内分泌、化学致癌物质及免疫缺陷等多种因素有关。恶性黑色素瘤好发于30~60岁，多发于皮肤、口腔、消化道、呼吸道及生殖系统的黏膜及眼球等。

二、病理

恶性黑色素瘤的常见病理类型有浅表扩散型黑色素瘤、结节型黑色素瘤、恶性雀斑样黑色素瘤、肢端雀斑样黑色素瘤；少见类型有上皮样、促纤维增生性、恶性无色素痣、气球样细胞、梭形细胞和巨大色素痣恶性黑色素瘤等。白种人中浅表扩散型最多见，而黄色人种和黑色人种以肢端雀斑样黑色素瘤多见。

（一）浅表扩散型

以水平生长特点，表现为大的色素性肿瘤细胞在鳞状上皮之间呈铅弹样或佩吉特样播散。通常由痣或皮肤的色素斑发展而来，一般外观不规则，颜色各异，可呈棕黑色、粉色、白色、灰色甚至脱色素，边缘可伴瘙痒。好发于背部和女性的下肢皮肤，与间歇性接受过多日光照射相关。

（二）结节型黑色素瘤

来源于痣，可呈跳跃式生长，常表现为快速生长的色素性结节，可以出血或形成溃疡。大于60岁的老年人和男性更多见，呈半球形，有的像血性水疱。该类型恶性程度高，生长迅速，诊断时一般浸润皮肤厚度较深。

（三）恶性雀斑样黑色素瘤

表现为非典型性黑色素瘤细胞沿真皮表皮交界处呈线状或巢状增生，下延至毛囊壁和汗腺导管，并伴有严重的日光性损伤，同时有真皮内非典型性黑色素细胞浸润。较前两种少见，通常发生于老年人面部等常暴露于日光下的部位。该类型并不是由痣发展而来，往往经暴晒后多年发病，早期为深色不规则的皮肤斑点，可被误认为老年斑或灼烧斑。

（四）肢端雀斑样黑色素瘤

白种人发病率较低，与紫外线关系不大。黄种人和黑种人以该类型最为多见，好发于手掌、足跟、足趾、甲床和黏膜（鼻咽、口腔和女性生殖道等），由于发病部位隐秘，容易被忽视。

三、诊断

典型的临床表现和体征是黑色素瘤诊断的常用方法；病理学检查是黑色素瘤确定诊断甚至分期的最终标准。

（一）临床症状

1. 非对称　色素斑的一半与另一半看起来不对称。

2. 边缘不规则　边缘不整或有切迹、锯齿等，不像正常色素痣那样具有光滑的圆形或椭圆形轮廓。

3. 颜色改变　正常色素痣通常为单色，而黑色素瘤主要表现为污浊的黑色，也可有褐、棕、棕黑、蓝、粉、黑甚至白色等多种不同颜色。

4. 直径　色素斑直径>5~6mm或色素斑明显长大时要注意，黑色素瘤通常比普通痣要大，要留心直径>5mm的色素斑。对直径>1cm的色素痣最好做活检评估。

5. 隆起　一些早期的黑色素瘤,整个瘤体会有轻微隆起。

早期皮肤黑色素瘤进一步发展可出现卫星灶、溃疡、反复不愈、区域淋巴结转移和移行转移。晚期黑色素瘤根据不同的转移部位症状不一,容易转移的部位为肺、肝、骨、脑。眼和直肠来源的黑色素瘤容易发生肝转移。

（二）影像学诊断

必查项目包括区域淋巴结(颈部、腋窝、腹股沟、腘窝)超声,胸部 X 线或 CT,腹盆部超声、CT 或 MRI,全身骨扫描及头颅检查。经济情况好的病人可行全身 PET-CT 检查。

四、分期

恶性黑色素瘤分期采用 AJCC 于 2010 年制定的第 7 版 TNM 分期

（一）原发肿瘤（T）

T_X　原发灶无法评价

T_0　无肿瘤证据

T_{is}　原位癌

T_{1a}　厚度≤1.0mm,无溃疡,有丝分裂率<1/mm^2

T_{1b}　厚度≤1.0mm,有溃疡,有丝分裂率≥1/mm^2

T_{2a}　厚度 1.01~2.0mm 不伴溃疡

T_{2b}　厚度 1.01~2.0mm 伴溃疡

T_{3a}　厚度 2.01~4.0mm 不伴溃疡

T_{3b}　厚度 2.01~4.0mm 伴溃疡

T_{4a}　厚度>4.0mm 不伴溃疡

T_{4b}　厚度>4.0mm 伴溃疡

（二）区域淋巴结（N）

N_X　区域淋巴结无法评价

N_0　无淋巴结转移

N_1　1 个淋巴结转移

N_{1a}　隐性转移(病理诊断)

N_{1b}　显性转移(临床诊断)

N_2　2~3 个淋巴结转移

N_{2a}　隐性转移(病理诊断)

N_{2b}　显性转移(临床诊断)

N_{2c}　非簇样移行转移或卫星灶(但无移行转移)

N_3　≥4 个淋巴结转移,或簇样转移结节/移行转移,或卫星灶合并区域淋巴结转移

（三）远处转移（M）

M_X　远处转移无法评价

M_0　无远处转移

M_{1a}　皮肤、皮下组织,或远处淋巴结转移

M_{1b}　肺转移

M_{1c}　其他内脏转移或任何远处转移伴 LDH 升高

临床分期 TNM

0 期　$T_{is} N_0 M_0$

I_A期　$T_{1a} N_0 M_0$

I_B期　$T_{1b} N_0 M_0, T_{2a} N_0 M_0$

II_A期　$T_{2b} N_0 M_0, T_{3a} N_0 M_0$

II_B期　$T_{3b} N_0 M_0, T_{4a} N_0 M_0$

II_C期　$T_{4b} N_0 M_0$

III期　任何 $T N_1 M_0$,任何 $T N_2 M_0$,任何 $T N_3 M_0$

IV期　任何 T,任何 N M_1

病理分期

0 期　$T_{is} N_0 M_0$

I_A期　$T_{1a} N_0 M_0$

I_B期　$T_{1b} N_0 M_0, T_{2a} N_0 M_0$

II_A期　$T_{2b} N_0 M_0, T_{3a} N_0 M_0$

II_B期　$T_{3b} N_0 M_0, T_{4a} N_0 M_0$

II_C期　$T_{4b} N_0 M_0$

III_A期　$T_{1\sim4a} N_{1a} M_0, T_{1\sim4a} N_{2a} M_0$

III_B期　$T_{1\sim4b} N_{1a} M_0, T_{1\sim4b} N_{2a} M_0, T_{1\sim4a} N_{1b} M_0, T_{1\sim4a} N_{2b} M_0, T_{1\sim4a} N_{2c}$

III_C期　$T_{1\sim4b} N_{1b} M_0, T_{1\sim4b} N_{2b} M_0, T_{1\sim4b} N_{2c} M_0$,任何 $T N_3 M_0$

IV期　任何 T,任何 NM_1

注:①临床分期包括原发灶微分期和临床/影像学所确认的转移灶。常规来说,应在原发灶切除和分期检查完成后确定分期。②病理分期包括原发灶微分期,部分或全部区域淋巴结切除的病理情况。

五、治疗

(一) 外科治疗

1. 活检　对可疑的色素性病灶建议行完整的切除活检。在颜面部、手掌、足底、耳、手指、足趾或甲下等部位的病灶,或巨大病灶,完整切除无法实现时,可进行穿刺活检或全层皮肤的病灶切除。

2. 扩大切除　早期黑色素瘤在活检确诊后应尽快行原发灶扩大切除手术。

3. 前哨淋巴结活检　对于厚度≥1mm 或有溃疡的病人推荐做前哨淋巴结活检,前哨淋巴结活检有助于准确获得 N 分期,如果发现前哨淋巴结阳性,一般应及时进行淋巴结清扫。

4. 淋巴结清扫　不建议行预防性淋巴结清扫。前哨淋巴结阳性或临床诊断为 III 期的病人在扩大切除的基础上应行区域淋巴结清扫,要求受累淋巴结基部完全切除,腹股沟淋巴结清扫要求至少应在10 个以上,颈部及腋窝淋巴结应至少清扫 15 个;在腹股沟区,如临床发现股浅淋巴结转移数≥3 个,应行髂窝和闭孔区淋巴结清扫。如果盆腔影像学提示 Cloquet 淋巴结阳性则应当行髂窝和闭孔区淋巴结清扫。

5. 肢体移行转移　是 III 期病人中的一种特殊类型,其表现为一侧肢体原发灶和区域淋巴结之间的皮肤、皮下和软组织的广泛转移,手术难以切除干净。

6. IV期病人　如果表现为孤立的转移灶、也可考虑手术切除。

(二) 黑色素瘤的辅助治疗

黑色素瘤术后病人的预后根据危险因素不同而不同。根据病灶浸润深度、有无溃疡、淋巴结转移情况等危险因素,一般将术后病人分为 4 类:

I_A期(低危):因很少出现复发及死亡,目前无推荐的辅助治疗方案,更倾向于预防新的原发灶的出现,以观察为主。

I_B期～II_A期(中危)、II_B～III_A期(高危):中高危黑色素瘤病人复发与死亡的危险明显升高,使用黑色素瘤疫苗(包括全细胞疫苗、树突状细胞疫苗、肽疫苗、神经节苷脂疫苗、DNA 疫苗和病毒性疫苗等)、干扰素、化疗、生物化疗等。

Ⅲ_B ~ Ⅳ(极高危):极高危病人的辅助治疗模式仍然在进一步尝试中,尚无标准治疗方案,但仍以高剂量干扰素治疗为主。

（三）放射治疗

一般认为黑色素瘤对放疗不敏感,但在某些特殊情况下放疗仍是一项重要的治疗手段。黑色素瘤的放疗分为辅助放疗和姑息放疗,前者主要用于淋巴结清扫和某些头颈部黑色素瘤(尤其是鼻腔)的术后补充治疗,可进一步提高局部控制率;后者主要用于骨转移和脑转移。

（朱　莉）

上腔静脉综合征(superior vena cava syndrome,SVCS)是由于各种不同病因引起的上腔静脉被压迫或被梗阻而产生的急性或亚急性综合征,其临床特点为颈面部充血肿胀、胸颈部静脉曲张、轻中度呼吸困难,少数有眼结膜水肿,神经系统症状,如头痛、视物模糊等。虽属于肿瘤急症,应该给予紧急治疗处理,但并不是立即危及生命的急症。因此,在进行非手术治疗前,允许获得其病理学诊断,这样有利于根据病理选择较佳的治疗方案。

一、解剖

上腔静脉位于纵隔右缘,侧面观它居中偏前,处于气管前方,成人上腔静脉长约6~8cm,宽1.5~2cm。它由左、右头臂静脉(无名静脉)在右侧第一胸肋后方汇合而成,然后沿胸骨右缘垂直下行,在右侧第五胸肋关节处注入右心房。因此,上腔静脉是主要的静脉管道,它汇集头、颈、上肢、胸部的血液,反流至右心房。

上腔静脉管壁薄、压力低,且被固定在上纵隔的右前方,它在胸骨的后方紧邻右主支气管和升主动脉,前面有纵隔淋巴结,后面是右侧或气管旁淋巴结,完全被淋巴结链所包绕。因此上腔静脉及其主要属支奇静脉最易受到纵隔内肿大的淋巴结压迫。

二、病因

据统计,97%的SVCS为恶性病变所致,良性病变所引起的SVCS仅约占3%。

(一)肺癌是导致SVCS的主要原因

75%~81%的SVCS由支气管肺癌引起,病理类型主要为小细胞癌和鳞状细胞癌。超过3%的肺癌病人可能伴有SVCS,而在小细胞肺癌(SCLC)中可达12%。

(二)非霍奇金淋巴瘤(NHL)是引起SVCS的第二大病因

其中主要是弥漫性大细胞和淋巴母细胞瘤,其SVCS的发生率分别为7%和20%,而在其他病理类型少见。

(三)纵隔转移性癌

以乳腺癌、生殖细胞恶性肿瘤和消化道肿瘤常见,约占SVCS的5%~10%。胸腺瘤或胸腺癌也可导致SVCS。

(四)非肿瘤性病因

约占5%,通常为引起血栓的各种病因所致,如安装起搏器、高静脉营养插管和导管化疗,主要治疗为溶栓治疗。其次是网状内皮细胞真菌病和先天性心衰等导致的慢性纵隔炎、甲状腺肿和结核。

(五)医源性病因

在儿童,常见病因为心血管手术后的医源性病因,恶性病因为NHL、霍奇金淋巴瘤(HL)和白血病等。

三、临床表现

当上腔静脉压迫迅速发生和(或)侧支循环失代偿时,就会出现头面部充血和水肿、颈部肿胀、胸腹壁浅表静脉扩张、轻度气短、咳嗽胸痛等。长时间的上腔静脉阻塞,会引起血流淤滞、静脉压力增加、血栓形成,最终导致脑水肿、颅内压升高。这也是SVCS病人死亡的主要原因。由于回心血量的减少,病人可出现不同程度的呼吸困难。

四、诊断与鉴别诊断

（一）诊断

1. 临床表现　SVCS 具有典型的临床症状和体征,诊断一般并不困难。凡充血、水肿出现于面、颈、上肢与上胸部,病人有颈静脉怒张,前胸部和(或)腹部浅表静脉曲张,并兼有呼吸困难、咳嗽、胸痛等症状与体征,胸部 X 线检查揭示纵隔增宽,即可初步诊断为 SVCS。胸腹壁浅静脉曲张情况及年龄对估计病因及阻塞部位有一定帮助。上腔静脉的阻塞部位在奇静脉入口以上,血流通过胸壁的静脉,经奇静脉回流入心脏,因而胸壁静脉出现曲张;若其阻塞部位在奇静脉以下,则血流既通过胸壁静脉,又通过腹壁静脉向心回流,因而胸腹壁静脉都出现曲张。

出现 SVCS 的病人,在 40 岁以下的病人多为恶性淋巴瘤,在 40 岁以上的病人多为肺癌;但在无原发肿瘤病史,肺内看不到原发病灶时,病因诊断可能有困难,应认真询问和体检,作必要的辅助检查,可排除虽为数很少但却极为重要的良性疾病。

2. 影像学诊断

（1）X 线胸片:对大多数病例能提供有诊断意义的信息。SVCS 病人胸片正常者只有 16% ,多数有上纵隔增宽与胸腔积液。SVCS 合并有肺部病变或肺门淋巴结病变约占 50% ,一般在上纵隔(右侧占 75%)显示有肿块。20% ~50% 病人可伴有胸腔积液(多为右侧)。

（2）CT:由于纵隔内各种组织多层次重叠,普通 X 线胸片常难以显示其内的病变,以致部分 SVCS 在胸片上表现为纵隔正常,而 CT 横断面可避免上述缺陷。

（3）MRI:增强造影能将血管与周围软组织肿块明确地区别开来,结合冠状和矢状面图像,较 CT 更能了解肿瘤形态特征,也能描述肿瘤被膜的厚度、内部有无变性、与周围组织的关系及有无浸润等,对良恶性病变鉴别有裨益。

（4）上腔静脉造影:可了解上腔静脉有无栓塞、受压等,对 SVCS 的诊断有一定用处。

（5）PET-CT/MRI 检查:PET-CT 能通过代谢显像初步判断引起 SVCS 病变的性质、肿瘤的病变范围以及有无其他部位转移等。对于疾病的诊断、分期、疗效评价和预后判断具有重要的临床意义。

3. 细胞学或病理学诊断

（1）细胞学检查:对肺癌特别是小细胞肺癌的诊断,痰细胞学检查与组织学检查一样正确。浅表淋巴结肿大时(如锁骨上淋巴结),针吸细胞学检查可明确其是否为转移癌,间接作出 SVCS 的病因诊断。有胸腔积液者亦可通过作胸腔积液的细胞学、生化及细菌学等检查帮助诊断。

（2）经胸腔纵隔针吸活检(TNB):可用于难以定性的肺部肿块浸润性病变及纵隔肿物的诊断,在 CT 或超声导向下行纵隔 TNB,一定程度上能避免较大的损伤发生。

4. 其他　检查支气管镜刷洗及活检、食管镜检、纵隔镜以及开胸探查术等损伤性诊断方法虽有一定危险性,但有必要时尚需积极进行,因确定诊断对进一步治疗与预后的判断有重要意义。此外,SCLC 和 NHL 常累及骨髓,骨髓活检有助于诊断与分期。

静脉压测定对诊断有一定帮助。SVCS 的周围静脉压可达 $1.47 \sim 4.9\text{kPa}(150 \sim 500\text{mmH}_2\text{O})$,若同时发现两侧上肢静脉压差大于 $0.098\text{kPa}(10\text{mmH}_2\text{O})$,更支持 SVCS 的诊断。注意呼吸对水柱波动的影响,可了解有无下腔静脉旁路。奇静脉阻塞伴下腔静脉侧支循环形成的情况下,吸气时水柱抬高,呼气时降低,恰与正常情况下成鲜明对照。

（二）鉴别诊断

鉴别诊断主要在于区别 SVCS 的病因是恶性肿瘤或良性病变。根据病史、起病缓急、阻塞程度与侧支循环形成情况、影像学检查,特别是胸部正侧位摄片、CT、MRI、内镜、手术活检和细胞学检查,大多数情况下可作出两者之间的鉴别。

1. 肺门淋巴结核,在儿童及青年多见,常有低热、盗汗等中毒症状,结核菌素试验阳性,抗痨治疗有效。

2. 胸内甲状腺肿,有可疑时应作放射性核素^{131}I扫描。

3. 前纵隔良性肿瘤,如囊肿、畸胎瘤、病史与影像学检查可提供重要的诊断线索。

4. 慢性纵隔炎,又称特发性纵隔纤维化,可由结核、梅毒、组织胞浆菌病、结节病、外伤后纵隔出血与锁骨下静脉留置导管等多种原因引起,一般进展缓慢,早期通常无症状。X线检查除有纵隔胸膜增厚或上纵隔增宽外,病变区可见钙化阴影。

五、治疗

治疗原则是根据SVCS的病因和病人的机体状况,合理地、有计划地应用现有治疗手段,不仅要改善SVCS的症状,而且力图治愈原发肿瘤。

(一)一般措施

1. 卧床、头抬高、吸氧,减少心输出量和静脉压力;

2. 限制液体及钠盐入量,使用利尿剂,减少液体潴留和消除水肿;

3. 大剂量皮质类固醇,一般用地塞米松10~20mg,3~7天,能暂时减轻呼吸困难,缓解与肿瘤坏死和放疗有关的水肿及炎症反应,进而改善阻塞情况,而且对淋巴瘤和小细胞肺癌有协同治疗作用;

4. 使用止痛与镇静剂,可能减轻胸痛及呼吸困难而致的焦虑与不适;

5. 若估计有血栓形成,可加用溶解纤维蛋白的药物如肝素等。

(二)放射治疗

对因非小细胞肺癌(NSCLC)所致SVCS进行放疗时,应考虑时间剂量分割、放疗总剂量和照射野大小3个因素。SVCS放射治疗的时间剂量分割,现多采用先给予3~4Gy/天,照射4~5天,而后改为常规放疗至根治剂量。化疗也单独用于治疗由NSCLC引起的SVCS,但疗效较差。因此,放射治疗是对NSCLC所引起的SVCS首选的治疗方式。

放疗总剂量应根据治疗是根治性或姑息性、病理类型与病变范围来决定,也要考虑可能的预后、病人的一般状况、SVCS症状进展情况和是否联合化疗等。如为淋巴瘤,一般推荐放疗剂量为36~44Gy,综合治疗时放疗剂量应当减低;SCLC放化疗时的放疗剂量为50~60Gy;NSCLC的放疗剂量为60Gy以上。

常规放疗时,放射野主要根据病变范围而定,可采用大野套小野,小野主要包括上腔静脉周围的肿瘤,大野包括纵隔、肺门和原发病灶。由于放射性肺和心脏损伤与放射野与剂量有关,射野时应该尽量保护正常组织。在淋巴瘤与小细胞肺癌等化疗敏感的肿瘤,应先给予化疗,化疗后可以缩小肿瘤体积,从而减少照射体积和正常组织放射损伤。推荐使用3D-CRT、IMRT、IGRT等精确放疗技术,从而达到肿瘤靶区(GTV)较高的剂量,而临床靶区(CTV)和治疗靶区(PTV)达到较低的剂量。如给予GTV 2.2~2.5Gy,而CTV和PTV给予1.8~2.0Gy。既能达到大野套小野的目的,又能较好的保证靶区剂量的均匀性和较好的减少正常组织照射,使损伤减少。

(三)化疗

对于SCLC、NHL或纵隔精原细胞瘤等化疗敏感的肿瘤,一般首选化疗。由于SVCS主要发生于支气管肺癌,其中SCLC能引起55%左右的SVCS,而SCLC以早期化疗后加放疗的综合治疗为主。因此,治疗SCLC引起的SVCS时,除少数明显呼吸困难者为了缓解症状可先放疗外,应首选化疗,先给予以顺铂或卡铂联合依托泊苷(VP-16)的化疗2~3周期,而后给予放疗。对广泛期病变以化疗为主,总的化疗有效率为81%,是否伴有SVCS不影响疗效。

对于NHL,尽管放疗能很好地控制SVCS,但淋巴瘤是一种全身性疾病,而且极少因局部病变致死,因此,其治疗主要为化疗为主的综合治疗,放疗一般在几个周期化疗后进行。

（四）手术治疗

外科在肿瘤引起的 SVCS 治疗非常有限,可用放疗或化疗缓解,故只有应用放疗和/或化疗未获满意效果之后方考虑手术治疗。其优点是可迅速解除阻塞,继而作出组织学诊断,但是,这种上腔静脉阻塞部位的移植分流术,难度比较大,出现并发症和死亡率较高,故宜审慎从事。

（五）血管内支架

肿瘤引起的 SVCS 以放射治疗、化学治疗和放化疗综合治疗为主,但除了对治疗敏感的肿瘤外,SVCS 不能在很短的时间内恢复。血管内支架可以在短时间内缓解肿瘤引起的 SVCS,而后根据肿瘤生物学特征和肿瘤的临床特点和对放射治疗和化学治疗的敏感性,给予病人行放射治疗或化疗、放化疗综合治疗。

第二节　骨转移瘤

一、概述

骨转移瘤是指原发肿瘤的肿瘤细胞经血行播散到骨所致的可持续生长的转移灶,以癌多见。近年来,随着癌症治疗手段的进步及生存期的延长,发生骨转移的机会亦随之增加。30%~80% 的癌症病人在病程中将发生骨转移,其中大多数来自乳腺癌和肺癌,其他依次为肾癌、前列腺癌、甲状腺癌、胰腺癌、直肠癌、胃癌、宫颈癌、卵巢癌等。癌症病人疼痛的 70% 由骨转移引起,骨转移发生部位以椎体、骨盆和肋骨多见,占 80% 左右,其次为股骨和肱骨。一般来说,骨转移本身并不会在短期内致命,但如不及时诊治加以有效控制,将会严重影响病人生活质量,甚至发生病理性骨折、脊髓神经受压等严重的合并症,病人亦将在一段不短的时间内受日益加重的疼痛煎熬,加快全身衰竭。故加强骨转移的治疗意识、提高骨转移的治疗水平,是改变晚期癌症病人生活质量和延长生命的重要措施。

二、临床表现

疼痛为最常见症状,常呈持续性剧痛,疼痛发生的机制是代谢和生物等因素引起的,当肿瘤细胞转移到骨组织形成骨破坏时,此处的传导疼痛的神经受体将感受到微小骨折片的刺激,或者此处过度骨质增生和骨形状的改变导致这些神经受体受到刺激。另外,因肿瘤转移释放的一些细胞因子和炎性因子也可以刺激神经受体,或导致周围组织水肿压迫神经受体,产生疼痛。

病理性骨折是骨转移常见且严重的合并症,发生率为 8%~30%,以四肢骨、骨盆、椎体等承重骨多见,特别是在股骨转移时。发生病理性骨折原因除与转移部位有关外,还与发生转移所在骨的位置、骨本身的质量和肿瘤对放射治疗及其他治疗的敏感性有关。

三、诊断

（一）X 线检查

表现为骨破坏和骨修复共存,可发现 >1cm、脱钙 50% 的病灶。破坏性转移病灶多见于乳腺癌、肺癌、甲状腺癌和恶性黑色素瘤等,表现为骨破坏、塌陷和骨折;增生性病灶多见于前列腺癌,也可发生于乳腺癌、肺癌和腺样囊性癌等,表现为骨密度增高。

（二）CT 和 MRI 检查

CT 扫描可显示骨破坏和软组织肿块,而 MRI 扫描在早期诊断骨转移方面比 CT 扫描、X 线片和骨扫描更优越,特别是对脊髓压迫的诊断更确切。

（三）骨 SPECT 检查

骨 SPECT 是目前探测早期骨转移最实用的检查手段。约 20%~30% 的骨转移在一段时间内无症状,用核素扫描才能发现,而且可较一般 X 线片提前几个月发现。由于骨扫描的阳性检出率与病灶内的破骨细胞活性有关,当病变为纯溶骨性破坏时可能出现假阴性,假阴性率约 2% 。骨扫描核素异常浓集并非骨转移的特异表现,凡供血丰富、骨样组织形成增加、成骨活跃的部位均可出现核素浓集,故凡核素扫描阳性者均需结合病史、临床表现和 X 线、CT、MRI 以除外骨外伤(包括手术创伤)、感染、慢性骨关节病及原发骨肿瘤等所致的核素骨浓集。

(四) 生化检查

Ⅰ型胶原蛋白、ALP、BGP 和血尿钙等将出现不同程度的增高,可作为骨转移癌的辅助诊断指标。有研究显示,高钙血症还可能与骨转移的预后有一定关系。

结合原发肿瘤病史、骨转移的症状、体征及以上各项检查,不难做出骨转移的诊断。

(五) PET-CT/MRI 检查

PET-CT/MRI 全身显像能探测原发肿瘤及转移肿瘤的情况,更好的判断肿瘤的病变程度、病变范围,并指导临床制订治疗方案。如以骨痛为首发症状的病人,PET-CT/MRI 可以用来寻找原发病变;而对于既往有肿瘤病史的病人,PET-CT/MRI 可以在治疗后随访中早期发现肿瘤的进展及转移,并对骨转移的部位、范围作出准确的判断。

四、治疗

(一) 综合治疗原则

骨转移瘤治疗的总体策略是姑息治疗。其中,缓解骨转移疼痛、恢复功能、改善生活质量是大多数骨转移病人治疗的主要目标;预防和延缓骨相关事件的发生风险是骨转移治疗的中远期目标;控制肿瘤延长生存期是骨转移治疗的远期目标。骨转移发生后的中位生存时间 3 ~ 12 个月不等,与不同部位肿瘤相关,当原发肿瘤为肺肿瘤时生存期短;而原发肿瘤为乳腺癌和前列腺癌时则生存期长。因此,在治疗病人或制订治疗计划时,必须依据病人的一般情况、病理类型、原发病变控制情况、原发病变范围、转移病变范围以及既往治疗情况,制订个体化的治疗方案,才能达到治疗目标。主要治疗手段有放射治疗、放射性核素治疗、双磷酸盐药物、化学治疗和内分泌治疗等。

(二) 放射治疗

1. 放射治疗是骨转移病变重要而有效的治疗手段,主要目的是快速消除或缓解症状,部分病人可达到治愈;另外,还可预防病理性骨折和脊髓压迫的发生。

2. 放射治疗的作用原理是抑制或杀死肿瘤细胞,胶原蛋白合成增加,继之血管纤维基质大量产生,成骨细胞活性增加而形成新骨。溶骨病变产生再钙化,一般在照射后 3 ~ 6 周开始,高峰在 2 ~ 3 个月。放射治疗的疗效非常确切,可以迅速缓解疼痛症状,50% 以上的病人在放射治疗的 1 周内显效,疼痛的缓解率可达 80% ~ 90%,大约一半以上病人的疼痛能完全消失。如果治疗后 6 周疼痛仍无缓解时,表示疼痛缓解的机会非常小。

骨转移虽常为多发,但真正全身广泛骨转移无法进行放射治疗的病例并不多,多数病人均可用 1 ~ 3 个照射野包括已发现的全部骨转移灶,并对其进行放射治疗。骨转移放射治疗的最佳技术和剂量与分割方式仍不能确定,适当的大剂量低分割比较好,对于估计有较长生存期,而且病人一般状况好者,给予 DT 30Gy/10 次或 DT 40Gy/20 次,不良反应小,方便易行;对活动不便的病人可采用大分割放射治疗方式,给予单次 8 ~ 10Gy 或 4 ~ 6Gy/次,共 4 ~ 6 次,也能得到较好的疗效,但应该注意大分割放射治疗应用于无危险器官的部位。对多发性骨转移病变,必要时可采用单次 6 ~ 7Gy 的半身照射,这样疼痛缓解快,可取得 75% 的疼痛缓解率。同时应注意半身照射会引起胃肠道反应,骨髓抑制和放射性肺病等并发症。对复发的骨转移病人,可根据病情给予再次放射治疗。对乳腺癌等化学治疗敏感的病人,应给予更高的剂量,甚至可达到 DT 50 ~ 70Gy 的根治剂量,结合全身治疗后可达到长期生存。

随着放疗新技术的更新,3D-CRT、IMRT、IGRT、TOMO 等技术广泛应用于临床治疗,不仅使肿瘤局部能够得到更加精确的打击,同时可以降低周围正常组织的毒性反应。特别对于单发椎骨转移的病人,不仅能提高骨转移局部的照射剂量,而且能够更好的保护脊髓组织,为局部治疗提供更多的机会(图4-13-1,图4-13-2/文末彩色插图4-13-1,插图4-13-2)。

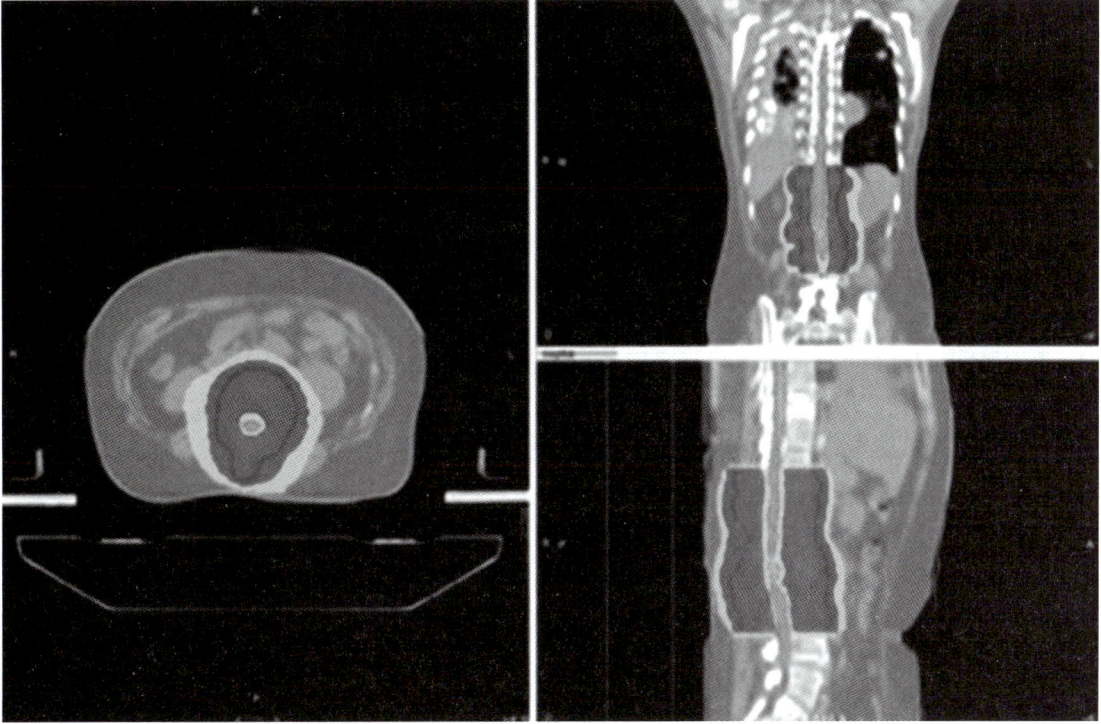

图4-13-1　TOMO 治疗腰椎转移瘤的剂量分布
粉色线、蓝色线分布表示 40Gy、30Gy 剂量曲线

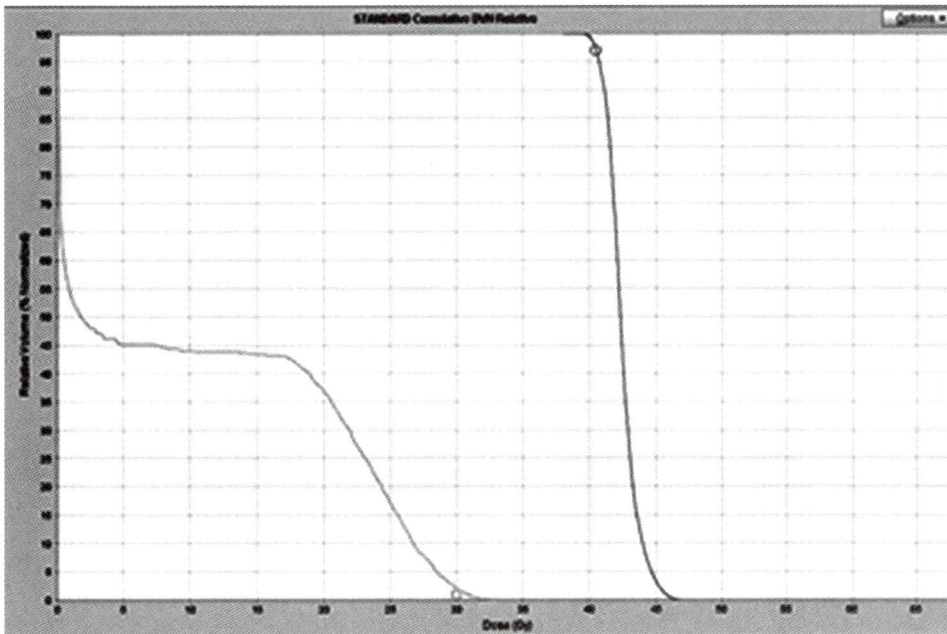

图4-13-2　TOMO 治疗腰椎转移瘤的 DVH 图
蓝色线、绿色线分布表示肿瘤区剂量、脊髓剂量曲线

（三）放射性核素治疗

甲状腺癌的骨转移用 ^{131}I 治疗效果优于外照射,可减少正常组织的放射受量。放射性核素 ^{89}Sr 和 ^{153}Sm治疗骨转移临床应用较多,疼痛缓解率可达80%左右。核素止痛作用是因为核素内照射抑制了某种代谢物的产生或改变了神经末梢的敏感性。核素治疗主要是一种止痛性的治疗,不要指望它能控制肿瘤。全身多发小灶性骨转移所致的多部位骨痛是核素治疗的适应证。

（四）其他治疗

1. 手术治疗 主要用于病理性骨折的固定、椎管的减压以及脊柱的稳定,以改善生活质量及防止继续恶化。

2. 双磷酸盐类药物治疗 第一代的依替膦酸二钠、第二代的帕米膦酸二钠和第三代的唑来膦酸,具有选择性地吸附于骨组织,抑制破骨细胞活性,减少骨破坏的作用。静脉给药后约25%～40%的剂量被肾脏排泄,其余被骨吸收。适应证与核素治疗相似,即适用于全身多发性骨转移,起到姑息止痛效果,有效率在70%左右,可与放射治疗联合应用。

3. 不同肿瘤骨转移的个体化治疗 乳腺癌应根据受体 ER 和 PR 等的阳性情况来决定治疗,给予激素治疗或全身化学治疗;前列腺癌容易发生骨转移,80%的病人对激素有不同的敏感性,有外科去势和药物去势方法,以药物去势多用;对化学治疗敏感的肿瘤,应给予系统的化学治疗。

第三节 脑转移瘤

一、概述

脑转移瘤是指身体其他部位的恶性肿瘤细胞经淋巴及血行播散至颅内,累及脑实质的转移性肿瘤。脑转移瘤的发生率约占颅内肿瘤的20%左右,恶性肿瘤病人中约30%发生脑转移,随着对恶性肿瘤治疗疗效的不断提高及生存期的延长,脑转移瘤的发生率将会进一步增加,如:生存期超过2年的小细胞肺癌(SCLC)病人脑转移瘤发生率可达80%。脑转移瘤的好发年龄在40～60岁,常发生在大脑半球的皮质及皮质下区,也可发生在小脑,脑干少见。脑转移瘤中1/3为单发转移,2/3为多发转移,最容易发生脑转移瘤的原发肿瘤为肺癌(主要为小细胞癌和腺癌),其次为乳腺癌、肉瘤、皮肤恶性黑色素瘤、肾癌和胃肠道肿瘤等,按病理类型,脑转移瘤的原发灶最多见者为腺癌,其次为鳞状上皮癌、乳头状腺癌、恶性黑色素瘤、淋巴上皮癌、肾上腺癌等。脑转移瘤在全脑放射治疗(whole brain radiation therapy, WBRT)加局部推量放射治疗后,中位生存时间为3～6个月,长期者可达5年或以上。

二、临床表现

脑转移瘤的主要临床表现分为二大类:颅内高压症状和局部症状。与颅内原发肿瘤相比,脑转移瘤的颅内症状一般发病急剧、病程短暂。颅内高压症状如头痛、呕吐、视力障碍常为首发症状和主要症状。眼底可出现视神经乳头水肿或片状视网膜出血,定位症状因转移瘤的部位而定,可表现为以下类型:①卒中型:类似脑血管意外的表现;②脑膜脑炎型:类似脑膜脑炎的临床表现;③脑瘤型:缓慢起病,表现出脑瘤的典型症状;④癫痫型:表现为癫痫样抽搐的症状;⑤精神型:表现为表情淡漠、精神幼稚、记忆力模糊等精神症状;⑥脑神经损害型:表现为多组脑神经损害的症状。

三、诊断与鉴别诊断

（一）诊断

脑转移瘤的诊断依据:①有原发恶性肿瘤的病史;②有脑转移瘤的症状及体征;③典型的影像学表

现。值得注意的是,部分病人以脑转移瘤为首发症状,并无原发肿瘤的病史,诊断上有一定的困难,需行全面检查,积极寻找原发肿瘤。还有少数脑转移瘤,自始至终找不到原发灶,少数不典型的单发脑转移瘤容易误诊为脑瘤。

(二)鉴别诊断

脑转移瘤应与脑脓肿、脑结核瘤、脑出血、脑膜炎、原发性脑瘤等相鉴别。

四、治疗

(一)综合治疗原则

放射治疗是脑转移瘤病人的推荐治疗措施。WBRT 是脑转移瘤治疗的重要模式,它不仅改善脑转移病人的中位生存时间,而且改善了病人的生存质量。

1. 对于 1~3 个转移瘤的治疗选择　可手术病人行手术治疗加 WBRT 或者单发脑转移瘤病人行立体定向放射治疗(SRT)加 WBRT;

2. 对于 >3 个转移灶病人的治疗选择　所有超过 3 个脑转移瘤的病人应该将 WBRT 或者 SRT 作为初始治疗手段。WBRT 或 SRT 后 1 年内病人应每 3 个月行 MRI 增强扫描。如果发现复发,治疗方案选择取决于病人全身肿瘤是否稳定以及是否有效的全身治疗措施。全身肿瘤进展的病人可考虑姑息治疗、最佳支持治疗或者放疗。全身肿瘤稳定的病人可考虑行手术、放疗或者化疗。

WBRT 改善了脑转移瘤的疗效,但 WBRT 后有约 1/3 以上的病变未达到局部控制。因此,在 WBRT 后加 SRT 来提高肿瘤照射剂量,提高肿瘤控制率和疗效。此种治疗模式在延长单发转移者的长期生存时间方面有所改善,而在多发转移者没有明显改善,仅能改善局部控制率和生存质量,也伴有增加轻度的副作用。

(二)放射治疗

1. 放射治疗流程

(1)体位固定:一般采用头略后仰的仰卧位。采用头网、头颈肩膜等固定病人照射体位。

(2)CT 或 MRI 模拟与扫描:CT 模拟定位扫描包括全脑,层厚 3~5mm。如条件允许,可采用 MRI 和 CT 的融合图像,或直接进行 MRI 模拟扫描。完成扫描后,图像资料经网络系统传输到治疗计划系统。

(3)治疗计划设计:治疗计划设计程序包括:病人信息资料、图像资料注册、影像图像融合、靶区和危及器官的勾画、处方剂量的给予、优化与剂量计算、计划修改和确认等步骤。

(4)治疗计划的验证与实施:病人的治疗计划经确认后,均需要在治疗前进行治疗计划的验证,以确保质量控制和质量保证。验证剂量误差必须在临床允许范围以内方可执行治疗。其目的是验证计划系统剂量计算的准确性,照射设备的可靠性和稳定性,以保证照射剂量的准确和治疗计划的成功实现。

2. 照射范围　WBRT 的照射范围:沿眉弓上缘下拐至外眦水平包括前颅窝,由外眦至外耳孔水平连线包括中颅窝,然后直达乳突下缘水平包括后颅窝,左右水平对穿照射。

3. 立体定向放射治疗(SRT)　SRT 现可以采用三种技术:①直线加速器:产生高能 X 线;②γ-刀:产生 γ 射线;③回旋加速器:产生带电粒子,如质子。

4. 放射源的选择选用 6~8MV-X 线或 ^{60}Co-γ 线为宜。

5. 照射剂量

(1)WBRT 的剂量:采用 DT 30Gy/10 次或者 DT 36~40Gy/18~20 次,分割剂量不宜大于 3Gy/次;局部推量至 DT 50~60Gy。

(2)WBRT 后 SRT 局部推量:1cm 以下病灶,采用 20~24Gy,单次照射;1~2cm 病灶,采用 24~26Gy,分 2 次照射;2~3cm 病灶,采用 8~10Gy/次,照射 2~3 次;3~4cm 病灶,采用 6~8Gy/次,照射 4~5次。

随着放疗新技术,如 3D-CRT、IMRT、IGRT 及 TOMO 等的广泛应用,不仅使肿瘤局部能够得到更加精确的打击,同时可以降低周围正常组织的毒性反应。由于 WBRT 的迟发型并发症,如神经认知功能减退、痴呆等逐渐被重视,因此保护海马功能的 WBRT 在临床中正在逐步开展(图 4-13-3,图 4-13-4/文末彩色插图 4-13-3,插图 4-13-4)。

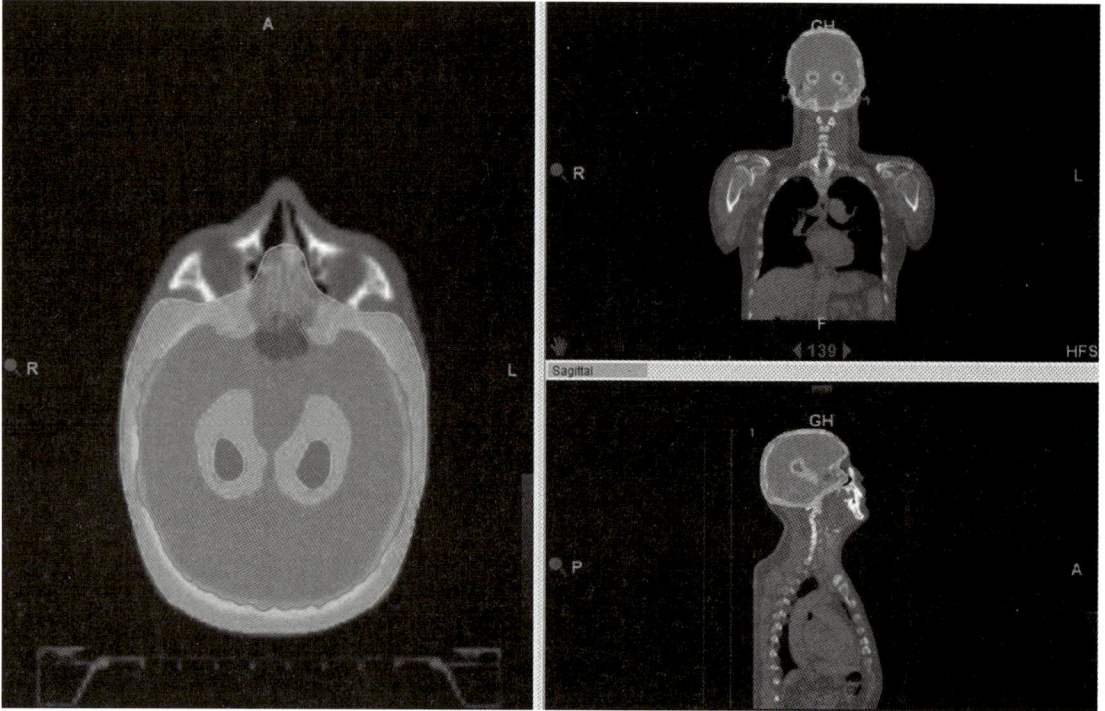

图 4-13-3　采用 TOMO 技术进行 WBRT 保护海马放疗(25Gy/10 次)
图中粉色区域为 25Gy 剂量线,绿色区域为 18Gy 剂量线

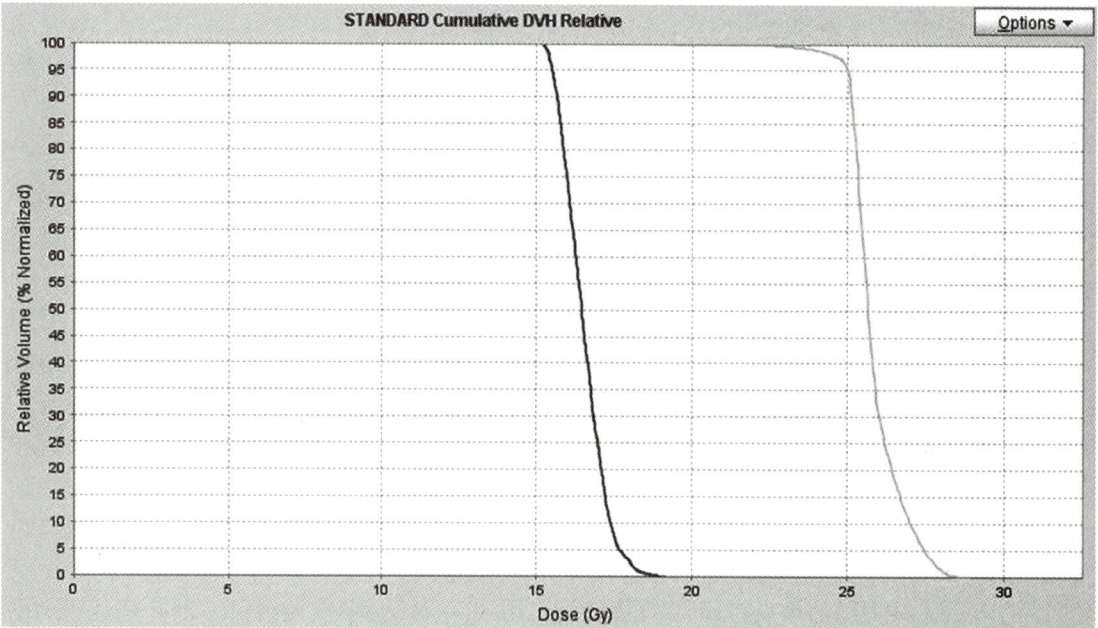

图 4-13-4　TOMO 保护海马计划的 DVH 图
图中浅蓝色线为 PTV 的剂量曲线,深蓝色线为海马的剂量曲线

五、放射治疗的不良反应及处理

　　WBRT时要使用脱水剂及激素治疗。SRT治疗剂量过高也容易导致脑水肿。为避免严重的脑水肿,临床采用SRT治疗剂量要低些,尤其是在多程SRT治疗多发脑转移瘤时更要慎重。需进行化学治疗时,一定要充分考虑到原有的脑水肿症状会加重,即所谓的记忆反应。

（徐向英）

1. Lee NY，Lu JD. 肿瘤放射治疗靶区勾画与射野设置：适形及调强放射治疗实用指南. 章真，傅深，主译. 天津：天津科技翻译出版公司，2014.

2. 殷蔚伯，李晔雄，王绿化，等. 肿瘤放射治疗手册. 北京：中国协和医科大学出版社，2012.

3. Perlis N，Zlotta AR，Beyene J，et al. Immediate post-transurethralresection of bladder tumor intravesical chemotherapy prevents nonmuscle-invasive bladder cancer recurrences：an updated meta-analysison 2548 patients and quality-of-evidence review. EurUrol，2013，64：421-430.

4. Raj GV，Herr H，Serio AM，et al. Treatment paradigm shift mayimprove survival of patients with high risk superficial bladder cancer. JUrol，2007，177：1283-1286.

5. Lehmann J，Franzaring L，Thuroff J，et al. Complete long-termsurvival data from a trial of adjuvant chemotherapy vs control afterradical cystectomy for locally advanced bladder cancer. BJU Int，2006，97：42-47.

6. Huddart RA，Hall E，Hussain SA，et al. Randomized noninferioritytrial of reduced high-dose volume versus standard volume radiationtherapy for muscle-invasive bladder cancer：results of the BC2001 trial（CRUK/01/004）. Int J Radiat Oncol Biol Phys，2013，87：261-269.

7. James ND，Hussain SA，Hall E，et al. Radiotherapy with or withoutchemotherapy in muscle-invasive bladder cancer. N Engl J Med，2012，366：1477-1488.

8. Efstathiou JA，Spiegel DY，Shipley WU，et al. Long-term outcomesof selective bladder preservation by combined-modality therapy forinvasive bladder cancer：the MGH experience. EurUrol，2012，61：705-711.

9. Siegel RL，Miller KD，Jemal A. Cancer statistics，2015. CA Cancer J Clin，2015，65：5-29.

10. Moch H，Gasser T，Amin MB，et al. Prognostic utility of the recentlyrecommended histologic classification and revised TNM staging systemof renal cell carcinoma：a Swiss experience with 588 tumors. Cancer，2000，89：604-614.

11. Park JW，Jo MK，Lee HM. Significance of 18F-fluorodeoxyglucosepositron-emission tomography/computed tomography for thepostoperative surveillance of advanced renal cell carcinoma. BJU Int，2009，103：615-619.

12. AJCC Cancer Staging Manual，Seventh Edition（2010），publishedby Springer Science + Business Media，LLC（SBM）.

13. Smaldone MC，Fung C，Uzzo RG，et al. Adjuvant andneoadjuvant therapies in high-risk renal cell carcinoma. Hematol OncolClin North Am，2011，25：765-791.

14. Heng DY，Xie W，Regan MM，et al. External validation andcomparison with other models of the International Metastatic Renal-CellCarcinoma Database Consortium prognostic model：a population-basedstudy. Lancet Oncol，2013，14：141-148.

15. Choueiri TK，Xie W，Kollmannsberger C，et al. The impact ofcytoreductive nephrectomy on survival of patients with metastatic renalcell carcinoma receiving vascular endothelial growth factor targetedtherapy. J Urol，2011，185：60-66.

16. Motzer RJ，Hutson TE，Tomczak P，et al. Overall survival andupdated results for sunitinib compared with interferon alfa in patientswith metastatic renal cell carcinoma. J Clin Oncol，2009，27：3584-3590.

17. Motzer RJ，Hutson TE，Tomczak P，et al. Sunitinib versusinterferon alfa in metastatic renal-cell carcinoma. N Engl J Med，2007，356：115-124.

18. Sternberg CN，Davis ID，Mardiak J，et al. Pazopanib in locallyadvanced or metastatic renal

cell carcinoma: results of a randomizedphase III trial. J Clin Oncol,2010,28: 1061-1068.

19. Hutson TE, Lesovoy V, Al-Shukri S, et al. Axitinib versus sorafenibas first-line therapy in patients with metastatic renal-cell carcinoma: arandomised open-label phase 3 trial. Lancet Oncol, 2013,14: 1287-1294.

20. Abdollah F, Karnes RJ, Suardi N, et al. Predicting survival of patients with node-positive prostate cancer following multimodal treatment. EurUrol,2014,65: 554-562.

21. Klein EA, Cooperberg MR, Carroll PR. Reply to Yuri Tolkach, Markus Kuczyk, Florian Imkamp's Letter to the Editor re: Eric A. Klein, Matthew R. Cooperberg, Cristina Magi-Galluzzi, et al. A 17-gene Assay to Predict Prostate Cancer Aggressiveness in the Context of Gleason Grade Heterogeneity, Tumor Multifocality, and Biopsy Undersampling. EurUrol, 2014, 66: 550-560.

22. Heck MM, Souvatzoglou M, Retz M, et al. Prospective comparison of computed tomography, diffusion-weighted magnetic resonance imaging and [11C] choline positron emission tomography/computed tomography for preoperative lymph node staging in prostate cancer patients. Eur J Nucl Med Mol Imaging,2014,41: 694-701.

23. Umbehr MH, Muntener M, Hany T, et al. The role of 11C-choline and 18F-fluorocholine positron emission tomography (PET) and PET/CT in prostate cancer: a systematic review and meta-analysis. EurUrol,2013,64: 106-117.

24. Klotz L, Zhang L, Lam A, et al. Clinical results of long-term follow-up of a large, active surveillance cohort with localized prostate cancer. J Clin Oncol,2010,28: 126-131.

25. Resnick MJ, Koyama T, Fan KH, et al. Long-term functional outcomes after treatment for localized prostate cancer. N Engl J Med 2013; 368: 436-445.

26. Pollack A, Walker G, Horwitz EM, et al. Randomized trial of hypofractionated external-beam radiotherapy for prostate cancer. J Clin Oncol,2013,31: 3860-3868.

27. Warde P, Mason M, Ding K, et al. Combined androgen deprivation therapy and radiation therapy for locally advanced prostate cancer: a randomised, phase 3 trial. Lancet,2011,378: 2104-2111.

28. Sheets NC, Goldin GH, Meyer AM, et al. Intensity-modulated radiation therapy, proton therapy, or conformal radiation therapy and morbidity and disease control in localized prostate cancer. JAMA,2012,307: 1611-1620.

29. Lu-Yao GL, Albertsen PC, Moore DF, et al. Fifteen-year survival outcomes following primary androgen-deprivation therapy for localized prostate cancer. JAMA Intern Med, 2014, 174: 1460-1467.

30. Ragni G, Somigliana E, Restelli L, et al. Sperm banking and rate of assisted reproduction treatment: insights from a 15-year cryopreservation program for male cancer patients. Cancer, 2003,97: 1624-1629.

31. Mead GM, Fossa SD, Oliver RT, et al. Randomized Trials in 2466 Patients With Stage I Seminoma: Patterns of Relapse and Follow-up. J Natl Cancer Inst,2011,103: 241-249.

32. Chung P, Warde P. Stage I seminoma: adjuvant treatment is effective but is it necessary? J Natl Cancer Inst,2011,103: 194-196.

33. Kollmannsberger C, Tandstad T, Bedard PL, et al. Patterns of Relapse in Patients With Clinical Stage I Testicular Cancer Managed With Active Surveillance. J Clin Oncol,2015,33(1):

51-57.

34. Oliver RT, Mead GM, Rustin GJ, et al. Randomized trial of carboplatin versus radiotherapy for stage I seminoma: Mature results on relapse and contralateral testis cancer rates in MRC TE19/EORTC 30982 study (ISRCTN27163214). J Clin Oncol,2011,29(8):957-962.

35. Beard CJ, Travis LB, Chen MH, et al. Outcomes in stage I testicular seminoma: a population-based study of 9193 patients. Cancer,2013,119: 2771-2777.

36. Domont J, Massard C, Patrikidou A, et al. A risk-adapted strategy of radiotherapy or cisplatin-based chemotherapy in stage II seminoma. UrolOncol,2013,31(5):697-705.

37. Ehrlich Y, Brames MJ, Beck SD, et al. Long-term follow-up of Cisplatin combination chemotherapy in patients with disseminated nonseminomatous germ cell tumors: is a postchemotherapy retroperitoneal lymph node dissection needed after complete remission? J Clin Oncol,2010, 28: 531-536.

38. Kollmannsberger C, Daneshmand S, So A, et al. Management of disseminated nonseminomatous germ cell tumors with risk-based chemotherapy followed by response-guided postchemotherapy surgery. J Clin Oncol,2010,28: 537-542.

39. Yahalom J, Illidge T, Specht L, et al, on behalf of the International LymphomaRadiation Oncology Group. Modern radiation therapy for extranodal lymphomas: field and dose guidelines from theInternational Lymphoma Radiation Oncology Group. Int J Radiation Oncol Biol Phys, 2015, 92(1): 11-31.

40. Specht L, Yahalom J, Illidge T, et al, on behalf of ILROG. Modern radiation therapy for hodgkin lymphoma: field and dose guidelines from theInternational Lymphoma Radiation Oncology Group (ILROG). Int J Radiation Oncol Biol Phys, 2014, 89(4): 854-862.

41. Illidge T, Specht L, Yahalom J, et al, on behalf of the InternationalLymphoma Radiation Oncology Group. Modern radiation therapy for nodal non-hodgkinlymphomad-target definition and dose guidelines from theInternational Lymphoma Radiation Oncology Group. Int J Radiation Oncol Biol Phys, 2014, 89(1): 49-58.

42. Siegel RL, Miller KD, Jemal A. Cancer Statistics, 2016. CA Cancer J Clin 2016, 66(1): 7-30.

43. 张玉玲, 虎吉妤, 郑荣寿, 等. 中国 2009 年恶性淋巴瘤发病与死亡分析. 中国肿瘤, 2013, 22 (5): 338-343

44. Cheson BD. Role of functional imaging in the management of lymphoma. J Clin Oncol, 2011, 29: 1844-1854.

45. Barrington SF, Mikhaeel NG, Kostakoglu L, et al. Role of Imaging in the Staging and Response Assessment of Lymphoma: Consensus of the International Conference on Malignant Lymphomas Imaging Working Group. J Clin Oncol, 2014, 32(27): 3048-3058.

46. Jackson C, Sirohi B, Cunningham D, et al. Lymphocyte-predominant Hodgkin lymphoma—clinical features and treatment outcomes from a 30-year experience. Ann Oncol, 2010, 21 (10): 2061-2068.

47. Swerdlow SH, Campo E, Pileri SA, et al. The 2016 revision of the World Health Organization classification of lymphoid neoplasms. Blood, 2016, 127(20): 2375-2390.

48. Cheson BD, Fisher RI, Barrington SF, et al. Recommendations for initial evaluation, staging, and response assessment of Hodgkin and non-Hodgkin lymphoma: the Lugano classification. J Clin Oncol.2014 , 32(27): 3059-3068.

49. Nakamura S, Matsumoto T, Suekane H, et al. Long-term clinical outcome of Helicobacter pylori eradication for gastric mucosa-associated lymphoid tissuelymphoma with a reference to second-line treatment. Cancer, 2005, 104(3): 532-540.

50. Zucca E, Conconi A, Pedrinis E, et al. Nongastric marginal zone B-cell lymphoma of mucosa-associated lymphoid tissue. Blood, 2003, 101(7): 2489-2495.

51. Chauchet A, Michallet AS, Berger F, et al. Complete remission after first-lineradio-chemotherapy as predictor of survival in extranodal NK/T cell lymphoma. JHematol Oncol, 2012, 5: 27.

52. Huang MJ, Jiang Y, Liu WP, et al. Early or up-front radiotherapy improvedsurvival of localized extranodal NK/T-cell lymphoma, nasal-type in the upperaerodigestive tract. Int J Radiat Oncol Biol Phys, 2008, 70(1): 166-174.

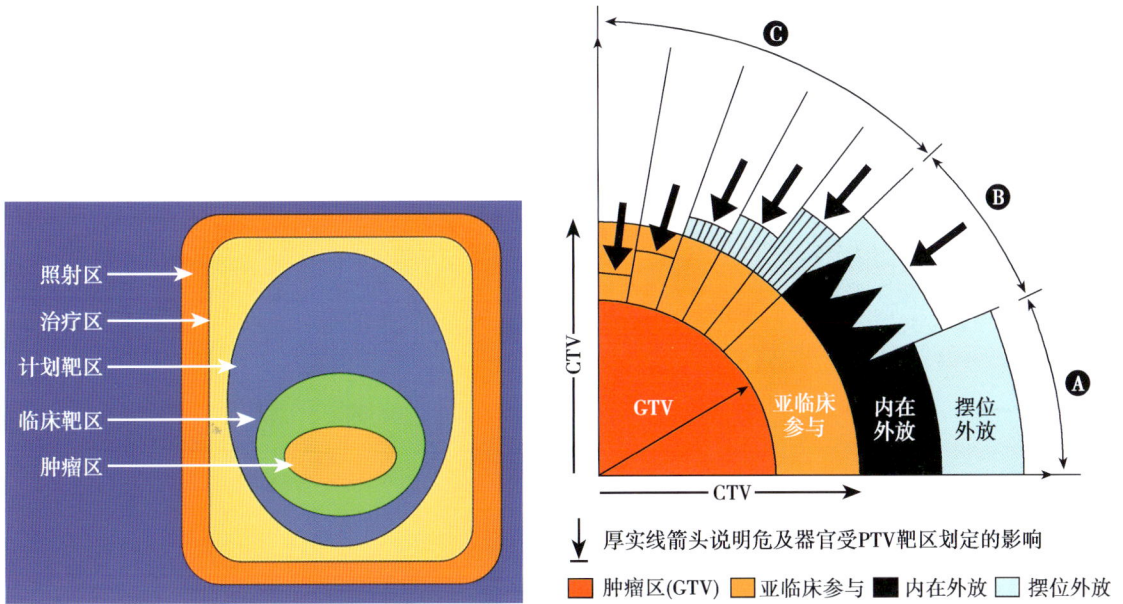

图 2-4-1　ICRU50 号（左）和 ICRU62 号（右）报告的定义

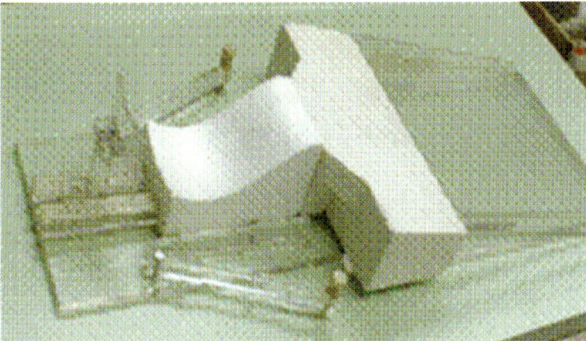

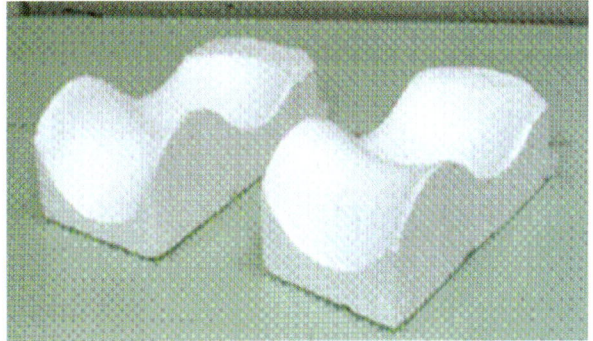

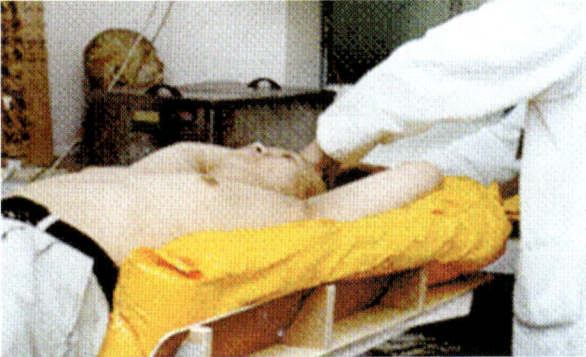

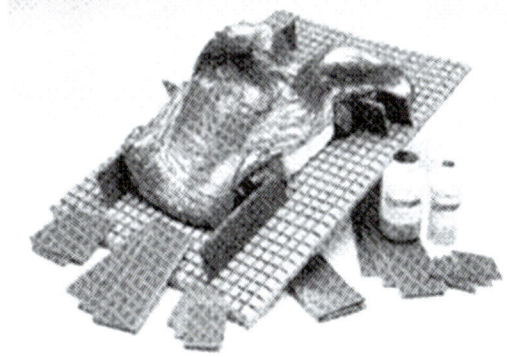

图 2-4-3　常用摆位辅助装置

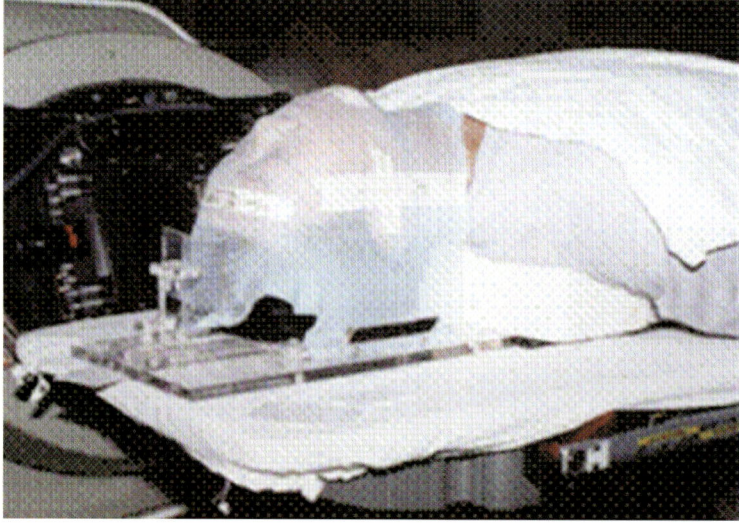

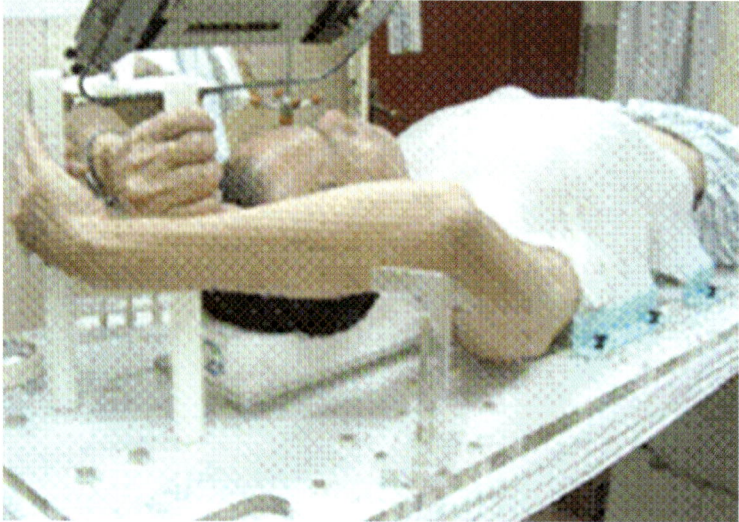

图 2-4-4　低温水解膜用于固定头颈和胸腹位置

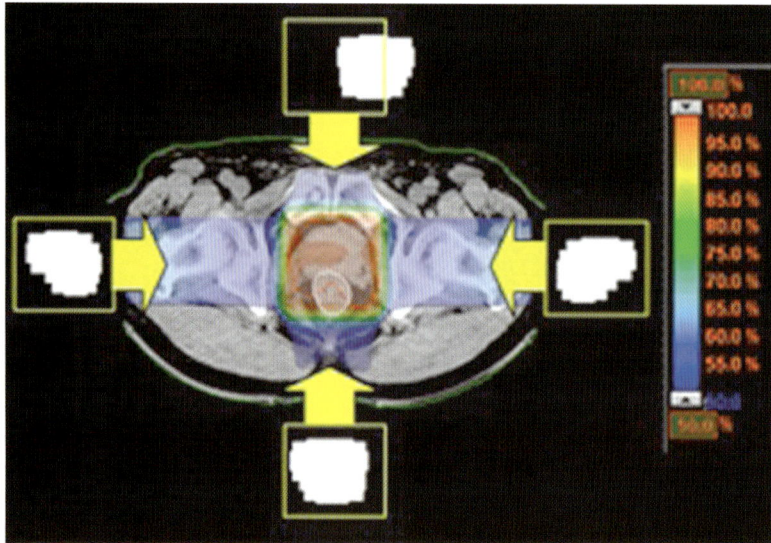

图 2-4-5　四野照射的剂量分布示意图

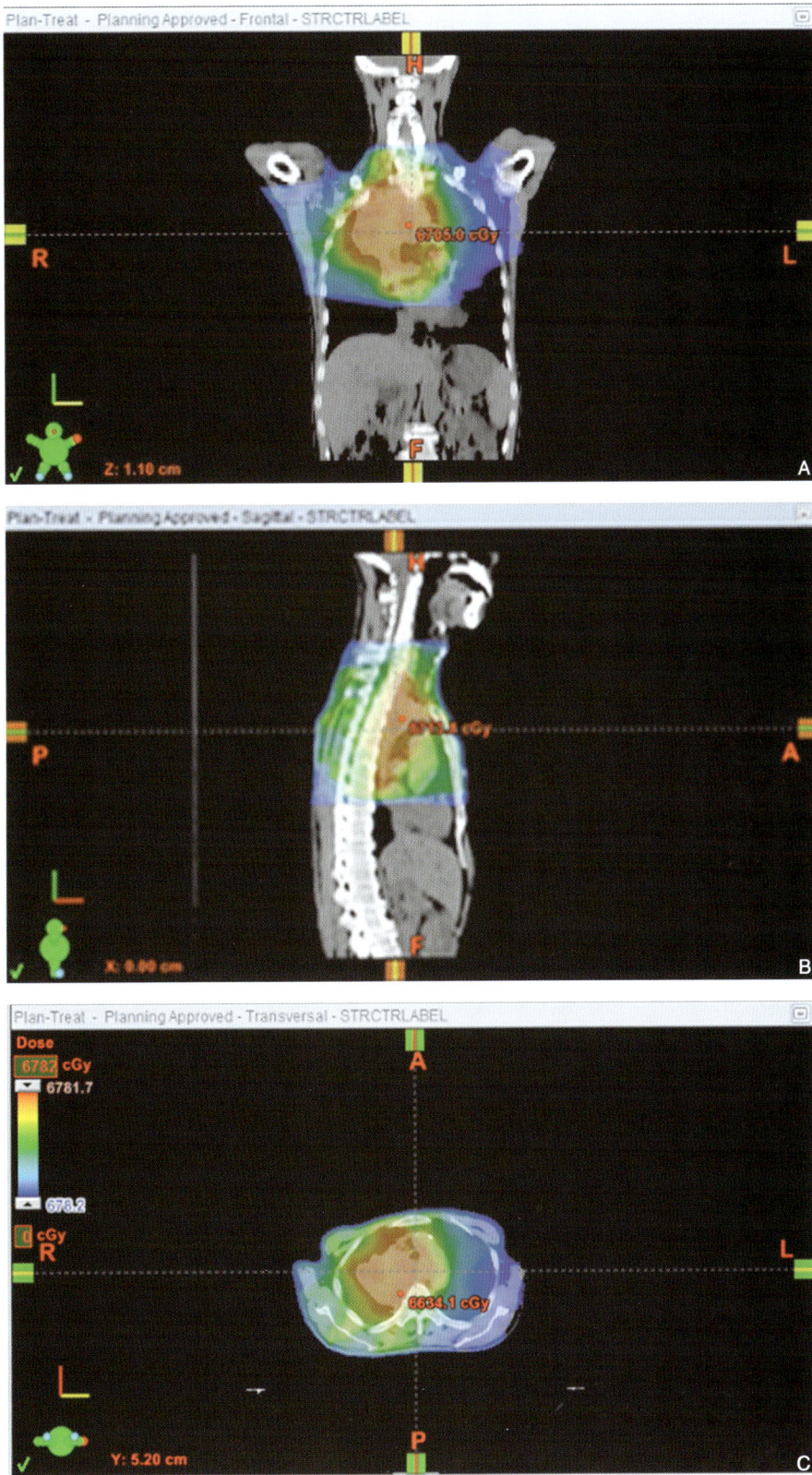

图 2-4-6　正交平面上显示的计划等剂量分布
A. 冠状面；B. 矢状面；C. 横断面

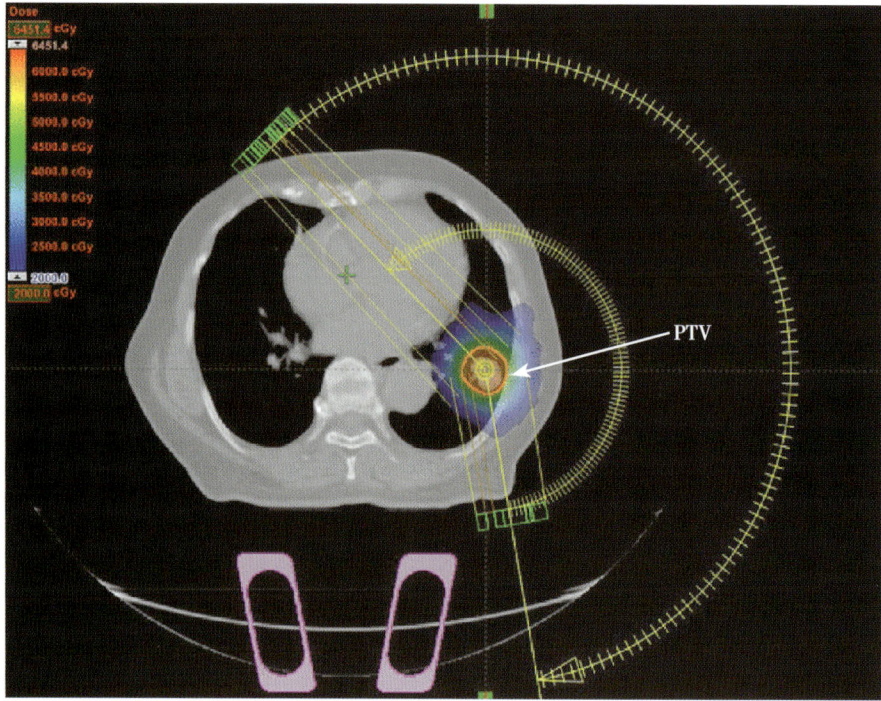

图 2-5-1　SRT 剂量曲线分布图

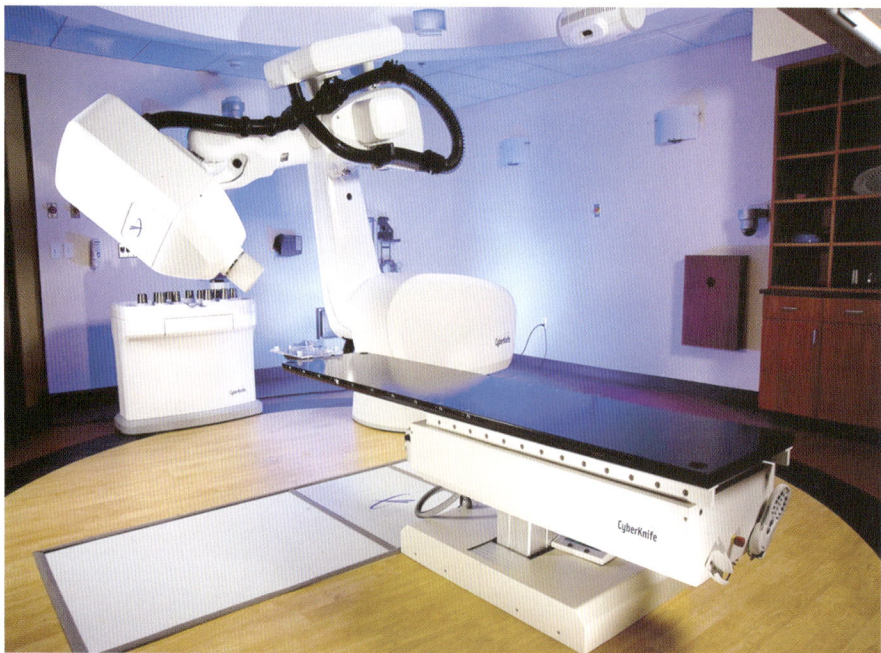

图 2-5-2　安装在机械臂上的小型直线加速器系统（射波刀）的示意图

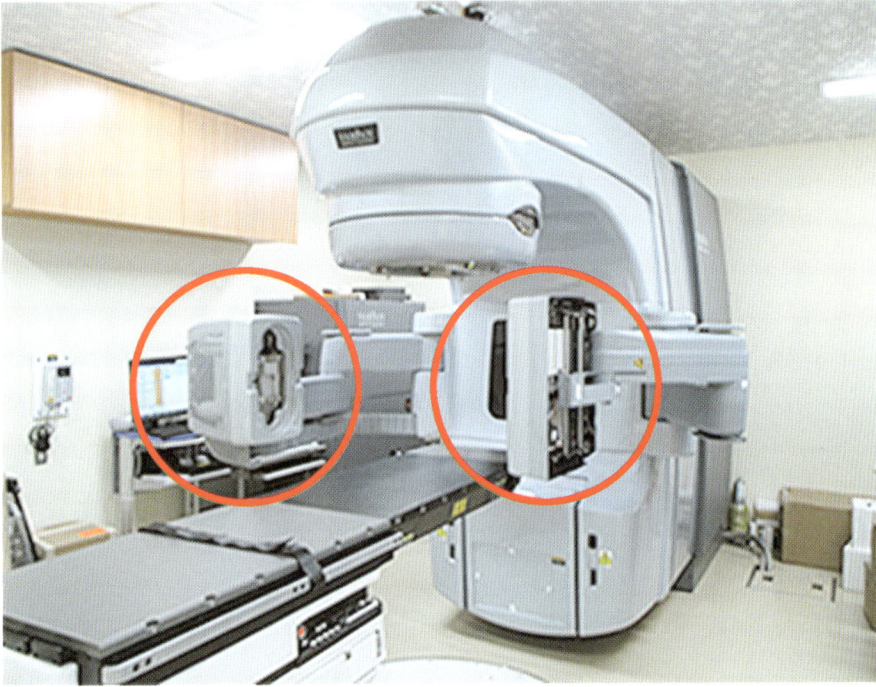

图 2-5-3　安装在加速器上的 cone beam CT 的示意图

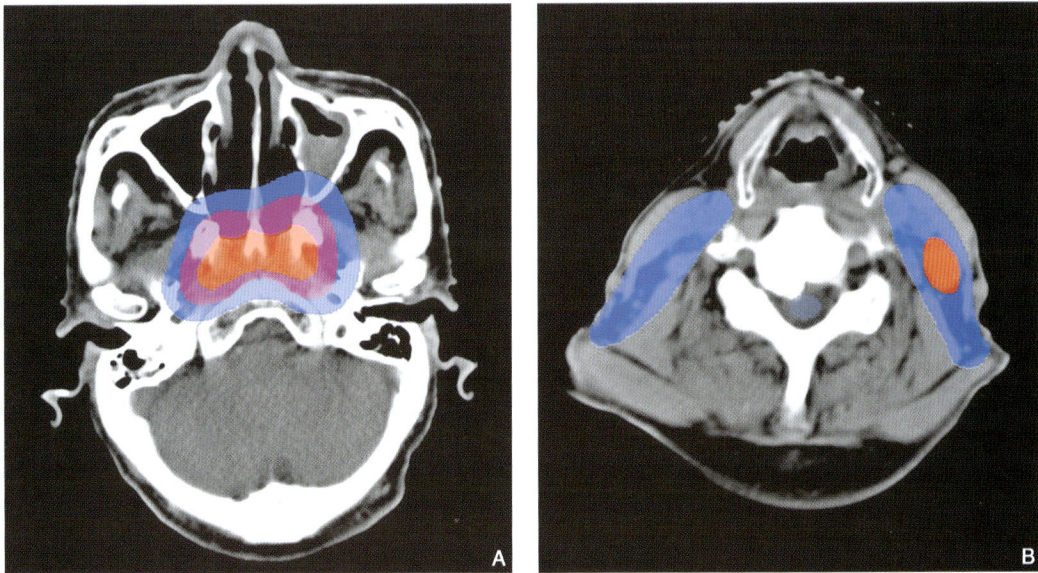

图 4-2-5　鼻咽癌的靶区勾画

A. 鼻咽癌靶区勾画鼻咽病灶范围；B. 鼻咽癌靶区勾画颈淋巴结及其引流区范围

GTVnx（红色），CTV1（粉红色），CTV2（蓝色），GTVnd（红色），CTV（蓝色）

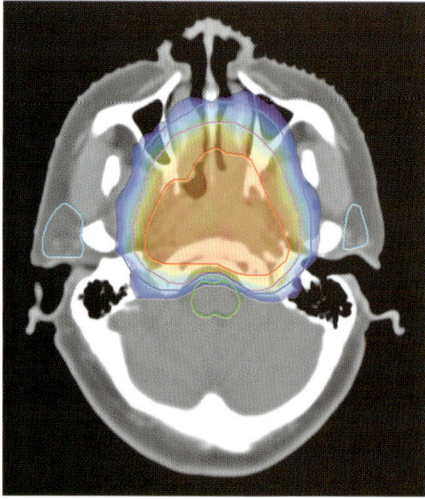

图 4-2-6　IMRT 鼻咽部等剂量曲线示意图

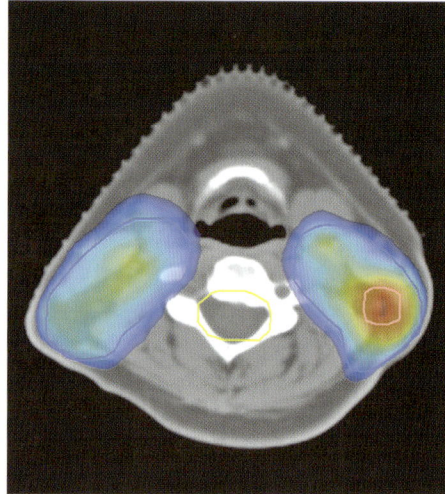

图 4-2-7　IMRT 颈部等剂量曲线示意图

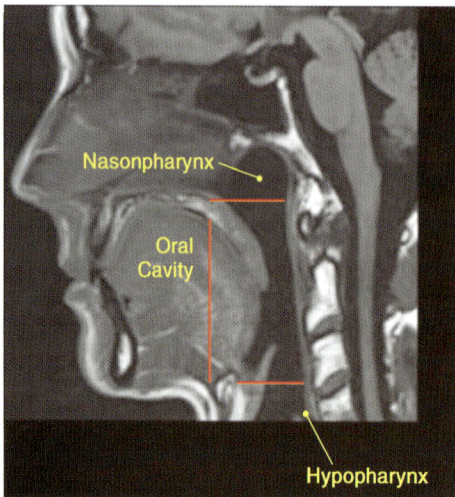

Nasonpharynx

Oral Cavity

Hypopharynx

图 4-2-8　口咽部解剖范围示意图

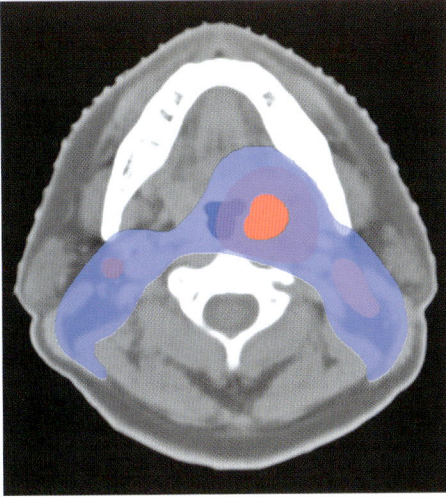

图 4-2-10　口咽癌（左扁桃体癌）原发肿瘤
靶区勾画示意图

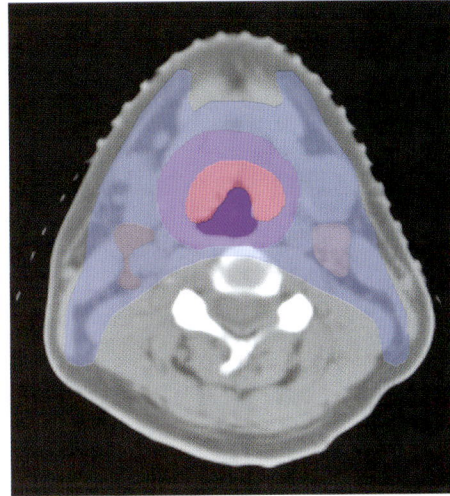

图 4-2-11　口咽癌（舌根癌）原发肿瘤靶区
勾画示意图

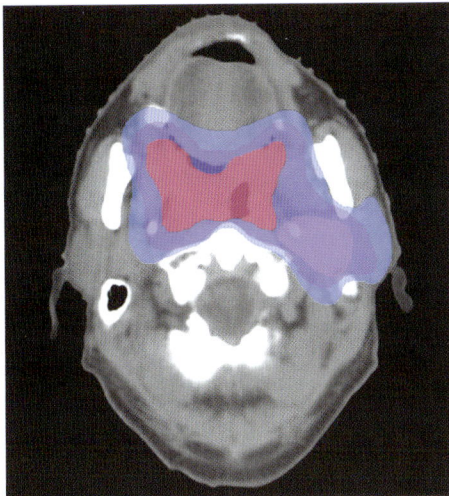

图 4-2-12　口咽癌（软腭癌）原发肿瘤靶区
勾画示意图

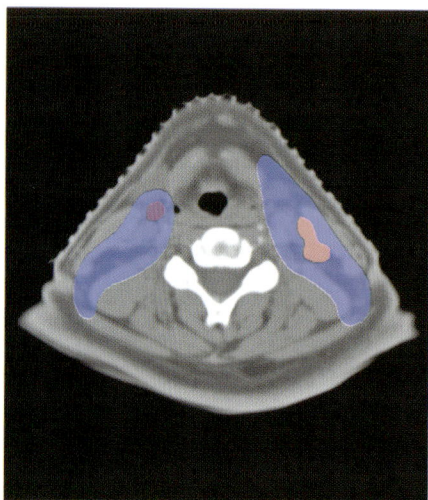

图 4-2-13　口咽癌颈部靶区勾画示意图

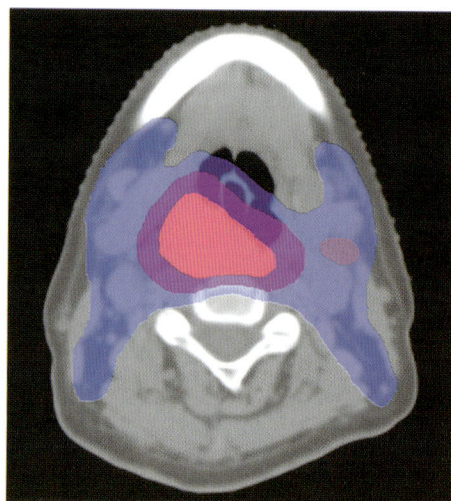

图 4-2-15　下咽癌原发肿瘤靶区勾画示意图

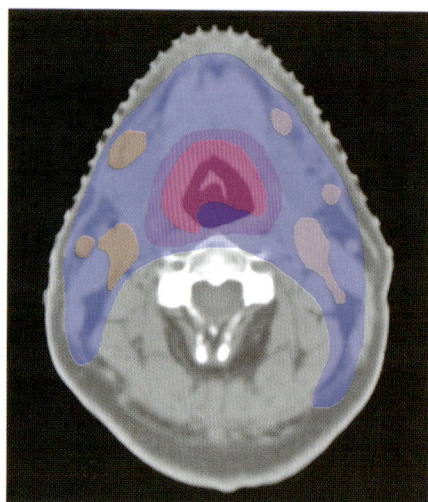

图 4-2-16　下咽癌颈部靶区勾画示意图

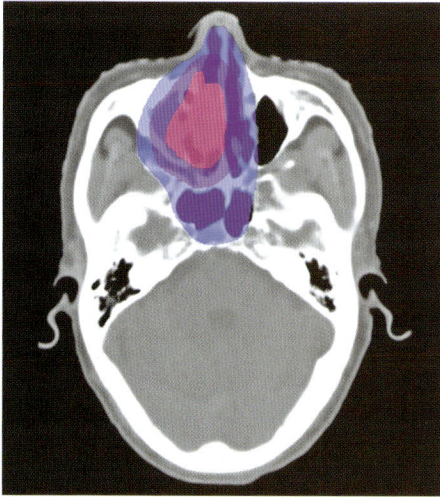

图 4-2-17　鼻腔癌原发肿瘤靶区勾画示意图

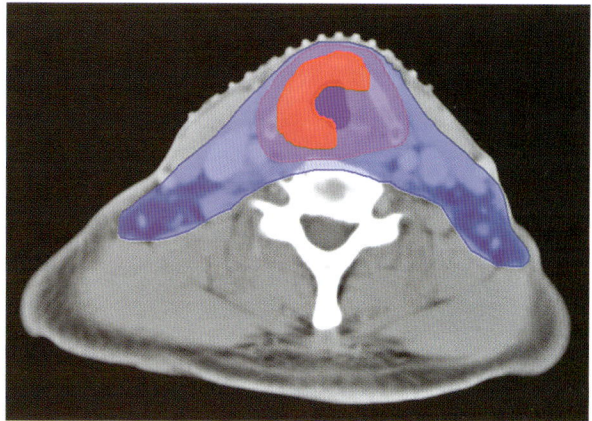

图 4-2-19　喉癌（声门癌）原发肿瘤靶区勾画示意图

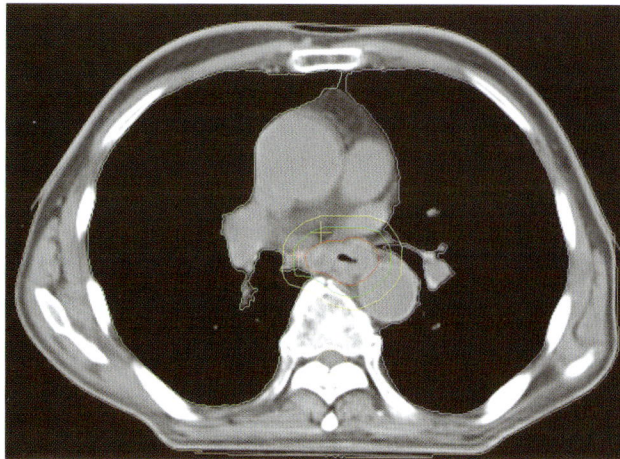

图 4-3-3　食管癌三维适形放疗靶区勾画
红色线为 GTV，绿色线为 CTV，黄色线为 PTV

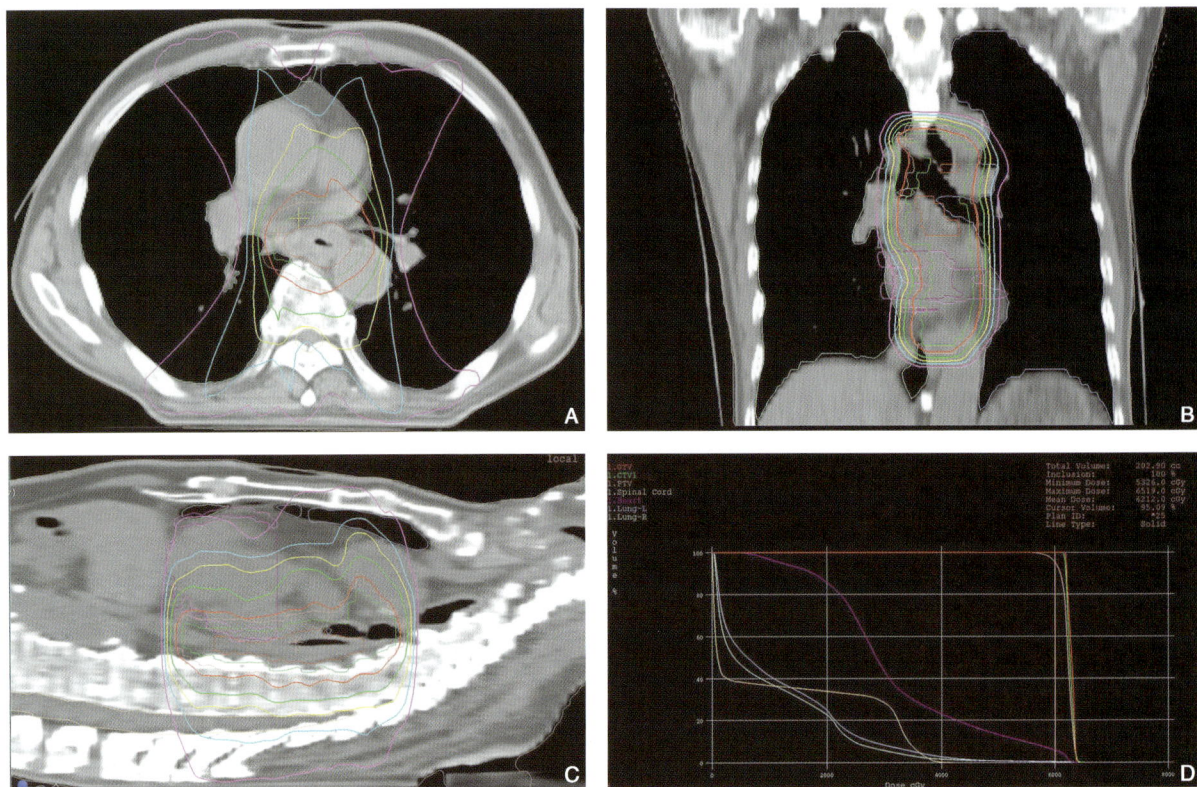

图 4-3-4　食管癌三维适形放疗剂量分布图

A. 轴位剂量分布；B. 冠状位剂量分布；C. 矢状位剂量分布；D. 剂量体积直方图。红色、绿色、黄色、蓝色、粉色线分别表示 60Gy、50Gy、40Gy、30Gy、20Gy 剂量曲线。

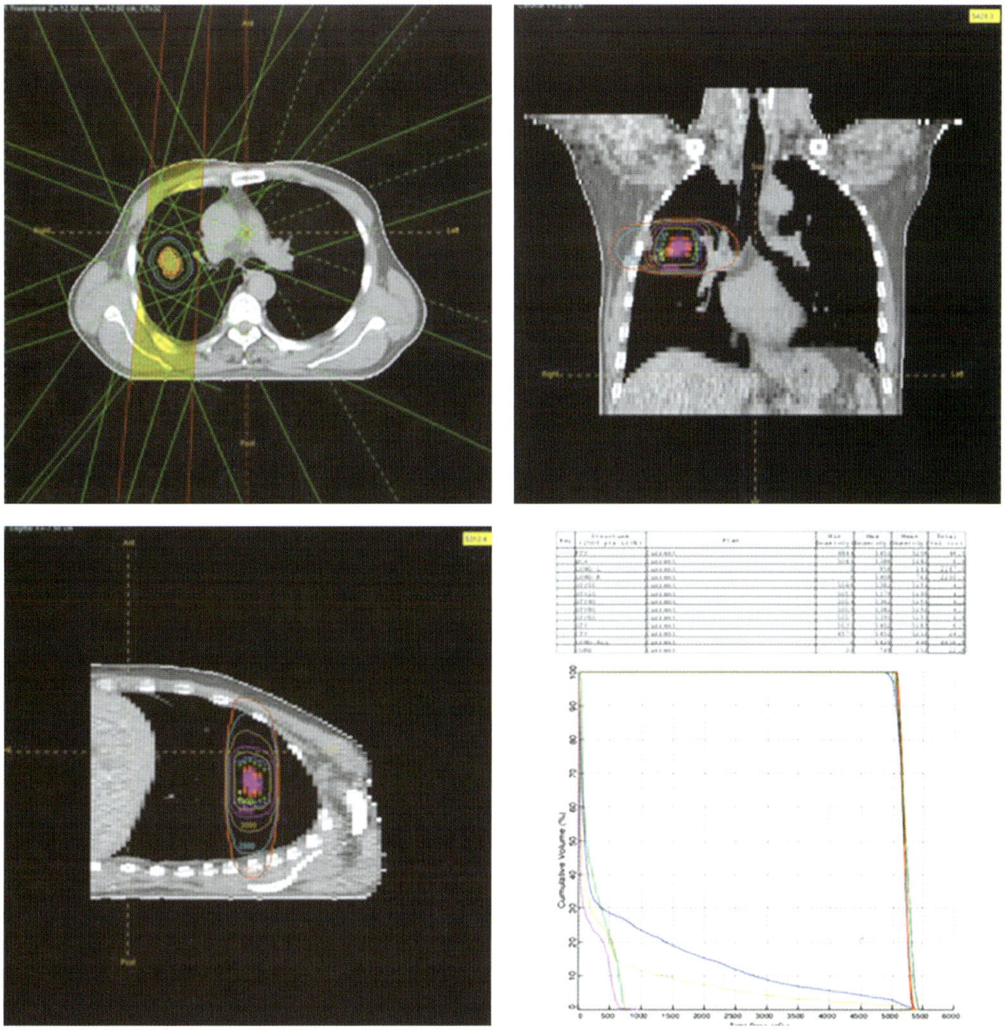

图 4-3-8　Ⅰ期非小细胞肺癌的立体定向放射治疗计划

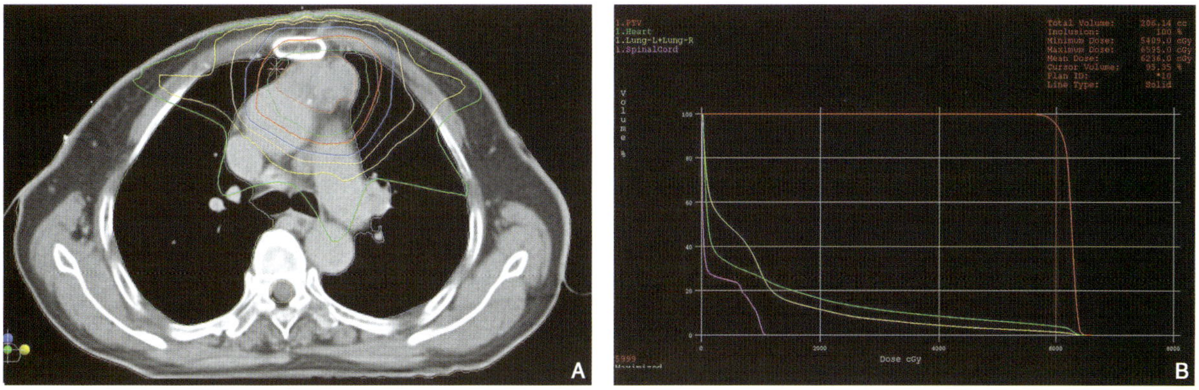

图 4-3-10　胸腺瘤调强放疗照射剂量分布图及剂量-体积直方图

A. 轴位剂量分布；B. 剂量-体积直方图。红色、蓝色、橙色、黄色、绿色线分别表示 60Gy、50Gy、40Gy、30Gy、20Gy 剂量曲线

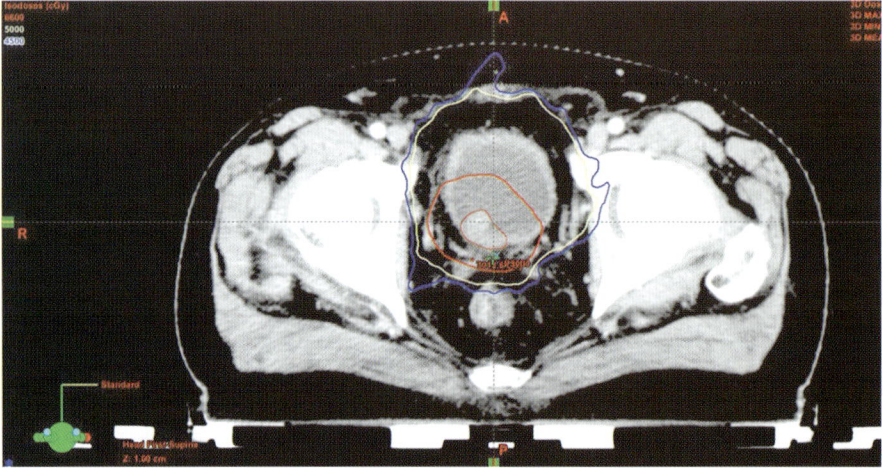

图 4-5-2　膀胱癌全膀胱照射及缩野加量剂量分布图

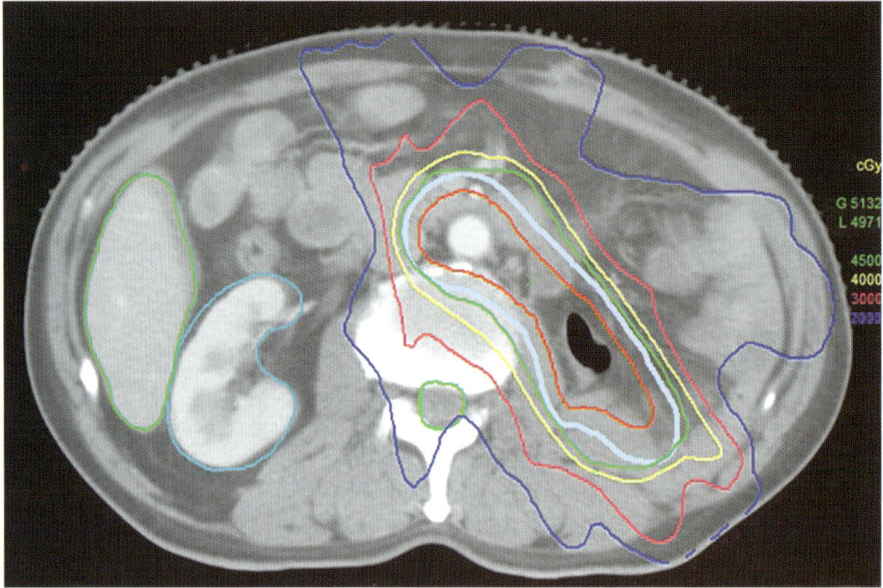

图 4-5-3　肾癌术后 IMRT 剂量分布图

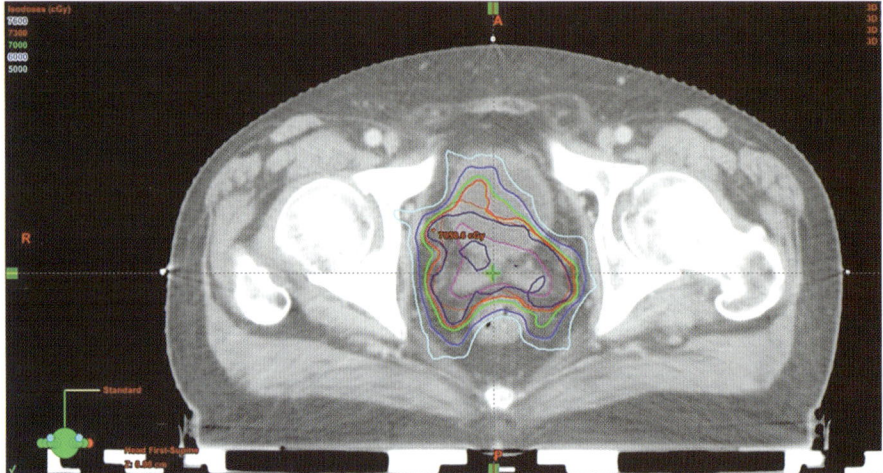

图 4-5-6　前列腺癌 IMRT 剂量分布图

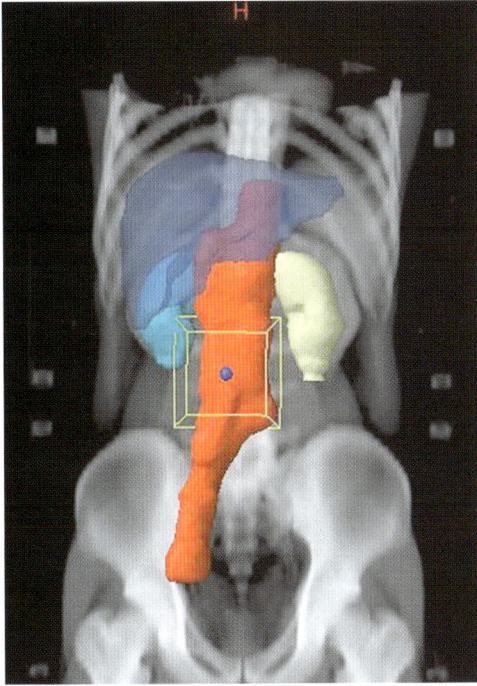
图 4-5-8　睾丸精原细胞瘤腹主动脉旁和盆腔靶区示意图

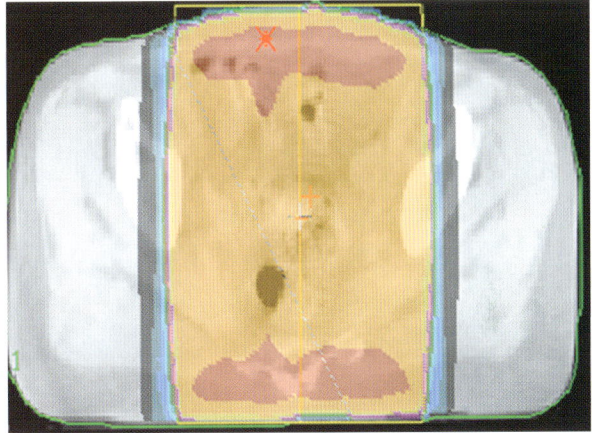
图 4-6-1　宫颈癌 6MVX 射线前后对穿野剂量分布

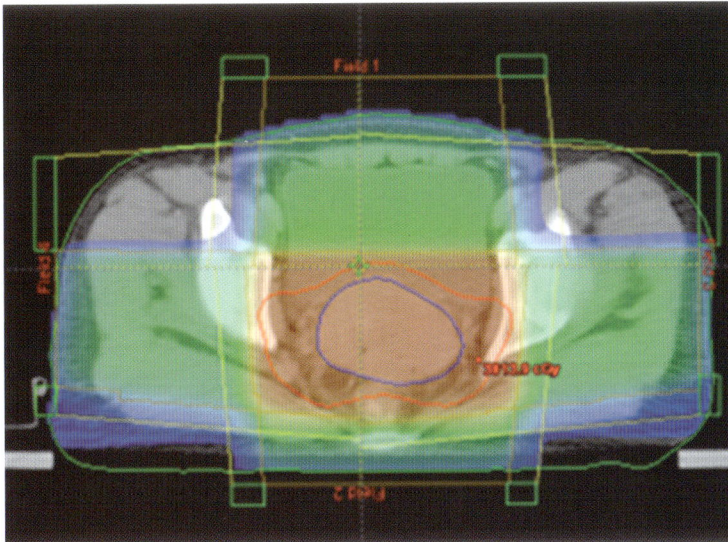
图 4-6-2　宫颈癌 15MVX 射线箱式四野剂量分布

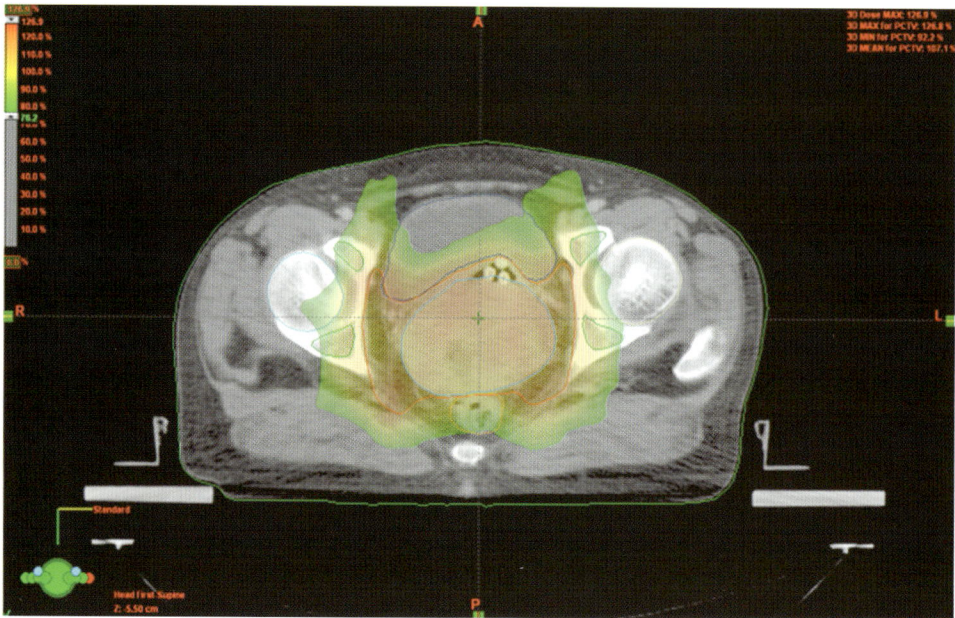

图 4-6-3　宫颈癌盆腔调强放疗剂量分布

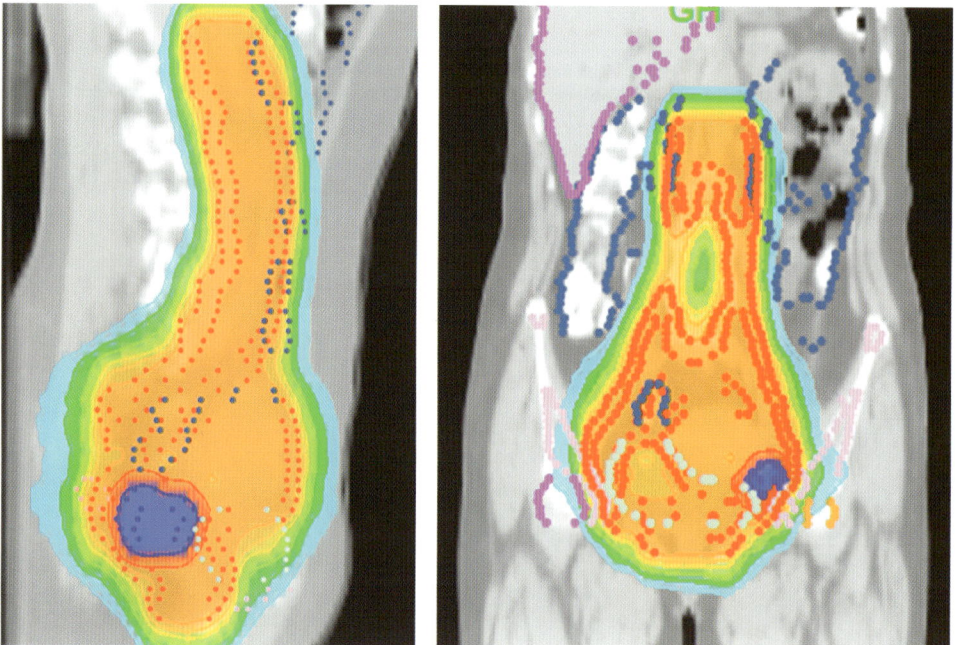

图 4-6-4　宫颈癌延伸野调强放疗剂量分布

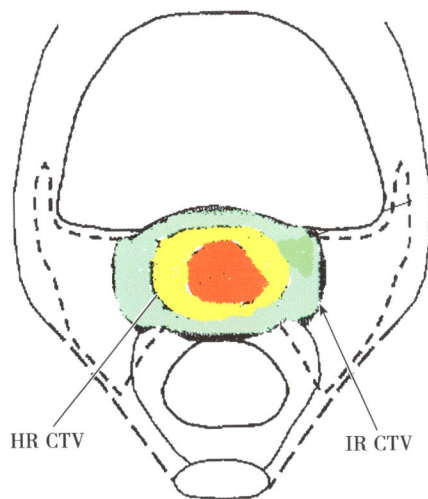

图 4-6-5　宫颈癌三维近距离治疗 HRCTV 示意图

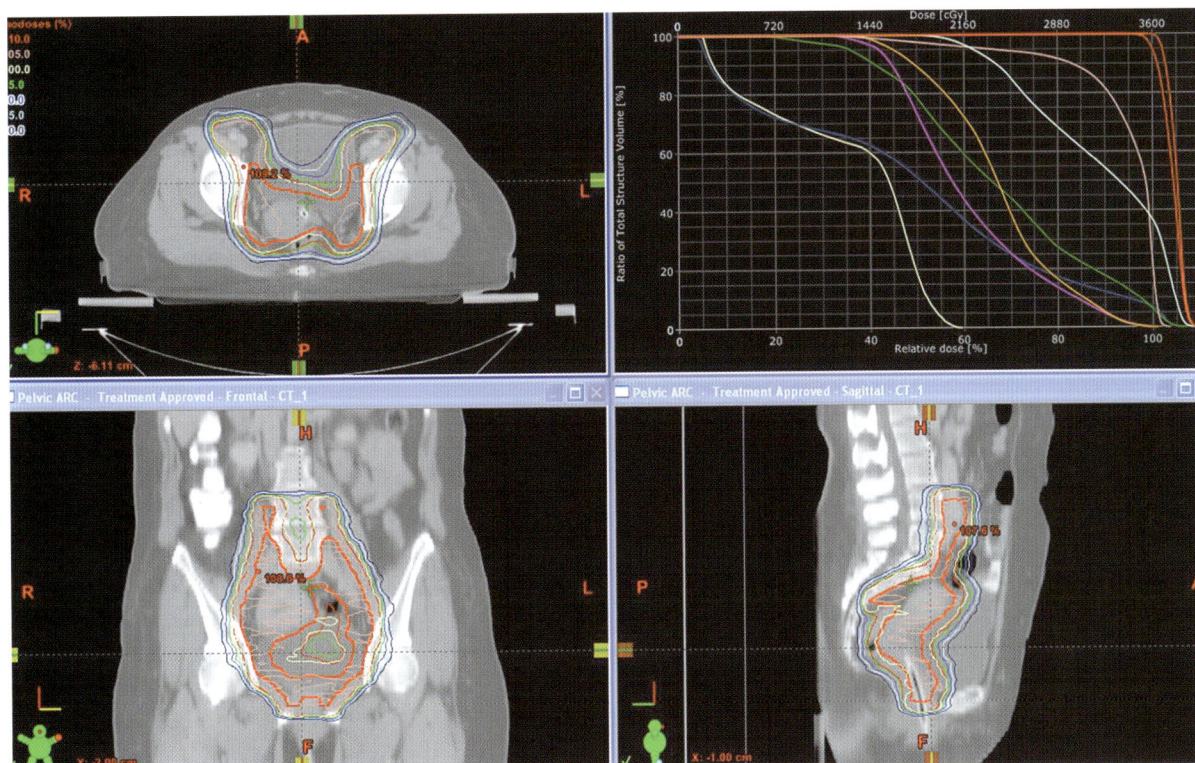

图 4-6-6　子宫内膜癌调强放疗的剂量分布

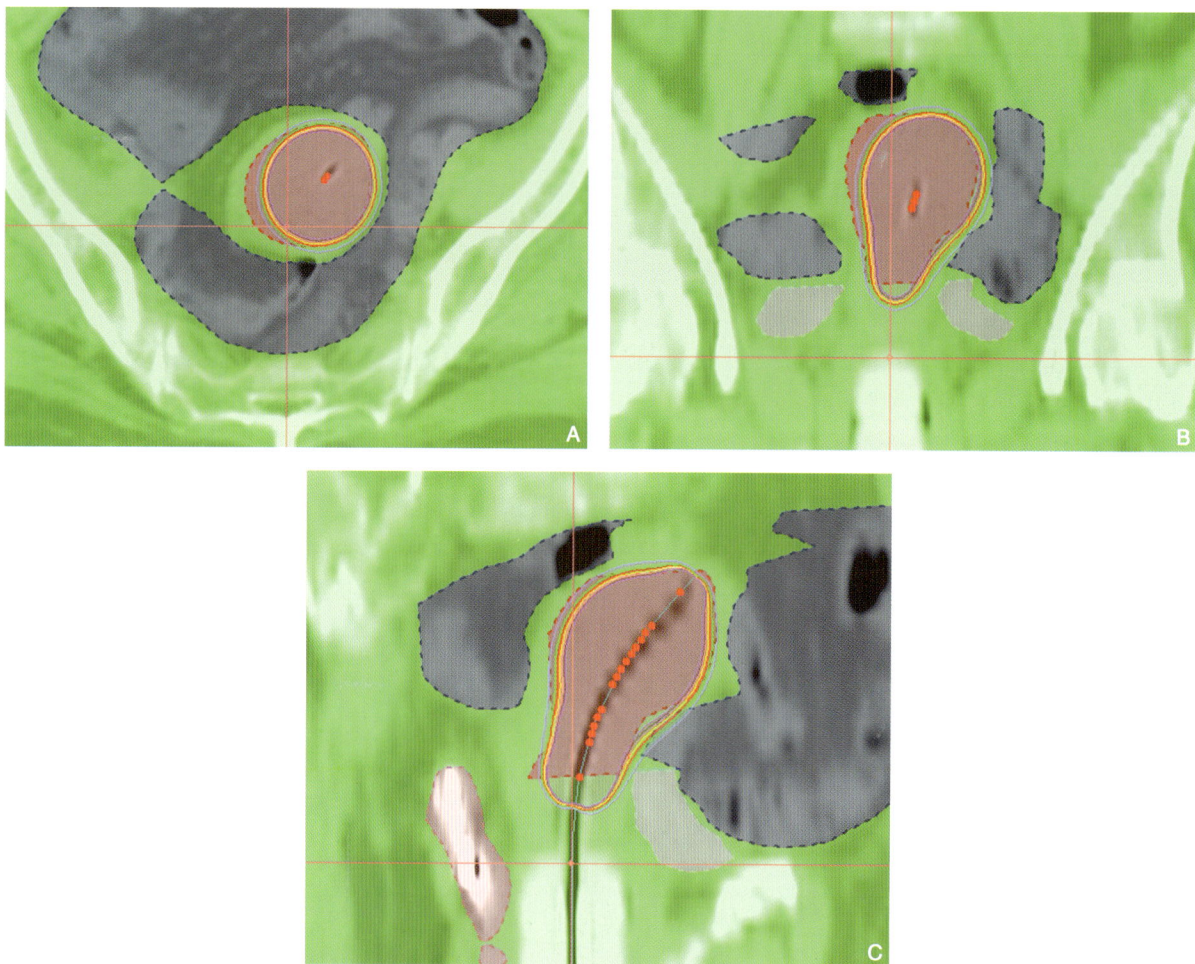

图 4-6-8　子宫内膜癌三维腔内放疗的剂量分布图

A. 横断位；B. 冠状位；C. 矢状位

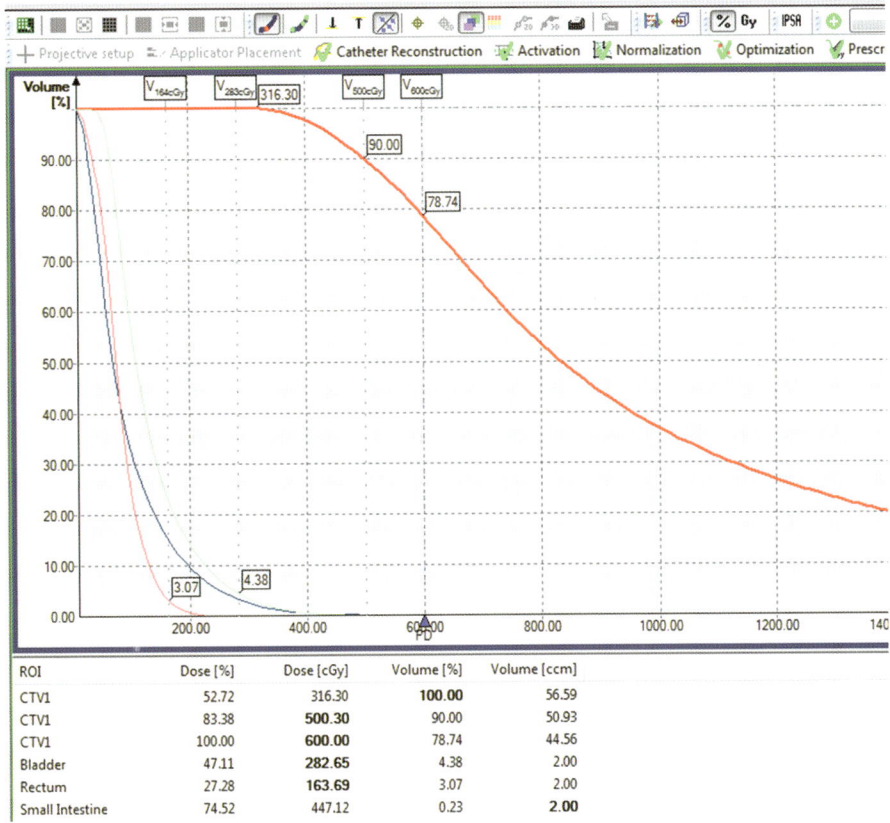

ROI	Dose [%]	Dose [cGy]	Volume [%]	Volume [ccm]
CTV1	52.72	316.30	**100.00**	56.59
CTV1	83.38	**500.30**	90.00	50.93
CTV1	100.00	**600.00**	78.74	44.56
Bladder	47.11	**282.65**	4.38	2.00
Rectum	27.28	**163.69**	3.07	2.00
Small Intestine	74.52	447.12	0.23	**2.00**

图 4-6-9　子宫内膜癌三维腔内放疗的治疗计划 DVH 图

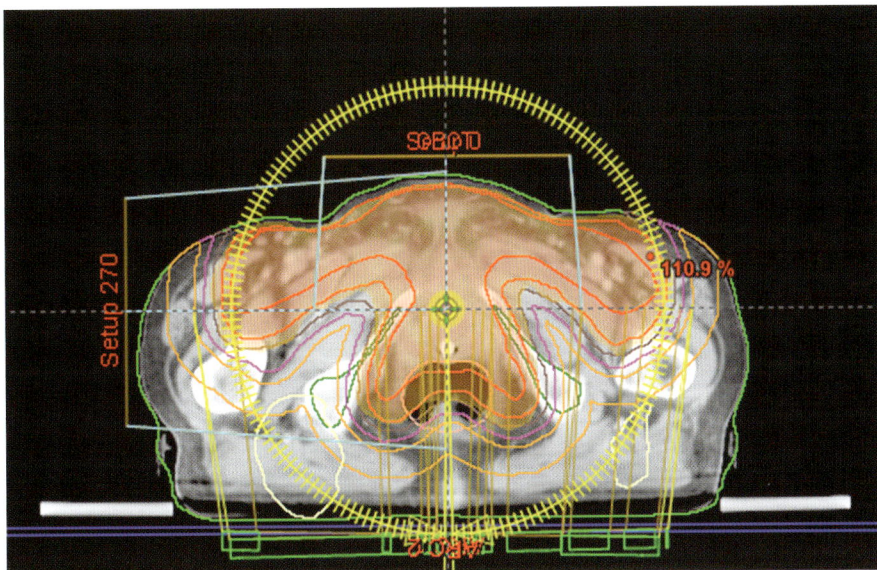

图 4-6-10　外阴癌调强放疗治疗计划示意图

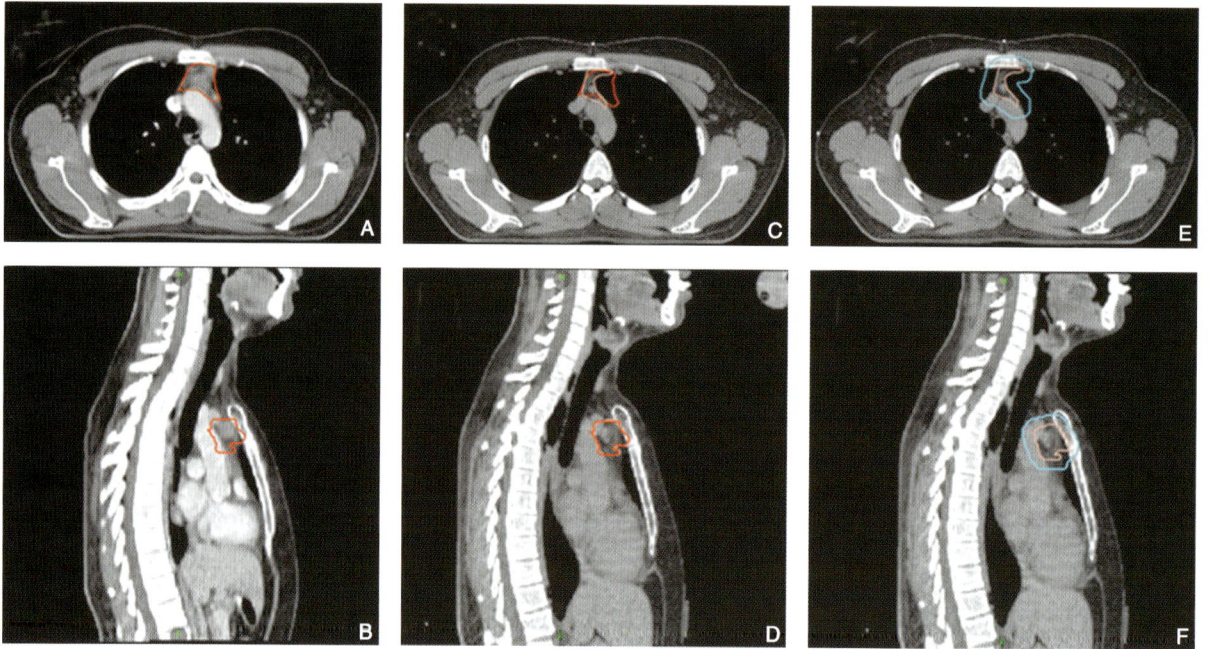

图 4-7-2　霍奇金淋巴瘤 ISRT 靶区勾画

结节硬化型霍奇金淋巴瘤ⅠA期,纵隔淋巴结受累,2 周期 ABVD 化疗后行 ISRT。A、B. 在化疗前 CT 上勾画 GTV(红色);C、D. 将化疗前后的 CT 进行图像融合,在化疗后 CT 扫描图像上勾画 CTV(粉色),最终 CTV 是在最初淋巴瘤累及范围基础上根据化疗前 GTV 和化疗后肿瘤缩小范围及周围解剖结构改变来修改而成的;E、F. 为根据 CTV 外放 1cm 所勾画的 PTV(浅蓝)

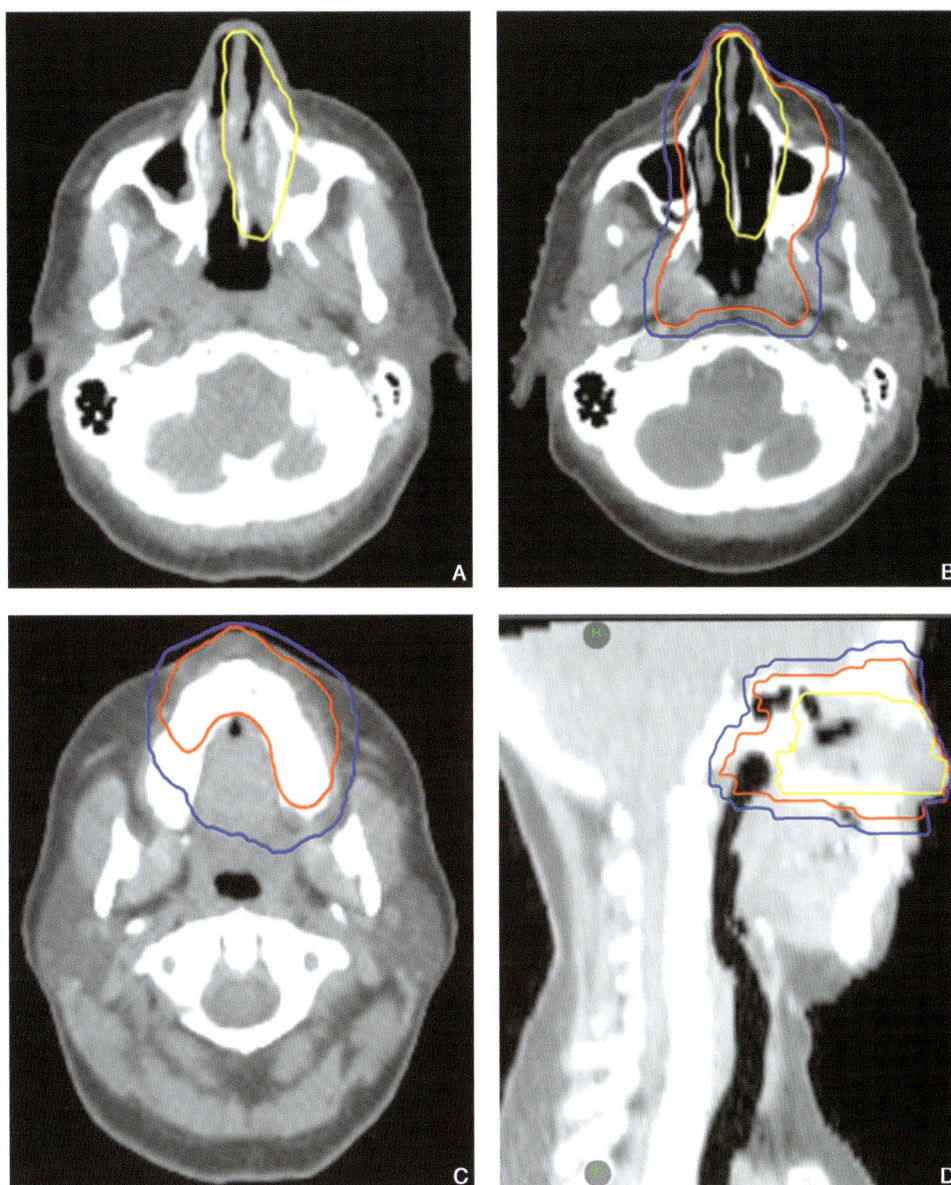

图 4-7-3　NK/T 细胞淋巴瘤放疗靶区勾画

鼻腔 NK/T 细胞淋巴瘤 I$_E$ 期，病变累及左侧鼻腔，且延伸至邻近筛窦、上颌窦以及左侧眼眶内侧，向后延伸至后鼻孔。病人接受 2 周期 SMILE 方案化疗后进行放疗。A. 化疗前 CT，GTVprechem（黄色）包括化疗前的病灶；B、C. 化疗后 CT，CTV（红色）包括 GTV+双侧鼻腔、左侧上颌窦、双侧筛窦、部分蝶窦、鼻咽、硬腭、左侧眼眶壁内侧。PTV（蓝色）为 CTV 外放 5mm；D. 重建矢状位 CT 影像显示靶区

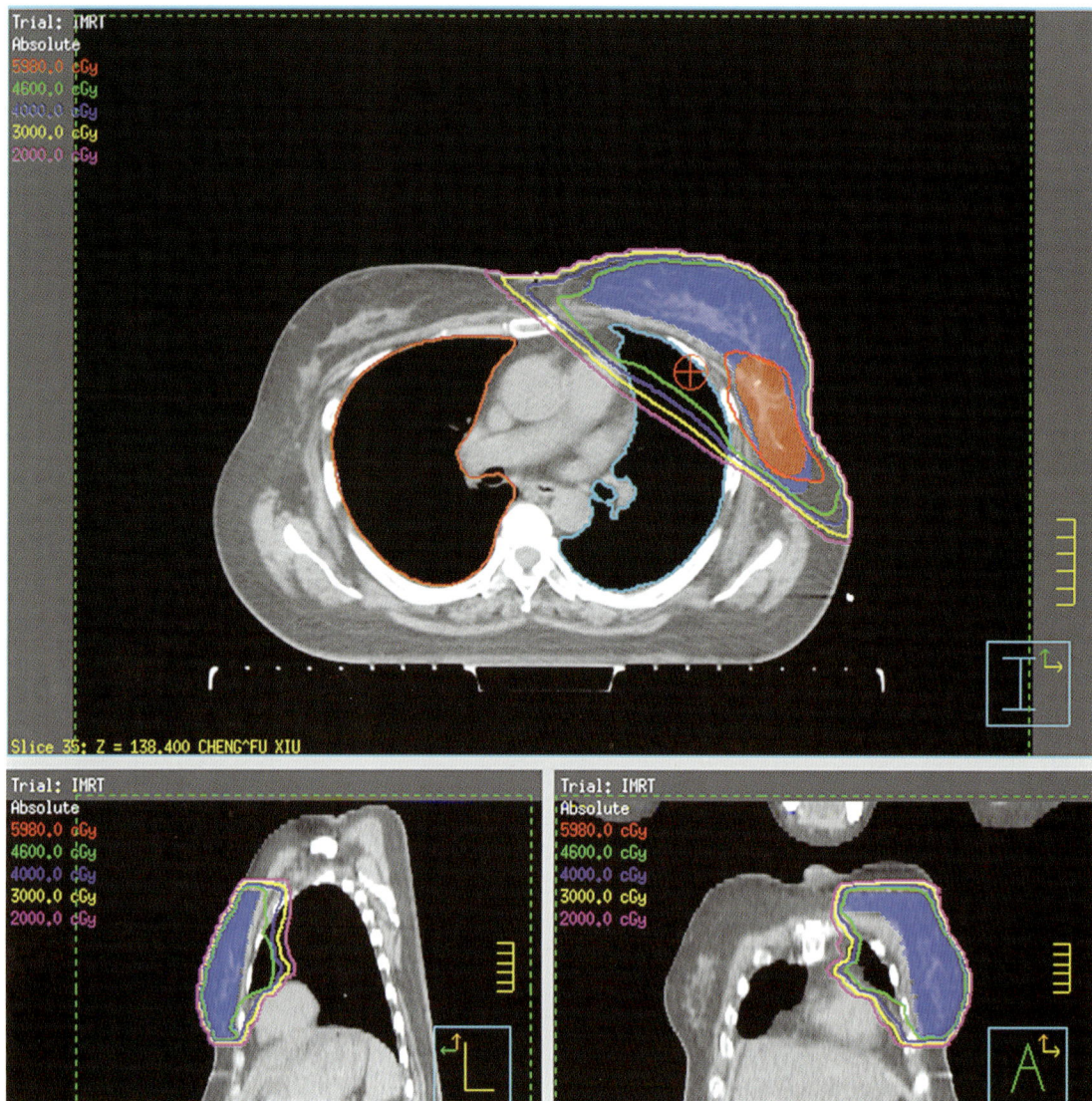

图 4-8-4　乳腺调强剂量分布

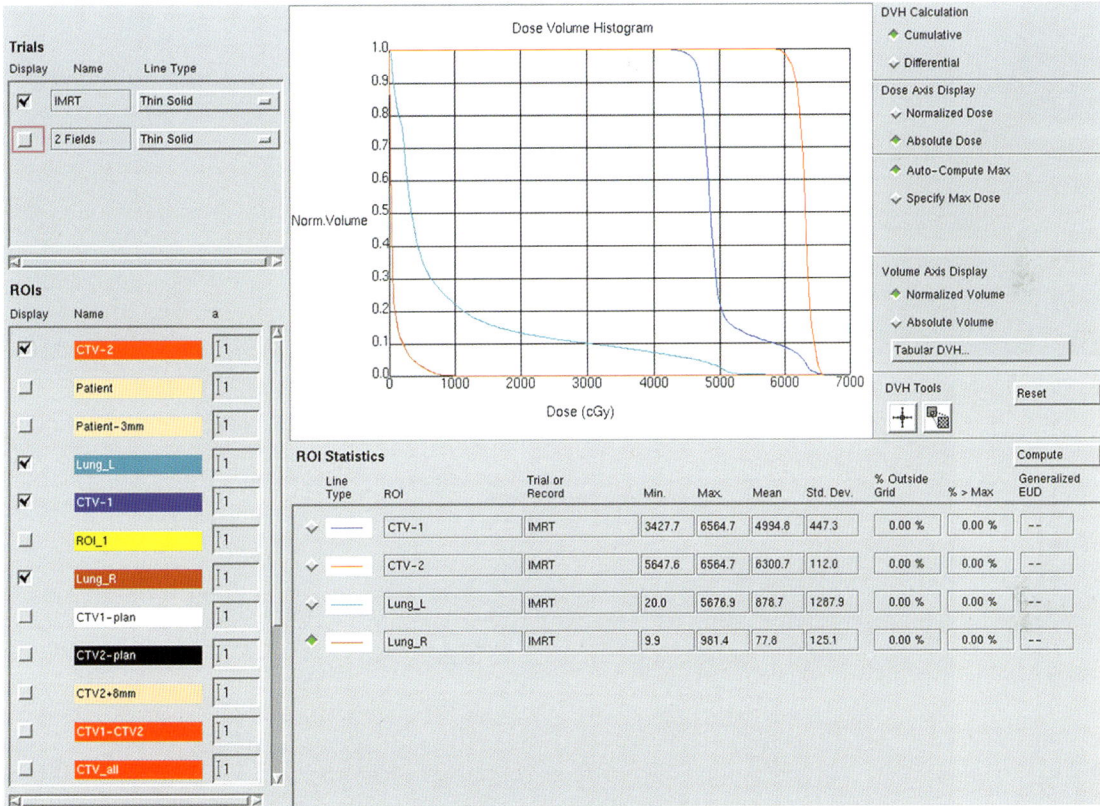

图 4-8-5　乳腺调强的 DVH

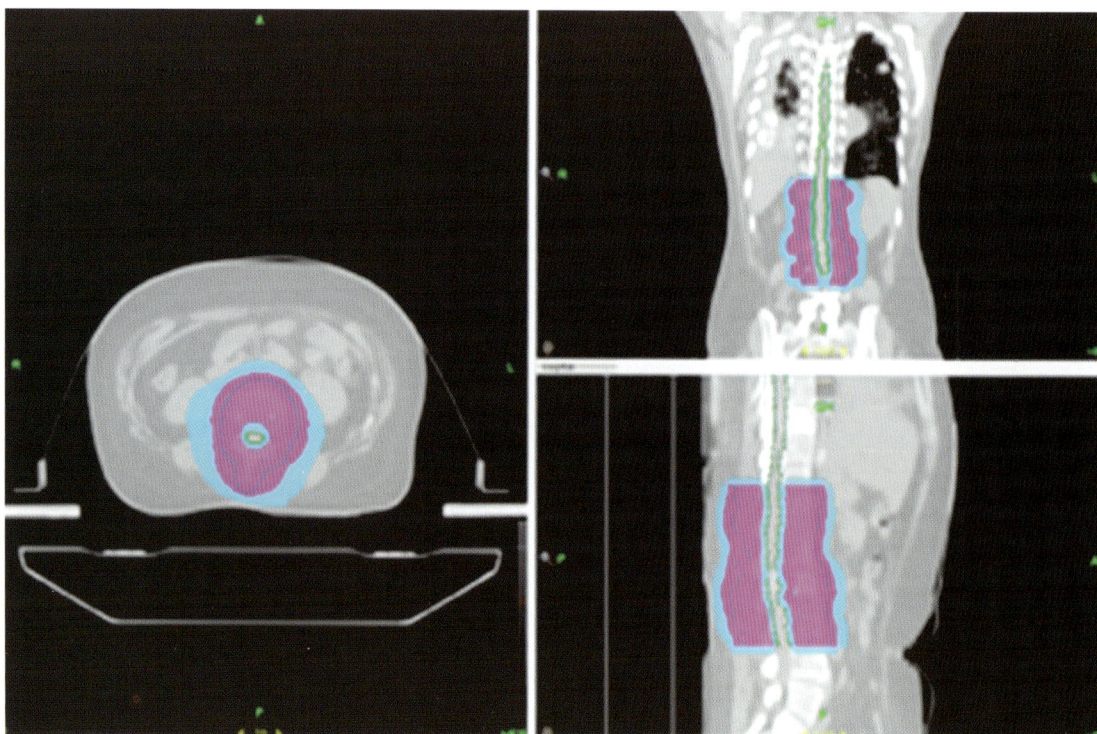

图 4-13-1 TOMO 治疗腰椎转移瘤的剂量分布
粉色线、蓝色线分布表示 40Gy、30Gy 剂量曲线

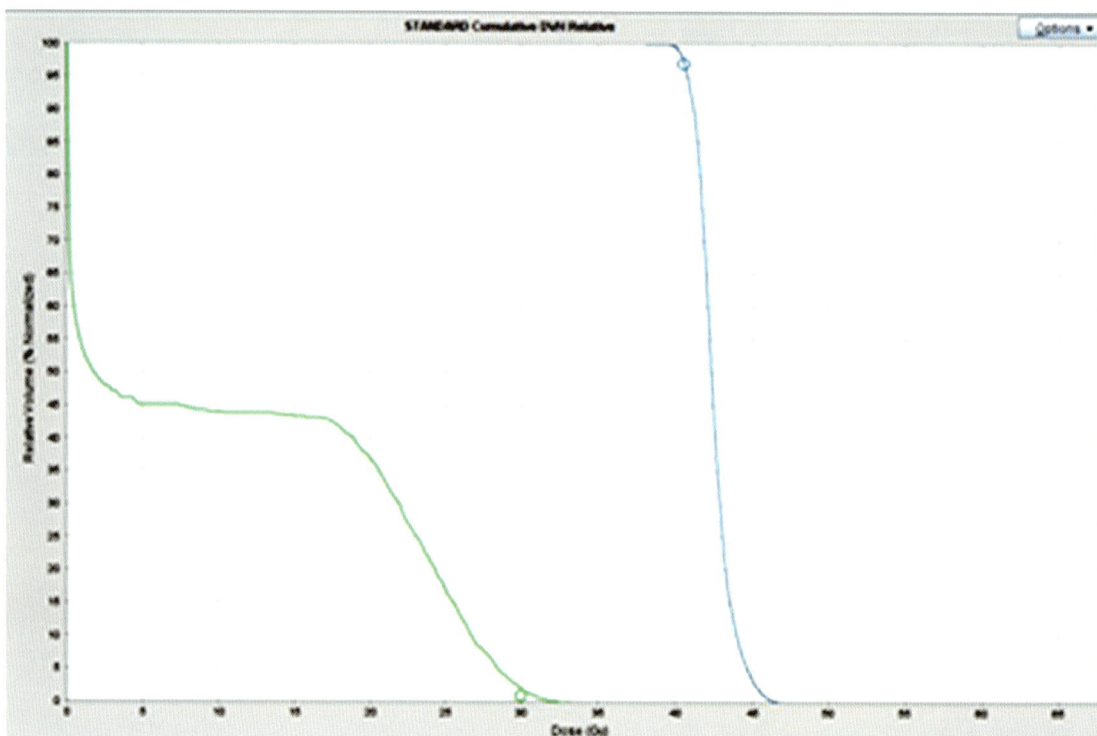

图 4-13-2 TOMO 治疗腰椎转移瘤的 DVH 图
蓝色线、绿色线分布表示肿瘤区剂量、脊髓剂量曲线

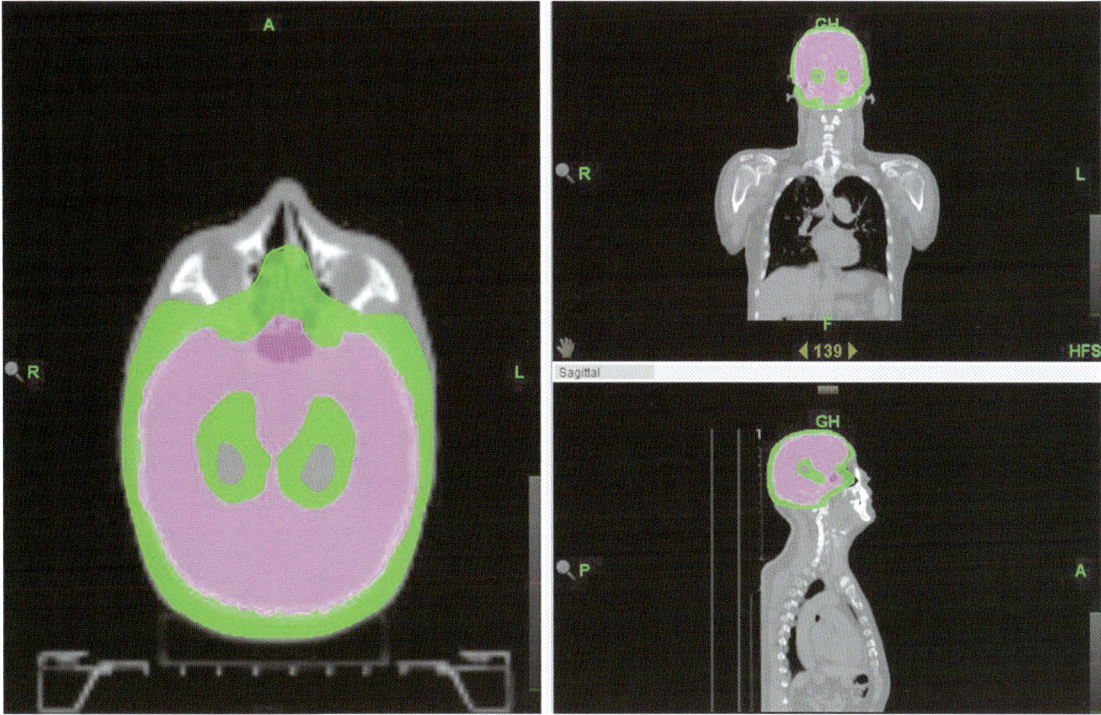

图 4-13-3　采用 TOMO 技术进行 WBRT 保护海马放疗（25Gy/10 次）
图中粉色区域为 25Gy 剂量线，绿色区域为 18Gy 剂量线

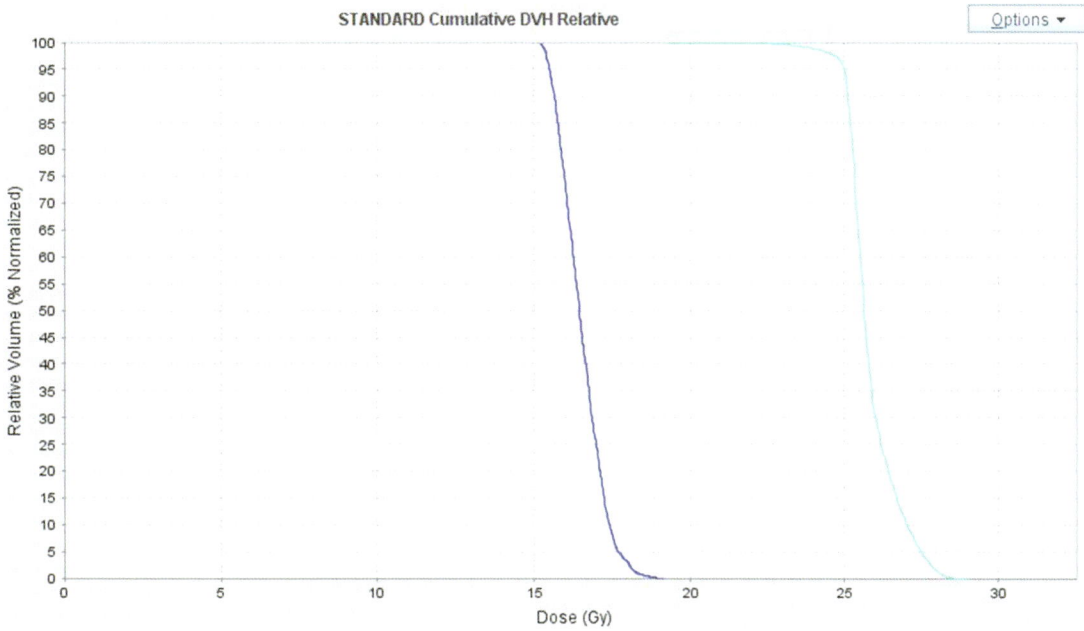

图 4-13-4　TOMO 保护海马计划的 DVH 图
图中浅蓝色线为 PTV 的剂量曲线，深蓝色线为海马的剂量曲线